응급구조학 개론

Third Edition

저자
이재민 · 윤형완 · 안주영 · 문성모 · 김근영 · 배성주 · 정지연 · 한승태

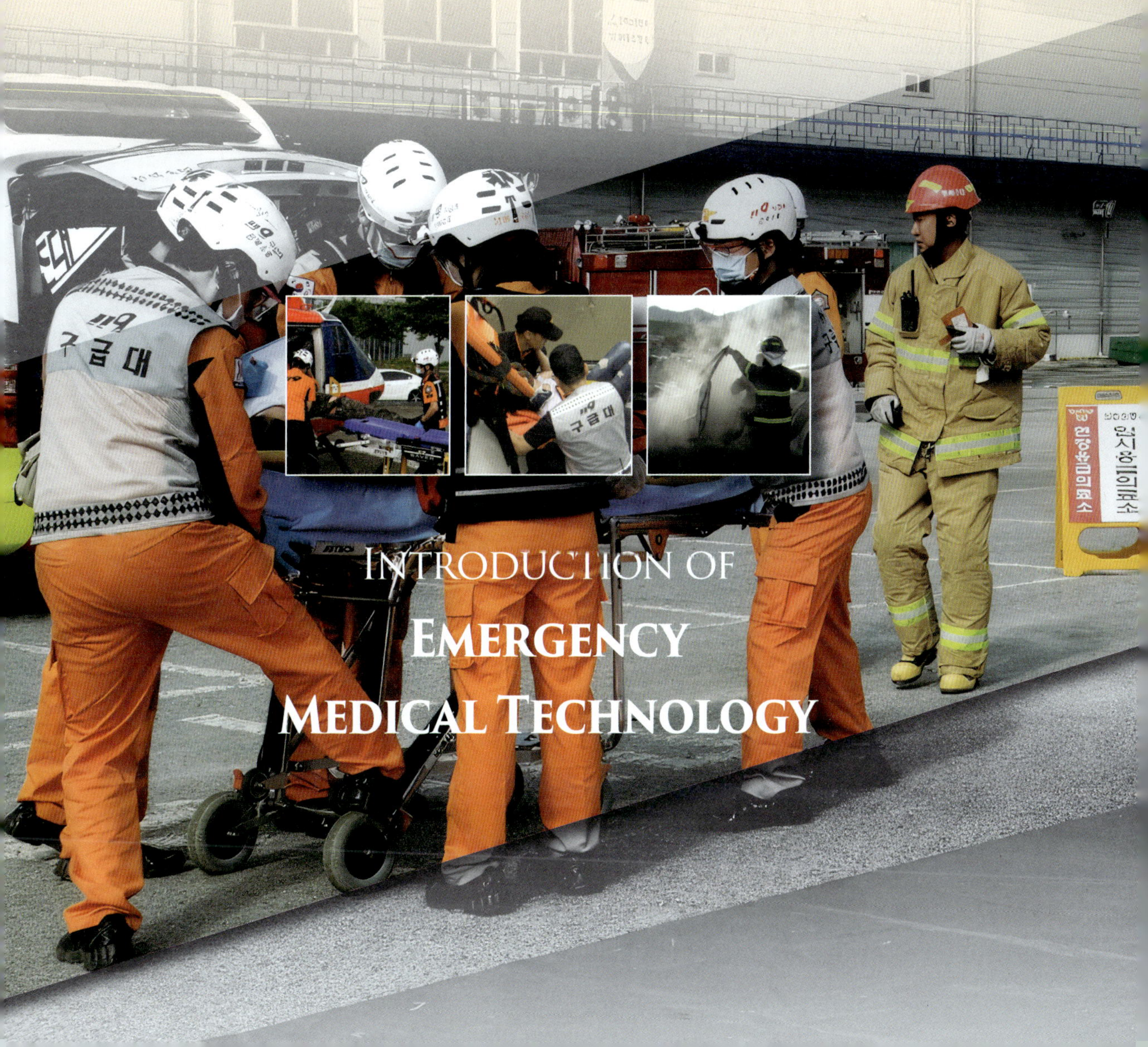

INTRODUCTION OF
EMERGENCY
MEDICAL TECHNOLOGY

응급구조학 개론

Third Edition

첫째판 1쇄 발행 | 2018년 9월 18일
둘째판 1쇄 발행 | 2022년 3월 11일
둘째판 2쇄 발행 | 2023년 3월 15일
셋째판 1쇄 인쇄 | 2025년 2월 27일
셋째판 1쇄 발행 | 2025년 3월 14일
셋째판 2쇄 발행 | 2026년 2월 6일
셋째판 3쇄 발행 | 2026년 3월 20일

지 은 이 이재민, 윤형완, 안주영, 문성모, 김근영, 배성주, 정지연, 한승태
발 행 인 장주연
출판기획 최준호
책임편집 박미애
편집디자인 최정미
표지디자인 김재욱
일러스트 김제도
발 행 처 군자출판사(주)
등록 제4-139호(1991. 6. 24)
본사 (10881) **파주출판단지** 경기도 파주시 회동길 338(서패동 474-1)
전화 (031) 943-1888 팩스 (031) 955-9545
홈페이지 | www.koonja.co.kr

ISBN 979-11-7068-234-9

정가 40,000원

집필진

저자

이재민
Lee Jaemin
- 광주보건대학교 응급구조학과

윤형완
Yun Hyeongwan
- 전주비전대학교 응급구조학과

안주영
An Juyeong
- 마산대학교 응급구조학과

문성모
Moon Sungmo
- 광주대학교 응급구조학과

김근영
Kim keunyoung
- 춘해보건대학교 응급구조학과

배성주
Bae Sungju
- 마산대학교 응급구조학과

정지연
Jung Jiyeon
- 호원대학교 응급구조학과

한승태
Han Seungtae
- 육군 특수전사령부 특수전학교

감수

박희진
Park Heejin
- 이학박사
- (사)한국응급구조학회 이사장(前)
- 서영대학교 응급구조학과(前)
- 남부대학교 응급구조학과 겸임교수(現)

신동민
Shin Dongmin
- 미국응급구조사
- 한국응급구조학회 회장(前)
- 한국교통대학교 응급구조학과(現)

머리말

기술의 발전은 우리의 삶에 빠르고 편리한 변화를 가져왔습니다. 삶의 질을 중시하는 21세기, 이러한 변화는 긍정적인 측면이 많지만, 응급구조학적 관점에서 보면 반드시 좋은 일만은 아닙니다. 사람들의 활동이 활발해지면서 사고와 재난이 증가하고, 팬데믹과 같은 새로운 위기가 빈번히 찾아오고 있습니다. 그 결과 건강이 위협받고 심지어 삶의 질이 크게 저하되는 경우를 자주 목격합니다. 이러한 현실 속에서 우리는 사고와 질병에 대비하고 적절히 대응하기 위해 항상 준비되어 있어야 합니다.

이러한 준비는 단순히 이론에 머무르지 않고 실제 사고현장에서의 신속하고 정확한 응급처치 교육으로부터 시작됩니다. 아무리 훌륭한 응급의료 인력과 시설이 갖추어져 있더라도, 응급환자를 빠르게 발견하고 적절히 대처하지 못한다면 생명을 구하기 어려울 뿐 아니라 생존 후에도 심각한 후유증과 장애를 남길 위험이 큽니다. 또한, 응급환자가 발견된 후 응급의료체계가 활성화되더라도 구급 · 구조대가 도착하기 전까지 적절한 응급처치를 제공하지 못하면 환자의 소생 가능성은 더욱 낮아질 수 있습니다. 따라서 응급환자를 신속히 발견하고 인지하며, 목격자에 의한 정확한 응급처치가 제공되어야 하고, 이후 응급구조사의 신속하고 정확한 응급처치가 체계적으로 이어져야 최상의 결과를 기대할 수 있습니다.

응급구조학개론(Introduction of Emergency Medical Technology)은 이러한 체계적 대응의 핵심인 응급구조사를 양성하기 위해 필수적인 내용을 다루는 학문입니다. 이 책은 응급구조사의 업무와 역할, 권리와 의무, 응급처치, 응급의료체계의 제도와 윤리를 종합적으로 소개하고자 하였습니다. 특히, 각 Chapter별로 내용을 간결하게 요약하고, 우리나라 응급구조사의 활동사진과 사례를 활용하여 내용을 쉽게 전달하고자 하였습니다.

교재의 주요 내용은 국내외 응급의료체계 비교, 응급구조와 응급처치, 응급구조사의 책임과 역할, 질병 및 손상 예방, 응급의료통신과 기록, 의료법적 고찰, 응급구조사의 윤리 등입니다. 특히, 응급구조 현장에서의 실제 경험을 기반으로 한 설명을 통해 이론과 실무를 긴밀히 연결하려고 노력했습니다. 이 책이 응급구조학의 기초적이고 전반적인 지식을 제공하는 동시에, 응급구조사로서의 관심과 이해를 높이는 데 도움이 되기를 바랍니다.

끝으로, 이 책이 세상에 나오기까지 함께해 주신 모든 분들께 깊이 감사드립니다. 교재 출간을 위해 물심양면으로 협력해 주신 군자출판사의 장주연 사장님과 편집부 관계자분들, 공동저자와 검토위원들께 감사의 말씀을 전합니다. 그리고 원고 작업에 몰두하느라 충분히 소통하지 못한 가족, 특히 사랑하는 딸과 아들에게 미안한 마음과 고마움을 전합니다. 여러분의 이해와 응원이 없었다면 이 책은 완성될 수 없었을 것입니다. 이 책이 응급구조학을 공부하고자 하는 모든 이들에게 유익한 길잡이가 되기를 진심으로 기원합니다.

2024년 12월

언제 어디서나 생명을 살리는 전문성과

따뜻함을 갖춘 응급구조사가 되기를 기대하며

여러분의 밝은 미래를 응원합니다.

대표 저자 **이재민**

목 차

01 응급구조사와 응급구조 개요

02 응급의료체계

03 응급구조사의 역할과 책임

04 응급구조사의 안녕

05 응급의료에서의 스트레스 관리

목 차

06 질병과 손상의 예방

07 응급의료 통신

08 기록과 보고

09 병원 전 응급처치의 의료법적 고찰

10 병원 전 응급처치의 윤리

부록 응급처치 용어

CHAPTER 01

응급구조사와 응급구조 개요

Overview of EMT (paramedic) and Emergency Care

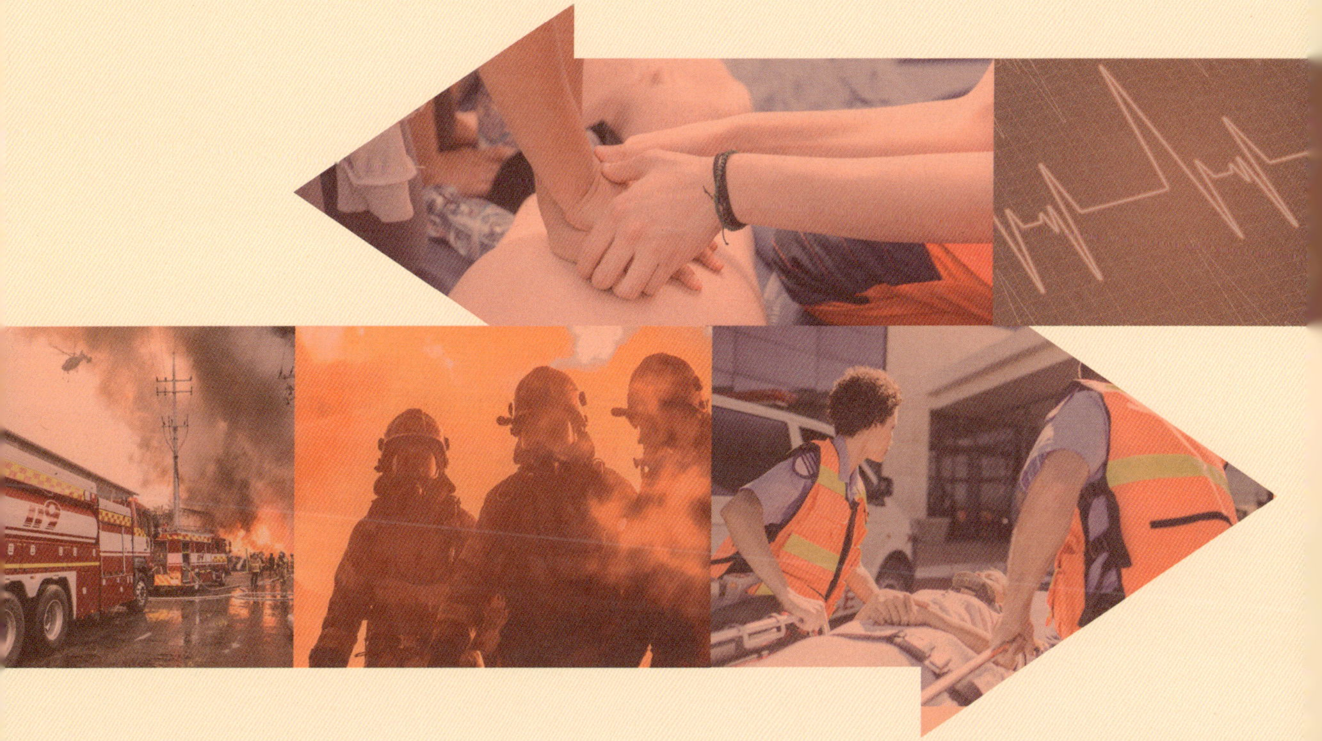

CHAPTER 01

응급구조사와 응급구조 개요

Overview of EMT (paramedic) and Emergency Care

학습목표

1. 응급구조사에 대해 이해하고 설명할 수 있다.
2. 응급구조사의 활동 및 업무범위에 대해 기술할 수 있다.
3. 응급구조사 상징인 생명의 별을 이해하고 설명할 수 있다.
4. 응급처치와 응급구조에 대해 설명할 수 있다.

01 응급구조사에 대한 이해

1) 응급구조사의 정의

우리나라 응급구조사 제도는 대형 재난 상황을 겪은 후 체계적인 응급의료 시스템 구축의 필요성이 대두되면서 1995년에 신설되었다. 응급구조사의 업무 범위, 자격 기준, 자격 검정시험 등 제반 사항은 「응급의료에 관한 법률」(약칭: 응급의료법) 및 하위 법령에서 규정하고 있다.

응급구조사는 응급상황 발생 시 환자의 상태를 평가하고 적절한 응급처치를 시행한 후, 진료 의사에게 인계하는 역할을 수행한다. 이는 응급의료체계에서 필수적인 기능이며, 현행 응급의료체계에서 없어서는 안 될 중요한 전문 인력이다.

(1) 응급구조사의 법적 정의

응급의료법 제7장 제36조부터 제43조의2까지는 "응급구조사"에 대한 내용을 규정하고 있으며, 응급구조사에 대한 정의는 같은 법 제2조 제4호에서 명시하고 있다.

「응급의료법」 제2조 제4호에 따르면, 응급구조사는 "관계 법령에서 정하는 바에 따라 취득한 면허 또는 자격의 범위에서 응급환자에게 응급의료를 제공하는 자"를 의미한다.

응급구조사는 응급환자 발생 현장에서 상담, 구조 및 이송 업무를 수행하며, 신속하고 적절한 응급처치를 제공하는 역할을 한다. 또한, 병원 외 현장뿐만 아니라 병원 내 응급의료체계에서도 중요한 역할을 담당하며, 응급환자 치료 과정에서 핵심적인 역할을 수행한다.

(2) 응급구조사의 개념 및 용어

응급구조사(EMT: Emergency Medical Technician 또는 Paramedic)란 「응급의료에 관한 법률」(이하 "응급의료법") 제2조 제4호에 따라 응급의료종사자로 포함되며, 관계 법령에서 정하는 바에 따라 취득한 면허 또는 자격의 범위 내에서 응급환자에게 응급의료를 제공하는 자를 의미한다.

TIP 응급의료에 관한 법률(약칭: 응급의료법) 제2조 정의

이 법에서 사용하는 용어의 뜻은 다음과 같다. 〈개정 2015. 1. 28., 2021. 12. 21.〉

1. "응급환자"란 질병, 분만, 각종 사고 및 재해로 인한 부상이나 그 밖의 위급한 상태로 인하여 즉시 필요한 응급처치를 받지 아니하면 생명을 보존할 수 없거나 심신에 중대한 위해(危害)가 발생할 가능성이 있는 환자 또는 이에 준하는 사람으로서 보건복지부령으로 정하는 사람을 말한다.
2. "응급의료"란 응급환자가 발생한 때부터 생명의 위험에서 회복되거나 심신상의 중대한 위해가 제거되기까지의 과정에서 응급환자를 위하여 하는 상담·구조(救助)·이송·응급처치 및 진료 등의 조치를 말한다.
3. "응급처치"란 응급의료행위의 하나로서 응급환자의 기도를 확보하고 심장박동의 회복, 그 밖에 생명의 위험이나 증상의 현저한 악화를 방지하기 위하여 긴급히 필요로 하는 처치를 말한다.
4. "응급의료종사자"란 관계 법령에서 정하는 바에 따라 취득한 면허 또는 자격의 범위에서 응급환자에 대한 응급의료를 제공하는 의료인과 응급구조사를 말한다.
5. "응급의료기관"이란 「의료법」 제3조에 따른 의료기관 중에서 이 법에 따라 지정된 권역응급의료센터, 전문응급의료센터, 지역응급의료센터 및 지역응급의료기관을 말한다.
6. "구급차등"이란 응급환자의 이송 등 응급의료의 목적에 이용되는 자동차, 선박 및 항공기 등의 이송수단을 말한다.
7. "응급의료기관등"이란 응급의료기관, 구급차등의 운용자 및 응급의료지원센터를 말한다.
8. "응급환자이송업"이란 구급차등을 이용하여 응급환자 등을 이송하는 업(業)을 말한다.

[전문개정 2011. 8. 4.]

TIP **의료법 제2조 의료인**

① 이 법에서 "의료인"이란 보건복지부장관의 면허를 받은 의사·치과의사·한의사·조산사 및 「간호법」에 따른 간호사(이하 "간호사"라 한다)를 말한다. 〈개정 2008. 2. 29., 2010. 1. 18., 2024. 9. 20.〉

② 의료인은 종별에 따라 다음 각 호의 임무를 수행하여 국민보건 향상을 이루고 국민의 건강한 생활 확보에 이바지할 사명을 가진다. 〈개정 2015. 12. 29., 2019. 4. 23., 2024. 9. 20.〉

1. 의사는 의료와 보건지도를 임무로 한다.
2. 치과의사는 치과 의료와 구강 보건지도를 임무로 한다.
3. 한의사는 한방 의료와 한방 보건지도를 임무로 한다.
4. 조산사는 조산(助産)과 임산부 및 신생아에 대한 보건과 양호지도를 임무로 한다.
5. 간호사는 「간호법」 제12조의 업무를 임무로 한다. 삭제 〈2024. 9. 20.〉

TIP **제12조 간호사의 업무**

① 간호사는 다음 각 호의 업무를 임무로 한다.

1. 환자의 간호요구에 대한 관찰, 자료수집, 간호판단 및 요양을 위한 간호
2. 「의료법」에 따른 의사, 치과의사, 한의사의 지도하에 시행하는 진료의 보조
3. 간호 요구자에 대한 교육·상담 및 건강증진을 위한 활동의 기획과 수행, 그 밖에 대통령령으로 정하는 보건활동
4. 간호조무사가 수행하는 제1호부터 제3호까지의 업무 보조에 대한 지도

② 제1항에도 불구하고 간호사는 「의료법」 제3조제2항제3호에 따른 병원급 의료기관(이하 "병원급 의료기관"이라 한다) 중 보건복지부령으로 정하는 기관에서 환자의 진료 및 치료행위에 관한 의사의 전문적 판단이 있은 후에 의사의 일반적 지도와 위임에 근거하여 진료지원업무를 수행할 수 있다.

③ 제1항제2호 및 제2항에 따른 업무에는 「의료기사 등에 관한 법률」 제2조 및 제3조에 따른 의료기사등의 업무는 원칙적으로 제외하되, 구체적인 범위와 한계는 대통령령으로 정한다.

응급구조사에 대한 규정은 대부분 응급의료법에 규정되어 있다. 응급의료법은 "국민들이 응급상황에서 신속하고 적절한 응급의료를 받을 수 있도록 응급의료에 관한 국민의 권리와 의무, 국가 · 지방자치단체의 책임, 응급의료제공자의 책임과 권리를 정하고 응급의료자원의 효율적 관리에 필요한 사항을 규정함으로써 응급환자의 생명과 건강을 보호하고 국민의료를 적정하게 함을 목적"으로 1994년 1월 제정되어, 1995년 1월 1일부터 시행되었으며, 그동안 수차례의 개정을 거쳐왔다.

응급구조사란 응급환자에게 응급의료를 제공하는 응급의료종사자이다. 정규교육과 일정시간의 실습을 이수한 후 국가자격시험에 합격하여 보건복지부장관으로부터 자격을 부여받은 자로서, 응급의료에 관한 법률 제36조(응급구조사의 자격)에 따라 1급 응급구조사와 2급 응급구조사로 구분하고 응급환자가 발생한 상황에서 상담·구조 및 이송 업무를 수행하고 병원 전과 병원 내에서 응급처치 업무를 함으로써 응급의료의 중추적 역할을 한다. 그리고 사고현장과 환사를 이송하는 동안에 환자에게 응급의료를 제공한다. 즉, 갑작스러운 질병이나 사고에 의한 손상으로 고통을 받는 환자에게 생명을 최대로 보

호하고 고통을 감소시켜주며, 합병증이 발생하지 않도록 응급처치를 시행하는 것이다.

응급구조사는 다음과 같은 확실한 조건과 자격을 갖추고 있어야 한다(그림 1-1).

① 숙달된 훈련

② 최신의 지식과 기술 습득

③ 응급의료에 필요한 다양한 정보 교환

④ 보수교육(정기적 재교육)

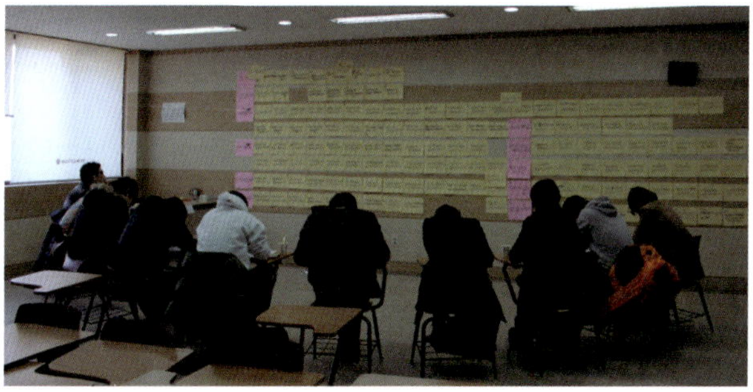

그림 1-1. 1급 응급구조사들이 모여 직무분석을 통해 응급구조사를 정의하고 있다.

TIP 응급구조사의 상담

상담은 전화상담과 대면상담 등을 포함한 신고접수와 응급의료 상담을 말한다.

① 상담을 통해 응급질환 해당여부

② 응급환자, 신고자에게 응급의료기관 안내

③ 응급처치 안내

④ 비응급환자에게는 일반병원(야간진료 포함), 당번약국 안내 등

⑤ 병원 간 전원(transfer)과 관련된 응급환자의 이송

⑥ 수용가능 여부도 상담

대표적인 예를 들면, 119 구급상황관리센터에서의 업무와 대형 병원에서의 응급의료 코디네이터 등으로 활동하는 근거가 된다.

TIP 응급구조사의 구조

구조는 교통사고 발생 시 차량구조, 갇힘 사고로 인한 고립구조, 산악사고 발생 시 산악구조, 수난사고 발생 시 수난구조, 헬기 등 항공기를 이용한 항공구조, 화재발생 시 화재구조, 화학물질 누출과 방사능 누출 때의 구조, 다수의 환자가 발생한 현장에서의 구조 등을 모두 포함할 수 있다. 응급구조사의 구조는 단순한 구조(rescue)와 구출(extrication), 안전지대로 대피/이동만 하는 게 아니다. 임상 응급의학적 관점의 구조활동으로 환자의 기도 및 호흡, 순환의 확보와 보호, 척추손상 보호, 위험물질 신체제거와 제독 등을 같이하는 구조활동으로 응급의료적인 구조를 수행한다.

TIP **응급구조사의 이송**

이송은 구급차 등(차량, 항공기, 선박 등을 모두 포함)을 이용하여 응급환자를 병원에 옮기는 행위를 말한다. 아직 응급구조사가 부족해 구급차에 응급구조사를 포함한 총 2명이 있는 경우 이송이 허용되고 있으나, 현재 소방 119구급대의 경우, 기존 2인 체제(운전원, 응급처치요원)에서 3인 체제(운전원, 응급처치요원 2명)로 인원을 계속 보강해나가는 중이다.

최근에는 응급처치술에 대한 교육과 훈련을 통해 환자에게 직접적인 일차 소생술 및 기본응급처치를 제공할 수 있는 응급구조사(Emergency Medical Technician, EMT)가 구급차에 동승하는 형태로 발전하였고, 1급 응급구조사가 의료지도를 통해 기관내삽관, 정맥로 확보 및 약물투여 등의 전문응급처치를 임상현장에 적용하는 응급의료체계를 확립하였다. 또한 각종 의료시설 및 의사가 항상 대기하는 경우도 있고 구급차의 단순 이송범주에서 탈피하여 이동집중치료실(Mobile Intensive Care Unit, 중환자 구급차, MICU)의 개념이 도입되어 전국 총 118대 배치 및 운영되고 있으나(그림 1-2). 2019년 하반기부터 소방청은 119특별구급대를 도입하여 수준 높은 병원 전 응급의료를 수행하고 있다.

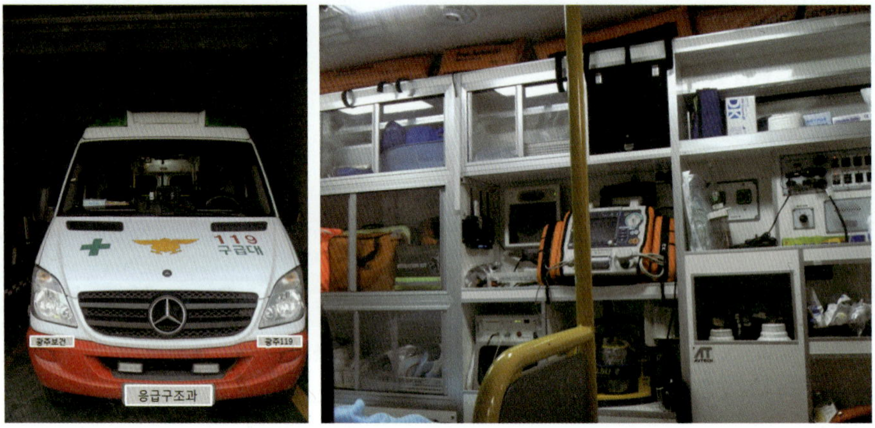

그림 1-2. 119구급대의 중환자구급차

우리나라에서 응급구조사란 응급의료에 관한 법률에 의한 교육훈련 및 자격을 취득한 사람으로서 응급환자에 대하여 응급처치 및 구조를 행하는 사람이다. 또한 응급구조사의 자격 인정 등에는 응급의료에 관한 법률 제36조에 명시되어 있다.

TIP 응급의료에 관한 법률 제36조 응급구조사의 자격

① 응급구조사는 업무의 범위에 따라 1급 응급구조사와 2급 응급구조사로 구분한다.
② 1급 응급구조사가 되려는 사람은 다음 각 호의 어느 하나에 해당하는 사람으로서 보건복지부장관이 실시하는 시험에 합격한 후 보건복지부장관의 자격인정을 받아야 한다. 〈개정 2019. 12. 3., 2024. 1. 30.〉
1. 제36조의4제1항에 따라 지정받은 대학 또는 전문대학에서 응급구조학을 전공하고 졸업한 사람
2. 보건복지부장관이 정하여 고시하는 기준에 해당하는 외국의 응급구조사 자격인정을 받은 사람
3. 2급 응급구조사로서 응급구조사의 업무에 3년 이상 종사한 사람
③ 2급 응급구조사가 되려는 사람은 다음 각 호의 어느 하나에 해당하는 사람으로서 보건복지부장관이 실시하는 시험에 합격한 후 보건복지부장관의 자격인정을 받아야 한다. 〈개정 2019. 12. 3., 2024. 1. 30.〉
1. 제36조의4제2항에 따라 지정받은 양성기관에서 대통령령으로 정하는 양성과정을 마친 사람
2. 보건복지부장관이 정하여 고시하는 기준에 해당하는 외국의 응급구조사 자격인정을 받은 사람
④ 보건복지부장관은 제2항과 제3항에 따른 응급구조사시험의 실시에 관한 업무를 대통령령으로 정하는 바에 따라 「한국보건의료인국가시험원법」에 따른 한국보건의료인국가시험원에 위탁할 수 있다. 〈개정 2015. 6. 22.〉
⑤ 1급 응급구조사 및 2급 응급구조사의 시험과목, 시험방법 및 자격인정에 관하여 필요한 사항은 보건복지부령으로 정한다.

[전문개정 2011. 8. 4.]

2) 응급구조사의 의무와 책임

(1) 응급구조사의 의무

현대는 질병의 다양성과 각종 사고의 빈도와 심각성 때문에 응급구조사의 역할은 매우 중요하다. 환자를 치료하고 처치하기 위한 응급구조사의 의무는 다음과 같다.

– 현장상황을 평가한다.
– 환자가 고통을 받고 있는 질병이나 손상에 따른 환자상태를 평가한다.
– 즉각적이고 적절한 응급처치(다발성 상처의 여부)를 실시한다.
– 중증도 분류(다른 부상자가 더 위급한 상태 여부)하여 응급처치하고 이송하여야 한다.
– 환자(질병 및 손상의 심각성에 따라)를 지체 없이 치료 가능한 병원 혹은 안전한 장소로 이송한다.
– 병원으로 이송한 환자를 담당 의사에게 인계해야 한다. 그리고 119구급상황관리센터에 상황보고를 한다.
– 더 이상 도움이 필요하지 않다는 것이 확실해질 때까지 그 장소를 떠나서는 안 된다.

① 응급의료의 거부 금지의무

응급의료법에 따르면 응급의료기관 등에서 근무하는 응급의료종사자는 응급환자를 항상 진료할 수 있도록 응급의료업무에 성실히 종사하여야 할 의무를 부담한다. 또한 응급의료종사자는 업무 중에 응급의료를 요청받거나 응급환자를 발견하면 즉시 응급의료를 하여야 하며 정당한 사유 없이 이를 거부하거나 기피하지 못한다(응급의료법 제6조). 특히 후자의 의무를 위반한 경우 보건복지부장관은 응급의료종사자의 면허 또는 자격을 취소하거나 6개월 이내의 기간을 정하여 그 면허 또는 자격을 정지시킬 수 있다(응급의료법 제55조 제1항 제1호). 동시에 응급의료법은 그러한 의무를 이행하지 않은 자에 대해서는 3년 이하의 징역 또는 3천만 원 이하의 벌금에 처할 수 있는 벌칙규정도 포함하고 있다(응급의료법 제60조 제3항 제1호).

② 응급환자에 대한 우선 응급의료의무

응급의료종사자는 응급환자에 대하여는 다른 환자보다 우선하여 상담·구조 및 응급처치를 하고 진료를 위하여 필요한 최선의 조치를 하여야 할 의무를 부담한다. 또한 응급환자가 2명 이상이면 의학적 판단에 따라 더 위급한 환자부터 응급의료를 실시하여야 할 의무를 부담한다(응급의료법 제8조). 응급의료를 거부한 경우와 마찬가지로 응급환자에 대한 우선 응급의료에 대한 의무를 위반한 경우 보건복지부장관은 그 면허 또는 자격을 취소하거나 6개월 이내의 기간을 정하여 그 면허 또는 자격을 정지시킬 수 있다(응급의료법 제55조 제1항 제1호).

③ 응급의료의 설명 및 동의를 받을 의무 등

응급의료종사자는 응급환자가 의사결정능력이 없는 경우, 설명 및 동의 절차로 인하여 응급의료가 지체되면 환자의 생명이 위험하여지거나 심신상의 중대한 장애를 가져오는 경우를 제외하고는 응급환자에게 응급의료에 관하여 설명하고 그 동의를 받아야 할 의무를 부담한다. 응급환자가 의사결정능력이 없는 경우에는 법정대리인이 동행하였을 때에는 그 법정대리인에게 응급의료에 관하여 설명하고 그 동의를 받아야 한다. 그러나 법정대리인이 동행하지 아니한 경우에는 동행한 사람에게 설명한 후 응급처치를 하고 의사의 의학적 판단에 따라 응급진료를 할 수 있다(응급의료법 제9조).

이러한 의무뿐만 아니라 응급의료종사자는 정당한 사유가 없으면 응급환자에 대한 응급의료를 중단할 수 없다(응급의료법 제10조). 추가적으로 응급구조사는 비밀준수의무(응급의료법 제40조), 응급처치에 필요한 의료장비, 무선통신장비 및 구급의약품의 관리·운용과 응급구조사의 복장·표시 등 응급환자 이송·처치에 필요한 사항에 대하여 보건복지부령으로 정하는 사항을 지켜야 할 의무를 부담한다(응급의료법 제39조).

TIP 응급의료에 관한 법률에서의 응급의료종사자의 권리와 의무

제11조 응급환자의 이송

① 의료인은 해당 의료기관의 능력으로는 응급환자에 대하여 적절한 응급의료를 할 수 없다고 판단한 경우에는 지체 없이 그 환자를 적절한 응급의료가 가능한 다른 의료기관으로 이송하여야 한다.

② 의료기관의 장은 제1항에 따라 응급환자를 이송할 때에는 응급환자의 안전한 이송에 필요한 의료기구와 인력을 제공하여야 하며, 응급환자를 이송받는 의료기관에 진료에 필요한 의무기록(醫務記錄)을 제공하여야 한다.

③ 의료기관의 장은 이송에 든 비용을 환자에게 청구할 수 있다.

④ 응급환자의 이송절차, 의무기록의 이송 및 비용의 청구 등에 필요한 사항은 보건복지부령으로 정한다.

[전문개정 2011. 8. 4.]

제12조 응급의료 등의 방해 금지

① 누구든지 응급의료종사자(「의료기사 등에 관한 법률」 제2조에 따른 의료기사와 「간호법」 제6조에 따른 간호조무사를 포함한다)와 구급차등의 응급환자에 대한 구조·이송·응급처치 또는 진료를 폭행, 협박, 위계(僞計), 위력(威力), 그 밖의 방법으로 방해하거나 의료기관 등의 응급의료를 위한 의료용 시설·기재(機材)·의약품 또는 그 밖의 기물(器物)을 파괴·손상하거나 점거하여서는 아니 된다. 〈개정 2012. 5. 14., 2020. 12. 29., 2023. 8. 8., 2024. 9. 20.〉

② 응급의료기관의 장 또는 응급의료기관 개설자는 제1항을 위반하여 응급의료를 방해하거나 의료용 시설 등을 파괴·손상 또는 점거한 사실을 알게 된 경우에는 수사기관에 즉시 신고하여야 하고, 이후 특별시장·광역시장·특별자치시장·도지사·특별자치도지사(이하 "시·도지사"라 한다) 또는 시장·군수·구청장(자치구의 구청장을 말한다. 이하 같다)에게 통보하여야 한다. 〈신설 2023. 8. 8.〉

[전문개정 2011. 8. 4.]

④ 업무지침의 활용

보건복지부장관은 응급구조사 업무의 체계적·전문적 관리를 위하여 보건복지부령으로 정하는 절차·내용·방법에 따라 응급구조사 업무지침을 작성하여 보급하여야 하며, 응급구조사는 제41조에 따라 응급환자에 대하여 상담·구조 및 이송업무를 수행할 때 이 업무지침을 활용하여야 한다(응급의료법 제41조의2). 이 업무지침에는 다음의 내용이 포함되어야 한다(응급의료법 시행규칙 제33조의2).

- 응급처치에 필요한 의료장비, 무선통신장비 및 구급의약품의 관리·운용과 응급구조사의 복장·표시 등 응급환자 이송·처치에 필요한 세부 내용
- 응급환자가 발생한 현장에서 응급환자에 대하여 상담·구조 및 이송 업무 등의 응급구조사의 업무 및 응급구조사 업무의 제한에 관한 세부 내용과 절차
- 응급의료기관의 수용능력 확인
- 출동 및 처치 기록의 작성·제출 방법
- 그 밖에 응급환자의 상태 분류 및 응급처치 요령 등 응급구조사 업무에 관한 사항

이 지침은 2005년 중앙응급의료센터의 연구용역에 의해 처음 개발되어 현재 활용 중인 것으로 파악된다.이 업무지침에는 매우 중요한 언급이 있는데, 바로 "응급구조사의 업무지침은 간접의료지도의 중요한 수단이다. 이는 지역 응급의료서비스의 지도의사나 전문가 그룹이 만들 수 있으며 응급구조사는 이를 준수하여야 한다."라는 표현이다. 이는 결국 업무지침을 통해 대부분의 역할이 이루어지고 있다는 것을 간접적으로 증명한다고 볼 수 있는 것이다(그림 1-3).

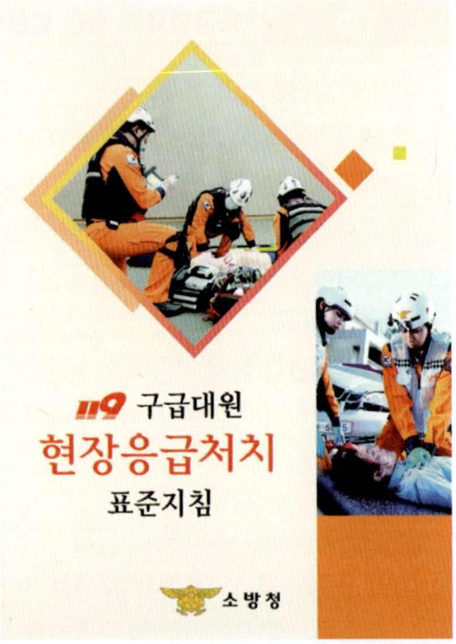

그림 1-3. 119구급대원 현장응급처치 표준지침

(2) 응급구조사의 책임

응급구조사의 책임은 환자의 생명을 구하고 고통을 경감시키고 후유증을 최소화하는데 있으며, 응급구조사의 책임 있는 통솔력과 현장에서 병원으로 이송시킬 때까지 환자들에게 건강, 생존, 안전, 편안함, 신뢰를 확산시킬 수 있어야 한다.

① 응급구조사는 상황이 매우 어렵다 하더라도, 의사나 다른 전문인에게 인계될 때까지 가능한 최선의 응급처치를 제공할 수 있는 도덕적, 윤리적 책임감을 가져야 한다.

② 응급구조사가 환자에게 갖는 일차적인 책임은 아래와 같다.

㉠ 모든 징후와 증상 평가 및 분석

㉡ 능률적이고 증진된 응급처치 시행

㉢ 환자를 전문기관으로 안전하고 신속한 이송

㉣ 관계기관의 부서에 연락(통신)

㉤ 자신이 시행한 행위를 기록하고 응급의료종사자와 의사소통

③ 환자 응급처치의 책임 외, 다른 책임으로는 다음과 같다.

㉠ 현장의 통제와 조절

㉡ 환자에게 접근하여 구조

㉢ 구급차 운행과 유지

㉣ 정확한 기록(병원전처치기록지)

④ 응급구조사들은 자신과 주위 사람들의 안전을 위해, 현장에서 의무 수행하는 데 책임을 갖는다.

3) 응급구조사의 역할

응급구조사의 역할은 도발적인 사고발생시 적절하고도 신속한 응급처치를 하는 것도 중요하지만, 가장 특별한 응급구조사의 역할은 응급의료체계 안에서 의사와의 관계에 있다. 즉 응급구조사는 궁극적으로 의사의 눈, 귀, 손의 역할을 하는 셈이다. 응급구조사는 무선통신을 통한 환자평가의 결과를 지도의사와 통신한다. 중증환자를 다룰 때는 무선으로 응급구조사와 지도의사가 긴밀히 연락하면서 상호 신뢰하고 존중하여 훌륭한 성과를 얻을 수 있다.

응급의료체계 내에서 일반 대중이 좀 더 용이하게 의료체계를 이용할 수 있도록 능동적인 배려가 요구되고 있으며 병원 밖에서 발생한 위급한 상황을 겪는 환자에게 신속하고 적절한 응급처치를 제공하려는 노력의 결과로 응급의료서비스 및 응급구조사의 역할이 크게 발전하였다. 따라서 응급구조사의 역할은 응급의료체계 내에서 이루어지며 적어도 다음 요소가 포함된다.

① 응급상황을 평가하고 일반적인 응급처치

② 응급의료체계 활성화

③ 기본인명소생술을 실시하고 병원 이송(1차 처치)

④ 의료기관 응급실에서의 응급처치(2차 처치)

⑤ 관련기구, 조직의 의사소통, 계획, 교육, 평가 및 연구

이러한 요소들을 파악하여 응급구조사는 병원 전 및 병원 내 응급처치의 역할을 성실히 수행한다. 따라서 이러한 요소들을 요약하면 다음과 같다.

① 적절한 훈련과 경험을 실행할 수 있는 능력

② 적절한 의료기구와 장비를 운용할 수 있는 능력

③ 질병이나 손상 받은 사람에게 도움을 줄 수 있는 적당한 구급차 운용능력

④ 응급의료시스템 내의 무선통신을 할 수 있는 능력

⑤ 응급의료시스템을 통한 의사와 직접적인 의료처치를 수행할 수 있는 능력

TIP **응급구조사의 역할과 책임**

① 모든 징후와 증상을 정확하게 평가하고 분석

② 신속하고 정확하며 적합한 응급처치 시행

③ 안전하고 효율적 이송

④ 중증도에 의한 치료 가능한 병원으로 이송

⑤ 환자의 치료에 관계되는 모든 부서와 긴밀한 연락(무선통신)

⑥ 응급구조사의 응급처치를 기록하고 응급의료종사자와 의사소통

4) 응급구조사의 활동과 업무

(1) 응급구조사의 업무

응급의료에 관한 법률에 의하면 응급구조사는 응급환자가 발생한 현장에서 응급환자에 대하여 상담·구조 및 이송 업무를 수행하며, 「의료법」 제 27조의 무면허 의료행위 등 금지 규정에도 불구하고 보건복지부령으로 정하는 범위에서 현장에 있거나 이송 중이거나 의료기관 안에 있을 때에는 응급처치의 업무에 종사할 수 있다.

TIP 의료법에서의 의료행위의 제한

제27조 무면허 의료행위 등 금지

① 의료인이 아니면 누구든지 의료행위를 할 수 없으며 의료인도 면허된 것 이외의 의료행위를 할 수 없다. 다만, 다음 각 호의 어느 하나에 해당하는 자는 보건복지부령으로 정하는 범위에서 의료행위를 할 수 있다. 〈개정 2008. 2. 29., 2009. 1. 30., 2010. 1. 18.〉

1. 외국의 의료인 면허를 가진 자로서 일정 기간 국내에 체류하는 자
2. 의과대학, 치과대학, 한의과대학, 의학전문대학원, 치의학전문대학원, 한의학전문대학원, 종합병원 또는 외국 의료원조기관의 의료봉사 또는 연구 및 시범사업을 위하여 의료행위를 하는 자
3. 의학·치과의학·한방의학 또는 간호학을 전공하는 학교의 학생

② 의료인이 아니면 의사·치과의사·한의사·조산사 또는 간호사 명칭이나 이와 비슷한 명칭을 사용하지 못한다.

③ 누구든지 「국민건강보험법」이나 「의료급여법」에 따른 본인부담금을 면제하거나 할인하는 행위, 금품 등을 제공하거나 불특정 다수인에게 교통편의를 제공하는 행위 등 영리를 목적으로 환자를 의료기관이나 의료인에게 소개·알선·유인하는 행위 및 이를 사주하는 행위를 하여서는 아니 된다. 다만, 다음 각 호의 어느 하나에 해당하는 행위는 할 수 있다. 〈개정 2009. 1. 30., 2010. 1. 18., 2011. 12. 31.〉

1. 환자의 경제적 사정 등을 이유로 개별적으로 관할 시장·군수·구청장의 사전승인을 받아 환자를 유치하는 행위
2. 「국민건강보험법」 제109조에 따른 가입자나 피부양자가 아닌 외국인(보건복지부령으로 정하는 바에 따라 국내에 거주하는 외국인은 제외한다)환자를 유치하기 위한 행위

④ 제3항제2호에도 불구하고 「보험업법」 제2조에 따른 보험회사, 상호회사, 보험설계사, 보험대리점 또는 보험중개사는 외국인환자를 유치하기 위한 행위를 하여서는 아니 된다. 〈신설 2009. 1. 30.〉

⑤ 누구든지 의료인이 아닌 자에게 의료행위를 하게 하거나 의료인에게 면허 사항 외의 의료행위를 하게 하여서는 아니 된다. 〈신설 2019. 4. 23., 2020. 12. 29.〉

(2) 응급구조사의 업무범위

응급구조사는 보건전문직에 속하면서 구급의학에 관한 특수지식 및 일련의 기술을 지닌 사람으로서 환자의 위중한 정도 평가, 심장리듬 해석, 제세동, 약물치료, 기도 유지 등을 포함하는, 국가적으로 표준화된 응급구조사 과정에 기초하여 훈련 과정을 마친 사람을 말한다.

병원 밖 응급의료가 점점 전문화됨에 따라, 응급구조사의 업무 범위도 더욱 세분화되고 있다. 이에 따라 2025년 1월 1일부터 응급구조사가 보다 전문적인 역할을 수행할 수 있도록 업무 범위가 조정되었다(표 1-1).

응급구조사는 원칙적으로 의사의 구체적인 지시 없이 응급의료에 관한 법률 제41조에 따른 응급처치를 하여서는 아니 된다. 다만, 보건복지부령으로 정한 응급처치를 수행하는 경우나, 급박한 상황에서 통신 장애 등으로 인해 의사의 지시를 받을 수 없는 경우에는 그러하지 아니 한다고 업무 규정에 명시되어 있다. 이러한 규정에 따라, 응급구조사는 다양한 상황에서 다음과 같은 특수 임무를 수행할 책임이 있다.

① 신속하게 사고현장에 도착해야 하며 군중을 정리하고, 위험요인을 제거하는 등 사고현장을 신속히 정돈한다.

② 환자의 대변인이 되어 환자의 응급처치에 방해가 되지 않게 한다.

③ 이송 전에 환자 상태를 안정시키고 이송 중에도 환자를 지속적으로 관리한다.

④ 구급차 및 장비를 관리하는 책임이 있다. 응급구조사는 모든 구급장비를 다룰 줄 알아야 하며 출동하기 전에는 구급차 내 모든 장비를 갖추고 있어야 한다.

⑤ 병원도착 시 현병력, 환자평가 및 과거력에 대한 모든 정보를 정확히 인계한다.

⑥ 의사, 구조대 및 구급차 등 다른 기관의 추가적인 도움이 필요한지 판단한다.

⑦ 무선연락을 통하여 통제본부의 지시를 따르고 출동 및 응급처치 기록방법을 알아야 한다. 또한 응급의료에 관한 법률 시행규칙 제34조에 보면 법 제42조 단서의 규정에 따라 응급구조사가 의사의 지시를 받지 아니하고 행할 수 있는 응급처치의 범위는 제33조의 규정에 의한 2급 응급구조사(경미한 응급처치)의 업무범위와 같다(표 1-1, 표 1-2).

표 1-1. 1급 응급구조사의 업무범위〈개정 2024. 10. 4.〉

가.	심폐소생술의 시행을 위한 기도유지(기도기(airway)의 삽입, 기도삽관(intubation), 후두마스크 삽관 등을 포함한다)
나.	정맥로의 확보
다.	인공호흡기를 이용한 호흡의 유지
라.	약물투여: 저혈당성 혼수 시 포도당의 주입, 흉통 시 니트로글리세린의 혀아래(설하) 투여, 쇼크 시 일정량의 수액투여, 천식발작 시 기관지확장제 흡입
마.	심정지 시 에피네프린 투여
바.	아나필락시스 쇼크 시 자동주입펜을 이용한 에피네프린 투여
사.	정맥로의 확보 시 정맥혈 채혈
아.	심전도 측정 및 전송(의료기관 안에서는 응급실 내에 한함)
자.	응급 분만 시 탯줄 결찰 및 절단(현장 및 이송 중에 한하며, 지도의사의 실시간 영상의료지도 하에서만 수행)
차.	제2호에 따른 2급 응급구조사의 업무(표 1-2)

표 1-2. 2급 응급구조사의 업무범위(경미한 응급처치의 범위)

가.	구강내 이물질의 제거
나.	기도기(airway)를 이용한 기도유지
다.	기본 심폐소생술
라.	산소투여
마.	부목 · 척추고정기 · 공기 등을 이용한 사지 및 척추 등의 고정
바.	외부출혈의 지혈 및 창상의 응급처치
사.	심박 · 체온 및 혈압 등의 측정
아.	쇼크방지용 하의 등을 이용한 혈압의 유지
자.	자동심장충격기를 이용한 규칙적 심박동의 유도
차.	흉통시 니트로글리세린의 혀아래(설하) 투여 및 천식발작시 기관지확장제 흡입(환자가 해당약물을 휴대하고 있는 경우에 한함)

TIP 응급의료에 관한 법률 제41조 응급구조사의 업무

① 응급구조사는 응급환자가 발생한 현장에서 응급환자에 대하여 상담·구조 및 이송 업무를 수행하며, 「의료법」 제27조의 무면허 의료행위 금지 규정에도 불구하고 보건복지부령으로 정하는 범위에서 현장에 있거나 이송 중이거나 의료기관 안에 있을 때에는 응급처치의 업무에 종사할 수 있다. 〈개정 2019. 12. 3.〉

② 보건복지부장관은 5년마다 제1항에 따른 응급구조사 업무범위의 적절성에 대한 조사를 실시하고, 중앙위원회의 심의를 거쳐 응급구조사 업무범위 조정을 위하여 필요한 조치를 할 수 있다. 〈신설 2019. 12. 3.〉

[전문개정 2011. 8. 4.]

TIP 응급의료에 관한 법률 제41조의2 응급구조사 업무지침의 개발 및 보급

① 보건복지부장관은 응급구조사 업무의 체계적·전문적 관리를 위하여 보건복지부령으로 정하는 절차·내용·방법에 따라 응급구조사 업무지침을 작성하여 보급하여야 한다.

② 보건복지부장관은 제41조제2항에 따라 응급구조사의 업무범위를 조정한 경우에는 제1항에 따른 업무지침에 이를 반영하여야 한다. 〈신설 2019. 12. 3.〉

③ 응급구조사는 제41조에 따른 업무를 수행할 때 제1항에 따른 업무지침을 활용하여야 한다. 〈개정 2019. 12. 3.〉

[본조신설 2012. 5. 14.]

5) 응급구조사 업무의 특수성

응급의료는 새로운 전문 분야로써 급속히 발전하고 고도의 정보기술과 전문응급처치가 요구되고 있다. 따라서 응급구조사는 응급의료의 최초 현장에서부터 이송 그리고 응급처치까지 모든 포괄적인 응급의료시스템 내에서 활동 및 응급의료 업무를 수행하며 다음과 같은 특수성을 지닌다.

① 응급환자가 업무의 주 대상으로써 환자의 생명을 구한다.

㉠ 각종사고 현장 및 응급상황이 발생하면 초기단계부터 업무가 시작된다.

㉡ 인명구조에 중요한 시간을 절약해야 하는 급박함 속에 업무를 수행한다.

② 응급상황(각종 사고 현장이나 응급질환)에 가장 먼저 접근함으로써 모든 환자가 업무의 대상이 된다.

㉠ 특정 전공분야(내 · 외과 등) 의 제한 없이 응급처치를 할 수 있어야 한다.

③ 환자의 생명을 책임지게 되므로 환자의 평가나 응급처치를 실시한다.

㉠ 업무 수행함에 있어 과실이나 사고가 발생해서는 안 된다.

④ 항상 응급성이 요구되고 있으며 휴일이 없다.

㉠ 응급상황이라고 판단되면, 환자의 능력, 연령 그리고 지휘 등에 관계없이, 1일 365일(24시간) 내내 항상 질 높은 응급의료서비스를 제공할 수 있게 준비되어 있어야 한다.

⑤ 응급구조사의 업무는 환자의 접근과 동시에 환자평가 및 응급처치가 함께 이루어져야 한다.

㉠ 환자의 상태에 따라 진단에 필요한 모든 검사의 도움을 받지 못하고 즉시 응급처치를 시작해야 한다.

㉡ 광범위한 의학적 지식과 결단력 그리고 윤리적 측면이 요구된다.

⑥ 응급구조사는 응급의료체계 내에서 중심적인 역할을 수행한다.

㉠ 응급의료체계 내에서 환자의 이송, 응급처치 등 임무를 수행한다.

㉡ 응급의료체계의 관리, 운영, 개선 등 주도적인 역할을 해야 한다.

㉢ 사고현장에서는 요원들의 지도, 감독, 훈련 등의 임무를 수행한다.

㉣ 재해대책을 수립, 훈련을 담당한다.

㉤ 일반 대중이나 응급의료종사자들을 대상으로 응급처치 교육을 담당한다.

⑦ 응급구조사는 경찰, 의사, 간호사 등 여러 분야의 종사자들과 협조하여 업무를 수행한다.

㉠ 타 직종과 조화가 필요하며 원만한 의사소통을 통한 인간관계 형성이 중요하다(그림 1-4).

⑧ 응급의료의 발전에 따라 항상 새로운 지식과 술기를 습득해야 한다.

㉠ 자기발전과 업무의 원활한 수행을 위해 연구 및 훈련을 해야 한다.

㉡ 매년 재교육(보수교육)을 실시함으로서 포괄적인 응급의료를 담당하고 수행해야 한다.

⑨ 각종사고와 위험상황에 직면하게 되므로 자기 자신의 안전과 건강관리에 유의해야 한다.

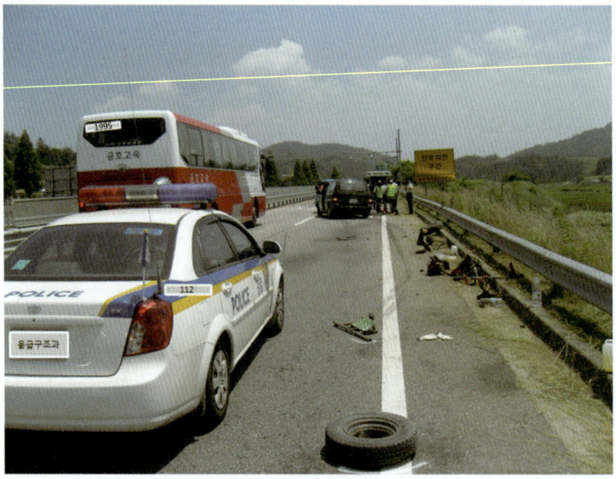

그림 1-4. 응급구조사는 다른 분야의 종사자들과 협조하여 업무를 수행한다.

6) 응급구조사의 교육

응급의료의 발전에 따라 응급구조사는 항상 새로운 지식과 기술을 습득해야 하며 자기발전을 위한 연구 및 교육훈련을 해야 한다.

응급의료는 매우 흥미롭고 다양한 의료분야이다. 지식과 술기의 숙련보다 중요한 것은 없다. 응급구조(학)과에서 배우는 것은 환자의 생명을 구하고 환자의 고통을 덜어주는 것과 동시에 후유증을 최소화하여 행복한 삶을 영위하도록 해주는 것으로 대단히 중요하다.

응급의료기술은 이론적 정보와 실제적인 숙련, 지식을 포함하며, 유능한 응급구조사가 된다는 것은 소방에서나 병원에서 배우는 술기 및 지식을 발전시키는 것을 의미한다. 응급구조사들은 이러한 지식과 술기를 연구하는 동안 응급의료가 요구하는 책임을 완수할 수 있는 능력을 발전시켜야 한다.

응급구조사 양성을 위한 응급구조(학)과는 응급구조사의 교육이 가장 먼저 이루어져야 할 곳이며, 실질적인 응급처치에 대한 효과적인 교육이 이루어져야 한다. 응급구조사의 역할이 병원 전 단계별 처치에서 대단히 중요하므로, 양질의 훈련을 받은 응급구조사가 필요한 것은 응급의료체계 내에서 핵심적인 사항이라고 할 수 있다.

우리나라의 응급의료체계의 필요성과 응급구조사의 양성이 구체화된 것은 보건복지부가 1995년 응급의료에 관한 법률 시행규칙(보건복지부령 제2호 1995. 1. 4)을 발표하여 응급구조사의 교육 근거를 마련하였다.

응급구조사의 수급은 보건복지부 장관이 지정하는 기관에서 표 1-3과 같이 과목 및 시간표에 따라 실시하도록 응급의료에 관한 법률 시행규칙에 규정되어 있다.

표 1-3. 2급 응급구조사 양성기관의 교육과정(응급의료에 관한 법률 제25조 제1항 관련, 별표 11)

<table>
<tr><td rowspan="4">응급의학
과목</td><td>기본
응급처치학
총론</td><td>1. 응급의료의 개요
2. 환자구조 및 운반
3. 기본응급처치술
4. 대량재해 응급의료</td><td>기본
응급환자
관리학</td><td>1. 환자평가
2. 환자관리</td></tr>
<tr><td rowspan="3">기본
응급처치학
각론</td><td rowspan="3">1. 심폐정지
2. 순환부진
3. 의식장애
4. 출혈
5. 일반외상
6. 두부 · 경추 · 손상
7. 기도 · 소화관이물
8. 대사이상 · 체온이상
9. 감염증 · 면역부진
10. 급성복통
11. 화학손상
12. 산부인과질환
13. 신생아질환
14. 정신장해
15. 창 상</td><td>응급
의료장비
등 운영</td><td>1. 휴대용 의료장비 사용
2. 구급차내 의료장비 사용
3. 무선통신방법
4. 기록의 작성 보관</td></tr>
<tr><td>관련법령</td><td>1. 응급의료에 관한 법률
2. 의료법</td></tr>
<tr><td>실무실습</td><td>1. 구급차 동승실습
2. 응급의료기관 실습</td></tr>
</table>

TIP **1급 응급구조사 국가시험 시험과목(문항수) (2017 기준)**

(한국보건의료인국가시험원)

기초의학(30)	1. 세포 및 조직 2. 감염 3. 인체의 기관계
전문응급처치학총론(30)	1. 응급의료체계의 개요 2. 환자이송 및 구급차 운용 3. 대량재난
전문응급처치학각론(110)	1. 전문심장소생술 2. 전문소아소생술 3. 전문외상처치술 4. 내과 응급 5. 특수 응급
응급환자관리(40)	1. 응급환자평가 2. 환자관리 및 진료보조
응급의료관련법령(20)	1. 응급의료에 관한 법률 2. 의료법

TIP 응급의료에 관한 법률에서의 응급구조사 보수교육

제43조【응급구조사의 보수교육】

① 보건복지부장관은 응급구조사의 자질향상을 위하여 필요한 보수교육을 매년 실시하여야 한다.

② 보건복지부장관은 제1항에 따른 보수교육에 관한 업무를 보건복지부령으로 정하는 관계 기관 또는 단체에 위탁할 수 있다.

③ 보건복지부장관은 제2항에 따라 보수교육에 관한 업무를 위탁하는 경우 보수교육의 실효성을 확보하기 위한 평가 및 점검을 매년 1회 이상 정기적으로 실시하여야 한다.

④ 제1항에 따른 보수교육의 내용·대상과 제3항에 따른 평가 및 점검에 필요한 사항은 보건복지부령으로 정한다.

[규칙] 제35조 응급구조사의 보수교육

제35조 응급구조사의 보수교육

① 법 제43조제1항에 따른 응급구조사 보수교육(이하 "보수교육"이라 한다)은 다음 각 호의 구분에 따라 실시한다.

1. 보수교육의 내용: 다음 각 목의 사항
   - 가. 직업윤리
   - 나. 업무 전문성 향상 및 업무 개선
   - 다. 의료 관계 법령의 준수
   - 라. 그 밖에 가목부터 다목까지의 사항에 준하는 것으로서 보건복지부장관이 보수교육에 특히 필요하다고 인정하여 정하는 사항
2. 보수교육의 대상: 응급구조사 자격을 가지고 해당 자격과 관련된 업무에 종사하고 있는 사람
3. 보수교육의 방법: 대면교육 또는 정보통신망을 활용한 온라인 교육
4. 보수교육의 시간: 매년 8시간 이상. 다만, 1년 이상 응급구조사의 업무에 종사하지 않다가 다시 그 업무에 종사하는 사람의 경우 그 종사하려는 연도의 교육시간에 관하여는 다음 각 목의 구분에 따른다.
   - 가. 1년 이상 2년 미만 그 업무에 종사하지 않은 사람: 12시간 이상
   - 나. 2년 이상 3년 미만 그 업무에 종사하지 않은 사람: 16시간 이상
   - 다. 3년 이상 그 업무에 종사하지 않은 사람: 20시간 이상

② 보건복지부장관은 응급구조사가 다음 각 호의 기관에서 보건복지부장관이 보수교육에 상응한 교육으로 정하는 교육을 받은 경우 해당 교육시간 중 일정시간을 보수교육 이수시간으로 인정할 수 있다.

1. 소방청
2. 중앙응급의료센터

③ 다음 각 호의 어느 하나에 해당하는 응급구조사에 대해서는 해당 연도의 보수교육을 면제한다.

1. 군복무 중인 사람(군에서 해당 업무에 종사하고 있는 사람은 제외한다)
2. 해당 연도에 응급구조사 자격을 취득한 사람
3. 응급구조학 관련 대학원에 재학하고 있는 등 해당 연도에 보수교육을 받을 필요가 없다고 보건복지부장관이 인정하는 요건을 갖춘 사람

④ 법 제43조제2항에 따라 보수교육을 실시하는 기관 또는 단체의 장은 다음 각 호의 어느 하나에 해당하는 사람에 대해서는 해당 연도의 보수교육을 유예할 수 있다. 이 경우 보수교육이 유예된 사람은 유예사유가 해소된 후 그 유예된 보수교육을 추가로 받아야 한다.

1. 해당 연도에 응급구조사 자격과 관련된 업무에 종사하지 않은 기간이 6개월 이상인 사람
2. 본인의 질병이나 그 밖의 불가피한 사유로 해당 연도에 보수교육을 받기가 어렵다고 보건복지부장관이 인정하는 요건을 갖춘 사람

⑤ 제3항 또는 제4항에 따라 보수교육을 면제받거나 유예받으려는 사람은 별지 제14호서식의 응급구조사 보수교육 면제확인·유예 신청서(전자문서로 된 신청서를 포함한다)에 보수교육 면제 또는 유예의 사유를 증명할 수 있는 서류(전자문서로 된 서류를 포함한다)를 첨부하여 법 제43조제2항에 따라 보수교육을 실시하는 기관 또는 단체의 장에게 제출하여야 한다.

⑥ 법 제43조제2항에 따라 보수교육을 실시하는 기관 또는 단체의 장은 제5항에 따른 신청에 대하여 보수교육 면제확인 또는 유예 여부 결정을 한 경우에는 신청인에게 그 내용을 알려야 한다. 이 경우 보수교육 면제 또는 유예 대상자에 대해서는 별지 제14호의2서식의 응급구조사 보수교육 면제·유예 확인서를 발급하여야 한다.

⑦ 법 제43조제2항에서 "보건복지부령으로 정하는 관계 기관 또는 단체"란 응급의료기관, 응급구조사관련단체 또는 응급구조사양성기관을 말한다.

⑧ 보수교육을 실시한 기관의 장은 보수교육을 받은 자에 대하여 별지 제15호서식의 응급구조사보수교육이수증을 교부하여야 한다.

⑨ 법 제43조제2항에 따라 보수교육에 관한 업무를 위탁받으려는 기관 또는 단체는 보수교육을 실시하는 해당 연도의 2월 말까지 보수교육의 내용, 방법, 비용 등을 포함한 보수교육계획서를 작성하여 보건복지부장관에게 제출하여야 한다.

⑩ 제9항에 따라 보수교육을 위탁받아 실시한 기관 또는 단체는 해당 연도의 보수교육 실적보고서를 다음 연도 2월 말까지 보건복지부장관에게 제출하여야 한다.

⑪ 보수교육에 필요한 경비는 교육을 받는 자가 부담한다.

⑫ 법 제43조제3항에 따른 평가는 서면평가와 현지평가로 하되, 그 평가기준은 다음 각 호와 같다.
1. 보수교육 실시계획의 타당성
2. 보수교육의 비용과 그 집행의 적절성
3. 보수교육 시설·장비의 적합성 및 인력의 전문성
4. 보수교육의 효과성

7) 응급구조사의 안전

응급상황에서는 모든 사람의 개인적 안전이 최우선이다. 응급구조사 역시 이러한 상황에서 활동해야 하므로, 자신의 안전에 대한 책임을 소홀히 할 수 없다.

만약 응급상황에서 추가적인 사고가 발생하면, 이는 응급구조사의 부상으로 이어질 뿐만 아니라 구조 활동에 차질을 빚어 불필요한 인명 피해를 초래할 가능성이 크다. 따라서 응급구조사는 자신의 안전을 확보하는 것이 최우선 과제임을 인식하고, 다음과 같은 방법으로 스스로를 보호해야 한다.

① 안전벨트나 안전장비를 의무적으로 착용하는 것이다.

㉠ 자기방어를 위한 가장 효과적이고 쉬운 방법이다.

② 사건이 일어난 지점은 잘 표시해야 한다.

㉠ 제2의 사고가 응급구조사들에게 손상을 줄 수 있기 때문이다.

㉡ 경찰이나 통제원이 조정을 해주지 않으면 응급구조사는 구급차를 어느 정도 충분한 거리에서 경고할 수 있도록 사건 지점과 떨어져 안전하게 주차해야 한다.

③ 차 안에 갇혀 있는 환자에게 접근하기 전에 반드시 차의 안전성을 체크해야 한다.

④ 부서진 현장에서 일하는 응급구조사는 상해의 위험을 예방하기 위해 방어복 및 안전장비를 착용해야 한다.

㉠ 찌그러진 자동차로부터 환자를 꺼낼 때 깨진 유리 파편이 날카로운 쇠로부터 최대한 자기방어를 할 수 있도록 하는 장비로는 석면 헬멧 또는 단단한 모자, 보호안경, 가죽장갑 등이 있다 (그림 1-5).

⑤ 야간에 업무를 효율적으로 수행하기 위해 응급구조사는 여러 가지 손전등(flash)을 가지고 있어야 한다.

㉠ 조명이 흐리거나 어두우면 환자나 응급구조사까지도 더 위험할 수 있다.

㉡ 환자에게 부족한 응급처치를 할 수 있다.

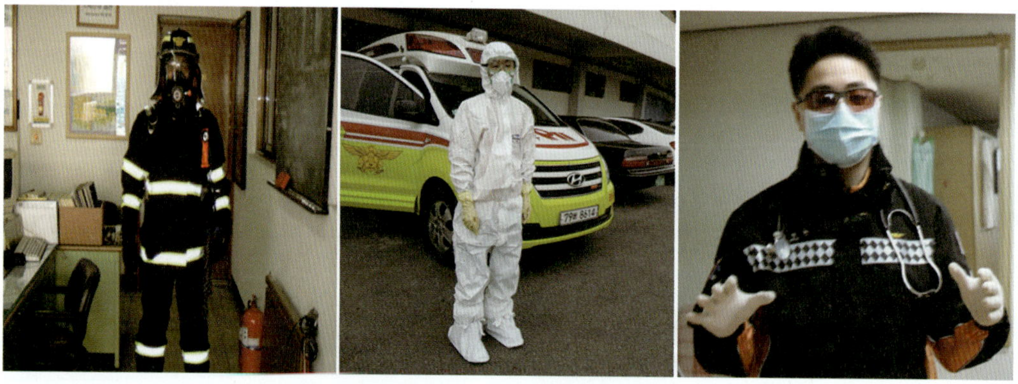

그림 1-5. 응급구조사는 안전복장 및 안전장비 등을 착용해야 한다.

응급구조사는 절대로 불안전한 사건현장에 뛰어들지 말아야 한다. 불안전한 사건현장에 들어가 귀중한 자신의 생명을 손상시키는 일이 없도록 해야 한다.

① 화재, 유독가스, 끊어진 전선과 같은 위험물질은 다른 구조(안전)요원들이 먼저 제거한 후, 환자에게 접근한다(그림 1-6).

② 위험한 상황에는 다른 구조대원의 협조를 얻어 일반적인 규칙에 따른 응급처치가 시작되어야 한다.

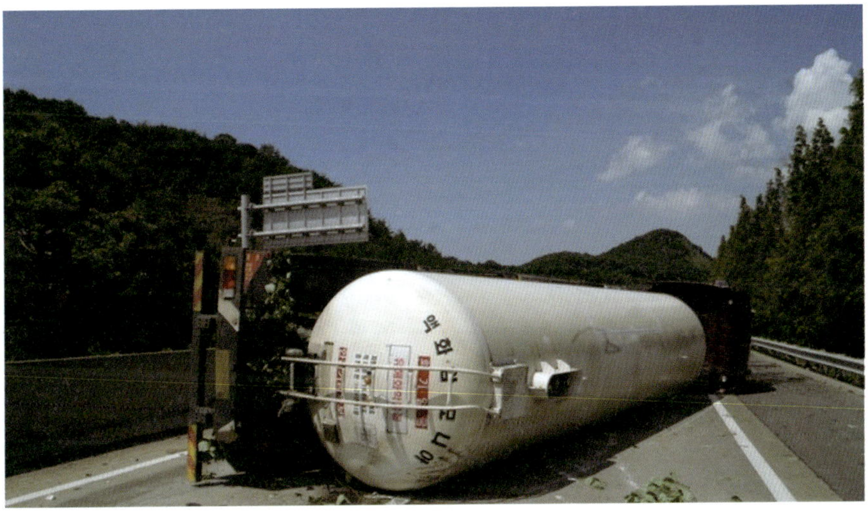

그림 1-6. 위험물이 탑재된 탱크로리 교통사고

8) 응급구조사의 준수사항과 의무

응급구조사는 응급의료에 관한 법률 제39조에 의하여 응급환자의 안전을 위하여 그 업무를 수행할 때 응급처치에 필요한 의료장비, 무선통신장비 및 구급의약품의 관리·운용과 응급구조사의 복장·표시 등 응급환자 이송·처치에 필요한 사항을 지켜야 한다(표 1-4). 그리고 직무상 알게 된 비밀을 누설하거나 공개하여서는 아니 되며(응급의료법 제40조), 이에 위반하는 경우 3년 이하의 징역 또는 3천만 원 이하의 벌금에 처한다(응급의료법 제60조 제3항 제2호). 다만 비밀누설죄의 경우 친고죄, 즉 고소가 있어야 공소를 제기할 수 있도록 규정하고 있다.

표 1-4. 응급의료에 관한 법률 제39조(시행규칙 32조, 응급구조사의 준수사항, 별표 13)

1. 구급차내의 장비는 항상 사용할 수 있도록 점검하여야 하며, 장비에 이상이 있을 때에는 지체없이 정비하거나 교체하여야 한다.
2. 환자의 응급처치에 사용한 의료용 소모품이나 비품은 소속기관으로 귀환하는 즉시 보충하여야 하며, 유효기간이 지난 의약품 등이 보관되지 아니하도록 하여야 한다.
3. 구급차의 무선장비는 매일 점검하여 통화가 가능한 상태로 유지하여야 하며, 출동할 때부터 귀환할 때까지 무선을 개방하여야 한다.
4. 응급환자를 구급차에 탑승시킨 이후에는 가급적 경보기를 울리지 아니하고 이동하여야 한다.
5. 응급구조사는 구급차 탑승 시 응급구조사의 신분을 알 수 있도록 소속, 성명, 해당자격 등을 기재한 아래 표식을 상의 가슴에 부착하여야 한다(그림 1-7).

	← 7 cm 이상 →				
↑	응급구조사				
3 cm 이상		성명		자 격	
				자격번호	제 호
↓		(소속기관명)			

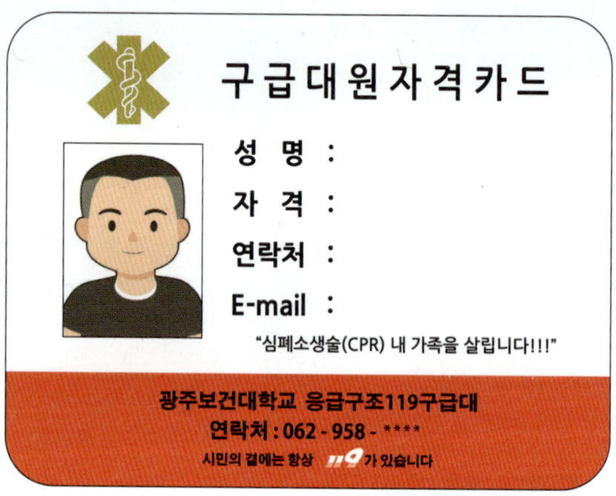

그림 1-7. 구급대원카드 표식 및 자격카드

TIP 응급의료에 관한 법률 시행규칙 제38조 구급차등의 장비 및 관리 등

① 법 제46조의 규정에 의한 구급자동차는 위급의 정도가 중한 응급환자의 이송에 적합하도록 제작된 구급차(이하 "특수구급차"라 한다)와 위급의 정도가 중하지 아니한 응급환자의 이송에 주로 사용되는 구급차(이하 "일반구급차"라 한다)로 구분한다.

② 법 제46조의3제1항에 따른 응급의료 전용헬기의 장비·의약품·환자인계점 관리 등에 관한 기준은 별표 15의2와 같다. 〈신설 2017. 12. 1.〉

③ 법 제47조제1항의 규정에 따라 구급차등에 갖추어야 하는 의료장비·구급의약품 및 통신장비의 기준은 별표 16과 같다. 〈개정 2017. 12. 1.〉

④ 법 제47조제2항 및 제4항에 따라 구급차 장착 장비의 기준과 장비장착에 따른 정보 수집·보관·제출 방법 및 동의 절차에 관한 사항은 별표 16의2와 같다. 〈신설 2015. 8. 19., 2017. 12. 1.〉

⑤ 법 제47조제3항에 따라 구급차등에 갖추어야 하는 의료장비·구급의약품·통신장비 등의 관리 및 필요한 조치와 구급차등에 관한 관리기준은 별표 17과 같다. 〈개정 2015. 8. 19., 2017. 12. 1., 2021. 9. 24.〉

[제목개정 2015. 8. 19.]

TIP 응급의료에 관한 법률 시행규칙[별표 17]

구급차 등에 갖추어야 하는 장비 등의 관리기준(제38조제5항 관련)

1. 감염예방을 위하여 구급차등은 주 1회 이상 소독하고, 구급차등에 갖추어진 의료장비도 사용 후 소독하여야 하는 등 청결하게 관리되어야 한다.
2. 감염관리를 위한 소독약제, 감염관리방법 등 기타 세부 사항은 보건복지부장관이 정하는 방법에 따른다.
3. 구급차등의 의료장비, 구급의약품, 통신장비, 구급차 운행기록장치 및 영상기록장치, 구급차 요금미터장치 및 영상정보처리기기가 항상 사용 가능한 상태로 유지되어야 한다.
4. 구급차등의 의료장비 및 구급의약품은 적정한 온도와 습도 등을 유지하여 보건위생상 위해가 없고 효능이 떨어지지 않도록 관리되어야 한다.
5. 구급차등의 연료는 최대주입량의 4분의 1 이상인 상태로 유지되어야 하는 등 차량 자체는 항상 사용 가능한 상태로 유지되어야 하며 정기점검 등이 이루어져야 한다.
6. 사고를 대비한 책임보험 및 종합보험에 가입되어 있어야 하고, 비상등, 신호탄, 소화기 및 보온포가 준비되어야 한다.
7. 구급차등의 통신장비는 응급의료지원센터 및 응급의료기관과 항상 교신이 이루어 질 수 있도록 관리되어야 한다.
8. 구급차는 「구급차의 기준 및 응급환자이송업의 시설 등 기준에 관한 규칙」에서 정하는 사항에 따라 관리·운영되어야 한다.
9. 구급차등의 내부에 환자 또는 그 보호자가 잘 볼 수 있도록 해당 구급차등의 이송처치료의 금액을 나타내는 표를 부착하여야 하고, 환자를 이송하는 경우에는 환자 또는 그 보호자에게 구급차의 이송요금에 관한 사항을 알려야 한다.
10. 구급차 요금미터장치가 장착된 구급차의 내부에는 신용카드 결제기를 설치하여야 하고, 환자를 이송하는 경우에는 요금미터장치를 사용하여 운행하여야 하며, 환자 또는 그 보호자가 신용카드 결제를 요구하면 응하여야 한다.
11. 구급차등의 운행기록을 기재하는 구급차등 운행기록 대장을 비치·작성하고 구급차등 운용자는 이를 3년간 보관하여야 한다.

9) 생명의 별

생명의 별은 응급의료시스템(Emergency Medical System)의 상징으로 초기에는 적십자사의 붉은색 십자 로고를 모방한 오렌지색 로고를 사용했었으나 1970년대 초 적십자사로부터 로고 모방에 대한 소송이 제기된 후에 지금 사용하는 것과 같은 생명의 별이 미국 고속도로 교통안전관리국(National Highway Traffic Safely Administration, NHTSA) 응급의료서비스부장이었던 레오. R. 스츄워(Leo. R. Schwarts)에 의해 디자인되었고 1977년 2월에 공식 인증 마크로 등록되었다(그림 1-8).

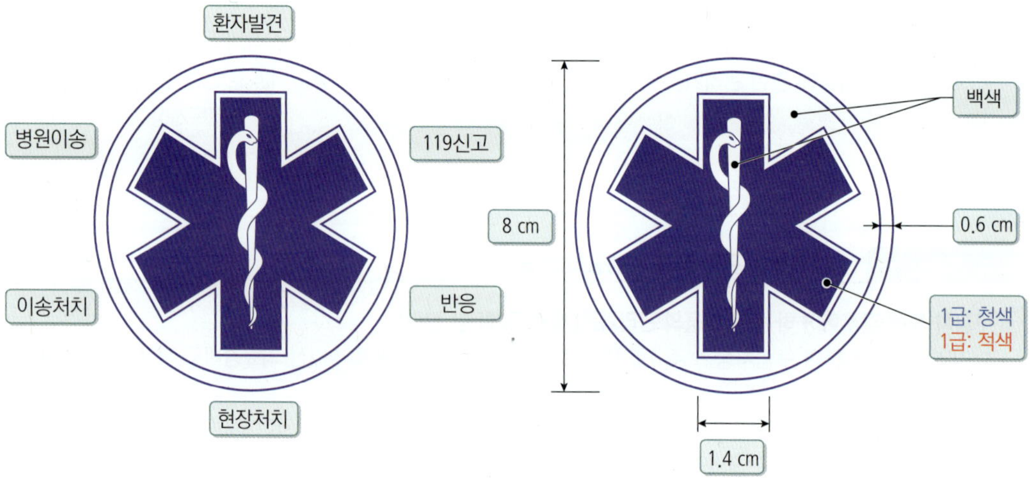

그림 1-8. 생명의 별(The Star of Life) 공식 인증 마크

(1) 별의 첨단

6개의 첨단은, 각각 EMS 순서의 개요를 나타낸다.

① 환자 발견

② 신고

③ 반응

④ 현장 처치

⑤ 이송 중 처치

⑥ 병원으로의 이송

1995.1.4 응급의료에 관한 법률에서 규정하고 있는 응급구조사가 착용해야 할 복장은 기관별로 결정하고 표지는 왼쪽 소매상단 및 오른쪽 가슴에 부착하고, 형태와 색깔은 원형이면서 첨단의 색깔은 1급 응급구조사는 청색, 2급 응급구조사는 적색으로 지정하였다. 또한 바탕색은 백색으로 지정하고 있다(그림 1-8).

(2) 별 안의 지팡이와 뱀

별 안의 지팡이와 뱀은 치료와 치유를 나타낸다. 그리스 신화에 따르면 아스크레피우스는 카두세우스(Caduceus)라는 지팡이를 가지고 다녔었는데 그 모습은 독사가 나선형으로 지팡이를 감고 있는 형상이었다고 한다. 그리고 메소포타미아의 의술에서는 뱀의 형상에 특별한 의무를 부여했었다. 뱀은 치료효과와 죽음의 위협을 동시에 지니고 있다. 이 두 요소는 뱀의 독에 의한 것이었다. 그래서 이 동물이 아주 일찍부터 의사의 상징으로 간주된 것은 놀랄 일이 아니다. BC 2000년에 유래하는 아주 괄목할 만한 유물 중에는 의사의 일상용품들이 그려진 메소포타미아의 화병이 있는데, 상처를 꿰매는 바늘, 연고를 만드는 도가니, 절구들 사이의 지팡이에 감긴 두 마리 뱀을 볼 수 있다.

(3) 생명의 별 사용

NHTSA는 미합중국 내에서의 사용을 감독하는 독점권을 가지고 있다. 그것은 구급차에 사용되고 합중국의 육운국 기준을 채우는 것을 증명한다. 또 생명의 별을 사용하는 응급구조사는 각각의 기준을 채우도록 요청된 사람임을 증명하고 있다.

(4) 아래의 사유 이외 생명의 별 사용 금지

① 의료품과 구급차 내에서 사용하는 비품인 것의 증명을 의미하는 것으로서의 사용

② 응급구조사에게 적절한 장소와 시설이라는 표시의 의미로서의 사용

③ 응급처치과정을 마친 사람에게 수료의 의미, 또는 이와 비슷한 자격이 있는 대원에게 붙여지는 견장으로서, 직함과 직무에 의해 공헌되거나, 직접 감독하고 있는 사람, 전체 혹은 부분적으로 나라와 주 또는 단체의 EMS 조직에 있는 사람의 사용

④ 응급구조사의 용품 (배치, 브로치, 버클 등에 사용)

⑤ 책, 팸플릿, 설명서, 보고서, 기타 직접 EMS를 적용하는 인쇄물 사용

⑥ 「생명의 별」심벌은, 훌륭한 대원과, 의료지도의사, EMS 관련 직원, 의회와 자문 단체에 의해 착용.

(5) 개인으로서 「생명의 별」이 신청되는 경우, 특별한 기능의 증명과 특징이 인정되지 않으면 안 된다(개인용과 EMT용의 구별).

① 관리상의 또는 급파하는 인원은 은빛으로 아스클레피오스(Asklepios)의 지팡이에 은빛의 독사가 붙은 것을 사용해야만 한다.

㉠ 물건에는 흰 바탕을 사용하지 않는다.

② 견장과 기타의 EMS의 패치는 제복의 포켓에 표시되어야 하고 모자에도 붙여야 한다.

TIP **Caduceus**

그리스·로마신화 신들의 사자(使者)인 Mercury (Hermes)의 지팡이(두 마리의 뱀이 감긴 꼭대기에 두 날개가 있는 지팡이(평화·의술의 상징, 미 육군 의무대의 휘장))

뱀 한마리가 감겨있는 지팡이는 의학의 신 '아스클레피오스'의 지팡이고, 뱀 두 마리가 감겨있는 날개 날린 지팡이는 헤르메스의 '카두세우스' 라고 한다.

약사가 유발과 나무를 가지고, 의사가 지옥 메스의 지팡이라는 상징을 가지고 있는 것처럼, 응급구조사도 생명의 별 이라는 상징을 가지고 있다. 상징은 DOT/EMS 명령을 근거로 하는 모든 의료 상품·의료 서비스에 적용되어 있다(그림 1-9).

구급차나 응급구조사들의 제복에서 「생명의 별」을 어렵지 않게 볼 수 있다. 생명의 별의 의미와 탄생은 아래와 같다.

『6개의 첨단의 교차는 미국 의료 조합의 의료의 상징을 개작한 것이고, 중심에는 뱀과 지팡이가 있고, 지팡이는 그리스 신화에 등장하는 의학의 신 아스클레피오스(Asklepios)를 표현하였고, 아스클레피오스는 태양의 신이자 음악의 신인 아폴론의 아들이다. 어머니는 테살리의 아름다운 신부인 크로니스였으며, 크로니스는 아름답기는 하였으나 정숙하고 충실한 부인이 아니므로, 결국 아폴론는 그의 부인을 죽이고는 그의 아들은 켄타우르스족인 케이론(Cheiron)으로 하여금 키우도록 하였다(그림 1-10).

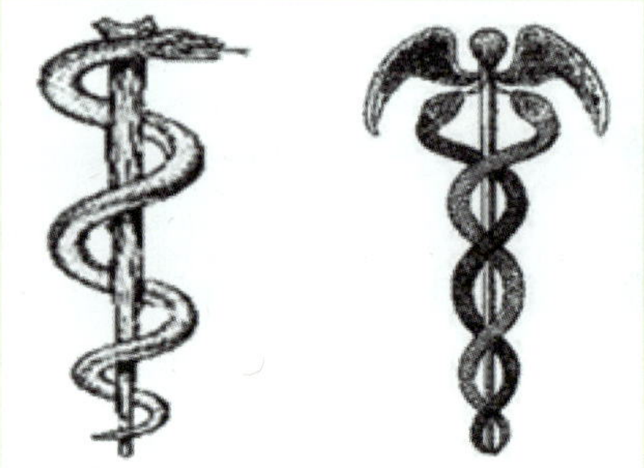

그림 1-9. 좌:아클레피오스, 우:카두세우스

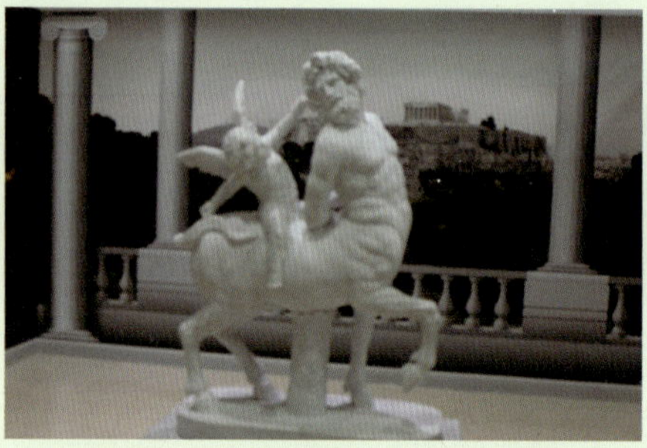

그림 1-10. 켄타우르스(Centaur)족 반인반마(半人半馬) 케이론(Cheiron)

켄타우르스족들은 대체로 질이 안 좋은 족이며, 그들의 형태는 허리 위는 인간이고 허리의 아래쪽은 말의 형상을 하고 있었다. 하지만 '케이론(Cheiron)'은 일반적인 켄타우르스족이 아니고, 시대의 현자라고도 일컬어지는 자였다. 헤라클레스와 테티우스의 스승이기도 하였다. 아스클레피오스(Asklepios)는 훌륭한 스승인 키론에게서 많은 것을 배웠다.

특히, 의술에 관심이 있던 아스클레피오스는 스승의 모든 의술실력을 배워, 이후 얼마 안 되어 아스클레피오스는 훌륭한 의사가 되었다. 하지만 그 시대에는 훌륭한 의사가 반드시 좋은 것만은 아니었다. 특히 인간을 치료하는 의사라는 직업은 더욱 그러했다. 정해진 인간의 운명을 함부로 바꿀 수 있는 것은 신에게만 부여된 힘이었기 때문이다. 하지만 아스클레피오스는 이러한 운명마저도 거부할 수 있는 실력을 가진 의사 이였다.

어느 날, 죽음에 이를 수밖에 없는 환자가 찾아와, 아스클레피오스는 혼신을 다해 환자를 죽음으로부터 구원해 내었지만, 지옥의 왕인 하데스에게 있어서는 커다란 문제 이였다. 죽음 이후에는 자신의 왕국의 백성이 되어야 하는데 아스클레피오스가 이것을 막아 화가 난 하데스는 그의 형인 제우스에게 전령을 보내어 항의하였고, 제우스 역시 자신 아닌 누군가가 인간의 운명을 바꿀 수 있다는 것에 대해 마음이 들지 않았다. 결국, 제우스는 번개 창으로 아스클레피오스를 죽이게 된다. 아스클레피오스는 죽었지만, 사람들은 그를 기리는 사원을 건축하고 각지에서 환자들이 찾아와 그에게 제물을 바치고 병이 낫기를 기원하였다.

성경에도 보면 지팡이 위의 독사에 대해서 언급하고 있다. 성서에 의하면 모세가 청동의 독사를 만들고 봉 위에 설치했고, 누구라도 독사에게 물린 사람이 그 청동의 독사를 보면 그 사람은 회복했다고 한다.

TIP **대한응급구조사협회 마크**(그림 1-11)

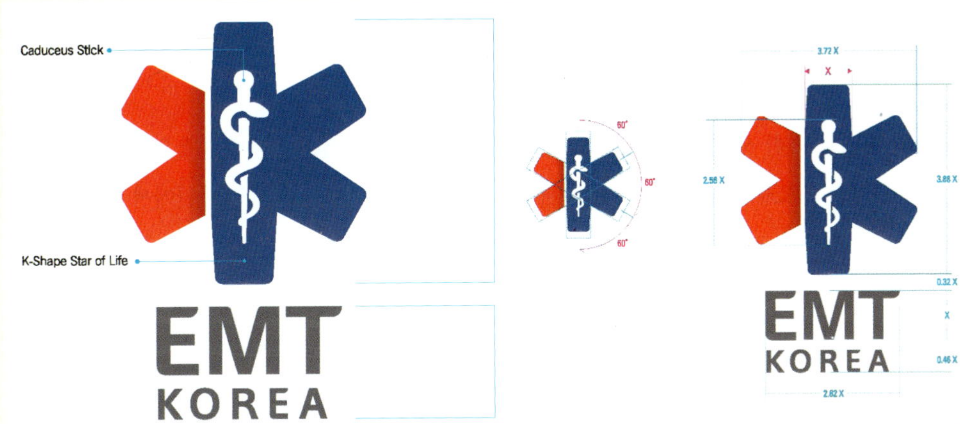

그림 1-11. 대한응급구조사협회 응급구조사 마크

대한응급구조사협회 Brand Identity Signature는 다음과 같은 요소들로 구성되어 있다.

① 한국을 상징하는 'K'자 형태로된 생명의 별과 카두세우스의 지팡이가 결합된 심볼마크

② Emergency Medical Technician의 약자인 EMT와 Korea가 결합된 로고타입

대한응급구조사협회 Signature

① 생명의 별은 모서리가 둥근 직사각형 3개가 중심을 기준으로 각각 60도 회전하여 만들어졌다.

② 둥근 직사각형은 좁은 폭을 상대측정의 기준값인 X로 하여 기준으로 삼는다.

③ 카두세우스의 지팡이는 시각적인 무게중심을 고려하여 중앙보다 하단에 배치되어 있다.

④ EMT 로고의 높이는 X이며, 다른 부분의 폭과 높이도 안내된 비례를 철저히 준수하여 제작하여야 한다.

출처: 대한응급구조사협회 홈페이지, http://www.emt.or.kr/

02 응급처치 및 응급구조

1) 응급처치의 정의

불의의 사고로 인한 사망자가 급증하고 있기 때문에 선진국에서는 전문병원에 입원하기 전까지 응급처치를 제공하고 효율적인 응급환자 이송체계를 수립하기 위하여 정책적인 차원에서 정부 및 지방자치단체가 많은 노력을 기울이고 있다. 또한 훈련받지 못한 대원이 환자를 병원으로 이송하는 재래방식을 탈피하여 최근에는 대학(교) 및 소방학교에서 전문교육을 받고서 일차소생술, 병원임상수련을 이수한 후 응급처치를 제공할 수 있다. 따라서 응급처치란 사고로 인한 부상이나 질병으로 육체적·정신적 침해로 건강과 안녕을 위협받는 긴급한 상황에서 생명을 구하고 유지하며 질병이나 손상이 더욱 더 악화되는 것을 방지하고 통증을 감소시키기 위하여 환자에게 가해지는 즉각적이며 신속한 처치를 말한다(그림 1-12).

우리나라는 응급의료에관한법률 제2조 3항에서 "응급처치"란 응급의료행위의 하나로서 응급환자의 기도를 확보하고 심장박동의 회복, 그 밖에 생명의 위험이나 증상의 현저한 악화를 방지하기 위하여 긴급히 필요로 하는 처치라고 규정되어 있다.

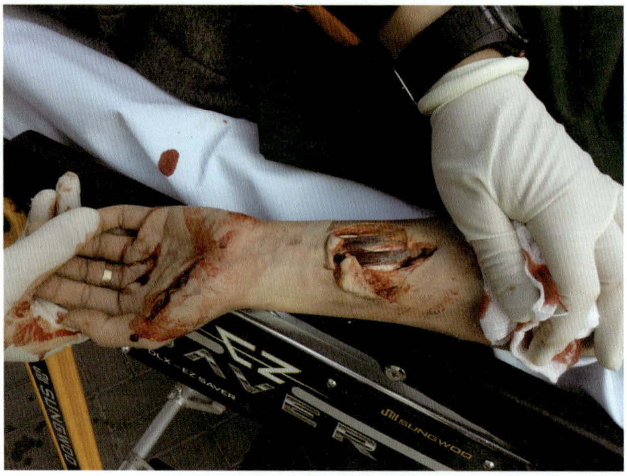

그림 1-12. 의류공장에서 기계에 의한 손상을 입은 환자에게 응급처치를 하고 있다.

2) 응급처치의 목적

응급처치의 목적은 다음과 같다.

① 생명유지: 응급환자의 생명을 구하고 유지하기 위해서이다.

② 상태의 악화 방지: 질병이나 부상이 더욱 더 악화되거나 손상되는 것을 막기 위해서이다.

③ 통증의 경감: 응급환자에게 가능한 통증을 감소시키고 경감시킨다.

④ 회복 촉진: 환자의 질병 및 치료의 부작용을 최소화하고 가능한 빨리 회복시킨다.

⑤ 안락한 삶 영위: 환자는 가치 있는 한 인간으로서 의미 있는 삶을 영위할 수 있도록 필요한 처치를 하는 것이다.

⑥ 진료의 보조: 사고현장에서 응급처치를 신속·정확하게 함으로써, 또한 응급의료종사자에게 이송되었을 때 정보를 상세히 제공함으로써 병원 내 전문치료에 도움을 준다.

3) 응급구조와 응급처치

응급구조란 죽음의 위험 또는 순간적인 파괴, 동적 위험으로부터 자유로움을 의미한다. 응급구조의 한 측면으로서는 힘과 기술로 환자를 묶고 제어하는 것으로부터 자유를 의미하는 구출이 있다. 즉, 모든 위험으로부터 해방을 의미하며 응급처치 또는 응급구조의 한 측면으로서 이해할 수가 있겠다. 그러나 응급처치와 응급구조의 관계에서는 서로 밀접한 관계가 있다고 할 수 있으며(그림 1-13), 응급의료의 분야로서 서로 떨어질 수 없는 업무의 연속성을 지니고 있으므로 현실적으로 같은 의미로 사용되는 경우가 많다.

응급처치는 의학적 측면을 많이 포함하고 응급소생 시 의학적 처치 측면에 비중을 두고 있는 데 반해, 응급구조는 119구조대처럼 환자를 구조하는 비의학적 측면을 많이 포함하고 있다. 그러나 응급처치와 응급구조의 목적은 동일하다고 할 수 있다.

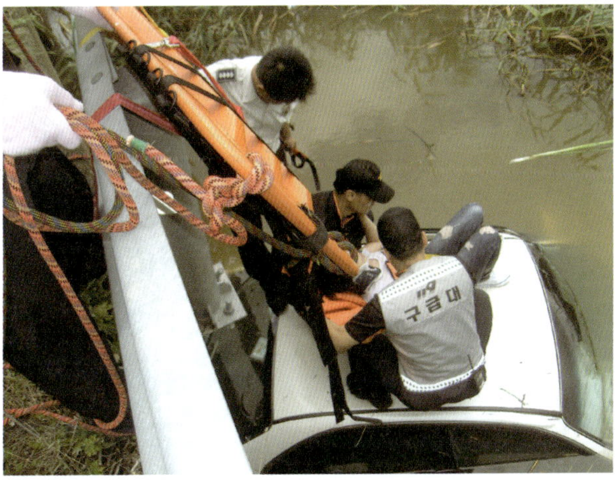

그림 1-13. 응급처치와 응급구조는 서로 밀접한 관계가 있다.

4) 응급구조의 범위

응급구조는 환자를 구하기 위한 일련의 한 방법으로 통로를 확보한다든지 환자에게 접근하기 위한 조치를 한다든지 하는 기술이다.

① 자동차 문을 열어주는 것에서부터 기차 탈선이나 비행기 추락사고, 건물 붕괴, 다리 붕괴 등 다양한 사고와 환자에 대한 응급처치도 포함한다.

㉠ 다른 복잡한 상황까지 더 넓은 범위를 가지고 있다.

② 응급구조의 범위 속에는 많은 응급상황(화재, 함몰, 기계에 의한 상처, 수해 등)이 존재하는데, 이와 같이 구조기술을 필요로 하는 응급상황이 있다(그림 1-14).

③ 사회가 발전할수록 산업재해와 그 발생빈도가 높아지고, 응급구조의 범위도 점점 넓어진다고 할 수 있다.

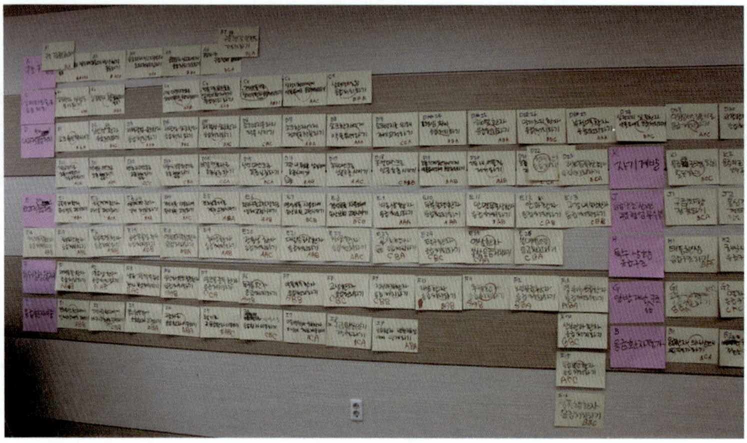

그림 1-14. 응급구조사의 직무 분석을 위한 주요 과업 요소(Task elements)

5) 응급구조학의 근거

응급구조학은 응급환자에 대한 응급처치 및 구조를 행하는 응급의료의 분야로서 실제적인 응급처치와 치료를 행하는 학문적, 의료적, 독자성에 대한 이론적 학문이며, 실제적 근거를 살펴보면, 응급환자를 포괄적이고 효과적으로 치료, 관리하는 의학의 한 부분으로 질병이나 손상의 궁극적 치료보다는 응급환자 발생부터 처치와 치료를 시작하여 해당 전문과에서 치료할 때까지 환자의 상태를 최대로 안정시키는 학문이다.

응급의학전문의가 없는 상황에서는 응급환자를 책임지는 전문의가 결정될 때까지의 공백이 생기게 되는데, 이러한 결과로 전문적인 응급의료를 제공하기 위하여 제반 질병이나 손상의 응급처치를 폭넓게 인지하고, 동시에 심폐소생술, 외상, 쇼크 등의 치료를 위한 의료기술의 숙달이 요구된다. 그 외에도 다른 의학 분야에서 깊이 관여하기 힘든 응급의료체계, 재해비상의료체계, 환경의학, 급성중독 등에 관한 심도 있는 연구를 하는 분야라 할 수 있다. 또한 기존의 임상과는 달리 응급실을 근간으로 하여 의료계와 사회의 중간위치에서 사회공공조직과 협조하여 대중과 밀착하여 응급의료를 행하기에 이에 따른 조직관리 및 대중에 대한 응급처치 및 안전교육 등이 또 다른 특징이라 하겠다.

현재 대학(교) 교육에 있어서는 병원 전과 병원 내의 특수성을 감안해 실제적인 응급구조학 교육이 이루어져야 한다.

6) 응급처치의 중요성

현대는 교통사고 등 매일 많은 사고들이 발생하고, 이러한 사고로 인한 사망자가 급증하고 있다. 돌발적인 사고가 발생하였을 때 신속하고도 적절한 응급처치를 할 수 있다면 인명손실이 적을 것은 자명한 사실이다. 따라서 응급처치에 대한 교육과 훈련을 실시하고 또 재교육을 받음으로써 사고현장 및 의료기관에서 환자의 생명을 구하고 부작용을 최소화하여 치료기간과 장애 정도를 감소시킬 수 있다는 점에서 응급처치의 중요성은 의의가 크다.

7) 응급의료체계의 문제점

우리나라도 인구증가(고령화)와 더불어 차량증가 및 산업의 발달에 따른 사고가 현저히 증가하여 매년 사망자와 부상자가 많이 발생하고 있다. 따라서 체계적인 응급의료가 되기 위해 우선적으로 중요한 것은 현장에서 병원으로의 이송 체계를 확립하는 것이다. 이에 우리나라의 응급의료체계의 빈약한 점들은 다음과 같다.

① 응급의료의 홍보와 정보가 미흡하다.

㉠ 지역별 홍보 및 119구급상황관리센터의 역할에 차이가 있고 미흡하다.

㉡ 119구급상황관리센터의 역할은 단순히 구급출동만을 하는 것이 아니라 신속하게 현장호출에 응답할 수 있도록 해야 한다.

㉢ 환자분류 및 적절한 응급처치 및 전문응급처치를 한 다음 응급의료기관에 연락하여 환자가 즉각적으로 치료 받을 수 있도록 정보를 제공하는 것이다.

② 교육 및 훈련이 중요하다.

㉠ 응급구조사의 교육과 경험이 적은 경우 현장에서의 처리가 원만하지 못하게 된다.

㉡ 기도확보 및 심폐소생술 등을 수행할 수 있도록 교육되지 않으면 응급구조사는 치명적 인명

손상을 초래하게 된다.

③ 응급의료체계 내에서 응급의료 장비는 매우 중요하다.

㉠ 구급차 내의 의료장비가 미비한 경우에는 구급차는 단순한 교통수단 이외에는 아무런 의미를 갖지 못하게 된다.

㉡ 산소 호흡기, 심전도 기기, 제세동기, 호흡보조기구 및 구급의약품 등이 비치되어야 한다.

㉢ 필수적으로 무선연락이 가능한 장비 및 환자이송 도중에 지도의사에게 의료지도를 받을 수 있는 응급의료시스템이 잘 갖추어져야 한다.

④ 응급의료제도 정착이 중요하다.

㉠ 제도정착을 위한 국가적 차원에서의 이해와 지원이 요구를 충족 못하고 있는 점이다.

⑤ 응급구조사를 위한 응급의료법 법적인 문제가 있다.

㉠ 1995년 응급의료에 관한 법률 제18조 응급구조사의 업무에서는 응급구조사는 응급환자에 대하여 응급환자가 발생한 현장에서 구조업무를 행하며, 의료법 제25조의 규정에 불구하고 현장 또는 이송 중에 응급처치를 할 수 있고, 의료기관 내에서 진료의 보조로서 응급의료관련 업무에 종사할 수 있다.

㉡ 응급의료에 관한 법률 제41조에서 응급구조사는 응급환자가 발생한 현장에서 응급환자에 대하여 상담·구조 및 이송 업무를 수행하고, 보건복지부령으로 정하는 범위에서 현장에 있거나 이송 중이거나 의료기관 안에 있을 때에는 응급처치의 업무에 종사할 수 있다(전문개정 2011. 8. 4.).

㉢ 응급의료에 관한 법률 제41조의 2 응급구조사 업무지침의 개발 및 보급에 의하면 다음과 같다(본조신설 2012. 5. 14.).

- 보건복지부장관은 응급구조사 업무의 체계적·전문적 관리를 위하여 보건복지부령으로 정하는 절차·내용·방법에 따라 응급구조사 업무지침을 작성하여 보급하여야 한다.
- 보건복지부장관은 제41조제2항에 따라 응급구조사의 업무범위를 조정한 경우에는 제1항에 따른 업무지침에 이를 반영하여야 한다(신설 2019. 12. 3.)
- 응급구조사는 제41조에 따른 업무를 수행할 때 제1항에 따른 업무지침을 활용하여야 한다(개정 2019. 12. 3.).
- 보건복지부장관은 5년마다 제1항에 따른 응급구조사 업무범위의 적절성에 대한 조사를 실시하고, 중앙위원회의심의를 거쳐 응급구조사 업무범위 조정을 위하여 필요한 조치를 할 수 있다(신설2019. 12. 3.).

선진국에서는 이미 응급의료체계를 활용하여 상당한 효과를 얻고 있으며, 우리나라 응급의료체계도 위 사항들의 보강 및 개선을 통해 발전해 나아가고 있다.

8) 응급의료의 필요성

최근 고령화, 각종사고 및 급성환자의 증가에 따라 갑작스런 심장정지 환자(우리나라 연간 30,782여 명, 2019년 기준)와 다양하게 발생하는 응급환자 증가에 따라 응급의료체계의 구비는 각 국가마다 커다란 사회문제로 대두되고 있다.

① 증가하는 각종 응급환자에 대한 신속한 대처, 초기에 효율적인 응급처치 및 환자이송을 시행할 수 있는 응급의료체계(Emergency Medical Services System, EMSS)가 필요하게 되었다.

② 응급환자 발생 시에 처치는 병원 전 응급처치와 병원 내 응급처치로 나눌 수 있다.

㉠ 병원 전 응급처치는 현장 응급처치와 이송 중 응급처치로 구분된다. 이러한 초기단계의 응급처치가 환자에게 미치는 예후는 상당히 크다.

③ 국내의 응급의료체계는 응급출동단계 및 응급구조사 제도도 아직 완전히 구축되지 않은 발전단계에 있다.

㉠ 더욱이 국민에 대한 응급처치 교육의 미비로 응급환자가 효율적이고 적절한 응급처치를 받기까지는 많은 시간이 소요되어 선진 외국보다 소생률은 낮고 사망률이 높다.

④ 응급 통신체계의 경우에도 119구급상황관리센터에 대한 홍보 부족으로 응급상황 발생 시, 통신연락으로 신속한 구조요청을 하지 못하고 있다.

㉠ 응급환자 발생부터 응급처치까지 오랜 시간이 경과하거나 치료를 받지 못하여 현장에서 사망하는 경우가 많다.

⑤ 환자의 상태에 따라 현장이나 구급차 내에서 응급처치를 시행하고 응급센터로 이송할 수 있는 응급구조사 등의 미확보 및 구급차 내의 응급장비 미비로 적절한 응급처치가 이루어지지 못하고 있는 실정이다.

⑥ 병원 간 환자이송의 경우에도 이송사유가 환자의 중증도, 병원설비 등에 의하여 이루어지지 않고, 대부분 비의료적 사유에 의하여 이송이 결정되는 경우가 흔하다.

㉠ 이송이 결정된 후에도 최초 환자 상태, 응급처치 내력, 검사결과 등에 대한 이송기록지가 자세히 기록된 경우가 미비하다.

㉡ 이송 전 이송하려는 병원에 사전 통신연락 등이 잘 되지 않아, 환자에 대한 상태변화나 중요한 문제점 등을 밝히는 데 상당한 시간이 소요되기도 한다.

위와 같은 문제점들이 산재하고 있음에도 불구하고 응급환자 발생현장에서 응급의료기관에 내원하는 경로와 1, 2차 의료기관에서 3차 의료기관으로 응급환자가 이송되기까지의 경로에 대한 구체적인 자료조사는 부족하다. 따라서 국내 실정에 적합한 응급의료체계를 확립하여 나아가는 데에 다음과 같은 어려움이 있다.

(1) 질환의 변화와 응급환자의 증가

2019년도 통계청의 사망원인에 따르면, 10대 사망원인은 악성신생물(암, 심장 질환, 폐렴, 뇌혈관 질환, 고의적 자해(자살), 알츠하이머병, 당뇨병, 고혈압성 질환, 패혈증, 코로나19 순으로 조사되었고(그림 1-15), 전년대비 패혈증은 순위 상승하여 9위를 기록, 코로나19는 순위 하락하여 10위로 기록되었다.

심장 질환, 폐렴, 알츠하이머병, 고혈압성 질환, 패혈증은 10년 전과 비교하여 순위 상승하였고, 자살률은 27.3명으로 전년 대비 2.2명(8.5%) 증가하였고, 영아사망률은 2.5명으로 전년보다 8.1% 증가되었다. 이들은 중증의 합병증을 유발할 수 있고 신속한 응급처치를 요한다. 또한 사회가 산업화, 도시화로 진행되면서 가장 활동적이고 생산적 연령층인 40세 이하의 연령층에서는 불의의 사고가 1위의 사망원인을 차지하여 사회적 문제로 대두되고 있다. 그 외에도 고령화, 생활환경 개선 등에 따른 노인성질환, 성인병의 증가 및 합병증의 발병도 응급환자를 증가시키고 있다.

(단위: 인구 10만 명당 명)

순위	사망원인	사망률	'18년 순위 대비
1	악성신생물(암)	158.2	-
2	심장 질환	60.4	-
3	폐렴	45.1	-
4	뇌혈관 질환	42.0	-
5	고의적 자해(자살)	26.9	-
6	당뇨병	15.8	-
7	알츠하이머병	13.1	⬆(+2)
8	간 질환	12.7	⬇(-1)
9	만성 하기도 질환	12.0	⬇(-1)
10	고혈압성 질환	11.0	-

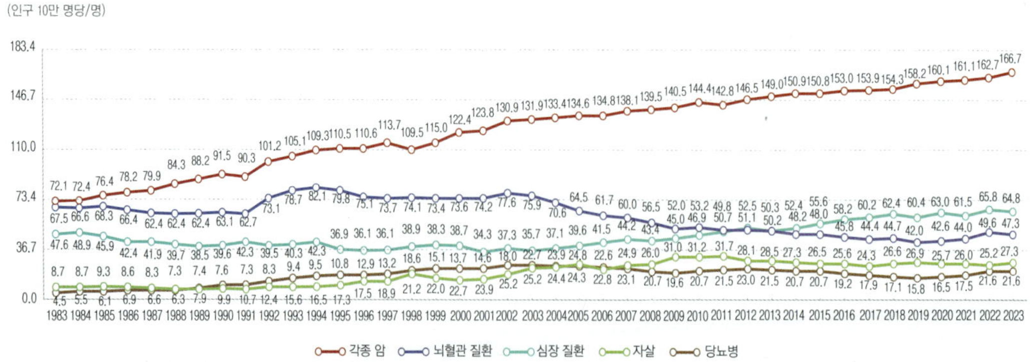

그림 1-15. 1983-2023년 사망원인 추이

(2) 양질의 응급처치에 대한 국민의 욕구 증가

대부분의 국민들은 건강한 삶을 영위할 권리를 의식주에 버금가는 기본권으로 인식하고 있다.

① 1989년도부터 전 국민 보험을 시행하였다.

② 응급환자의 경우에는 응급질환 발생 시부터 병원 내 진료까지의 모든 과정에 걸쳐 체계적이고 양질의 응급의료를 원하므로 전문적·특수 분야의 치료 전에 응급의료체계 내에 전문인의 양성 및 체계적인 확립이 대두되고 있다.

(3) 응급의료체계 및 진료양상의 변화

병원 상호 간의 횡적, 종적인 협조체계가 없고, 의료인들은 의료사고를 우려하여 중증과 응급환자를 가능한 피하려는 경향이 증가하고 있다.

① 교통사고로 인한 다발성 손상 환자나 내과 계통의 복합 질환자 경우에 신속히 환자상태를 안정시키면서 진단 및 치료를 병행해야 한다.

② 여러 전문가와 유기적인 협조체계가 필요하므로 이를 중재할 전문인이 응급의료체계에 필요하다.

(4) 응급실 관리 책임자 미비

응급실 내원 환자의 증가에 반하여 응급의학 전문의 및 응급구조사가 응급실을 관리하는 경우가 많지 않고, 대부분 타과 응급의료종사자가 담당하는 곳이 대부분이다.

① 대부분의 의료분쟁이나 의료사고가 응급환자에서 발생한다.

② 재발할 수밖에 없는 구조적인 문제를 내포하고 있다.

(5) 낮은 응급실 진료수준

응급의학 및 응급구조사가 응급실에 없기에 전문의가 진료하는 외래환자에 비해 더욱 신속하고, 정확한 진료가 요구되는 응급환자에 대한 진료는 질적으로 떨어질 수밖에 없다.

① 응급진료는 응급치료의 지연·중복검사·오진의 가능성을 피할 수 없다.

② 환자들도 응급진료의 질을 불신하여 응급실을 단지 입원을 위한 통로나 입원대기실로 인식하는 경향을 보이고 있다.

(6) 정부 주도적인 응급의료체계의 진행

응급환자가 응급실에 도착한 후에야 치료가 시작되는 기존의 개념 때문에, 병원 전 응급처치에 신경을 쓰지 않으므로 응급환자의 이병률 및 사망률이 높은 실정이다.

① 의료계와 정부(소방) 간의 상호협조를 통한 응급체계가 구축되어야 한다.

9) 인명구조술의 단계 및 외상평가 단계

인명구조술의 단계 및 외상평가 단계는 표 1-5와 같이 분류할 수 있다.

표 1-5. 인명구조술의 실시 단계
ITLS (international trauma life support)에서 외상평가 순서도

■ 1차 인명구조술(Basic life support)		■ 최초평가
A B C	기도유지(기) Airway 인공호흡(호) Breath 순환소생(순) Circulation	현장 사고규모 평가 전반적인 인상/느낌 의식 수준 기도 호흡 노동맥 맥박 목동맥 맥박 피부 중증 출혈
■ 2차 인명구조술(Advanced life support)		■ 신속한 외상조사
D E F	약물투여 및 수액투여 Drug & fluid 심전도 측정 ECG monitoring 제세동 치료 Fibrillation treatment	머리 목 가슴 호흡음 심장음 복부, 골반, 넙다리 팔다리의 운동/감각 등 확인된 손상 SAMPLE 활력 징후
■ 3차 인명구조술(Prolonged life support)		■ 신경학적 검진
G H I	원인 규명 및 예후 판정 Gauge 뇌소생을 위한 치료 Human mentation 집중치료 Intensive Care	동공 GCS

(1) 1차 인명구조술

인명구조술 실시 후 예후를 좌우하는 중요한 수기로 인명구조술의 초기 실시순서에 따라 조기에 중추신경계 등 중요장기에 산소를 공급하기 위한 처치로서 기도확보, 인공호흡, 순환소생을 주로 담당하는 최초반응자(first responder) 등이 속하는 단계이다.

(2) 2차 인명구조술

1차 인명구조술 후 순환회복에 필요한 처치를 실시하는 수기로 응급처치 실시 순서의 중기에 해당

되어 약물 및 수액투여, 심전도 측정과 제세동 등이 시행된다.

(3) 3차 인명구조술

1차 및 2차 인명구조술을 하고 순환이 회복된 후 뇌소생과 통합집중치료를 실시하는 것으로 인명구조술 실시요령의 후기에 해당되며, 이때는 호흡이 무호흡 또는 자발호흡이더라도 집중적인 호흡요법을 병행치료 하여야 하며, 주로 1급 응급구조사에 속하는 단계이다.

(4) 최초평가

① 현장 사고규모 평가

응급구조사는 장갑을 끼고, 방호복을 착용하고서 활동을 한다. 유해 물질을 제거하거나 환자를 유해 물질들로부터 멀리 옮긴다. 현장상황의 규모를 평가하여 필요하다면 지원요청(차량, 인원, 특수 장비 등)을 한다. 사고현장을 평가한 후 적합한 손상들을 의심한다.

② 전반적인 인상/느낌

응급구조사는 우선순위를 정하기 시작한다.

③ 의식 수준

경추 운동 제한을 유지하고, 기도유지 시 경추손상을 예방하기 위한 변형 아래턱 밀어올리기를 고려한다.

④ 기도와 인공호흡

기도유지는 외상에서는 변형된 아래턱 밀어올리기를 시행하고, 필요하면 흡인을 하고 기관내삽관을 시행하여 확실한 기도유지와 인공호흡을 시행한다. 호흡이 있으면 비재호흡마스크로 15 L/min 산소를 투여하고 환기를 보조한다.

⑤ 맥박확인

㉠ 노동맥 맥박

외상환자는 노동맥과 목동맥 맥박을 확인하는데 맥박의 횟수와 특성에 주목해야 하고 척수쇼크나 머리 손상을 고려해야 한다. 환자를 진정시켜 보았을 때 맥박수가 감소하는지 확인하는데 감소하지 않으면 쇼크를 고려한다.

㉡ 목동맥 맥박

노동맥 맥박이 없을 때 목동맥을 확인하며 심정지이면 CPR + BVM + 산소 투여, 이송을 고려한다. 제세동기로 ECG 모니터링을 확인하고 필요할 때 제세동을 시행한다. 환자 모니터링, 맥박 산소측정기, 제세동기의 자동혈압계를 사용한다. 척추손상이나 머리 손상을 고려하고 쇼크를 확인한다.

⑥ 피부 색깔과 상태

피부색과 상태를 확인하고 쇼크 증상이 나타나는지 확인한다.

⑦ 중증 출혈

중증의 출혈부위가 있으면 직접 압박하고 압박 드레싱하여 출혈을 막는다.

(5) 신속 외상조사

① 머리, 목, 가슴, 호흡음

머리, 목은 DCAP-BTLS TIC를 확인하며, 목의 손상에는 추가로 목정맥 팽대와 기관 편위를 확인하고, 기관내삽관, 심장 눌림증, 긴장성 기흉을 고려하고 즉시 목고정 장비를 착용시킨다. 가슴 손상에는 시진과 촉진을 하며, 계속 검진한다. 개방된 손상이 있는 경우에는 3면 폐쇄드레싱을 부착한다. 또한 동요 절편 고정과 조기 기관내삽관을 고려한다. 호흡음은 계속 평가하고 가슴을 타진하여 기흉인지 혈흉인지 확인하고, 기흉 시에는 바늘흉강감압술을 고려한다. 심장음은 나중에 비교하기 위해 확인해 두어야 하고, 심장눌림증을 고려한다.

TIP DCAP - BTLS

D : deformities : 변형(팔다리가 비정상으로 꺾이는 등)
C : confusions : 좌상(bruise, 타박상 / ecchymosis, 멍)
A : abrasion : 찰과상(쓸린 상처)
P : puncture : 관통상(penetration)
  * impaled object, FB impalement 이물질이 신체 박혀 있는 경우
B : burn : 화상
T : tenderness : 압통(눌렀을 때 아픔, 장기손상)
  * RT(Rebound Tenderness) : 반발통(눌렀다가 뗐을 때 아픔, 염증)
L : laceration : 열상(불규칙하게 찢어짐, 더럽게 찢어짐)
  * incision : 열상(일직선으로 깨끗하게 찢어짐)
S : swelling : 부종(국소적 부종)
  * edema : 부종(body)

TIC
tenderness : 압통
instability : 불안정
crepitus : 마찰음(염발음, 부서진 뼈끼리 부딪히는 소리 또는 피하기종을 촉진했을 때 소리)

JVD or JVE
jugular vein distension, distention, jugular vein enlargment): 경정맥팽대; 외경정맥(external jugul ar vein) 팽대
trauma; cardiac tamponade, tension pneumothorax, medical; CHF)

② 복부, 골반, 넙다리, 팔다리

복부, 골반, 넙다리 등은 손상이 있을 시 쇼크가 발생할 것을 예상하고, 팔다리의 운동/감각을 평가하고 기록한다. 또한 척수 손상을 의심한다. 확인된 손상들은 적절한 응급처치를 하고 긴 척추 고정판을 활용하여 환자를 옮긴다. 긴급한 외상 상황이 존재하면 즉시 이송한다.

③ SAMPLE 병력과 활력징후

SAMPLE 병력을 기록하고 맥박수와 호흡수를 측정하고 청진기를 사용하여 혈압을 측정한 후 기록한다.

(6) 신경학적 검진

신경학적 검진은 의식 상태 변화가 있으면 시행되어야 한다.

① 동공: 만일 환자 의식이 명료하지 않다면 머리 손상을 의심하고, 그 다음으로 눈 손상을 의심한다. 100% 산소를 투여하고 환자를 저혈압 상태로 빠뜨리지 말아야 한다.

② 글래스고우(GCS) 혼수 점수

의식수준 저하 환자일 경우에 100% 산소를 투여하고 이송 도중에 기관내삽관을 고려한다. 환자가 뇌이탈의 징후들을 나타내는 경우에만 과다 호흡요법을 고려한다. 환자에게 혈당 검사기, 각종 약병, 산소 흡입기 등이 있는지 확인한다. 혈당검사는 의식 변화가 있는 환자에게 기본적으로 검사되어야 한다.

CHAPTER 02

응급의료체계

Emergency Medical System

01 응급의료체계

02 응급의료의 운영체계

03 우리나라의 응급의료체계

04 외국의 응급의료서비스 체계

05 오늘날의 응급의료체계

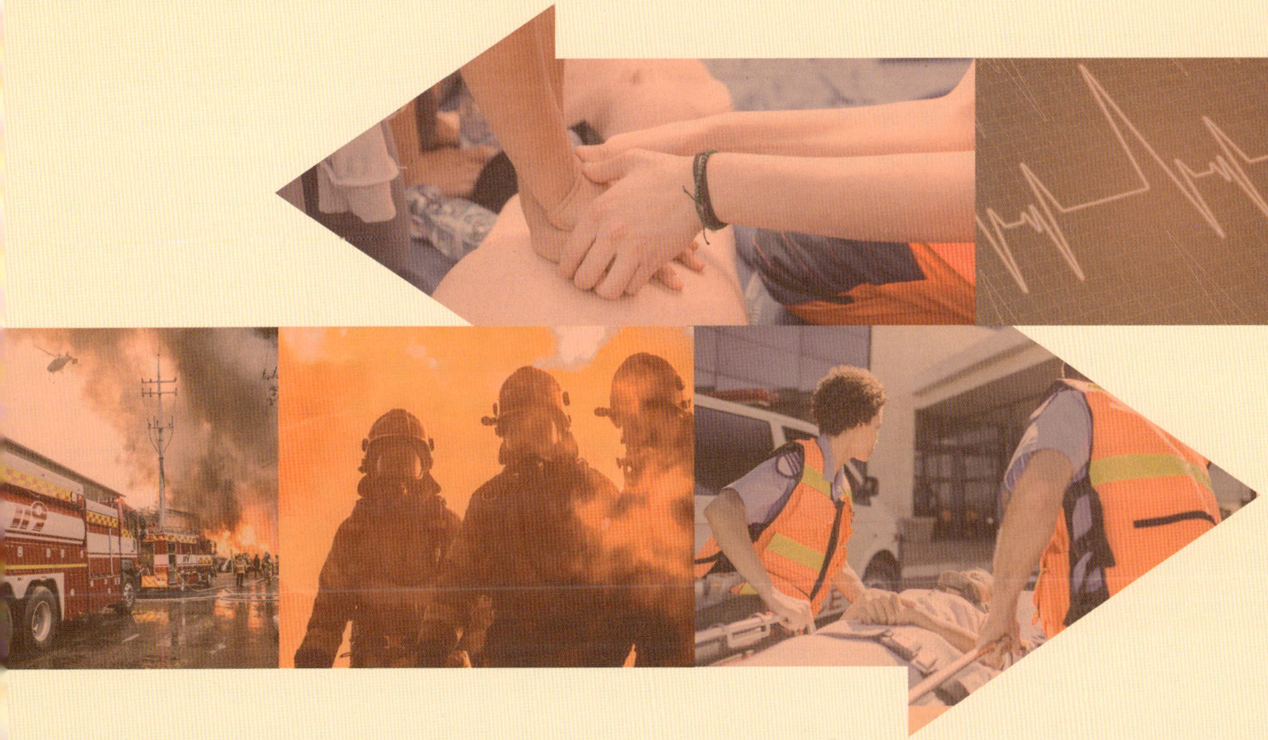

CHAPTER 02

응급의료체계

Emergency Medical System

학습목표

1. 응급의료체계(Emergency Medical System, EMS)를 정의하고 설명할 수 있다.
2. 응급의료체계 시스템의 필수적인 요소를 말할 수 있다.
3. 우리나라 응급의료체계에 대해 기술할 수 있다.
4. 질 평가와 질 향상에 대해 설명할 수 있다.
5. 응급구조사의 역할에 대해 설명할 수 있다.
6. 의료지도에 대해 설명할 수 있다.
7. 응급의료체계 조직의 정의와 역할을 말할 수 있다.

01 응급의료체계

응급의료시설로 환자를 이송하는 방법은 시간의 흐름에 따라 변화했다. 응급의료의 시작은 1790년대에 프랑스 혁명전쟁 중에서 도미니크 잔 라레(Dr. Dominique-Jean Larrey)가 생각해 낸 방법으로 부상자를 의사의 치료 가능한 곳으로 이송하는 방법이 최초의 현대 응급의료에 대한 기록이다. 전쟁터에서 부상자에게 어떠한 응급처치도 제공되지 않았으므로, 환자를 치료가 가능한 곳으로 옮기는 단순한 개념이었고, 이후 여러 전쟁을 통해 유사한 응급의료로 발전하였다. 이를테면 현대의 대량재해에 이용한 방법과 비슷할 것이다. 변화의 시간적 흐름에 따른 사례를 보면 미국의 남북전쟁(1861–1865) 당시 클라라 바튼(Clara Barton)이라는 간호사는 미국의 동부 연안 지역의 전투현장에서 환자를 위한 처치를 제공하기 시작한 후 미국 적십자사의 설립에 공헌하였다. 제1차 세계대전 중에는 많은 자원봉사자들이 야전 구급차군단(Ambulance corps)을 구성하여 전쟁에 참가했다.

우리가 잘 아는 1950년 한국전쟁과 베트남 전쟁에서는 의료진에 의해 현장에서의 응급처치는 많은 발전이 이루었고, 이후 외상치료만을 주로 다루는 전문응급의료센터의 발전이 민간부문에서도 이루어졌다.

최초의 민간 구급차 서비스는 같은 시기(1865년)에 미국의 오하이오 주 신시내티에서 형성되었다. 4년 후인 1869년에는 뉴욕의 시애틀 벨르뷔 병원(Bellevue Hospital)에서 출동하는 구급차 서비스가 운영되기 시작했다(그림 2-1).

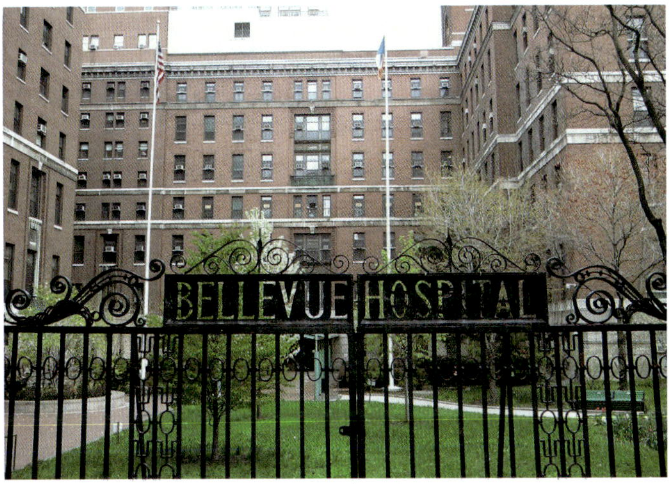

그림 2-1. 벨르뷔 병원

민간인에 의한 구급차업무는 1906년에 미국의 주요 도시에서 시작되었으나, 그때까지는 응급처치가 거의 제공되지 않는 단순한 이송업무에 불과하였다. 작은 도시에서는 제2차 세계대전 이후인 1940년대 말에 구급차 업무가 제공되었다. 당시는 지방의 장의사들이 장의차를 이용하여 환자를 이송하는 경우가 대부분이었으나, 소방분야에서는 환자에게 응급처치를 하면서 병원으로 이송하는 책임을 맡기도 했다.

응급현장에서 병원수준의 질적 응급처치가 기본적으로 시행되었으며, 병원으로 이송될 때까지 지속적인 응급처치 제공의 중요성이 명백해졌다. 따라서 이러한 병원 전 응급처치를 체계화하고, 응급처치를 수행할 수 있는 인적자원 훈련의 필요성이 대두되었다.

TIP 라레의 앰뷸런스 부대

나폴레옹이 지휘하던 프랑스 육군은 '그랑 다르메'라고 불렸는데 보병, 포병, 기병 등 각종 병과를 융통성 있게 혼합 편성한 것이 특징이었다. 포병장교 출신이었던 나폴레옹이 그중 특히 중점을 둔 것은 기병대와 같이 움직이는 기마포병대였다.

① 대포를 끌고 전속력으로 달려 목적지에 도착하면, 대포를 거치하고 발포하는 데까지 1분도 걸리지 않았다고 할 정도로 빠른 기동력을 자랑했다.

② 적군의 장교가 "우리가 총을 쏘면 프랑스군은 곧바로 대포를 쏘아온다"고 한탄했다고 전해질 정도로 훈련이 잘되어 있었다.

③ 라레는 기마포병대를 본받아 부상병을 치료하는 기동부대를 만든 것이다.

라레가 구호부대를 개선하여 마차에 대포 대신 의무지원 차량을 연결시킨, 이동식 야전병원의 일종으로 변경하였다.

① 의무지원부대는 '날아다니는 앰뷸런스'라고 불렸다.

② 경량형 모델: 2개의 큰 바퀴와 튼튼한 스프링이 장착된 말 2마리가 끄는 마차(주종)
2명 이송

③ 중량형 모델: 도로 사정이 여의치 않은 지형에서 주로 쓰임
6마리 말이 끄는 바퀴 4개짜리 마차
8명의 이송

④ 구급 마차는 들것, 부목, 붕대, 약품, 음식물 등을 운반하는 역할도 담당하였다.

⑤ 이집트에서는 말 대신 낙타를 사용하여 환자를 이송하기도 했다.

프랑스 육군은 전열의 후미에 수백 대의 앰뷸런스를 배치함으로써 전선의 병사들에게 혹시 부상을 당하더라도 의무부대가 구원하러 올 것이라는 위안과 용기를 줄 수 있었다(William John Bishop, The Early History of Surgery, The Scientific Book Guild, London, 1961.).

1) 응급의료의 정의

응급의료에 관한 법률 제2조 2항에서 "응급의료란? 응급환자가 발생한 때부터 생명의 위험에서 회복되거나 심신상의 중대한 위해가 제거되기까지의 과정에서 응급환자를 위하여 하는 상담·구조·이송·응급처치 및 진료 등의 조치를 말한다."라고 규정되어 있고 또 응급의료(emergency medical care, 救急醫療)는 외상이나 급성질환 등, 환자의 발생 시에 긴급진단과 치료를 필요로 하는 모든 분야의 응급질환을 다루는 학문체계를 말한다. 그러므로 응급의료는 충분한 지식과 숙련된 기술을 지닌 응급의료종사자에 의해서 이루어지지 않으면 안 되고, 내과계 및 외과계 응급질환 등에 대한 폭넓은 지식이 중요하다.

응급의료란 넓은 의미로는 생명의 위협을 받는 환자를 각 전문 과목의 의료기술을 집중화하여 그 생명을 소생, 건강을 회복시키는 것이라 할 수 있으며, 좁은 의미로는 어느 영역의 질환 혹은 외상이든 간에 생명의 위협을 받고 있는 환자를 전문적 처치 전에 생명보존을 위한 최소한의 응급처치를 현장에서 한 후, 전문응급처치로 이어주는 의료행위를 말한다. 따라서 응급의료라 함은 신속한 치료와 응급처치를 시행하여 생명의 위험을 감소시키고 후유증을 최소화하기 위해 시술되는 의학적 치료를 말한다.

2) 응급의료와 구명의료의 관계

응급의료(emergency medical care)와 구명의료(critical medical care)는 우리나라에서는 아직까지 구분하지 않고 같은 의미로 사용되고 있는 실정이다. 응급의료와 구명의료는 위급한 환자를 대상으로 치료하는 과정에서 업무의 연속선상에서 볼 때 시간상으로 구분한다.

① 응급의료: 사고현장에서 이송을 거쳐 응급실까지의 신속한 처치와 치료하는 학문체계이다.

② 구명의료: 모든 중증환자의 진단, 치료, 간호, 관리 등을 통합해 하나의 학문체계이다.

㉠ 집중치료실(ICU)에서의 치료, 간호를 위한 것이다.

응급의료는 신속한 처치와 치료이고 구명의료는 집중적인 치료와 처치를 의미한다. 응급의료와 구명의료는 같은 목표를 향하여 환자를 처치하고 치료하는 의료기술로 궁극적인 목적은 같다.

3) 응급의료체계의 개념

응급의료체계(Emergency medical system, EMS)는 의료서비스를 병원 밖까지 확장하여 제공하는 시스템으로, 주로 병원 전 응급의료를 의미한다. 이 체계는 지역사회에서 응급상황이 발생했을 때 신속하고 효과적으로 양질의 응급처치를 제공하기 위해 필요한 인력, 시설, 장비 등을 체계적으로 조직한 시스템이다.

즉, 응급환자가 발생하면 현장에서 적절한 응급처치를 시행한 후, 신속하고 안전하게 병원으로 이송하여 응급의료종사자의 협조 아래 첨단 의료기술과 장비를 활용해 생명을 구하고 회복을 돕는 구조로 운영된다. 그러나 일반인이나 환자가 실제로 경험하는 응급의료체계란 응급환자가 발생했을 때 즉각적이고 조직적인 도움을 받을 수 있는 시스템을 의미한다.

응급의료체계는 국가별 여건에 따라 다소 차이가 있지만, 응급환자에 대한 신속한 현장 처치 및 이송 중 치료, 그리고 병원 내 응급진료라는 기본 개념은 동일하다. 따라서 일반적으로 병원 전 단계와 병원 내 단계의 요소들을 모두 포함하는 포괄적인 구조로 이루어져 있다.

TIP **응급의료(Emergency medical)**

응급환자가 발생한 때부터 생명의 위험에서 회복되거나 심신상의 중대한 위해가 제거되기까지의 과정에서 응급환자를 위하여 하는 상담·구조·이송·응급처치 및 진료 등의 조치

TIP **체계(System)**

일정한 원리에 따라서 낱낱이 부분이 짜임새 있게 조직되어 통일된 전체

TIP **응급의료체계(Emergency medical system)**

응급의료 + 체계 : 응급의료체계

4) 응급환자의 정의

응급의료에 관한 법률 제2조 1항에 명시된 응급환자의 정의는 '질병, 분만, 각종 사고 및 재해로 인한 부상이나 기타 위급한 상태로 인하여 즉시 필요한 응급처치를 받지 아니하면 생명을 보존할 수 없거나 심신상의 중대한 위해가 초래될 가능성이 있는 환자 또는 이에 준하는 사람으로서 보건복지부령이 정하는 사람'을 말한다.

TIP **응급의료에 관한 법률 시행규칙(약칭: 응급의료법 시행규칙) 제2조 응급환자**

「응급의료에 관한 법률」(이하 "법"이라 한다) 제2조제1호에서 "보건복지부령이 정하는 자"란 다음 각 호의 어느 하나에 해당하는 증상이 있는 자를 말한다. 〈개정 2008. 3. 3., 2008. 6. 13., 2010. 3. 19.〉

1. 별표 1의 응급증상 및 이에 준하는 증상
2. 제1호의 증상으로 진행될 가능성이 있다고 응급의료종사자가 판단하는 증상

TIP **응급의료에 관한 법률 시행규칙 [별표 1]**

응급증상 및 이에 준하는 증상(제2조제1호관련)

1. 응급증상
   가. 신경학적 응급증상: 급성의식장애, 급성신경학적 이상, 구토·의식장애 등의 증상이 있는 두부 손상
   나. 심혈관계 응급증상: 심폐소생술이 필요한 증상, 급성호흡곤란, 심장질환으로 인한 급성 흉통, 심계항진, 박동이상 및 쇼크
   다. 중독 및 대사장애: 심한 탈수, 약물·알콜 또는 기타 물질의 과다복용이나 중독, 급성대사장애(간부전·신부전·당뇨병 등)
   라. 외과적 응급증상: 개복술을 요하는 급성복증(급성복막염·장폐색증·급성췌장염 등 중한 경우에 한함), 광범위한 화상(외부신체 표면적의 18% 이상), 관통상, 개방성·다발성 골절 또는 대퇴부 척추의 골절, 사지를 절단할 우려가 있는 혈관 손상, 전신마취하에 응급수술을 요하는 중상, 다발성 외상
   마. 출혈: 계속되는 각혈, 지혈이 안되는 출혈, 급성 위장관 출혈
   바. 안과적 응급증상: 화학물질에 의한 눈의 손상, 급성 시력 손실
   사. 알러지: 얼굴 부종을 동반한 알러지 반응
   아. 소아과적 응급증상: 소아경련성 장애
   자. 정신과적 응급증상: 자신 또는 다른 사람을 해할 우려가 있는 정신장애

2. 응급증상에 준하는 증상
   가. 신경학적 응급증상: 의식장애, 현훈
   나. 심혈관계 응급증상: 호흡곤란, 과호흡
   다. 외과적 응급증상: 화상, 급성복증을 포함한 배의 전반적인 이상증상, 골절·외상 또는 탈골, 그 밖에 응급수술을 요하는 증상, 배뇨장애
   라. 출혈 : 혈관손상
   마. 소아과적 응급증상: 소아 경련, 38℃ 이상인 소아 고열(공휴일·야간 등 의료서비스가 제공되기 어려운 때에 8세 이하의 소아에게 나타나는 증상을 말한다)
   바. 산부인과적 응급증상: 분만 또는 성폭력으로 인하여 산부인과적 검사 또는 처치가 필요한 증상
   사. 이물에 의한 응급증상: 귀·눈·코·항문 등에 이물이 들어가 제거술이 필요한 환자

5) 응급환자의 분류

응급의료종사자가 응급환자에 대하여 1차적으로 응급 정도를 판별하여 응급처치의 필요성 여부를 결정하는 순간부터 응급환자는 크게 2가지로 분류될 수 있다.

① 즉시 응급처치를 하지 않으면 생명의 보전이 어려운 긴급환자(emergent cases)

② 다양한 응급환자(sub-acute cases)

긴급환자에 대해서는 숙련된 소생술(resuscitation)이 적용되고 응급환자의 경우는 일반적인 응급처치가 시행되어야 한다. 전체 환자의 10-15% 내외가 진정한 의미의 '긴급환자'이고, 나머지 환자는 '경

증환자' 혹은 '비응급환자'라고 한다.

6) 응급의료체계 운영상 필수 요소

1989년 보건사회부 산하 응급의료체계 구축위원회에서는 우리나라 응급의료 구축을 위한 초안 작성 시 1973년 미국에서 설정한 15개 요소를 기본요소로 고려하였으며, 이를 바탕으로 법률과 제도를 지속적으로 정비하여 응급의료체계를 발전시키고 있다.

TIP 응급의료체계 운영상 15개 요소

① 응급의료체계에 필요한 인원
② 응급의료종사자의 교육과 훈련
③ 서로의 연락에 필요한 통신
④ 환자의 이송
⑤ 응급의료병원
⑥ 중환자실
⑦ 경찰이나 소방 같은 공공안전부서
⑧ 일반인의 참여
⑨ 응급의료에 관한 접근
⑩ 환자의 병원 간 이송
⑪ 표준화된 의무기록
⑫ 대중 홍보 및 교육
⑬ 응급의료체계의 평가
⑭ 대량재해의 대책
⑮ 각 체계 간의 상호협조

① 1973년 미국에서 설정한 15개 요소의 입안에서 2가지 핵심 구성요소인 응급의료체계의 재정확보와 의료지도가 빠져 있었다.

② 1980년대 미국 재정지원이 감소되었을 때에는 많은 응급의료체계가 경제난에 있었다.

③ 응급의료체계 관련법은 1979년에 수정하여 7년간 총 2억 1,500만 달러가 출연되어 지역 응급의료체계가 건립하였다.

여전히 많은 응급의료체계가 응급의료지도 없이 운영되고 있다.

TIP 응급의료체계 시스템에 필수적인 요소(1988 NHTSA "10개의 체계 구성요소")

① 규칙 및 방침
② 자원관리
③ 인적자원 및 교육
④ 이송
⑤ 시설
⑥ 커뮤니케이션
⑦ 외상치료시스템
⑧ 공공정보 및 공공교육
⑨ 의료지침
⑩ 평가

TIP　응급의료체계의 근간을 이루는 요소

① 병원 전 응급처치
② 환자 이송체계
③ 응급 통신망
④ 병원 응급처치
⑤ 전문적 통합 치료

미국의 국가고속도로교통안전국(National Highway Traffic Safety Administration, NHTSA)에서는 '미래를 위한 응급의료체계 의제'라는 보고서를 1996년에 발표하였다. 이 보고서는 지난 30년 동안의 응급의료체계에서 얻은 자료 및 경험을 분석하고 미래의 비전을 제시하고자 작성되었고, 이에 미래의 응급의료체계에서는 다음과 같은 요소를 중점 두어야 한다.

① 질환 및 손상의 위험요소 발견
② 급성질환자 및 손상환자의 응급처치와 후속 응급처치
③ 만성질환자의 효과적인 응급처치 및 치료
④ 지역사회의 보건 상태 유지

위 사항 외에 다음과 같은 것들이 있다.

① 응급의료체계는 지역사회의 보건증진을 위해 다른 응급의료종사자와 공공보건 및 안전기관과 함께 통합되어야 한다.
　㉠ 응급의료 보건자원은 한층 더 효율적으로 운영되고 활용되어야 한다.
② 전반적으로 응급의료체계는 일반인의 응급의료에 대한 사회안전망 기능을 한다.

미래를 위한 응급의료체계 비전을 실현하기 위해 회의에서 의논할 문제는 다음과 같으며, 미래의 핵심요소를 지속적으로 개발되어야 한다.

TIP　미래를 위한 응급의료체계의 핵심요소

① 인적자원
② 교육체계
③ 통신체계
④ 임상처치
⑤ 정보체계
⑥ 일반인 교육
⑦ 신고체계
⑧ 평가
⑨ 의료서비스의 통합
⑩ 응급의료체계 연구
⑪ 법적인 제도 정비
⑫ 시스템 재원 마련
⑬ 의료지도

위의 의제 중 상당수는 실현되었지만 아직 해결되지 않은 부분도 많다. 비록 사실은 그러하지만 그것과는 상관없이 이 보고서는 지역사회의 보건증진과 응급의료체계의 응급의료종사자, 의료조직 및 국가기관, 정책의 입안자에게 가이드 역할을 한다. 이러한 응급의료기관 및 인력은 접근에 안정적이고 효과적이어야 하며, 지속적인 평가가 가능하여야 하고 의료체계와 통합이 되는 응급의료서비스를 일반인에게 제공하는 데 필요한 자원에 지원을 해야 한다.

TIP 미국 응급의료체계 구성요소의 변화

개정 전(1973 법률개정 당시)	개정 후(현재)
① 응급의료에 필요한 인력(manpower)	① 응급의료에 필요한 인력(manpower)
② 응급의료종사자의 교육 및 훈련(training)	② 교육 및 훈련체계(training)
③ 서로의 연락에 필요한 통신(communication)	③ 정보 · 통신체계(communication)
④ 환자의 이송(transportation)	④ 병원 전 이송기관(out of hospital transport agencies) ⑤ 병원 간 이송기간(interfacility transport agencies)
⑤ 응급의료병원(emergency facilities)	⑥ 응급의료기관(receiving facilities)
⑥ 중환자실(critical care units)	⑦ 전문응급의료시설(specialty care units)
⑦ 경찰이나 소방 같은 공공안전부서(public safety agencies)	
⑧ 일반인의 참여(consumer participation)	
⑨ 응급의료에 관한 접근성(access to care)	⑧ 신고접수 및 반응(dispatch)
⑩ 환자의 병원 간의 의뢰 및 후송(patient transfer)	
⑪ 표준화된 의무기록(standardized record-keeping)	
⑫ 대중홍보 및 교육(public information and education)	⑨ 대중교육 및 정보제공(pubilc information & education)
⑬ 응급의료체계의 검토 및 평가(system review and evaluation)	⑩ 질 개선(audit & quality improvement)
⑭ 대량재해의 대책(disaster planing)	⑪ 재난대비계획(disaster management)
⑮ 각 체계 간의 상호협조(mutual aid)	⑫ 상호지원(mutual aid)
	⑬ 업무지침(protocols)
	⑭ 재정(financing)
	⑮ 의료지도(physician medical oversight)

(1) 응급의료체계의 구성요소

응급의료체계는 지역사회의 요구에 효과적으로 대응하기 위해 하나의 통합된 시스템으로 기능해야 하며, 병원 전(Pre-hospital)과 병원 내(In-hospital) 요소를 동시에 포함한다.

① 병원 전 요소

㉠ 응급처치 및 심폐소생술(CPR) 교육을 받은 지역사회 주민

㉡ 일반인의 긴급구조서비스 접근성을 보장하고, 응급의료종사자 간 원활한 의사소통이 가능한 통신체계

㉢ 응급구조사를 포함한 응급의료종사자

㉣ 소방·구조 및 위험물 대응 서비스

㉤ 발전소·가스회사 등 공공시설 관리 기관

㉥ 지역 유독물질 통제센터 및 기타 응급대응자원센터

② 병원 내 요소

㉠ 응급구조사

㉡ 응급간호사

㉢ 응급의학 전문의 및 특수분야 전문의

㉣ 방사선 의학, 호흡기 치료 등 부가 의료서비스

㉤ 외상전문의, 심장전문의 등 특수 분야 의료진

㉥ 재활서비스

응급의료체계는 각 구성 요소들의 역량에 의존하며, 어느 한 요소라도 약화되면 전체적인 환자 치료의 질이 저하될 수 있다. 따라서 모든 요소가 유기적으로 협력하여 응급환자에게 최상의 의료 서비스를 제공하는 것이 중요하다.

(2) 전형적인 응급의료체계의 운영

① 시민들의 활동으로 시작

② 119구급센터와 최초 접촉

③ 119구급상황관리센터에서 환자나 신고자에게 의료지도

④ 119구급대 및 구조대 도착하여 즉각적 응급처치

(3) 인력

① 일반인: 응급환자가 발생하였을 때에 환자 근처에서 처음으로 환자를 접촉하게 된다.

㉠ 기본 심폐소생술 및 응급처치법을 교육받아야 한다.

㉡ 응급의료체계를 이용하는 방법에 대해 교육받아야 한다.

② 최초반응자: 전문적인 응급구조사와는 달리 응급처치에 관한 단기간의 교육을 받는 대원(경찰, 소방, 보건교사, 안전요원 등)을 말한다.

㉠ 일상 업무에 종사하면서 응급환자가 발생하였을 때에는 응급구조사가 현장에 도착할 때까지 응급처치를 수행한다.

③ 응급구조사: 국내에서는 응급구조사를 1급과 2급으로 구분하고 있다.

㉠ 1급 응급구조사는 대학이나 대학교의 응급구조(학)과를 졸업하여 국가자격시험에 합격하거나 보건복지부장관이 인정하는 외국의 응급구조사 자격인정을 받은 경우, 그리고 2급 응급구조사로서 3년 이상의 실무경험이 있어야만 응시자격을 갖는데, 현장이나 이송과정에서 기도삽관, 인공호흡기 사용, 수액요법 및 약물투여 등과 같은 제반 응급처치를 할 수 있다. 항공이송 등과 같은 특수 분야에서 활동하고 있다.

㉡ 2급 응급구조사는 기본 심폐소생술, 응급환자의 척추나 사지의 고정, 환자 이동과 이송 등에 필요한 기본적인 의료행위만을 수행하게 된다.

④ 구급상황관리자: 119구급상황관리센터에 근무하면서 응급의료체계를 가동시키는 업무를 수행하는 대원이다.

㉠ 응급환자의 신고를 접수하고 응급처치 상담을 한다.

⑤ 응급의학전문의: 모든 응급환자에게 포괄적이고 효과적인 응급치료를 제공하는 응급의학과 전문의를 말한다.

㉠ 의료적인 처치 이외에도 전문요원의 교육, 응급의료체계의 구성과 운영방법 등에 대한 제반 업무를 수립하고 평가하는 과정에 참여하고 있다.

⑥ 응급간호사: 응급환자의 특수성으로 인하여 간호분야에서도 전문성이 요구되고 있다.

㉠ 응급실내에서의 간호활동뿐만 아니라 현장처치에서도 일부 역할을 하고 있다.

TIP 응급의료인력(EMS provider)의 구성요소

응급의료인력의 분류		주요업무
병원 전 단계		
최초반응자		응급구조사 도착 전까지 일차응급처치 수행
응급구조사	1급 응급구조사	신고접수 및 전화상담, 현장처치, 이송업무, 중증도 판정(triage), 전원 등의 업무
	2급 응급구조사	현장처치, 이송업무
병원단계		
응급전문간호사		환자간호, 병원 내 의료보조, 관리, 평가 등의 업무
응급의학의사		환자진료, 의료지도, 교육, 연구
응급센터 근무 의료진		응급검사, 시술보고

(4) 장비

① 응급의료장비: 응급처치에 필수적인 의료장비를 비롯하여 환자를 이송하는 중에도 사용할 수 있는 각종 중환자처치 장비를 포함한다. 응급구조사의 처치능력에 따라서 준비할 장비도 달라진다.

② 통신장비: 통신장비는 전화, 무선 단파 방송, 인터폰, 무선전화 등을 이용하게 된다. 신속한 연락을 위하여 통신장비는 필수적이다.

㉠ 환자나 보호자, 응급의료정보센터, 병원, 구급차, 각종 사회 안전조직과 긴밀하게 연락할 수 있어야 한다.

㉡ 재난 등의 비상사태에 대비하여 무선통신 및 휴대용 전화기 모두 갖추는 것이 바람직하다.

– 무선통신을 주로 이용하다가 최근에는 전 세계적으로 휴대용 전화기를 주로 이용한다.

③ 구급차: 구급차의 종류도 단순히 환자 이송만을 하는 종류에서부터 중환자 처치, 수술 등을 병원 밖에서도 할 수 있는 특수 차량 등 용도에 따라서 다양하고(그림 2-2~5) 구급차 이외에도 헬기나 일반 비행기 등의 응급의료 전용헬기도 이용된다. 현재 국내 응급의료에 관한 법률 시행규칙 제38조에서는 위급의 정도가 중한 응급환자의 이송에 적합하도록 제작된 구급차(이하 "특수구급차"라 한다)와 위급의 정도가 중하지 아니한 응급환자의 이송에 주로 사용되는 구급차(이하 "일반구급차"라 한다)로 구분하고 있지만, 구급차량 내에서 응급처치가 가능하도록 충분한 장비를 가진 중환자구급차, 특수구급차, 음압구급차 그리고 단순이송을 위한 일반구급차 등으로 분류하기도 한다.

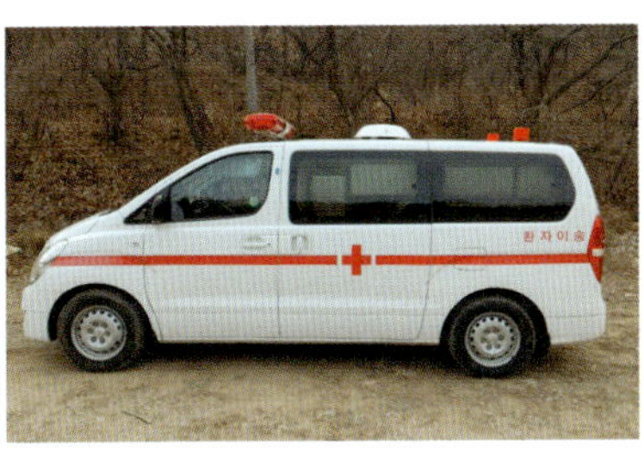

그림 2-2. 일반구급차

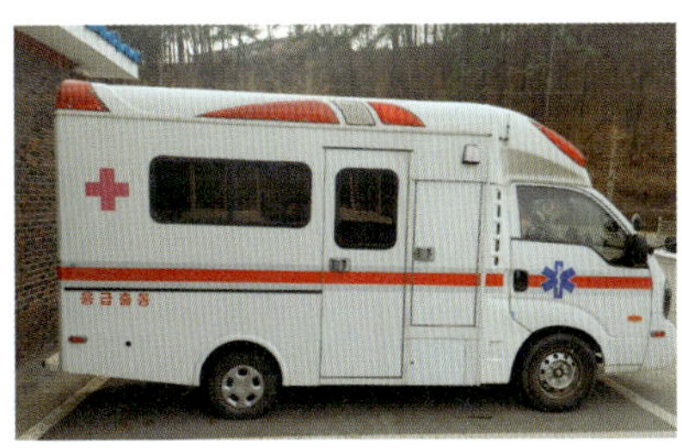

그림 2-3. 특수구급차

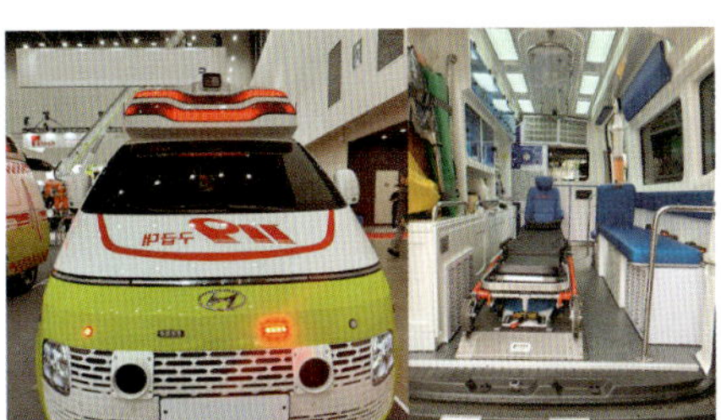

그림 2-4. 음압구급차

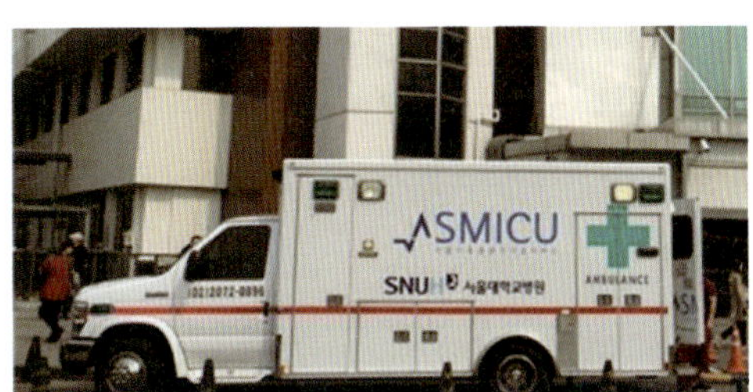

그림 2-5. 중환자구급차

02 응급의료의 운영체계

1) 전반적인 개요

응급환자의 평가와 치료단계는 병원 전 처치단계, 병원 내(응급실, 중환자실, 수술실) 처치단계로 나눌 수 있다(그림 2-6).

2) 세부 사항

(1) 응급환자 발생빈도

① 우리나라는 약 300만 건/년의 출동건수와 단위 면적당 구급차수를 비교할 때 서울은 100 ㎢당 23.1대인 반면 전국 평균은 100 ㎢당 1.3대에 불과하다. 인구 밀집형 도시의 경우 100 ㎢당 10–20대의 구급차가 있지만 많은 지역에서 100 ㎢당 2대 미만의 구급차를 보유하고 있다.

㉠ 지역 구급차가 출동 중인 경우에는 심정지 상황에서 불 끄는 펌프차가 나갈 수밖에 없는 것이 현실이다.

② 구급차별 인원수에 따른 현장 활동 현황을 살펴보면, 3인 근무 구급차 비율이 가장 높은 지역은 서울(81.1%)이었다. 그다음으로 대구(47.4%), 전북(43.1%) 순으로 나타났다.

㉠ 대부분의 시도에서 2인 근무로 구급차가 운영되고 있다.

㉡ 인천, 전남, 경남의 일부에서는 1인 근무 구급차도 있다.

㉢ 대부분의 지역에서 구급대원 2명이 심폐소생술을 해야 하는 것이 현재의 모습이다.

③ 외국은 응급환자 발생률이 연간 인구 100명당 도심지역에서는 4건, 시외지역에서는 6건으로 보고되고 있다.

㉠ 1개의 119구급상황관리센터가 담당할 수 있는 시민의 수는 100만 명이 적당하다.

㉡ 연간 1개의 119구급상황관리센터가 해결할 수 있는 응급환자 발생은 6만 건 정도가 적당하다.

(2) 응급처치의 시간척도

① 출동시간(mobilization time): 응급환자의 발생 신고로부터 전문 치료 팀이 출동을 시작할 때까지 소요되는 시간이다.

② 반응시간(response time): 전문 치료 팀과 장비가 대기 장소에서 출발하여 환자가 있는 장소까지 도착하는 데 소요되는 시간이다.

③ 현장 응급처치 시간(stabilization time): 현장에서 환자를 이동시킬 수 있도록 안정시키는 데 소요되는 시간이다.

TIP **병원 전 단계(Pre-hospital phase)**

① 환자발생의 신고와 구급차 출동
② 구급차가 현장에 도착하기 전까지 전화상담원(dispatcher)에 의해 이루어지는 응급처치요령의 지도
③ 구급대(응급구조사, 구급대원)에 의한 현장 응급처치
④ 정보·통신체계를 이용한 구급차-병원 간의 정보교환으로 이송병원 결정, 현장에서 병원까지 이송중에 이루어지는 이송처치

TIP **병원단계(In-hospital phase)**

① 현장처치의 검토 및 연속적인 응급처치
② 진단을 위한 적절한 검사
③ 입원치료(중환자실, 일반병실) 혹은 응급수술 결정
④ 환자의 응급처치에 필수적인 의료진이나 시설, 장비가 준비된 전문응급의료센터(외상, 화상, 독극물, 심혈관센터 등)나 응급의료기관으로 전원여부의 결정과 전원병원 결정

(3) 의료지시

의료행위의 최종 책임자는 의사로 되어 있으므로 응급구조사는 상황에 따른 사전 훈련과 지침서에 따라서 응급치료를 할 수 있다.

① 간접의료지시: 의사의 직접의료지시 없이도 응급처치를 시행(지침서로 규정)한다.
㉠ 활동 중에 일어난 상황들을 모두 기록하고 녹음으로 남겨서 이를 검토하여 교정할 부분을 찾아내어 새로운 지침서 작성에 반영하는 것도 간접적 지시의 한 형태이다.
② 직접의료지시: 의사와의 무선 통화를 통하여 직접 지시를 받아 응급처치를 시행한다.

(4) 구조 활동

응급환자에 대한 병원 외부에서의 모든 의료행위는 '응급활동'이라고 할 수 있지만, 의료적인 치료개념으로서의 응급진료행위 이외에 환자를 위험한 장소에서 안전한 장소로 이동시키는 행위를 '구조 활동'이라고 정의한다.

① 응급활동을 수행하는 응급구조사와 구조대원은 기본적인 응급처치 및 구조 활동이 이루어질 수 있도록 숙지하고 있어야 한다.
② 반드시 자신의 안전을 확보한 후에 응급처치를 위한 응급활동 및 구조 활동이 이루어져야 한다.

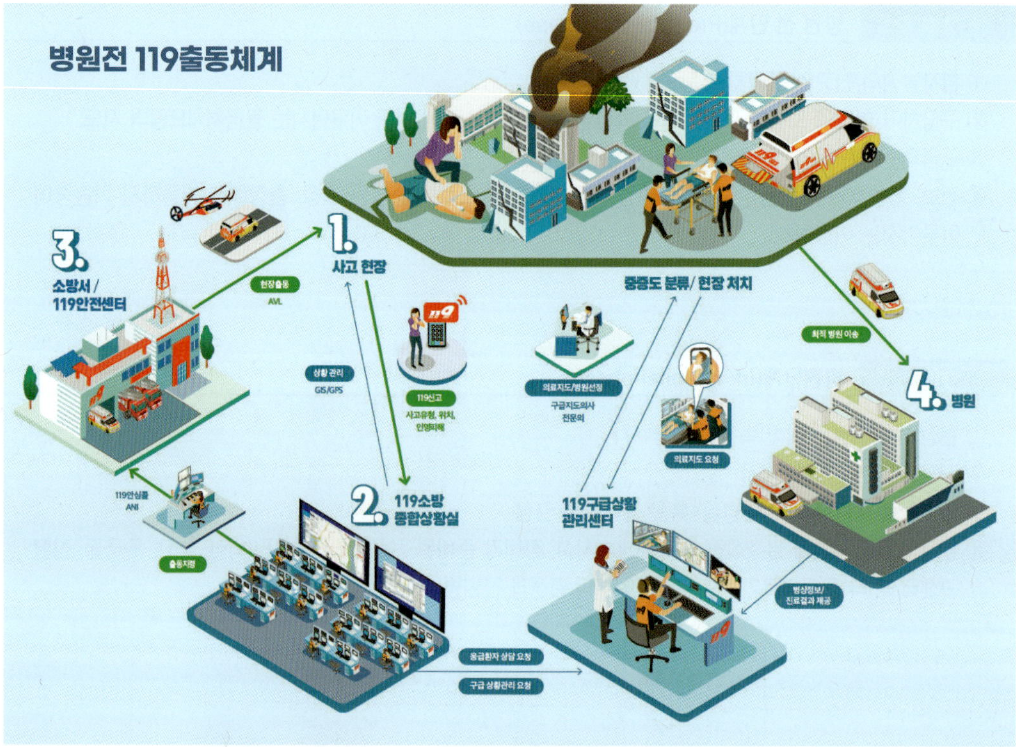

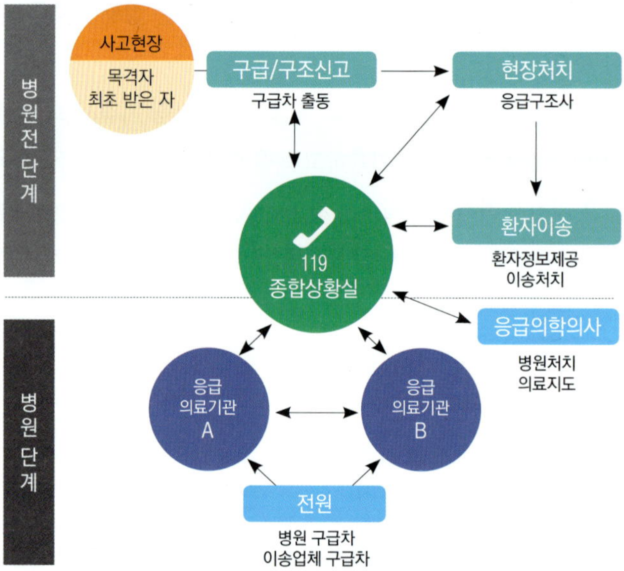

그림 2-6. 우리나라의 응급의료체계의 흐름

출처: 소방청

(5) 중증도 분류

응급환자를 신속하고 정확하게 분류할 수 있는 방법이 있어야만 적절히 병원으로 이송하는 결정이 용이하고, 공통된 분류방법이 있어야만 응급의료체계의 효과를 측정할 수 있다.

① 응급환자의 위급한 정도를 손쉽게 판단하기 위해서는 여러 가지의 기준이 필요하다.

② 객관적인 환자이송의 기준를 활용해야 한다.

(6) 적정진료 평가

응급처치의 효과를 증대시키기 위해서는 각종 형태의 적정진료 평가를 통하여 지속적으로 평가해야만 가능한 것이다.

① 응급구조사의 활동지침으로 되어 있는 각종 현장처치의 지침서 개발, 검토, 교정 등에 응급의료제공자가 적극적으로 참여하여 문제점을 개선하게 된다.

② 응급실에서도 각종 응급 임상검사의 정확도와 소요 시간, 환자의 전문적 처치에 소요된 시간 등을 분석한다.

③ 응급의료 인력의 활동을 검사하여 지적되는 모든 문제점을 보완하는 것이 필요하다.

(7) 인명소생술

응급의료의 가장 기본이 되는 것은 인명소생술이며 이를 난이도에 따라서 기본 인명소생술과 전문 인명소생술로 나누어 교육하고 있다.

① 기본 인명소생술(BLS)은 응급의료체계에 종사하는 사람 중 비교적 간단한 환자의 이송만을 담당하는 인력의 필수 교육과정으로 일반인에게도 교육하여 치료의 효과를 상승시키고 있다.

② 전문 인명소생술(ALS)에는 기본 소생술과 함께 환자의 호흡과 순환을 보조하기 위한 보조 장비의 사용방법과 술기의 습득, 심전도 감시와 부정맥 감시 및 치료, 정맥로 확보, 소생 후 치료, 급성 심근경색 및 뇌졸중 환자의 초기치료에 관한 지식과 술기가 포함된다.

㉠ 응급구사는 기본 인명소생술과 더불어 응급의료체계의 핵심적인 응급치료술기이므로 응급구조사에게는 필수적인 지식이다.

03 우리나라의 응급의료체계

1) 응급의료체계 연도별 추진업무

대부분 선진국에서와 같이 국내 응급의료체계도 국민의 의식주가 어느 정도 해결되면서 시작되었으나, 선진외국에 비해서 약 20년 정도 늦게 시작되었다. 우리나라의 응급의료체계를 보면 다음과 같다.

① 1970년대 초, 경제의 발전으로 생활양상과 질병구조의 변화가 발생하였고 전반적으로 응급환자가 급증하였으나, 일반 국민들뿐만 아니라 의료인이나 의료단체는 응급의료가 전무한 현실에 상당한 불만을 피력하였다.

② 1978년 이후 국가적으로 의료를 보장하기 위한 사업으로 의료보험을 시작한 이후 병원을 찾는 환자가 급속히 증가하고 종합병원으로 환자가 집중되는 현상이 심화되었다.

③ 1979년에 대한의사협회가 주관하여 서울시내의 병원과 의원을 분류하고, 당직의사 개념으로 야간 응급환자 신고센터를 지정하여 운영한 것이 응급의료체계의 첫 시작으로 볼 수 있다.

④ 1982년에는 서울특별시를 중심으로 10여 개의 소방서에서 119구급대를 운영하기 시작하면서 공공기관에 의한 응급의료체계가 시작되었다. 119구급업무는 의료적인 측면에서 시작되었다기보다는 소방운영부서에서 인력과 구급차를 활용하는 측면에서 시행되었다. 1982년에는 구급지정 의료기관을 지정하는 등의 내용을 중심으로 제의된 야간구급환자 신고센터 운영지침이 내무부와 보건사회부(현, 보건가족부)의 공동훈련으로 시달되었다. 이에 따라 당시 야간구급지정 의료기관은 시, 군, 구의 의사회에서 지정한 야간 순번제 진료방법으로 운영되었다.

⑤ 1983년 12월 31일에 소방법을 개정하여 구급업무를 소방의 기본업무로 법제화하였다.

⑥ 1988년 교통사고 사망자 수가 1만 명이 되자 보건사회부 중심이 되었다.

⑦ 1989년 응급의료체계 구축위원회가 형성되어 대한응급의학회가 창립되었다. 일부 대학병원에서 응급의료를 제공하기 위하여 응급의학과를 신설하여 전문의 수련과정을 도입하였다(전국민 의료보험 실시).

⑧ 1990년에는 응급의료체계 구축에 관한 대통령 담화를 계기로 정부가 주도하여 응급의료체계를 구축하기 위한 준비가 시발점이 되었다.

⑨ 1991년 4월에는 응급의료관리규칙(보건사회부령)이 공포되어 응급센터와 응급의료지정병원이 선정되었고 구급차 기준이 마련되었다. 또한 129 응급정보센터(구, 1339 응급의료정보센터)를 전국 11개 도시에 설치하였고, 이를 기반으로 88개의 응급의료센터를 연결하는 무선통신망(정보–통신망)을 구축하였다. 그러나 응급의료진이나 응급운영체계는 구축되지 않은 상태에서 응

급의료정보센터(129)만 마련되었으므로 통신망의 기능은 유지되었지만, 응급출동을 요청받고도 출동한 구급차와 응급구조사가 없으므로 기능적인 면에서는 비효율적이었다. 이러한 문제점을 보완하기 위하여, 1992년에 현장에서 응급처치를 담당할 응급구조사를 양성하기 위한 응급구조사 수습기준(안)이 마련되었다.

⑩ 1994년 1월 7일에 '응급의료에 관한 법률(대통령령 제14496호)'을 제정하고, 12월 31일 응급의료에 관한 법률 및 시행령 시행, 응급의학 전문과목으로 인정하였다.

⑪ 1995년 1월 1일 본 법률을 시행함으로써 법적 기반을 확보하였다. 또한 1995년부터 대학에서는 1급 응급구조사를 양성하기 위한 응급구조과가 개설이 되어 응급의료체계 발전이 본격화되었고, 제1회 응급구조사 자격시험 시행으로 1급 347명, 2급 363명이 배출되었다.

⑫ 1996년에는 제1회 응급의학전문의 자격시험 시행으로 51명의 전문의를 배출하였다.

⑬ 1997년에는 응급환자정보센터 접수 전용번호가 129번에서 1339로 변경되었다.

⑭ 2000년 7월 환자이송업무를 소방에서 전담하고 응급환자정보센터를 응급의료정보센터로 개칭하고 대한적십자사에서 권역응급의료센터로 이관, 국립의료원이 중앙응급의료센터로 지정되었다. 그리고 8월에는 응급의료정보시스템을 전국으로 확대 구축되었다.

⑮ 2012년 6월 22일에는 그동안 응급의료정보센터(1339)와 119구급상황관리센터에서 응급환자를 대상으로 한 상담과 안내, 응급처치 지도, 이송병원 안내 등 상담기능의 업무를 119로 통합하여 '119구급상황관리센터'가 설치되었고 응급환자에 대한 신고가 119로 일원화됨으로써 종전 응급의료정보센터(1339)에서 수행하던 병원, 의원 정보 수집 및 안내, 응급환자 의료지도 등 업무와 병원이송을 위한 구급차 출동관제를 전담해 응급의료서비스의 전문성이 한 층 더 강화되었다(표 2-1).

⑱ 2014년 해양경찰청은 해상 응급환자 구급 및 이송지침을 제정하여「수난구호법」,「재난 및 안전관리기본법」,「응급의료에 관한 법률」,「범부처 헬기 공동활용체계 운영 지침」에 의거 해양종사자 및 도서·낙도 국민에게 선진화된 응급의료서비스를 제공하기 위한 응급환자 이송개념과 해양경찰 함정, 구급차 및 항공기에 구축된 해양응급의료시스템에 대한 운영지침을 제정하였다.

⑰ 국민안전처: 2014년 11월 19일 신설된 중앙행정기관이다. 2014년 4월 16일 발생한 세월호 침몰사고를 계기로 개정된 정부조직법에 따라 안전행정부의 안전처 인력 및 업무를 이관받고, 해양수산부 관리하에 있던 해양교통관제센터도 이관받아 소방방재청과 해양경찰청을 흡수 통합해 장관급 부처로 출범했다.

㉠ 국민안전처는 육상과 해상재난을 통합 관리하기 위해 기존의 소방방재청과 해양경찰청을 통합하여 분산된 재난대응 체계를 통합해 강력한 재난안전 컨트롤타워를 구축하는 데 주안점을 뒀다.

표 2-1. 응급의료체계의 변화과정

년도	주요업무
1979	야간응급환자 신고센터 운영(대한의학협회 주관)
1982	소방에서 119구급대 운영 야간 구급환자 신고센터 운영지침(내부무와 보건사회부 주관)
1983	소방법을 개정하여 구급업무를 소방의 기본업무로 법제화
1987	응급의료체계의 구축을 가시화(대통령 공약사업)
1989	전 국민 건강보험 제도 시행, 대한응급의학회 창립, 그리고 응급의학과 신설
1990	응급실 운영지침(보건사회부 주관)
1991	응급의료관리 규칙 제정(보건사회부 주관) 응급정보센터 설립 및 응급의료기관 지정(보건사회부 주관) 구급차 운영 기준 마련 119구급대 공식 창설 88개 응급의료센터를 연결하는 무선통신망 구축
1994	응급의료에 관한 법률(응급의료법) 제정 및 시행
1995	응급의료에 관한 법률 시행 1급 응급구조사 양성 과정 시작 지역응급의료센터 및 권역응급의료센터 제도 도입
1996	응급의학전문의 제도 인가
2000	응급의료에 관한 법률 재개정 (응급의료기관의 재분류, 응급의료위원회의 운영, 권역응급의료센터 및 전문응급의료센터 신설 등)
2003	응급의료기금의 확대로 응급의료체계 활성화
2005	2005-2010년 응급의료 기본계획 수립(보건복지부)
2011	응급의료전용헬기(닥터헬기) 도입 및 운영 개시
2012	신고전화 119로 일원화(응급의료정보센터와 119구급상황관리센터 통합 운영) 중증응급환자 이송체계 개선(중증도 분류체계 도입)
2014	해상 응급환자 구급 및 이송 지침 시행 (2014. 11. 6.) - 해양경찰청훈령 제1105호 제정 (2014. 11. 6.) 11월, 종합적이고 신속한 재난안전 대응 및 수습 체계 마련 국민안전처 개설(재난안전총괄 부서 신설)
2015	2015 국가응급진료정보망(National Emergency Department Information System, NEDIS) 도입 → 실시간 응급환자 정보 공유 체계 구축
2017	7월 정부 조직 개편으로 행정안전부에 흡수 · 통합되면서 국민안전처 폐지됨
2017	소방청 승격
2020	소방공무원 국가직 전환
2020	질병관리청 승격 및 개편 (5소속기관: 국립보건연구원, 질병대응센터(5), 국립결핵병원(2), 국립감염병연구소, 국립검역소(13), 질병대응센터 제주출장소, 국립검역소지소(11)) 되어 응급의료시스템의 일부가 됨
2024	응급구조사 업무범위 제33조 관련 개정(개정 2024. 10. 4) - 응급의료에 관한 법률 시행규칙 별표 14 개정

㉡ 안전행정부의 안전관리 기능과 소방방재청의 방재 기능은 '안전정책실'과 '재난관리실'로 개편해 각종 재난의 예방–대비–대응–복구 전 과정을 통합 관리하도록 했다.

㉢ '특수재난실'도 신설하여 항공 · 에너지 · 화학 · 가스 · 통신 인프라 등 분야별 특수재난에도 대응할 수 있게 했다.

㉣ 전국 어디서나 30분 이내에 현장에 도착할 수 있도록 육상과 해상 등의 재난안전 현장대응 기능을 대폭 보강하였다.

– 육상 분야는 현행 중앙119구조본부 이외에 권역별 특수구조대를 대폭 보강하고, 우선 1단계로 119수도권지대를 수도권119특수구조대로 확대 · 개편했으며, 영남119특수구조대를 신설했다.

– 해상 분야는 기존의 남해해양특수구조단을 중앙해양특수구조단으로 확대 · 개편하고, 2015년 이후 동해특수구조대와 서해특수구조대를 추가 신설한다.

㉤ 대규모 재난이 발생하면 '국무총리'가 중앙대책본부장의 권한을 행사하고 대통령비서실에도 재난안전비서관이 신설된다.

㉥ 국민안전처의 소속기관은 국가민방위재난안전교육원, 중앙소방학교, 해양경비안전교육원, 국립재난안전연구원, 해양경비안전정비창, 중앙119구조본부, 특수해양구조단, 지방해양경비안전본부, 해양경비안전연구센터, 수도권119특수구조대 등 총 12개 기관이다.

⑱ 행정안전부: 2013년 박근혜정부 출범과 함께 시행된 정부조직 개편에 따라 안전관리 기능을 강화한 안전행정부로 개편되었다가 2014년 11월 인사혁신처와 국민안전처가 분리되면서 행정자치부로 재개편되었다.

㉠ 국가 재난 발생 시 국가와 지역 간의 유기적 연계가 가능하도록 하기 위해 2017년 7월 국민안전처를 흡수하면서 행정안전부가 되었다.

㉡ 주요 업무는 안전 및 재난에 관한 정책의 수립 · 총괄 · 조정, 비상 대비와 민방위제도, 국무회의의 서무, 법령 및 조약의 공포, 정부조직과 정원, 공무원의 인사 · 윤리 · 복무 · 연금, 상훈, 정부 혁신, 행정 능률, 전자정부 운영, 개인정보보호, 정부청사의 관리, 지방자치제도, 지방자치단체의 사무지원 · 재정 · 세제, 낙후지역 등 지원, 지방자치단체 간의 분쟁 조정, 선거, 국민투표에 관한 사무, 그밖에 국가의 행정사무로서 다른 중앙행정기관의 소관에 속하지 않는 사무를 관장한다.

⑲ 2024년 10월 4일에 『응급의료에 관한 법률 시행규칙 제33조(응급구조사의 업무)』가 기존 범위에서 심정지 시 에피네프린 투여, 아나필락시스 쇼크 시 자동주입펜을 이용한 에피네프린 투여, 정맥로의 확보 시 정맥혈 채혈, 심전도 측정 및 전송(의료기관 안에서는 응급실 내에 한함), 응급 분만 시 탯줄 결찰 및 절단(현장 및 이송 중에 한하며, 지도의사의 실시간 영상의료지도 하에서만 수행)이 추가되어 응급구조사의 업무 범위가 확대되었다.

TIP 1993-1995년

① 국내에서 발생한 각종 대형사고로 응급의료의 중요성에 대한 사회적 공감대 형성
② 부산의 구포역 열차전복(93), 목포행 아시아나 항공기추락 733편(93), 서해 훼리호 여객선 침몰(93), 성수대교붕괴(94), 충주호 유람선 화재(94), 아현동가스폭발(94), 대구 지하철 가스 폭발(95), 풍백화점 붕괴사고(95)

TIP 해양경찰청

국민안전처에 흡수된 해양경찰청의 뿌리는 1953년 12월 내무부 치안국 경비과 소속으로 설치된 해양경찰대다. 이후 해양경찰대는 1991년 8월 경찰청 소속 해양경찰청으로 개청했으며 소속기관이 해양수산부, 행정자치부, 국토해양부 등으로 바뀌었다가 2013년 3월 해양수산부 산하기관으로 개편되었다. 이를 끝으로 해양경찰청은 2014년 11월 19일 새로 창설된 국민안전처에 흡수되면서 폐지, 이에 따라 해안경찰청의 수사와 정보 기능은 경찰청에, 해양경비·안전·오염방제의 기능은 신설된 국민안전처로 이관되었다.

TIP 국민안전처

해양경찰청과 함께 폐지된 소방방재청의 모체는 1961년 10월 내무부에 신설된 소방과다. 소방과는 이후 확대를 거듭하면서 2004년 6월 행정자치부 소속의 소방방재청으로 승격 개편되었다가 국민안전처 출범과 함께 폐지되었다.

2) 응급의료체계 현황

응급의료체계 시작 초기에는 응급환자 신고 및 이송이 119와 129로 이원화되었으나 국민들의 혼동과 불편을 덜기 위해 응급환자 신고 및 이송은 119번호로 일원화하였으며 129는 1339(응급의료정보센터)로 번호를 바꾸어 응급처치 상담 및 병원정보제공의 업무를 담당하게 되었고, 2012년에 119로 통합되어 운영되고 있다.

2019년 12월 31일 기준, 응급의료기관 및 응급의료기관외 응급실 운영기관 수는 521개소이며, 응급의료기관은 402개소로 우리나라 인구백만명당 응급의료기관 수는 8.0개소이며, 지역마다 조금 차이가 있다.

응급의료기관은 국립의료원에 중앙응급의료센터가 설치되어 있으며, 응급의료의 중심적 역할을 담당할 권역응급의료센터가 전국에 38개 센터가 지정되었다(표 2-2).

표 2-2. 응급의료기관 2023. 12. 31.(단위: 개소)

구분	계	권역응급 의료센터	지역응급 의료센터	지역응급 의료기관	응급의료기관 외 응급실 운영기관
계	412	41	132	239	52

참고: 응급의료통계연보

TIP 우리나라 응급의료기관의 기능

중앙응급의료센터	① 응급의료기관 등에 대한 평가 및 질을 향상시키는 활동에 대한 지원 ② 응급의료종사자에 대한 교육훈련 ③ 응급의료에관한법률 제26조에 따른 권역응급의료센터 간의 업무조정 및 지원 ④ 응급의료 관련 연구 ⑤ 국내외 재난 등의 발생 시 응급의료 관련 업무의 조정 및 그에 대한 지원 ⑥ 응급의료정보통신망의 운영 지원 ⑦ 그 밖에 보건복지부장관이 정하는 응급의료 관련 업무
권역응급의료센터	① 응급환자의 진료 ② 대형재해 등 발생 시 응급의료지원 ③ 권역안의 응급의료종사자에 대한 교육 · 훈련 ④ 기타 보건복지부장관이 정하는 권역안의 응급의료 관련 업무
전문응급의료센터	① 보건복지부장관은 시 · 도지사와의 협의를 거쳐 외상환자, 화상환자 및 독극물중독 환자 등에 대한 응급의료를 위하여 종합병원 중에서 분야별로 전문응급의료센터를 지정할 수 있다.
지역응급의료센터	① 시 · 도지사는 관할 지역의 주민에게 적정한 응급의료를 제공하기 위하여 종합병원 중에서 지역응급의료센터를 지정하여 운영함
지역응급의료기관	① 시장 · 군수 · 구청장은 관할 지역의 주민에게 적절한 응급의료를 제공하기 위하여 종합병원과 「의료법」 제3조제2항제1호가목 및 같은 항 제3호가목에 따른 의원 및 병원 중에서 지역응급의료기관을 지정함
권역외상센터	① 보건복지부장관은 외상환자의 응급의료에 관한 다음 각호의 업무를 수행하게 하기 위하여 중앙응급의료센터나 권역응급의료센터, 전문응급의료센터 및 지역응급의료센터 중 권역외상센터를 지정할 수 있다. ㉠ 외상환자의 진료 ㉡ 외상의료에 관한 연구 및 외상의료표준의 개발 ㉢ 외상의료를 제공하는 의료인의 교육훈련 ㉣ 대형 재해 등의 발생 시 응급의료지원 ㉤ 그 밖에 보건복지부장관이 정하는 외상의류 관련 업무
지역외상센터	① 시 · 도지사는 관할지역의 주민에게 적정한 외상의료를 제공하기 위하여 응급의료기관 중 지역외상센터를 지정할 수 있다. ② 지역외상센터 지정의 기준 · 방법 및 절차 등에 관한 구체적인 사항은 보건복지부령으로 정한다.
정신질환자응급의료센터	① 보건복지부장관은 정신질환자(「정신건강증진 및 정신질환자복지서비스지원에 관한법률」제3조제1호에 따른 정신질환자를 말한다. 이하 같다)에 대한 응급의료를 위하여 응급의료기관 중 정신질환자 응급의료센터를 지정할 수 있다. ② 정신질환자응급의료센터의 지정기준 · 방법 및 절차 등에 관한 구체적인 사항은 보건복지부령으로 정한다.

현재 우리나라 구급차의 출동체계는 응급환자의 중증도에 관계없이 일반구급차와 특수구급차가 출동하고 있는 실정이나, 보건복지부와 소방청의 협의를 거쳐 통합 상황실을 운영함으로써 효율적인 응급의료정보관리를 통해 구급차별 기능에 따른 일원화된 출동체계를 이원화하여 운영 중이다.

응급의료체계의 핵심 인력(응급처치 담당)인 응급구조사는 1997년부터 배출되어 2020년까지 응급구조사는 1급 22,122명, 2급 응급구조사 21,072명으로 43,194명의 응급구조사가 배출되었다.

2002년 응급의료에 관한 법률 개정으로 50억 수준이었던 응급의료기금이 2003년 441억, 2005년 582억, 2007년 612억, 2010년 2,036억, 2015년에는 2,422억 원으로 확대되어 미수금에 대한 대불 및 선진 응급의료체계를 구축하는 데 필요한 재원으로 쓰이고 있다. 향후 정부의 비전은 응급의료의 질적 수준을 개선하여 양질의 서비스 제공과 서비스 보장을 통한 선진응급의료서비스를 제공하는 것이다.

TIP 응급의료기금의 조성

응급의료에 관한 법률 제20조 [기금의 조성]

① 기금은 다음 각 호의 재원으로 조성한다.

㉠ 국민건강보험법에 따른 요양기관의 업무정지를 갈음하여 보건복지부장관이 요양기관으로부터 징수한 과징금으로 징수하는 금액 중 국민건강보험법에 따라 지원하는 금액

㉡ 응급의료와 관련되는 기관 및 단체의 출연금 및 기부금

㉢ 정부의 출연금

㉣ 그 밖에 기금을 운용하여 생기는 수익금

② 정부는 제1항 제3호의 정부출연금으로 다음 각 호의 해당 연도 예상수입액의 100분의 20에 해당하는 금액을 매 회계연도의 세출 예산에 계상하여야 한다.

㉠ 도로교통법 제160조제2항 및 제3항에 따른 과태료(같은 법 제161조제1항제1호에 따라 지방경찰청장이 부과·징수하는 것에 한한다.)

㉡ 도로교통법 제162조제3항에 따른 범칙금

3) 우리나라 응급의료체계 관련부서

① 대한응급구조사협회

1999년 1월 보건복지부로부터 설립허가를 득하여 발족된 대한응급구조사협회는 응급의료체계발전과 1급 및 2급 응급구조사 권익옹호 및 역할증진을 힘쓰고, 적극적인 대정부 정책입안을 위한 활동을 통하여 응급구조사 위상을 정립하여 업무범위의 확대를 위한 일을 수행하고 있다.

그림 2-7. 응급의료체계 관련부서로 대한응급구조사협회, 한국응급구조학회, 보건복지부, 대한응급의학회, 대한응급의료지도의사협의회 등이 있다.

② 한국응급구조학회

응급구조학과 교수님들과 응급구조사로 구성된 학술단체로서 현장응급의료의 자문 및 병원 전 응급의료에 대한 연구와 응급구조사들을 교육하고 평가한다(그림 2-7).

③ 보건복지부

응급의료에 관한 주요 정책을 수립하고 평가하며, 지원하는 대부분의 행정업무를 주관한다. 보건의료정책본부에서 실제 업무를 수행하고 있다.

④ 국민안전처(2017년 7월 폐지)

중앙소방본부 산하 119구조구급국에서는 응급환자의 이송, 현장 및 이송 중의 응급처치, 응급지령실 등의 운영을 맡고 있다.

⑤ 대한응급의학회

응급의학 전문의들로 구성된 학술의료단체로서 응급의료에 관한 정책자문을 하며, 주요 과제에 대한 공동연구를 수행하고 실제적인 자료를 수집하고 평가한다.

⑥ 응급의료기관

의료기관 중 종합병원 이상의 큰 규모를 응급의료기관으로 분류하여 응급실을 운영하고 있다. 응급의료기관은 다시, 중앙응급의료센터, 권역별 응급의료센터, 전문 응급의료센터, 지역별 응급의료센터, 지역별 응급의료기관으로 분류되어 있다.

⑦ 한국보건산업진흥원

보건의료에 대한 각종 정책에 대한 연구 및 평가 사업을 시행하고 있으며, 대부분은 보건복지부와 같은 정부의 연구지원금으로 운영된다.

⑧ 기타

대한마취과학회, 대한소아과학회, 대한신생아학회, 대한심장학회, 대한중환자의학회, 중앙응급의료센터, 대한적십자사 ,대한심폐소생협회, 한국보건의료인국가시험원 등이 있다.

04 외국의 응급의료체계

1) 응급의료체계의 단계별 유형

(1) 구급차 출동체계의 유형

① 일원화된 출동체계: 응급환자의 중증도에 관계없이 1가지 유형의 구급차만 운용한다. (선진국: 특수구급차, 후진국: 일반구급차).

② 혼합형의 출동체계: 일반구급차가 현장에 선 도착하여 중증도에 따라 특수구급차를 요청한다.

③ 이원화된 출동체계: 구급상황관리자에 의해 경증은 일반구급차, 중증은 특수구급차를 출동시키며, 혼합형의 출동체계와 유사하다.

(2)응급의료체계 기관의 유형

① 응급의료서비스 기관의 유형별 특징

응급의료서비스 기관의 유형별 특징은 의존형, 혼합형, 독립형으로 구분할 수 있다(표 2-3).

표 2-3. 응급의료서비스 기관의 유형별 특징

	의 존 형	혼 합 형	독 립 형
목 표	응급환자의 전반적 관리에 치중 일명 '교통정리'	중증환자에 대한 응급처치의 수준만을 높임	모든 응급처치와 전문 처치를 독자적으로 수행
국민소득별	후진국형	중진국형	선진국형
경제성	높음	중간	낮음(정부의 재정적 지원 要)
응급진료수준 BLS ACLS ATLS APLS Definite care	 + – – – –	 + + + – –	 + + + + +
환자 적체현상	환자가 계속 적체	경증환자는 적체	적체 현상이 적음
응급의료진 전담전문의 전담전공의 파견전공의 인턴	 1-2명 없음 2-4명 다수	 4-6명 5-8명 없음 다수	 20-25명 5-8명 10-25명 소수

(계속)

	의 존 형	혼 합 형	독 립 형
응급센터병상			
응급병상	+	+	+
소생술	−	+	+
관찰병상	−	±	+
중환자실	−	±	+
전용 검사실			
X-ray	±	+	+
Sonography	−	+	+
CT scan	−	±	+
Angiogram	−	−	+
임상병리	−	±	±

BLS : basic life support　ACLS : advanced cardiac life support
ATLS : advanced trauma life support　APLS : advanced pediatric life support

2) 외국의 응급의료체계의 특징

(1) 모델별 응급의료체계

세계 각국은 그 나라에 적합한 응급의료체계를 구축하고 있으며 응급의료체계의 다양함은 국가 마다 장·단점을 가지고 있어 우위를 논하기 어렵다. 응급의료체계는 크게 영-미 모델과 불-독 모델로 분류할 수 있지만 그것으로 분류되지 않는 다양한 모델들이 세계에는 존재하고 있다.

① 영-미 모델(Anglo-American model: bring patient to ER)

이 모델의 특징은 병원 전 단계의 처치를 의사가 아닌 사람이 담당한다는 것이다. 주로 응급구조사(EMT) 특히 전문응급구조사(paramedic)가 담당한다. 따라서 의료지도가 중요시되며, 응급의학의사가 이들을 직접 및 간접적으로 관리하고 평가한다. 이런 모델은 호주, 캐나다, 코스타리카, 홍콩, 뉴질랜드, 싱가포르, 대만, 영국, 미국 등에서 볼 수 있다.

② 대륙식 혹은 불-독 모델(Franco-German model: bring ER to patients)

이 모델에서는 병원 전 단계 처치를 의사가 제공한다. 의사가 응급의료체계의 일원으로 참여하지만 경우에 따라 현장에서 의사의 지도하에 전문응급구조사가 처치를 제공하기도 한다. 프랑스, 스페인, 남미 등에서는 의사들이 현장의 전화를 응급의료체계에 연결하는 전화상담원(dispatcher)역할을 하기도 한다. 영-미 모델과 특징적인 차이점은 불-독 모델의 경우 응급의학이 독립된 임상적, 학문적 지위가 없다는 것이다. 이로 인해 젊은 의사들이 응급의료체계나 응급의학 분야에 투신하지 않게 되며, 충분한 양질의 인력을 확보하기 어렵다. 이 모델은 대부분의 유럽과 남미국가들에게 볼 수 있다.

③ 네델란드 모델(Holland model)

네델란드 모델은 기본적으로 병원 전 처치를 간호사가 담당한다. 구급차의 간호사는 미국의 전문간호사(nurse practitioner)와 비교할 수 있다. 이들은 병원 전 단계에서 의사의 감독 없이도 모든 처치를 시행하도록 허용되어 있다. 일반적으로 네델란드 모델은 불-독 모델과 함께 응급의학에 대해 임상적으로 독립되어 있지 않다는 면에서 유사하다. 태국에서도 이런 형태를 발견할 수 있다.

④ 사라예보 모델(Sarajevo model)

사라예보 모델은 지역에 기반을 둔 응급센터에서 응급의료서비스를 담당하는 것이다. 전통적인 구급차 기지로서의 역할 이외에도 신고접수 및 상담, 응급의료에 대한 교육, 공공보건 영역, 다양한 응급환자 진료도 담당한다. 이 모델은 동부유럽과 아시아에서 발견할 수 있다.

⑤ 일본 모델(Japanese model)

일본 모델도 응급센터를 기반하고 있는데, 이 경우는 응급실보다 독립된 중환자실에 가깝다. 매우 위중한 응급환자만 구급차를 통하여 응급센터에 들어갈 수 있는데, 응급실에는 20-30개의 병상과 수술실, 중환자실, 심장검사실 등이 배치되어 있다. 핵심은 이런 응급실로 이송될 수 있는 표준화된 중증도분류(triage) 기준을 가지고 있다는 것이다. 일본 전역에 150개 정도의 응급센터가 분포되어 있다. 이 모델은 중국과 러시아에서도 볼 수 있다.

(2) 국가별 응급의료체계

① 미국의 응급의료체계

미국의 응급의료시스템은 전적으로 주 정부에서 정책을 수립 · 시행하고 있으며 1861년 남북전쟁 당시 간호사였던 클라라 버튼이 응급의료서비스를 처음 시도하였다.

1960년대 이전까지는 병원, 소방, 경찰, 복지단체, 택시회사, 장의사들이 구급이송 업무를 보조적 업무로 실시하였으며, 이들에 의해 운영되는 구급차는 구급대원을 동승하지 않거나 동승한다 해도 기초구급 수준에 머물러 환자의 응급처치보다는 응급환자를 신속하게 병원으로 이송하는 것이 주목적이었다.

응급의학이 본격적으로 뿌리를 내리기 시작한 것은 1960년대의 일이며, 1963년 존슨 대통령의 지시에 따라 연방과학기술위원회에서 응급의료체계 구축안을 마련하기 시작했으며, 1966년 미국과학원(National Academy of Science) 산하 국가연구위원회(National Research Council)에서 “Accidental Death and Disability: The Neglected Disease of Modern Society”라는 보고서를 통해 병원 전 단계에서의 외상처치 개선을 요구하였다. 그 결과로서 의회에서는 고속도로안전법(The Highway Safety Act)을 통과시켰고, 이법은 교통부에 국가고속도로 안전국의 설치를 하였다.

고속도로 안전국에서는 전문가의 의견을 수용하여 고속도로 사고에 의한 부상자에게 필요한 처치를 하는 기본응급구조사(EMT-B)에서 전문응급구조사(EMT-P)까지의 훈련 교육과정을 작성하였으며, 1969년부터는 의사 대신에 EMT-Paramedic이 구급활동에 투입되기 시작하였다.

EMT는 전문적인 구급의료 제공자이다. 자원봉사자나 전문적인 응급구조사 모두 응급의료시스템의 전문적인 구성인원으로 간주된다. 여기에서 전문적이라는 용어는 보수를 받는다는 것을 의미하는 것이 아니고 정규적인 훈련을 계속할 최대한의 능력과 의사가 있음을 의미한다. 응급의료체계 속에서 종사하는 응급구조사는 전체적인 응급의료서비스를 제공하는 데 도움을 주는 팀 요소이다. 적절히 훈련되어 있으며 자격이 있는 응급구조사는 현장에서 이송업무 가운데 응급처치를 시행할 수 있다.

미국의 응급의료체계는 많은 사회적 욕구에 정부가 부응하여 노력한 결과로 상당히 발전하였으며 지금은 체계가 잘 정비되어 양질의 구급서비스를 국민들에게 제공하고 있다. 미국은 여러 주에서도 체계가 조금씩 달라 그 발전상에도 편차가 있지만 1973년에 연방응급의료법이 발효되고, 응급의료체계를 이루는 15가지 요소가 법령상에 공포됨에 따라 사정은 각 주마다 다르지만 그 요소들을 충족시키는 노력이 있어 왔다.

TIP **15개의 EMS System의 구성요소**

① 인적자원(manpower)
② 교육훈련(training)
③ 통신(communication)
④ 이송(transportation)
⑤ 응급의료수용시설(emergency facilities)
⑥ 중환자처치단위인력 장비(critical care units)
⑦ 공공안전전담기관(public safety agencies)
⑧ 수혜자참여(consumer participation)
⑨ 환자처치에의 접근(access to care)
⑩ 환자이송인계(patient transfer)
⑪ 표준화된 기록의 보존관리(standardized record keeping)
⑫ 대중정보홍보 및 교육(public information and education)
⑬ 시스템고찰 및 평가(system review and evaluation)
⑭ 재난관리계획(disaster management plan)
⑮ 상호원조(mutual aid)

각각의 주마다 응급의료체계 운영방법이 다르다. 운영은 병원 전 단계에서는 일반적으로 EMT (3단계)에 의해서 운영되는데 일반구급차에는 EMT-Basic이나 EMT-Intermediate가 탑승하고, 특수구급차에는 EMT-Paramedic이 탑승한다. '911'로 응급신고가 접수되면 구급상황관리자는 경찰업무 및 소방업무로 구분하여 즉시 출동지령을 하게 된다.

㉠ 최초반응자(First responder): 기본적인 응급처치
- 교육내용: 기도유지, 심폐소생술, 경추고정, 지혈, 환자평가, 문진
- 교육시간: 40시간
- 교육대상: 소방관, 경찰 공무원 등

㉡ 기본 응급구조사(EMT-Ambulance, EMT-Basic): 우리나라의 기본(2급) 응급구조사 수준
- 교육내용: 전체적인 환자 평가와 안전한 이송
- 교육시간: 121시간
- 수행영역: 긴급을 요하며 긴요한 기술 중심(기본인명소생술 + 자동제세동기 사용)

㉢ 중급 응급구조사(EMT-Intermediate): 우리나라에서는 동일한 등급이 없다.
- 교육시간: 수백 시간 이상
- 수행영역: 기본 응급구조사와 전문 응급구조사의 중간
  (기본인명소생술 + 정맥주사 + 쇼크방지용하의 사용 + 자동제세동기 사용)

㉣ 전문 응급구조사(EMT-Paramedic): 1급 응급구조사
- 교육시간: 2,000−2,500시간
- 수행영역: 생명에 위협을 주는 모든 질환에 전문적인 응급처치
  (약물투여, 기관내삽관, 제세동, 심전도판독, 윤상갑상근 절개술, 흉관삽관술 등)

② 프랑스의 응급의료체계

프랑스의 구급체계는 크게 소방구급체계와 SAMU (Servicd d'Aide Me'd'U-rgence)로 이원화되어 있으며, 소방구급체계는 1972년 SAMU가 창설되기 훨씬 이전부터 소방파출소를 중심으로 시행되기 시작하였다.

프랑스 소방 구급체계의 특징은 각 소방서마다 1명의 의사를 배치, 평소에는 구급대원을 지도하며 응급환자 발생 시에는 의사가 직접 출동하거나 응급처치 지시를 내리도록 함으로써 의사를 광범위하게 활용하고 있다는 점이다. 파리 소방청 산하에는 78개의 소방서가 있는데 일반 소방업무 외에 민간의사와 군의관 등 40여 명의 응급의료 전담의사를 보유하고 있다.

프랑스를 비롯한 유럽에서는 EMS 체계(Emergency Medical Services System, EMSS)에 전문 의사를 대거 투입시키고 있는 데 반해 미국이나 일본과 같은 나라에서는 일부만이 전문 의사를 활용하고 있다. 프랑스는 세계의 EMS 체계에서 최고를 자랑하는 SAMU라는 독특한 EMS 체계를 중심으로 전국을 15분 이내에

『전문 의사 출동』을 원칙으로 환자의 상태에 따라 현장 직접 수술도 가능한 체계로 운영하고 있다.

SAMU(중환자용 구급차)는 전국에 105개가 설치되어 있으며 총 350개의 SMUR를 운영하고 있다. 1개의 SAMU에는 1개씩의 정보센터를 운영하며, 인구 20–200만 명 정도를 대상으로 활동하고, 4–5개의 SMUR 출동소를 갖고 있다. 그러나 정보센터를 운영하고 있지 않은 SAMU도 있어서 정보센터는 모두 98개소이다. SAMU는 국립병원에 소속되어 있으며 의료진은 대부분이 마취과를 전공한 전문의로서 응급의료진의 50%이상을 차지하고 있다. 1개의 SAMU에 소속되어 있는 전문의는 4–5명이며, 수련과정을 받고 있는 전공의는 7–12명이다. 전문의는 의과대학 7년과 일반의과정 2년, 마취과 수련과정 5년을 거치게 된다.

SAMU는 지역단위 조직으로 최초의 SAMU는 비공식적으로 Montpe llier에서 1969년 마취학 교수인 Serre에 의해 창설되었으며, 계속하여 1972년에 Toulouse와 Paris에도 만들어 졌다. 비공식적으로 창설된 이 조직은 1968년 1월이 되어 비로소 법적으로 인정되었으며, 그 법률의 사뮤(SAMU)의 주요업무는 '구급의료지원수행, 병원의 정확한 침대수와 최신의 이용 가능한 실태를 파악하여 환자를 위한 적절한 병원을 찾고, 병원과 병원사이의 의료이송을 실행, 일반 개업의의 자문의, 일반대중에 의료문제에 대하여 정보제공, 지도자 교육 등 6가지 주요임무를 수행한다.'라고 규정하고 있다.

응급의료체계상 소방과 SAMU의 역할 구분은 명확하지 않으나 SAMU에서는 주로 가정에서 발생하는 응급환자에 대한 구급업무를 담당하고, 소방에서는 주로 사고에 의한 환자를 구조 활동과 병행하여 구급서비스를 제공한다. 그러나 이들 기관들은 상호 긴밀한 협조체계를 유지하면서 대형사고가 발생할 경우 적십자사의 도움을 받기도 한다.

소방대는 SAMU와 협동하는 운영체제를 갖추고 있으며 중복대응과 비효율성을 제거할 수 있도록 조정 통제하고 있다. 이러한 밀접한 관계는 소방상황실과 SAMU 그리고 각 지역 병원 간의 밀접한 통신망을 갖춤으로써 가능하게 되었다. 교통사고 발생 시 18번 센터의 신고접수를 통하여 인근 소방구조·구급대와 지역 응급의료팀이 사고현장에 도착하여 1차적인 구조·구급활동을 수행하게 되며 이러한 구조·구급대는 SAMU의 전문구급대가 도착하게 되면 출동한 전문의의 의학적 지시통제에 따라 구조 활동을 수행하고, 구급활동은 즉시 SAMU에 인계되어진다.

TIP **프랑스 SAMU**

① SAMU: 전국에 105개의 SAMU와 350개의 SMUR (Mobile ICU)가 있다.

㉠ 대부분의 의료진은 마취과 전문의로서 1개의 SAMU에 전문의 4-5명, 전공의 7-12명 (전문의: 의과대학 7년 + 일반의과정 2년 + 마취과 수련과정 5년)으로 구성된다.

② 소방대: 대부분 SAMU와 협동하는 응급의료체계로 경증환자를 이송하는 업무를 주로 한다(파리, 마르세이유는 제외).

③ 사설의료진: 의대 졸업 후 2년간의 일반의(general practitioner, Gp)과정을 이수한 자로 구성되며 환자의 자택으로 출동하여 간단한 응급처치 및 투약으로 임무는 종료되고 입원이 필요할 경우 사설구급차, 소방구급차에 요청을 한다.

④ SAMU의 경우 1회 출동에 운전사, 간호사, 의사가 출동하여 전문인명소생술(ALS) 시행 후 병원에 도착하여 응급실을 경유하지 않고 곧장 수술실이나 중환자실로 입원시킨다.

⑤ SMUR이 현장 도착 후 경증환자이면 소방대 및 사설의료진을 호출하여 인계한다. 이 경우 전문의가 SAMU의 소속 병원으로 이송을 원하면 이송하지만 응급의료수가가 너무 비싸서 환자가 피하는 경우가 많다.

⑥ SMUR는 전문의료진이 출동하나 의사가 부족한 경우는 전공의가 출동(약 50%)하기도 한다.

* SAMU: 프랑스 응급의료를 대표하고 있는 SAMU는 몽펠리에(Montpellier)에서 1969년에 창설되었으며 1972년에 Toulouse와 Paris에 추가로 창설되어 독자적인 정보 수집과 긴급전화 15전으로 파리의 15구에 위치하고 있는 Necker 병원에서 총괄 SAMU 본부를 두고 의사 및 간호사 등의 응급의료 인력과 함께 구급차와 각 병원의 구급차를 이용하여 응급한자를 처리하고 있다.

* SMUR (Service Mobile d'Urgence et Reanimation): 응급의료 이동서비스 및 소생술로 해석되는데, 구급차로서 한국의 경우 응급구조단 개념으로 이해할 수 있다. 한국의 응급의료정보센터와 응급구조단도 프랑스의 SMUR를 모델로 했다고 볼 수 있다.

TIP **외국의 응급의료서비스의 유형**

프랑스-독일 모델	미국모델
많은 현장에서 처리 및 조사	몇몇 현장에서 처리 및 이송
응급구조사, 의사, 간호사 참여	응급구조사만 참여
공중보건조직	공공 안선기관
즉시 광범위한 관리	지연 광범위한 관리
가장 적합한 병원	가장 가까운 병원
진담 및 치료에 집중	병원의 신속한 수송에 초점
즉시, 높은 수준의 관리	지연, 높은 수준의 관리
장시간 운송시간	짧은 전송시간
다중계층 응답	일반적으로 하나 또는 두 개층의 응답

③ 영국의 응급의료체계

1946년 국가보건서비스(National Health Service, NHS)에 의한 보건복지부(Ministry of Health) 산하 LHA (Local Health Aothority Act)가 담당하는 구급차 통제소에서 구급업무를 수행하고 있다. 'LHA'는 도와 특별시 및 146개 Council에 있으며, 구급, 질병예방, 군사원호, 보건소 설치 · 운영 등의 업무를 담당한다.

1948년 국민보건서비스의 실시와 함께 지방정부가 구급서비스를 실시하는 것이 의무화되었고 이러한 서비스는 1974년 국민건강보험에 공식화되었다. 영국의 응급구조사는 미국과 같이 표준화된 지침서에 의해 단독적으로 응급처치를 시행한다.

영국에서는 응급구조사(EMT)와 전문응급구조사(Paramedic)로 나누고 있으며 구성비는 약 50:50 정도이며 점차 전문응급구조사가 증가하는 추세이다. 응급구조사(EMT)의 교육기간으로는 약 9주의 합숙 교육훈련을 받고 있으며, 마지막 1주는 현장실습을 시행하여 매주 정기적으로 1회씩 평가를 시행한다. 전문응급구조사는 응급구조사 자격을 취득한 후 12개월 동안 근무하면서 훈련 및 평가를 받으면 응시가 가능하다.

유럽의 선진국은 미국과 유사하며 1970년대 이후부터 질적 전환이 이루어졌는데 영국에서는 일반 구급요원에게 교육 후에 시험을 보게 하여 응급구조사라고 하는 자격을 가지게 하고 의사에 의한 전화상의 지시에 의해 어느 정도의 응급처치 행위를 행할 수 있는 제도를 마련하고 있는데 일반적으로 제세동, 기관내삽관 등 20–30 종류와 구급약제의 투약도 실시하고 있다.

응급구조사의 훈련은 NHSTD (National Health Service Training Directorate)가 담당한다.

㉠ 응급처치보조원(Ambulance Care Assistant): 초급응급구조사로 9주간의 교육과정과 12개월간의 현장실습을 한다.

㉡ 초급응급구조사의 교육내용: 구급차를 안전하게 운행할 수 있는 주행법(경찰의 운전지침에 따라서 훈련), 부목고정, 척추고정, 환자구출과 구조, 보조기구를 이용한 기본 인명소생술, 외상, 심정지, 출산 등에 대한 응급처치법 등이다.

㉢ 고급응급구조사: 1년 이상의 현장 경험과 초급응급구조사 자격이 있는 자로 160시간 이상의 교육을 이수하여야 한다.

병원 전 단계는 응급구조사에 의해 운영되며 중환자의 경우 교통체증이 심한 지역에서는 오토바이를 이용하여 고급응급구조사가 가장 빨리 현장으로 출동하고 도심 외곽지역이나 농촌에서는 헬리콥터를 이용한 항공이송이 보편화되어 있다.

④ 일본의 응급의료체계

일본의 구급업무는 소방기관을 중심으로 시행되고 있다. 일본의 구급업무는 1933년 요코하마시의 소방서에 구급차 1대가 배치되면서 시작되었다. 1955년 이후 일본 경제의 고도성과 함께 국민생활도 복잡 다양화되고, 교통사고를 포함한 각종 재해사고도 급증하여 구급업무는 지방의 중핵도시, 공업도시에 있어서도 실시하게 되었고, 1963년에는 소방서를 이용하여 응급환자 후송업무를 시작하였다.

1970년대에 응급환자가 병원을 전전하다 사망하는 사례가 발생된 것을 계기로 응급의료정책이 수립되어 시행되었으며 1977년에 중증 응급환자 후송체계라고 일본인들이 이야기하는 독특한 응급의료체계가 응급의료입안위원회에서 시작되고 이 골자는 1차, 2차, 3차 응급센터를 구분하여 직접 혹은 단계를 거쳐서 알맞은 응급의료기관에서 처치를 받게 한다는 것이다.

일본의 응급의료체계 발전에는 전쟁의 패배 후 복지국가의 건설, 지진 등의 재해가 잦은 일본열도의 특징이 큰 역할을 하였기 때문에 일본의 응급의료체계는 그 초점이 재해로 인한 대량 환자의 발생에 대한 대처, 중환자에 대한 전문 처치에 맞추어져 있다. 그들이 중점을 둔 분야에서는 세계 최고 수준을 자랑한다. 즉 응급의학과(일본에서는 구급의학이나 외상, 중환자 의학 등으로 부르며 역할이 약간 다르다) 의사는 중환자만이 찾는 3차 응급센터에서 몇 명 안 되는 중증 환자의 처치에 몰두할 수 있다. 경증 환자는 응급의료정보센터의 권고에 따라 1, 2차 응급센터를 방문할 수 있으며, 3차 응급센터도 경증 환자를 진료하는 다른 응급실이 있기는 하나 중환자를 보는 응급센터의 공간(외부 중환자실의 개념)에서는 오직 구급차를 통한 중환자나 다른 의료기관에서 꼭 가야 한다고 판명된 환자만 진료하게 된다. 즉, 환자의 분류가 병원 도착 전에 이미 시행된 셈이다. 일본에서는 중환자를 끝까지 제대로 보기 위해서 응급의학과 의사에게는 오랜 수련기간이 필요하다. 수술까지도 책임지게 되며 마치 미국의 응급의학과 의사와, 외상외과의사, 중환자 처치 전문의사를 합쳐놓은 듯한 역할을 한다. 이러한 체계는 일본 여러 곳에 산재하여 국가적으로 관리되고 있는데 의료보험제도가 국내와 비슷한 일본의 사정상 3차 응급센터의 자체 수입 운영은 힘들어 국가나 지방자치단체의 지원, 후원단체의 후원을 받아 자체 수입을 합쳐 운영되고 있다.

일본은 자생적으로 발생한 요구들을 정부에서 수용한 미국과 달리 정부에서 하향적으로 국가 전체에 일사불란한 체계를 갖추어 나갔다. 일본의 구급업무는 1964년 소방법에 구급업무가 최초로 제도화되었고, 1987년 전국에 인구 100만 명당 1개소의 비율로 구명센터가 개설되기 시작하여 현재 전국에 104개 시설이 설치 운영되고 있다. 일본은 미국의 환자 소생술과 재활률이 20%인 것에 비해 일본은 3-5% 상대적으로 낮은 이유를 분석하면서 미국의 경우 구급이송이 준 의료인에 의해 이루어지고 있다는 점에 감안하여 일본도 구급업무를 담당하는 인력을 진척시켜 1991년 4월 구급구명사(ELSTA: Emergency Life Saving Techinque Attendant)의 역할이 규정되게 되었다.

TIP 구급구명사

구급구명사는 미국의 Paramedic(전문응급구조사)에 해당하는 구급요원으로 한국의 응급구조사와 같다. "후생대신이 면허를 받아 구급구명사의 명칭을 사용하여 의사의 지시하에 구급구명처치를 하는 것을 업으로 하는 자"를 말한다.

⑤ 네덜란드의 응급의료체계

네덜란드는 기본적으로 병원 전 처치를 간호사가 담당하며 의사의 감독 없이도 모든 응급처치를 시행하도록 허용되어 있다. 네덜란드는 프랑스나 독일 응급의료체계처럼 임상적으로 독립되어 있지 않다는 면에서 유사하다.

TIP 각 국가별 응급구조사 교육과정 및 운영현황

구분	한국	일본	미국
구급대원 자격	- 응급구조사 1급 · 2급 - 간호사 - 간호조무사	- 표준 Ⅰ과정 수료자 - 표준 Ⅱ과정 수료자 - 구급구명사	- First responder - EMT: 3등급
응급처치 조언자	- 의사	- 의사	- 자격 등급별 행동지침 - Paramedic - 의료기관
보수교육	- 매년 8시간 이상	- 구급대원 보수교육 본부교양과정, 구급활동 훈련, 확인기능심사, 학술 연구회, 구급연구회, 구급검토회의참여 - 구급구명사 취업 전: 병원실습, 본부 교육 기능심사, 구급활동훈련 정기교육: 병원실습, 본부교육	- Basic: 45시간 - Intermediate: 44시간 - Paramedic: 100시간
교육시간	- 2급 응급구조사 강의실습: 243시간 실무실습: 100시간 구급차실습: 50시간 응급의료기관실습: 50시간 - 1급 응급구조사은 별도 기준	- 구급 Ⅰ과정: 신임기본 교육 과정 포함 135시간 - 구급 Ⅱ과정: 구급 Ⅰ과정 수료자 115시간 - 구급구명사: 국가시험 수험자 835시간 - 국가지도자 양성교육 : 구급대원 등 교육담당 ※ 파견: 대학의학병원 소방대학 구급과	- 일반응급구조사(basic) 초기교육: 80-120시간 6개월 계속교육: 30시간 - 중급 응급구조사 초기교육: 100시간(학교수업 70 + 병원실습 30시간) 계속교육: 36시간 - 고급 응급구조사 초기교육: 500시간(학교수업 300 + 병원실습 200시간) 계속교육: 45시간 - 기본구급과정

05 오늘날의 응급의료체계

효율적으로 응급의료를 제공하려면 현존하는 자원을 최대한 이용할 수 있는 체계적 방법과 협동적인 노력이 필수적이다. 모든 지역사회가 각자의 요구에 최고로 부합되는 응급의료체계를 개발해야 한다는 것을 뜻한다. 시 · 군 단위의 지역에서 종합적 응급의료시스템을 개발하는 첫 단계는 행정기관을 설치하는 것이다. 지역 내 시스템 자원을 관리하고 운영지침을 개발하고 기준 및 지침을 마련하는 책임을 갖는다. 이 기구 내의 위원회는 응급의료기관을 대표하는 자, 소방본부의 구급업무를 담당하는 소방공무원, 시 · 도의 응급의료에 관련된 업무를 담당하는 공무원, 시민단체를 대표하는 자, 응급의료에 관한 학식과 경험이 풍부한 자로 10인 이내의 위원으로 구성된다.

행정기관이 설치되면 응급의료의 질이 최상이 되도록 다음과 같이 노력한다.

① 응급의료체계 내에서 활동할 자들을 지명하고 시도가 현재 요구하는 내용과 어긋나지 않는 방침들을 개발한다.
② 시스템의 효율성(효과성과 능률성을 합한 복합 개념)을 평가한다.
③ 최상의 환자 이익이 우선 과제가 되는 것을 보장하기 위해 질 개선 프로그램을 만든다.
④ 보건 당국의 전형적인 책임은 지역 시스템에 기금을 분배한다.
⑤ 병원 전 의료관행과 현장 요원들에 대한 자격부여에 관한 입법을 하고, 조례(법률)를 실행에 옮기고, 지역위원단을 임명하는 것이다.

본질적으로 응급의료서비스는 하나의 체계 내에 일련의 하위 시스템들로 구성되어 있다. 이런 하위 시스템들을 통합하고 모든 참여자들이 협동하는 것은 결국 응급의료에 있어서 최상의 질을 가져오는 데 도움이 된다.

TIP 응급의료위원회

응급의료에 관한 법률 제13조의6 시·도응급의료위원회

① 응급의료에 관한 중요 사항을 심의하기 위하여 시·도에 시·도응급의료위원회(이하 "시·도위원회"라 한다)를 둔다.

② 시·도위원회는 해당 시·도의 응급의료에 관한 다음 각 호의 사항을 심의한다. 〈개정 2021. 12. 21.〉

1. 제13조의3제1항에 따른 지역응급의료시행계획의 수립 및 변경
2. 지역응급의료 자원조사
3. 중증응급환자를 위한 지역 이송체계 마련 및 주요 이송곤란 사례 검토 등을 통한 이송체계 개선
4. 응급의료를 위한 지방 재정의 사용
5. 응급의료 시책 및 사업의 조정
6. 응급의료기관등에 대한 평가 결과의 활용
7. 지역응급의료서비스 품질 관리 실태 및 개선 필요 사항
8. 그 밖에 응급의료에 관하여 시·도지사가 부의하는 사항

③ 시·도지사는 제2항의 시·도위원회 심의사항과 관련된 정책 개발 및 실무 지원을 위하여 시·도 응급의료지원단을 설치·운영한다. 다만, 시·도지사는 필요한 경우 「공공보건의료에 관한 법률」 제22조에 따른 공공보건의료 지원단과 통합하여 운영할 수 있다. 〈신설 2021. 12. 21.〉

④ 시·도위원회는 매년 2회 이상 개최하여야 한다. 〈개정 2021. 12. 21.〉

⑤ 시·도위원회 및 시·도 응급의료지원단의 구성·기능 및 운영 등에 관하여 필요한 사항은 대통령령으로 정하는 기준에 따라 해당 시·도의 조례로 정한다. 〈개정 2021. 12. 21.〉

[본조신설 2011. 8. 4.]

응급의료에 관한 법률 시행령 제7조 시·도응급의료위원회의 설치 등

① 법 제13조의6제1항에 따른 시·도응급의료위원회(이하 "시·도위원회"라 한다)는 위원장 1명과 부위원장 1명을 포함한 10명 이내의 위원으로 구성한다. 〈개정 2012. 8. 3.〉

② 위원장 및 부위원장은 위원중에서 시·도지사가 임명하고, 위원은 다음 각호의 자중에서 시·도지사가 임명 또는 위촉한다. 〈개정 2012. 8. 3., 2015. 7. 24.〉

1. 응급의료기관을 대표하는 자
2. 응급의료지원센터를 대표하는 자
3. 해당 특별시·광역시·특별자치시·도·특별자치도(이하 "시·도"라 한다) 소방본부의 구급업무를 담당하는 소방공무원
4. 시·도의 응급의료에 관련된 업무를 담당하는 공무원
5. 「비영리민간단체지원법」 제2조에 따른 비영리민간단체를 대표하는 자
6. 응급의료에 관하여 학식과 경험이 풍부한 자

③ 시·도지사는 시·도위원회의 위원이 다음 각 호의 어느 하나에 해당하는 경우에는 해당 위원을 해임하거나 해촉할 수 있다. 〈신설 2016. 5. 10.〉

1. 심신장애로 인하여 직무를 수행할 수 없게 된 경우
2. 직무와 관련된 비위사실이 있는 경우
3. 직무태만, 품위손상, 그 밖의 사유로 인하여 위원으로 적합하지 아니하다고 인정되는 경우
4. 위원 스스로 직무를 수행하는 것이 곤란하다고 의사를 밝히는 경우

[제목개정 2012. 8. 3.]

1) 의료지도

의료지도는 법의 테두리 내에서 일정한 권한과 책임을 부여 받아 응급의료의 질을 향상시키기 위해 수행되는 업무로써, 의사의 지도하에 이루어지는 병원 전 응급의료로 정의되어 진다. 국가와 지역마다 응급의료체계의 모형이 다르기 때문에 의료지도의 구조는 지역마다 각 의료체계의 형태를 반영하여 다른 형태로 나타나게 된다. 우리나라 역시 의료지도에 대한 법적 정의와 형태에 대한 명시적인 규정을 가지고 있는 못한 실정이나 최근 119구급대원 현장응급처치 표준지침을 통해 의료지도에 대한 설명을 하고 있다.

의료지도는 크게 지도의사가 현장에 출동하거나 통신 등을 통하여 직접 환자의 병원 전 처치에 참여하는 직접 의료지도(direct medical oversight)와 지침개발 및 적용, 교육 훈련 및 평가, 질 관리를 통해 수행되는 간접 의료지도(indirect medical oversight)의 두 가지 형태로 분류할 수 있다.

① 직접 의료지도는 현장에서의 응급처치에 대하여 통신을 통해 직접 지도를 받는 것으로 지도의사에 의한 직접 지시와 이에 대한 책임으로 가장 효과적인 의료책임제를 제공할 수 있으나, 통신의료지도가 효과적이기 위해서는 적절하게 환자의 정보를 수집 · 분석하고 행동할 수 있는 응급구조사 등의 능력이 전제되어진다.

② 간접 의료지도는 매우 포괄적인 의료지도 유형으로 직접 의료지도가 아닌 모든 형태의 의료지도가 포함될 수 있으며, 의사의 의료지도를 받을 수 없는 상황에서도 기본적인 응급처치를 할 수 있도록 표준화된 간접 의료지도 프로토콜인 표준업무지침을 활용하여 역할을 수행할 수 있는 것을 말한다.

TIP 의료지도(medical oversight) 형태

① 전향적(prospective) 의료지도: 환자를 접하기 전 단계에서 먼저 이루어지는 활동을 말한다.
② 동시발생적(concurrent) 의료지도: 환자를 접하는 순간에 이루어지는 의료지도를 말한다.
③ 후향적(retrospective) 의료지도: 환자에 대한 처치 이후 과정에 대한 의료지도를 말한다.
④ 직접의료지도: 현장에서 환자를 처치하는 것과 동시에 이루어지는 의료지도를 말한다. 환자의 처치에 대해 현장에서 직접 의사에게 자문을 의뢰하는 것이나 의사가 현장의 응급구조사에게 지시를 내리는 것 등을 말한다.
⑤ 간접의료지도: 직접의료지도를 제외하고 응급의료체계와 관련하여 이루어지는 전향적, 후향적 또는 동시다발적인 활동을 말한다. 예를 들어, 응급구조사 업무지침의 개발 및 교육활동 등을 포함한다.

그리고 응급의료체계에서는 임상과 환자 처치에서 궁극적으로 책임을 지고, 활동적으로 참여할 의료지도의사가 있다. 의료지도의사란? 시스템에 있어서 임상 및 환자치료라는 면에 대해 모든 법적 책임을 갖고, 응급의료체계 상황에서 임상적으로 환자처치에 양상을 경험하고 훈련받아 조절할 수 있는 의사를 말한다. 즉 의료지도(medical direction)의 최종 책임을 맡아 환자 치료부분을 감독하는 의사를 말하며 비전문의사에 의해 제공된 모든 병원 전 의료처치는 지도의사의 의료지도 범위에서 고려되어진다.

TIP **응급의료에 관한 법률(약칭: 응급의료법) 제52조 지도의사**

① 구급차등의 운용자(제44조제1항제2호에 따른 의료기관을 제외한다. 이하 이 조에서 같다)는 응급환자를 이송하기 위하여 구급차등을 사용하는 경우 상담·구조·이송 및 응급처치를 지도받기 위하여 지도의사(指導醫師)를 두거나 응급의료지원센터 또는 응급의료기관의 의사를 지도의사로 위촉하여야 한다. 〈개정 2015. 1. 28.〉

② 구급차등의 운용자에 따른 지도의사의 수(數)와 업무 및 선임(選任) 등에 관하여 필요한 사항은 보건복지부령으로 정한다.

[전문개정 2011. 8. 4.]

TIP **응급의료에 관한 법률 시행규칙(약칭: 응급의료법 시행규칙) 제42조 지도의사의 수 및 업무**

① 구급차등의 운용자(법 제44조제1항제2호에 따른 의료기관을 제외한다)는 법 제52조제1항에 따라 관할 시·도에 소재하는 응급의료기관에 근무하는 전문의 중에서 1인 이상을 지도의사로 선임 또는 위촉하여야 한다. 〈개정 2012. 8. 3.〉

② 제1항의 규정에 의한 지도의사의 업무는 다음 각호와 같다.

1. 응급환자가 의료기관에 도착하기 전까지 행하여진 응급의료에 대한 평가
2. 응급구조사의 자질향상을 위한 교육 및 훈련
3. 이송중인 응급환자에 대한 응급의료 지도

TIP **의료지도(medical oversight) 의사**

- 중증응급질환 특성화센터 응급의학과 전문의, 3년차 이상 전공의
- 응급의료센터 응급의학과 전문의, 3년차 이상 전공의
- 응급의료정보센터 전문의

의료지도의사는 훈련을 감독하고, 지침(다양한 상황에서 수행되는 평가와 처치를 위한 단계)을 개발하며, 서비스의 질 향상 과정에서 중요한 역할을 하게 된다. 일반 또는 1급 응급구조사는 의사의 업무 대리인(designated agent)으로 업무를 수행하게 된다. 이것은 약물투여, 응급처치 제공 등의 의료행위 권한이 지도의사의 진료권으로부터 1급 응급구조사에게 실제 위임된 것을 의미하는 것이다. 의료지도의사

는 현실적으로 실제 현장 출동을 할 수 없으므로, 응급의료체계에서 지침(standing order, 의사의 지시 없이 할 수 있는 응급처치)이 발전하게 되었다.

EMS 훈련에서 1급 응급구조사가 다른 계층과 구분되는 가장 큰 차이점은 응급구조사는 적극적인 처치(의사에 의해서만 행해질 수 있는 처치)를 수행할 수 있다는 점이다. 그러나 법적으로 응급구조사가 그러한 처치를 할 수 있는 독립적인 권한을 가지지는 못한다. EMS 요원의 훈련과정과 수행가능범위 및 단계에 대하여 교육을 받은 의사들만이 그 절차를 진행하는 것에 핵심역할을 한다(그림 2-8~10). EMS 의료지도의사의 역할은 아래와 같고, 의료지도의사는 직 · 간접적으로 의료지도를 할 수 있다.

① 인력 교육과 훈련(이론과 실기교육)을 담당한다.

② 대원 및 장비를 선택하는 일에 참여한다.

③ 장비구입에 관여한다.

④ 전문가 수준에 이른 현장 대원들과 협동하여 임상지침을 개발 및 제공한다.

⑤ 품질 개선프로그램(문제해결에 참여)을 지원하고 발전시킨다.

⑥ 환자치료에 직접적 의견을 제시(환자처치에 대한 정보를 제공)한다.

⑦ EMS 시스템과 의료기관 사이에서 중개자역할을 한다.

⑧ 지역공동체 안에서 질적으로 우수한 환자치료에 대한 옹호자의 역할을 한다.

⑨ 응급의료체계의 '의료양심(도덕관념)' 기준을 제공한다.

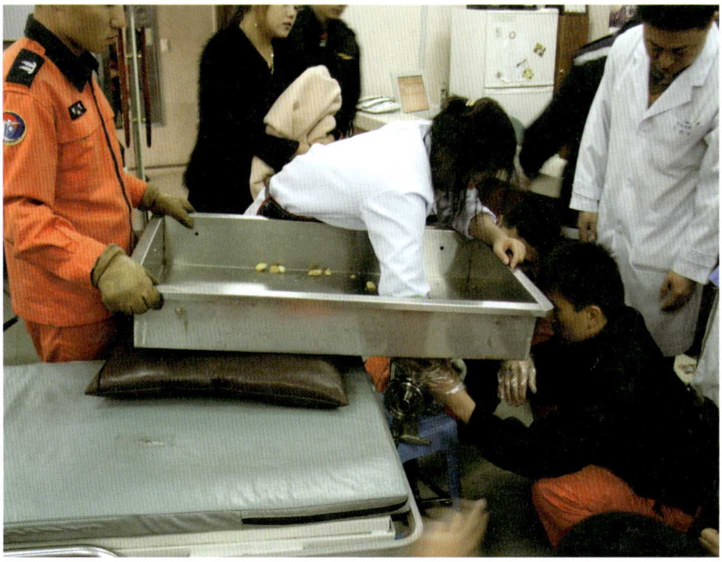

그림 2-8. 응급의료종사자는 모든 환자치료단계에 걸쳐 긴밀히 협조한다.

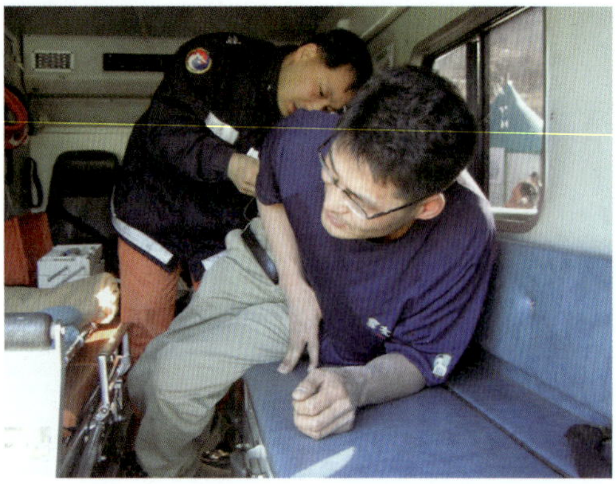

그림 2-9. 응급구조사는 행사지원 근무 중 의료지도를 받은 후 allergic patient에게 엉덩이 근육주사(IM)를 실시하고 있다.

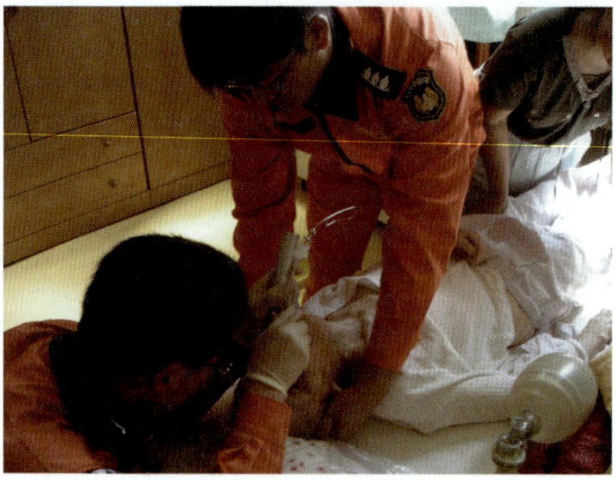

그림 2-10. 현장에 출동한 응급구조사는 직접의료지도를 받아 기관내삽관을 실시하고 있다.

TIP **응급의료에 관한 법률 제52조 지도의사**

① 구급차등의 운용자(제44조제1항제2호에 따른 의료기관을 제외한다. 이하 이 조에서 같다)는 응급환자를 이송하기 위하여 구급차등을 사용하는 경우 상담·구조·이송 및 응급처치를 지도받기 위하여 지도의사(指導醫師)를 두거나 응급의료지원센터 또는 응급의료기관의 의사를 지도의사로 위촉하여야 한다.
② 구급차등의 운용자에 따른 지도의사의 수(數)와 업무 및 선임(選任) 등에 관하여 필요한 사항은 보건복지부령으로 정한다.

[전문개정 2011. 8. 4.]

TIP **응급의료에 관한 법률 시행규칙 제42조 지도의사의 수 및 업무**

① 구급차등의 운용자(법 제44조제1항제2호에 따른 의료기관을 제외한다)는 법 제52조제1항에 따라 관할 시·도에 소재하는 응급의료기관에 근무하는 전문의중에서 1인 이상을 지도의사로 선임 또는 위촉하여야 한다. 〈개정 2012. 8. 3.〉
② 제1항의 규정에 의한 지도의사의 업무는 다음 각호와 같다.
1. 응급환자가 의료기관에 도착하기 전까지 행하여진 응급의료에 대한 평가
2. 응급구조사의 자질향상을 위한 교육 및 훈련
3. 이송중인 응급환자에 대한 응급의료 지도

TIP 119구조 · 구급에 관한 법률 제25조의2 구급지도의사

① 소방청장등은 구급대원에 대한 교육·훈련과 구급활동에 대한 지도·평가 등을 수행하기 위하여 지도의사(이하 "구급지도의사"라 한다)를 선임하거나 위촉하여야 한다.

② 구급지도의사의 배치기준, 업무, 선임방법 등 구급지도의사의 선임·위촉에 관하여 응급의료 관계 법령에 규정되어 있지 아니하거나 응급의료 관계 법령에 규정된 내용을 초과하여 규정할 필요가 있는 사항은 대통령령으로 정한다.

TIP 119구조 · 구급에 관한 법률 시행령 제27조의4 구급지도의사의 선임 등

① 소방청장등은 법 제25조의2제1항에 따라 각 기관별로 1명 이상의 지도의사(이하 "구급지도의사"라 한다)를 선임하거나 위촉해야 한다. 이 경우 의사로 구성된 의료 전문 기관·단체의 추천을 받아 소방청 또는 소방본부 단위로 각 기관별 구급지도의사를 선임하거나 위촉할 수 있다.

② 구급지도의사의 임기는 2년으로 한다.

③ 구급지도의사의 업무는 다음 각 호와 같다.

1. 구급대원에 대한 교육 및 훈련
2. 접수된 구급신고에 대한 응급의료 상담
3. 응급환자 발생 현장에서의 구급대원에 대한 응급의료 지도
4. 구급대원의 구급활동 등에 대한 평가
5. 응급처치 방법·절차의 개발
6. 재난 등으로 인한 현장출동 요청 시 현장 지원
7. 그 밖에 구급대원에 대한 교육·훈련 및 구급활동에 대한 지도·평가와 관련하여 응급의료 관계 법령에 규정되어 있지 아니하거나 응급의료 관계 법령에 규정된 내용을 초과하여 규정할 필요가 있다고 소방청장이 판단하여 정하는 업무

④ 소방청장등은 구급지도의사가 다음 각 호의 어느 하나에 해당하는 경우에는 해당 구급지도의사를 해임하거나 해촉할 수 있다.

1. 심신장애로 인하여 직무를 수행할 수 없게 된 경우
2. 직무와 관련된 비위사실이 있는 경우
3. 직무태만, 품위손상이나 그 밖의 사유로 인하여 구급지도의사로 적합하지 아니하다고 인정되는 경우
4. 구급지도의사 스스로 직무를 수행하는 것이 곤란하다고 의사를 밝히는 경우

⑤ 소방청장등은 제3항에 따른 구급지도의사의 업무 실적을 관리하여야 한다.

⑥ 소방청장등은 제3항에 따른 구급지도의사의 업무 실적에 따라 구급지도의사에게 예산의 범위에서 수당을 지급할 수 있다.

⑦ 제1항부터 제6항까지에서 규정한 사항 외에 구급지도의사의 선임 또는 위촉 기준, 업무 및 실적 관리 등과 관련하여 필요한 세부적인 사항은 소방청장이 정한다.

[제27조의2에서 이동 〈2024. 7. 2.〉]

(1) 직접의료지도

현장에서의 응급처치에 대하여 통신을 통해 직접 지시를 받는 것으로 통신의료지도가 효과적이기 위해서는 적절하게 환자의 정보를 수집 · 분석하고 행동할 수 있는 응급구조사 등의 능력이 전제가 되어야 한다. 현장지시와 지침서에 포함되지 않는 다른 응급처치를 할 때에 응급구조사는 응급처치 또는 약물투여 전 무선 또는 전화로 근무 중인 지도의사와 직접 통신하는 것이다(그림 2-11). 예를 들면, 응급구조사는 대부분의 심장정지 및 무호흡환자에게 유용하게 사용되는 기도확보술로는 "기관내삽관법(endotracheal intubation)"이 있다. 이를 수행하기 위해서는 응급처치 전에 지도의사와 상의해야 한다. 응급구조사는 구급차에서 무전이나 휴대폰을 이용하여 지도의사에게 환자정보를 제공할 것이다. 환자정보를 받은 지도의사는 1급 응급구조사에게 기관내삽관술과 주의사항 등의 치료방법을 지도하게 된다. 이러한 지도의사의 지시를 받는 것을 '직접의료지도(on-line medical control)'라고 한다.

의료지도의사는 책임을 갖고 환자를 위한 처치 지시를 내리며, 지도의사는 응급투약의 경험이 있어야 한다. 자격이 있는 의사가 무전기나 전화를 통하여 병원 전 응급구조사에게 직접적인 지도를 할 때 직접의료지도가 성립된다. 그 지침으로 원격측정법을 활용하는 것이 가능하고, 환자가 아직 사고현장에 있거나 병원으로 옮기는 도중에 중요한 결정을 내리게 되는데 이때, 현장 응급구조사 선생님이 환자정보를 시스템에 입력하면 직접의료지도의사에게 필요한 환자의 의료정보를 제공하여 진단할 수 있도록 하는 것이 원격측정법이다. 지도의료의사 권한은 1급 응급구조사(paramedic) 등에게 위임될 수 있다. 그러나 모든 상황에서 최종적인 직접의료지도 책임은 지도의사에게 있다.

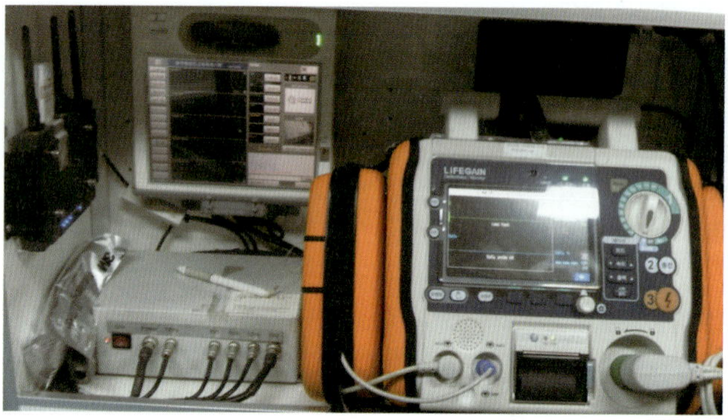

그림 2-11. 특수구급차에 탑재된 원격화상장비

TIP **직접의료지도**

① 의료지침 권한은 이동집중치료담당 1급 응급구조사, 진료보조사(PA), 간호사(MICU) 등에게 위임
② 온라인 상담을 기록하는 장비를 구비
③ 동료평가(peer review) 등 지속적인 질 개선 활동을 위해 활용

TIP **직접의료지도가 환자에게 유용한 점**

① 특정한 환자 치료를 위한 의학적 의견을 얻고자 하는 응급의료서비스 제공자들에게 직접적이고 즉각적인 통로를 만들어준다.
② 원격측정법을 활용하는 것이 가능하다.
환자가 아직 사고현장에 있거나 병원 이송 도중에 중요한 결정을 내리게 되는데 이때, 직접의료지도 책임자에게 진단에 필요한 정보를 제공하는 것이다.

대부분의 의료서비스 시스템은 온라인 상담을 기록하는 장비를 구비하고 있다. 그 기록은 동료평가(peer review) 등 지속적인 질 개선 활동을 위해 활용된다.

응급현장에서는 치료제공자들 가운데 병원 전 응급치료에 최고의 지식과 경험을 가진 자가 책임을 져야 한다. 업무협약체결(MOU)이 없는 중도개입 의사(intervener physician)가 현장에 있고, 직접의료지도가 없을 때는 현장 응급구조사는 중도개입 의사에게 책임을 넘겨주어야 한다. 또한 응급구조사가 현장에서 중도개입 의사를 만났다면 다음과 같이 행동을 해야 하고 중도개입 의사는 환자에게 치료행위를 실시 전에 특정조건이 충족되기를 요구되어진다.

① 먼저 자신의 신분을 밝히고 환자의 치료에 대한 의지를 보여야 한다.
㉠ 응급구조사는 의료를 행할 수 있는 의사의 면허 및 신분을 확인하여야 한다.
㉡ 현장 책임을 떠맡을 의사를 확인하여야 한다.
② 중도개입 의사의 의료지도가 규정된 지침과 상이할 때
㉠ 중도개입 의사가 환자와 함께 구급차에 동승하여 병원에 도착할 때까지 기꺼이 지속적인 의료제공의 책임을 수용해야 한다.
③ 중도개입 의사가 현장에 있고 직접의료지침이 있을 때는 의료지도의사가 최종적인 책임을 진다.
㉠ 중도개입 의사가 있고 직접의료지도가 존재한다면 직접의료지도의사 사이에 동의가 이루어지지 않는 경우에는 응급구조사는 직접통신에 의한 지도의사로부터 의료지도를 받는다.
㉡ 중도개입 의사가 있고 직접통신 의료지도가 존재하지 않는다면 응급구조사는 중도개입 의사에게 책임을 양도해야 한다.
④ 지도의사가 없이도 환자의 차후 관리와 의료지도의사의 대리인 역할로 수행된 응급구조사의 행동에는 책임이 있다.

⑤ 중도개입 의사와 접촉하고 의료 개입한 사실을 문서로 기록에 남겨야 한다(중재내용 문서화).

TIP 중도개입 의사

응급현장에서 환자와는 관계되지 않고, 응급구조사에게 도움을 주기 위해 전문적이고 면허 있는 의사를 말한다.
전문적으로 환자와 직접접촉이 없는 환자의 치료에 도움을 주기 위하여 허가받은 의사를 말한다.

따라서 직접의료지도의 장점은 즉각적으로 구체적인 환자처치 수단을 제공할 수 있으며, 원격으로 환자의 상태를 측정함으로써, 환자의 상태를 호전시킬 수 있으며, 현장을 지원하는 역할을 한다는 것이다. 그리고 응급구조사가 지도의사에게 직접의료지도 요청할 수 있는 사항으로는 다음과 같다.

① 지침에서 다루지 못했거나 적용하기 어려운 상황에서 환자 처치를 위해 필요한 경우
② 보다 전문적인 환자의 의학적 상태 평가가 필요한 경우
③ 응급처치를 거부하는 환자에 대한 조언이 필요한 경우
④ 소생불능 환자에 대해 소생술 유보 및 중단 여부의 판단이 필요한 경우
⑤ 응급조치가 불필요한 환자에 대한 판단이 필요할 경우
⑥ 환자 이송병원 선정에 대한 조언이 필요한 경우
⑦ 상황별 응급 처치 지침에서 정한 "직접 의료지도 요청 기준"에 해당되는 경우
⑧ 2급 응급구조사의 업무범위 이상의 응급처치가 필요한 경우

TIP 직접의료지도 요청지침(119구급대원 현장응급처치 표준지침)

소속 지역과 연계된 지도의사에게 통신을 통해 연결 후 일반적으로 다음과 같은 순서로 직접 의료지도 요청을 한다.
① 의료지도 요청을 하는 구급대원의 소속 지역, 소속기관, 자격, 성명을 밝힌다.
② 직접 의료지도를 요청하게 된 목적을 밝힌다.
③ 환자의 임상 정보를 다음과 같은 순서로 전달한다.
- ▸ 환자 나이와 성별: 정확히 알 수 없는 경우 10대 구간으로 어림잡아 추정한다.
- ▸ 환자가 구급대를 요청하게 된 주된 이유와 간단한 병력
- ▸ 환자 의식상태: AVPU 의식 수준 측정법에 따라 평가한다.
- ▸ 환자의 활력징후: 혈압 → 맥박 → 호흡수 → 체온 → 산소포화도 순서로 전달
- ▸ 구급대가 시행한 검사 및 처치 결과

TIP 직접의료지도 예시

안녕하세요? 광주 XX 119안전센터 구급대원 1급 응급구조사 이응급입니다. 이송 의료기관 선정 때문에 의료지도를 요청하게 되었습니다.

70대 남자 환자로 1시간 전 갑작스럽게 발생한 편측 마비로 119구급대를 요청하였습니다. 현재 환자의 의식상태는 명료하고 활력징후는 혈압이 160/100, 맥박이 분당 90회, 호흡수는 분당 18회, 체온은 37.0도입니다. 산소 포화도는 공기 중에서 90%로 측정되고 있습니다. 구급대에서 측정한 혈당은 90 mg/dl 이고 심전도 감시에서 정상적이고 규칙적인 리듬을 보이고 있습니다.

① 지도의사의 지도를 받아 수행한 경우, 처치 후 추가 특이사항이 있을 경우 환자 상태에 대한 정보를 지도의사에게 다시 전달한다.

② 지도의사의 지도를 수행하기 어려운 경우
- 즉시 지도의사에게 지도를 수행하지 못하는 이유를 전달한다.
- 구급 기록지에 직접 의료지도 요청한 시각, 직접 의료지도 사항 및 수행 불가 이유를 기록한다.

③ 연결실패 시
- 직접 의료지도 요청을 시도하였으나 실패한 경우는 시·도 상황실을 통해 중앙119구급상황관리센터로 연락한다.
- 중앙119구급상황관리센터 연결 시도 실패 시, 구급대원이 필요하다고 판단된 처치는 법령상 업무범위 내에서 의료지도를 받지 않고 시행한다.
- 통신 실패에 대해 의료지도 요청 시각 및 내용을 기록한다.

(2) 간접의료지도

간접의료지도는 매우 포괄적인 의료지도 유형으로 직접의료지도가 아닌 모든 형태의 의료지도가 포함될 수 있으며, 의사의 의료지도를 받을 수 없는 상황에서도 기본적인 응급처치를 할 수 있도록 제작된 표준화 프로토콜인 표준업무지침을 활용하여 업무를 수행할 수 있다. 1급 응급구조사가 특정상황에서 특수처치를 할 수 있는 권한을 가지도록 하는 정책과 지침을 만들 수 있다. 예를 들면, 당뇨환자에게 포도당 투여를 들 수 있다. 포도당은 저혈당 환자에게 응급상황 시 필수적인 것이다. 지도의사는 응급구조사가 응급상황에서 의사의 지시 없이 포도당을 정맥 내 투여할 수 있도록 현장의료지도를 내리게 된다. 이러한 의료지도를 '간접(off-line) 의료지도'라고 한다.

간접의료지도(off-line medical control)는 어떤 시스템 내의 전문의사가 사고출동이 있기 전에 미리 설정해 놓은 의료적 방침 · 절차 · 관행을 가리킨다. 간접의료지도는 훈련과 교육, 지침 개발, 청취, 차트 검토, 질 관리를 포함한다.

① 전망적 의료지침: 대원선발 및 장비선택, 교육 및 훈련, 지침 등 포함

② 회고적 의료지침: 회계감사, 동료검토, 기타 질적 보장 과정 등 포함.

지침은 응급의료체계의 모든 구성요소를 위한 정책과 절차들이다. 지침은 책임기준뿐만 아니라 흔히 생기는 환자에 대한 문제의 표준 접근방식과 일관성 있는 의료수준을 제공한다. 응급구조사의 응급

처치가 이러한 지침에 따라 이루어질 때, 의료지도의사가 병원 전에 활동하는 대원들이 환자의 불평을 해석하고 평가결과를 이해하고 적절한 조치를 제공하는 데 도움을 줄 수 있다. 지침은 응급처치 "4T[중증도 분류(triage), 처치(treatment), 이송(transport), 병원 간 전원(transfer)]"를 중심으로 마련되어 있다.

TIP 응급의료의 "4T"

① 분류(Triage): 환자들의 필요에 부응하기 위해 시스템 자원들이 어떤 방법으로 할당되느냐 등 응급의료체계를 통한 환자흐름에 역점을 두는 지침이다.
② 처치(Treatment): 의료지도란 직접명령으로 수행되는 절차 및 이른바 직접적 지시 및 복무규정(standing orders, 정규처방)으로 미리 인가된 지침에 따른 절차에 의해 수행되는 응급처치를 확인하는 지침이다.
③ 이송(Transport): 환자의 부상이 갖고 있는 성격. 요구되는 필요수준, 이송시간의 평가 등에 기초한 이송방식(항공 대 지상 이송)에 역점을 두는 지침이다.
④ 병원간 전원(Transfer): 환자의 특정한 치료에 가장 적절한 의료시설로 입원할 수 있도록 역점을 두는 지침이다.

프로토콜(protocol)은 특정 질병이나 부상을 위한 치료계획이다. 현장응급처치 표준지침(standing order)이란, EMS 조직에서 특정한 지도 또는 의료통제에 앞서 고려해야 할 금지사항(예: Anginal patient에게 Nitroglycerin 사용)에 대한 기준을 정하는 지도의사들에 의한 지침의 한 유형이다. 예를 들면, 응급구조사는 미국심장협회(American Heart Association)의 고급소생술 알고리즘을 심정지 환자를 위한 지침으로 사용 및 어떤 유형의 기구와 장비사용을 허용하는지와 대원에 대한 최소한의 요구사항에 대하여 제시한다. 119구급차가 다녀간 후 지도의사는 구급활동일지를 살펴보고 지속적인 품질개선을 위해 구급활동일지를 재검토하기도 한다. 또한 심폐소생술 금지(Do Not Resuscitate) 명령, 응급처치를 거부하는 환자, 성적학대, 아동학대, 노인학대, 중도개입 의사 등에 대해 적절한 대응을 하는 것과 같은 특별상황을 위해서도 지침이 마련되어 있다.

2) 공공정보 및 공공교육

일반시민은 응급의료서비스 시스템의 필수적인 한 요소이다. 응급의료서비스는 일반시민에게 다음 3가지에 대해서 교육계획(응급 상황에 대한 인식, 응급의료서비스 시스템에 대한 접근, 기본인명소생술)이 있어야 한다.

① 응급 상황에 대한 인식

미국심장협회(American Heart Association)는 1년에 30만 명 이상의 심장정지 환자가 병원 전에 발생한다고 보고하고 있다. 이러한 심장정지는 대부분 심장질환 징후가 나타난 지 2시간 안에 발생하므로

"급사(suddenly)"라고 부른다. 대다수 환자들은 심장질환의 증상을 느꼈을 때 응급상황을 인식하여 빠른 도움요청을 하는 일을 지체한다. 환자나 옆에 있던 사람들이 심장질환의 증상 및 징후를 응급상황으로 인식하여 적절한 시간에 119 신고와 도움 요청하는 것에 교육을 받았다면 급사(suddenly)에 대한 사망을 예방하고 후유증을 줄일 수 있을 것이다.

② 응급의료서비스 시스템에 대한 접근

공공교육의 두 번째 측면은 응급의료서비스 시스템에 대한 접근이다. 시민들이 응급상황에서 생명을 위협하는 행위를 피하기 위해 응급의료서비스 시스템 작동방법을 알고 있어야 한다. 응급의료서비스 시스템에 대한 접근에 대한 119신고 및 도움요청에 잘 알고 있어야 하고(그림 2-12), 시민들은 119구급상황관리센터 담당자에게 필요한 정보를 주는 법에 대해 교육을 받아야 한다.

TIP 119신고방법

- 수화기를 들고 긴급버튼을 누른 후 발신음이 들리는지 확인
- 119버튼을 누름
- 질문에 대답(첫 질문에 "??사고"입니다)
  - 환자발생 장소
    - · 낯선 거리에서는 상가 전화번호
    - · 낯선 곳에선 전봇대 번호
    - · 등산로 119위치표지판
    - · 고속도로에서는 시점표지판
  - 전화번호
    - · 휴대전화보다 유선전화로 신고
  - 환자발생 상황
  - 환자의 상태
  - 필요한 구조요원의 수
  - 필요한 구조방법 및 장비

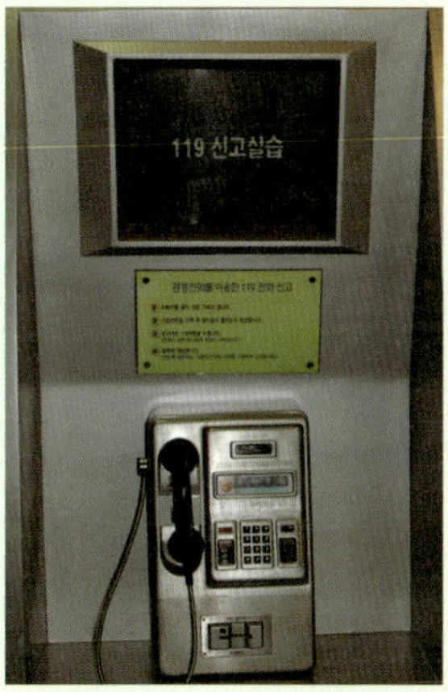

그림 2-12. 119신고방법

③ 기본인명소생술

응급상황을 인식하고 응급의료서비스에 접근방법에 익숙해진 시민들이 마지막으로 알아야 할 것은 심폐소생술(CPR), 중요한 외상 후의 지혈 등과 같은 기본인명소생술이다. 많은 연구에 의하면 응급의료체계(Emergency Medical System) 대응시간과 환자 사망률 간에 하나의 연관성이 있는 것으로 나타났다. 많은 시민들이 기본인명소생술(BLS) 방식에 대한 훈련이 되어 있을 때, 더 나아가 전문인명소생술(ALS) 대처가 있을 때 많은 환자들이 성공적으로 소생될 수 있다는 점이 보고서에 의해 검증되었다. 또한 대중들의 참여활동에는 목격자에 의한 자동제세동기 사용이 포함되었다.

3) 통신

통신망은 지역 응급의료서비스 체결의 핵심요소이다. 위급한 의료상황에 대해 각종 요소들을 조정하여 조직적으로 대처하는 일은 종합적이고 융통성 있는 계획이 필요하고 이러한 계획에는 다음과 같은 것들이 포함되어야 한다.

① 시민들의 접근: 119와 같이 일반시민들에게 널리 알려진 전화번호는 응급의료서비스에 시민들이 직접적으로 접근할 수 있는 길을 열어주어 응급상황의 반응시간과 생명을 위협하는 시간을 감소시켜야 한다. 119는 전화를 건 사람의 위치를 자동적으로 파악하고(그림 2-12), 걸려온 전화를 적절한 응급의료서비스(소방, 경찰, 병원)체계에 즉각적으로 연결해주고, 바로 연결될 수 있는 콜백(call back) 능력도 갖추고 있다.

② 단순통제센터: 어떤 지역에서든 모든 응급서비스 전달매체들과 의사소통을 하고 지시할 수 있는 119구급상황관리센터가 하나 있는 것이 최상이며, 어떠한 응급상황대처에 있어서 자원을 가장 잘 활용하기 위해서는 모든 공공기관이 똑같은 통신센터에서 출동명령을 받는 것이 바람직하다.

③ 운영통신 능력: 응급의료서비스 구급 · 구조본부는 시스템의 모든 측면들을 관리하고 대응을 위한 시스템을 평가할 수 있다. 단위 구조대들은 상호협조가 필요할 때와 재난구조 활동할 때 상호간 다른 기관들과 의사소통을 할 수 있다.

④ 의료통신 능력: 응급의료종사자들은 의료시설들과 의사소통을 할 수 있고, 많은 지역에서 응급의료종사자들이 직접의료지침 지도의사에게 심전도(ECG) 원격측정신호(signal)를 보낼 수 있다. 병원들도 용이한 환자이송을 위해 육상통신선이나 전자망(microwave network)을 통해서 상호 간에 의사소통을 할 수 있다.

⑤ 통신 하드웨어: 하나의 시스템을 작동시키려면 무전기, 콘솔, 호출기, 휴대폰 전송타워, 자동중계장치, 육상통신선 등 통신장비들이 필요하다.

⑥ 통신 소프트웨어: 구급차를 추적하는 위성 및 하이테크 컴퓨터 프로그램이 소프트웨어에 포함된다(그림 2-13).

응급의료체계는 통신망을 효과적이고 능률적으로 작동시켜야만 한다. 모든 지역의 응급의료체계가 통할 수 있는 유일한 대안이란 없으므로 각 응급의료체계는 단순하고 융통성 있고 실용적인 네트워크를 마련해야 한다.

(1) 구급상황관리자

구급상황관리자(emergency medical dispatcher, EMD)의 활동은 효과적인 응급의료서비스 운영을 위해 결정적으로 중요하다. 구급상황관리자은 표준화될 수 있도록 훈련과 역할은 다음과 같다(그림 2-14).

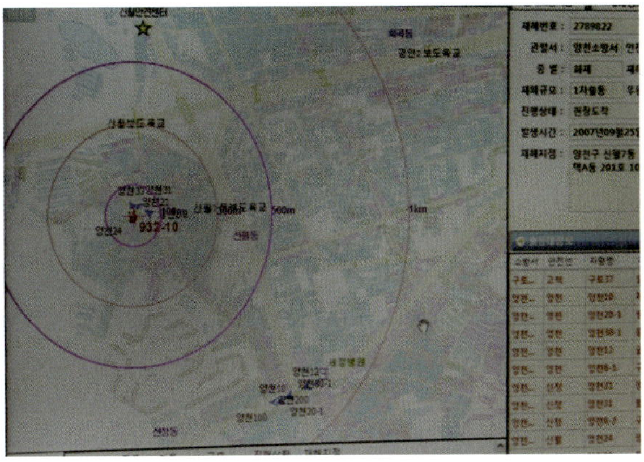

그림 2-13. 119구급차 출동화면(서울종합방재센터)

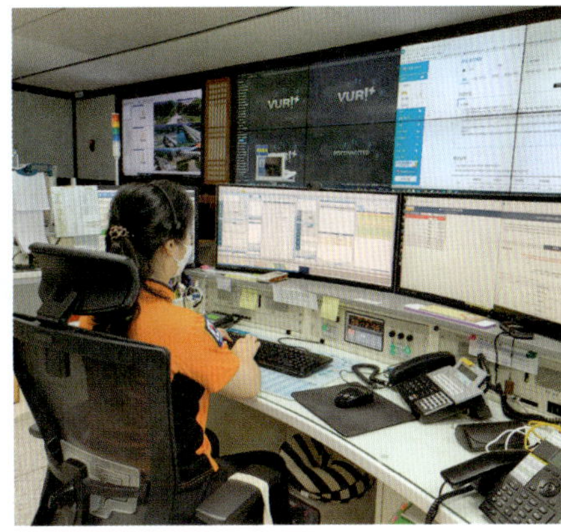

그림 2-14. 구급상황관리자(dispatcher)

① 사고현장으로 구급차를 보낼 뿐만 아니라 응급의료시스템이 항시 가동태세가 되어 있는지를 확인하여야 한다.

㉠ 각각의 응급신고는 적절하게 선별하고 우선순위를 결정해야 한다.

㉡ 적절한 응급구조대를 선정하고 응급출동을 요청해야 한다.

② 응급환자가 발생한 위치를 정확하게 파악해야 한다.

③ 상황이 해결될 때까지 다른 출동대와의 통신체계를 통합, 유지하고 있어야 한다.

④ 의학적 그리고 기술적으로 훈련되어야 한다.

⑤ 훈련에는 기본적 통신기술, 의학적 질문기법, 현장 도착 전 지시요령, 출동순위 결정요령 등이 있다.

(2) 응급의료 상황관리센터

응급의료를 위한 상황관리센터는 응급의료서비스 체계의 신경중추이다. 상황관리센터는 환자에게 적절한 의료정보를 제공 및 지도하는 수단이고, 의료지침 책임자와 응급의료서비스 기구의 통제 아래 놓여 있어야 한다(그림 2-15). 응급의료 상황관리센터의 계획에는 질문과 관련된 지침, 응답형태, 상황관리센터의 관리, 현장 도착 전 전화지시 요령 등이 포함되어 있어야 한다.

응급의료서비스 시스템의 상태관리는 통화규모와 위치파악 방식에 대해 미리 계획해서 구급차와 탑승요원들을 전략적으로 배치하는 것에 달려 있다. 이런 방법은 대응시간을 줄이는 데 도움이 된다. 또 다른 관리수단으로는 "출동우선순위 결정"이란 방식이다.

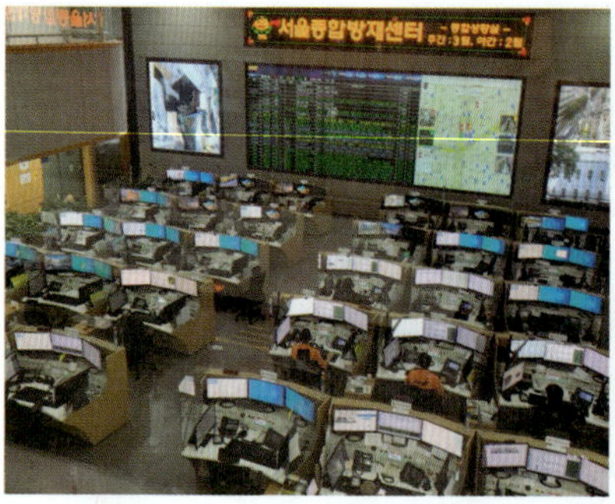 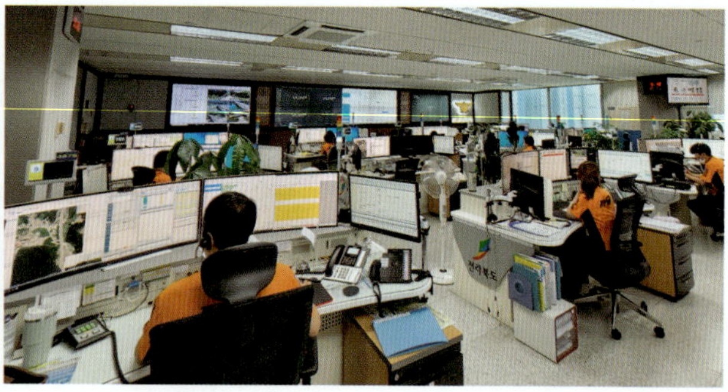

그림 2-15. 119구급상황관리센터

TIP 출동우선순위결정 해외 사례

① 피닉스 시(Phoenix city) 소방본부(1974년)

애리조나주 피닉스 소방국에서는 119구급상황관리센터에 일부 구급대원을 배치하여 발신자를 면담하고 출동 우선순위를 지정하는 시스템을 도입했다. 이들은 의학적으로 훈련된 대원들이 개발한 현장 도착 전 지시 프로그램(Pre-arrival instruction program)을 운영했다.

☞ 이 프로그램의 핵심:

신고자는 구급대가 현장에 도착하기 전까지 119구급상황관리센터 대원의 도움을 받아 응급처치(구명) 활동을 시작할 수 있다.

② 트레이크시티(Salt Lake city) 소방본부(1975년) - 최초의 출동 우선순위결정 시스템

솔트레이크시티 소방서에서 최고 의료책임자로 고용된 제프 클로슨(Jeff Clawson) 박사는 응급의료서비스 호출을 체계적으로 처리하기 위해 구급출동지시 프로그램(Emergency dispatch program)을 개발했다.

☞ 이 프로그램의 핵심:

119구급상황관리센터 대원이 의학적으로 인정된 지침을 사용하여 긴급한 신고를 선별하도록 설계
신고자에게 적절한 질문을 던지고 응답을 통해 증상을 확인한 후, 출동 우선순위를 결정하고
현장 도착 전 응급처치 방법을 안내하는 시스템이다.

③ 시애틀(Seattle) 응급의료서비스 시스템 (1985년)

시애틀 응급의료서비스 시스템은 전화를 건 신고자에게 심폐소생술(CPR)을 포함한 응급처치를 성공적으로 지시하는 프로그램을 개발했다.

☞ 이 프로그램의 핵심:

도착 전 지침 개발은 당시 응급의료 출동과 관련된 사람들에게 새로운 도전이었다. 구급대원이 현장 도착까지 평균 8분이 걸리는 반면, 119구급상황관리자는 신고 전화를 몇 초 안에 받을 수 있다.
이에 따라 의사들은 119구급상황관리자의 간단한 스크립트 안내만으로도 생명을 구할 수 있다는 새로운 가능성을 발견했다. 119구급상황관리자는 신고자에게 심폐소생술(CPR) 및 기타 응급처치 절차를 전화로 안내하는 역할을 수행했다.

☞ 결론

위 사례들은 출동 우선순위결정 및 현장 도착 전 응급처치 지침(Pre-arrival instructions)의 중요성을 강조한다. 특히, 119구급상황관리센터 대원이 신고자와 통화하며 응급처치를 지시하는 시스템은 응급환자의 생존율을 높이는 데 중요한 역할을 한다.

현장 도착 전 지시프로그램으로 결국 많은 단점들이 생겨날 수 있다고 비판도 있으나, 서비스를 제공하지 않음으로써 생겨나는 문제점들이 현장 도착 전 지시프로그램보다 위험이 훨씬 더 컸다. 어떤 프로그램을 시작할 때는 증거 자료가 없기 때문에 많은 사람들이 단점들을 이야기하지만, 현장 도착 전 지시프로그램의 장점들이 더 많아 실시되었다. 이런 프로그램들 중, 목격자에 의한 심폐소생술 프로그램은 현재에도 활용되고 있다.

전략적 배치시스템은 현장 출동시간을 최소화하기 위해 구급차와 구급인력을 운영하는 응급의료서비스기관에서 사용하는 방법을 말한다. 구급차를 배치할 때는 다음과 같은 다양한 요소를 고려한다.

① 구급차가 도착해야 하는 시설의 위치

② 병원 위치

③ 예상 신고 수(다발사고지역 및 신고 빈도가 높은 지역)

④ 지형

⑤ 교통상황(교통 혼잡, 지하철과 같은 특수한 요소)

⑥ 스포츠 경기, 귀빈의 방문, 대규모 집회, 지역행사 등

대부분의 응급의료시비스 기관의 현재 위치에 따라 배치전략 개발이 매년 필요하다. 가장 이상적인 배치 결정을 위해서는 두 가지 사항을 고려해야 한다.

① 구급차 반응시간

② 인구변화

전략적으로 배치는 가장 출동이 많은 시간대(일주일 중 특정 요일 또는 하루 중 특정 시간대, 행사 등)를 기록하여 배치하는 방식으로, 전략적 위치에 있는 응급의료서비스기관이 적은 경우, 119 출동요청 신고건수가 유독 많은 지역에 여분의 구급차를 배치시킬 수 있는데, 이러한 지역을 주요거점지역(PAR)이라고 한다. 주요 거점지역의 크기는 사용 가능한 구급차의 수와 예상되는 신고건수에 따라 결정된다. 배치된 구급차는 그 지역으로 이동하는 인구나 신고에 따라 재배치될 수도 있다. 이러한 자원 배치시스템은 고도화된 정보기술(컴퓨터 등 이용)을 이용하여 구급차 배치 작업을 하기도 한다. 정보화기술(컴퓨터 등)은 자동차위치 추적 시스템을 통해 특정 시간대에 각 구급차가 어느 곳에 위치해 있는지를 알려주기 때문이다. 시스템 상태관리(체계적 상황관리)의 장점은 다음과 같다.

① 적은 자원으로 서비스 욕구 충족

② 출동시간 단축

③ 구급차의 적절한 위치를 확보하기 위해 컴퓨터를 이용하여 구급차 및 구급인력 배치 자동화

특히, 출동시간은 심정지 환자의 경우 지역 주민의 생사를 좌우하는 문제이다. 효과적인 응급의료서

비스 자원배치체계는 사고발생 후 4분 이내에 기본소생술(basic life support, BLS), 8분 이내에 전문소생술(advanced life support, ALS)을 현장에 위치시킨다. 미국심장협회의 보고에 따르면 심장소생술과 같은 적절한 기본응급처치 없이 대응시간이 4분을 초과(심장정지, 호흡기 질환, 자동차 충돌사고)할 경우 뇌의 손상을 초래하고, 8분 안의 빠른 제세동기 사용은 급사할 수 있는 상태를 다시 돌려놓을 수 있다는 것이 많은 연구들의 제안이다. 따라서 응급대응조치의 목표는 사고발생 후 4분 이내에 기본소생술, 8분 이내에 전문소생술이다.

이러한 기준을 충족하기 위해서는 많은 비용이 들기 때문에 많은 지역에서는 단계적 반응체계에서 최초반응자가 자동제세동기를 사용할 수 있도록 교육하고 첫 번째 반응단계에서는 4분 이내에 현장에 도착해서 환자를 돕고, 8분 이내에 환자에게 전문인명소생술이 실시되는 2단계 반응을 돕는다.

TIP

1. Eisenberg MS, Bergner L, Hallstrom A. Cardiac resuscitation in the community. Importance of rapid provision and implications for program planning. JAMA. 1979;241(18):1905–1907.
2. Larsen MP, Eisenberg MS, Cummins RO, Hallstrom AP. Predicting survival from out-of-hospital cardiac arrest: a graphic model. Ann Emerg Med. 1993;22(11):1652–1658.
3. Valenzuela TD, Roe DJ, Cretin S, Spaite DW, Larsen MP. Estimating effectiveness of cardiac arrest interventions: a logistic regression survival model. Circulation. 1997;96(10):3308–3313.
4. Pell JP, Sirel JM, Marsden AK, Ford I, Cobbe SM. Effect of reducing ambulance response times on deaths from out of hospital cardiac arrest: cohort study. BMJ. 2001;322(7299):1385–1388.
5. Waalewijn RA, de Vos R, Tijssen JG, Koster RW. Survival models for out-of-hospital cardiopulmonary resuscitation from the perspectives of the bystander, the paramedic, and the hospital. Resuscitation. 2001;51(2):113–122.

훈련된 전문응급구조사의 경우, 한 팀에 얼마나 많은 인력을 배정해야 하는지의 문제는 항상 논란을 일으키는 복잡한 문제점이며 다음과 같다.

① 전문응급구조사가 2명인 경우, 심장정지 환자를 처치할 때 추가적으로 발생할 수 있는 응급상황에 대처할 인력이 부족하기 때문에 전문응급구조사와 중급응급구조사를 한 팀으로 묶어 전문인명소생술팀 구성

② 지역마다 이용 가능한 자원이 다양하기 때문에 모든 가능성은 특정 요구와 이용 가능한 자원을 기반으로 응급구조사의 배치 결정

③ 구급차에 전문응급구조사를 배치하는 경우 지역에서 출동건수가 하루 또는 일주일 중 구급차 출동 요청이 가장 많은 때를 감당할 수 있도록 근무교대 시간 조절

④ 구급차를 운영하는 기관은 예비 인력 고려

⑤ 구급차를 운영하는 기관은 구급차를 운영하기 위한 기준 마련

4) 응급의료체계의 조직

오늘날 응급의료체계의 조직은 지역사회에 다양한 수준의 의료처치를 제공하는 복합적인 협력체계를 형성하고 있다. 이러한 응급의료서비스들은 지역사회 내 시민들의 늘어나는 수요를 충족시키기 위해 서로 조화를 이루어 제공된다. 응급구조사는 이러한 협력체계의 한 부분이므로 끊임없는 수요변화에 부응하기 위해 항상 준비되어 있어야 한다(그림 2-16).

응급의료체계 협력체계는 복합적인 응급의료체계 조직 내에서 시민의 참여로부터 첫 시작이 되며 다음과 같은 것들을 알기 원한다.

① 응급상황을 어떻게 파악하는지?

② 응급의료서비스가 어떻게 제공되는지?

③ 응급의료서비스가 제공되기 전에 어떻게 응급조치를 하는지?

응급구조사는 비응급환자(단순 만취자 등)가 새벽에 구급요청을 하더라도 화를 낼 이유가 없다. 응급구조사는 응급의료체계의 일부이기 때문이다. 또 응급구조사는 지역사회 내 봉사자임을 기억하고, 비응급 신고전화에 대응할 수 있어야 한다. 시민들이 느끼는 응급상황과 응급구조사가 느끼는 응급상황이 완전히 다를 수 있다는 것을 기억해야 한다.

지역사회 내 시민이 응급의료체계 시스템을 이용할 때, 제일 먼저 119구급상황관리센터 근무자와 접촉하게 된다. 구급상황관리자의 역할은 응급상황을 분석하고 잔뜩 긴장한 구조요청자로부터 적절한 정보를 얻어내는 것에 한한다. 우선 현장에서 어떤 일이 벌어지고 있는지 알아내야 하는데 대부분의 경우에 있어 구급상황관리자가 전달하는 상황은 실제 상황과 많이 다를 수 있다. 이러한 제한된 정보에도 불구하고, 응급구조사는 환자를 위한 처치계획을 세워 적절한 이송수단과 환자를 받아줄 의료시설을 결정하게 될 것이다.

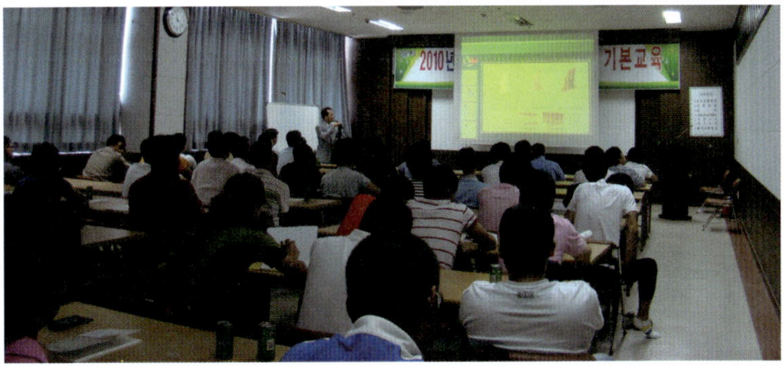

그림 2-16. 응급상황에서 응급의료서비스가 도착하기 전 초기 대처방법을 교육하고 있다.

적극적인 자세를 가져야 지역 내에서 최고의 응급구조사가 될 수 있다. 실행 가능한 처치계획을 구상할 때 이런 의문을 가질 수 있다. "의료기관이 이 환자에게 필요한 자원(인력, 장비 등)을 가지고 있는가?" 응급구조사가 적극적이라면 환자에게 적합하고 치료가 가능한 응급의료기관을 알고 있을 것이다. 또한 응급구조사라면 이러한 정보들은 알고 있어야 할 지역 내의 정보이다. 물론, 환자가 의료시설을 선택할 수도 있다.

(1) 구급상황관리자

구급상황관리자는 응급의료체계(emergency medical services system, EMSS)에서 핵심역할을 수행한다. 그들은 전화상으로 모든 정보를 입수하고 해석하여 그것을 적절한 인원에게 전달해야 한다(그림 2-17). 구급상황관리자(emergency medical dispatcher, EMD)가 응급의료 구급상황관리자 과정의 훈련을 받고 업무 수행을 한다.

① 신고자에게 질문을 하고 우선순위를 정한다.

② 신고자에게 도착 전 의료지도를 하고 응급구조사에게 현장정보를 제공한다.

③ 다른 유관기관에 협조요청을 한다.

구급상황관리자는 출동할 응급구조사에게 도움을 주기 위해서 신고자로부터 가능한 한 많은 정보를 확보하기 위해 다음과 같은 질문을 해야 할 것이다.

① 환자가 발생한 정확한 위치는?

㉠ 주택, 건물위치, 방향, 건물의 명칭, 도로명 등 정확하게 확인해야 한다.

㉡ 가장 가까운 표지판을 물어봐서 위치를 정확히 파악한다.

㉢ 응급현장의 정확한 위치를 알아내는 것은 중요하다.

② 신고자의 전화번호는?

㉠ 119에서는 번호를 확인할 수 있을 것이다.

㉡ 전화는 끊으라고 할 때까지 계속해서 켜두도록 해야 한다.

㉢ 응급상황이라면 구급상황관리자는 구급대를 현장으로 호출한 후 신고자에게 구급대가 도착할 때까지 응급현장에서 구급상황관리자가 지시하는 대로 상황에 따라 여러 가지를 협조를 해야 한다. 또한 현장의 위치가 확실치 않을 경우에 대비해서 통화를 계속하고 있는 것이 중요하다.

③ 문제가 무엇인가?

㉠ 이 질문은 주요한 호소사항을 알게 해준다. 구급상황관리자가 앞으로 어떤 종류의 질문을 해야 하며 출동의 우선순위를 판단하도록 돕는다.

④ 환자의 나이는?

㉠ 소아라면 구급차는 대부분 현장에 소아용 장비를 갖추고 출동할 것이다.

⑤ 환자의 성별?

⑥ 환자의 의식상태?

⑦ 환자의 호흡양상?

㉠ 호흡을 한다면 주호소 사항과 관련된 추가적인 질문을 해서 반응수준을 결정한다.

⑧ 사고차량이 많은가, 차량의 종류는 무엇인가?

㉠ 사고차량의 수와 사고차량의 종류(자가용, 트럭, 버스)를 확인해야 한다.

㉡ 사고차량이 트럭이라면 위험물질이 적재되어 있는지를 판단해야 한다.

㉢ 연료가 새고 있는지를 확인한다.

㉣ 사고현장에 전선이 늘어져 있는지를 확인한다.

㉤ 고정되지 않은 차량이 있는가? 측면이나 전복된 차량이 있는가?

⑨ 부상자는 몇 명인가?

㉠ 손상환자가 4명이라고 신고했다면 동시에 2-3대의 구급차를 보낼 것이다.

㉡ 손상환자 수를 정확히 파악한다면 시간을 절약하고, 환자생명도 구할 수 있다.

⑩ 구조해야 할 환자는 없는가?

⑪ 신고자가 사고 현장의 정확한 위치를 알지 못한다면 전신전화국을 통해서 통화한 위치를 알아낼 수 있다.

구급상황관리자는 신고자에게 질문을 해서 우선순위와 반응정도가 결정되면 다음과 같은 임무를 수행한다.

① 최초로 현장에 출동하는 구급대에게 사고중심으로(hot zone), 지원 구급대는 안전지역(cold zone 혹은 사고중심에서 조금 떨어져서 현장 응급의료소)으로 적절하게 출동시킬 수 있을 것이다.

② 신속한 출동 시 발생할 수 있는 구급차 사고를 미연에 방지할 수도 있다.

③ 구급상황관리자가 교통사고 현장까지의 모든 도로 상황을 알려준다. 만약 폐쇄되었다면 구급차 운전자는 다른 출동 경로를 선택할 것이다.

④ 구급상황관리자는 출동내용에 대한 질문을 최소화하고 구급차가 확실히 출동명령을 받을 수 있도록 메시지를 반복해야 한다.

⑤ 현장에 응급의료체계(EMSS) 인력이 도착할 때까지 환자에게 유용한 응급처치가 될 수 있는 단순 의료지도를 내리는 임무가 추가적으로 주어진다.

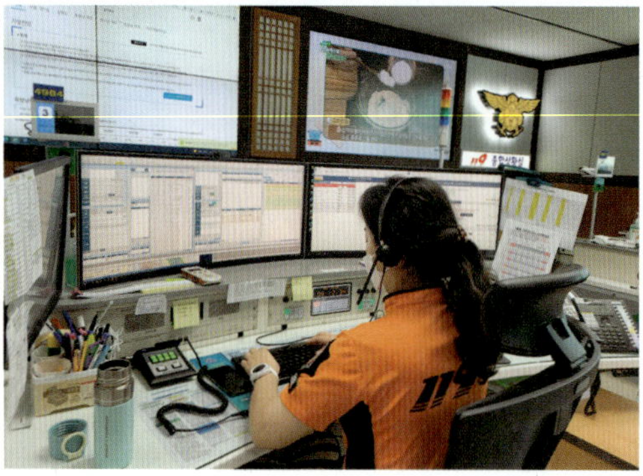 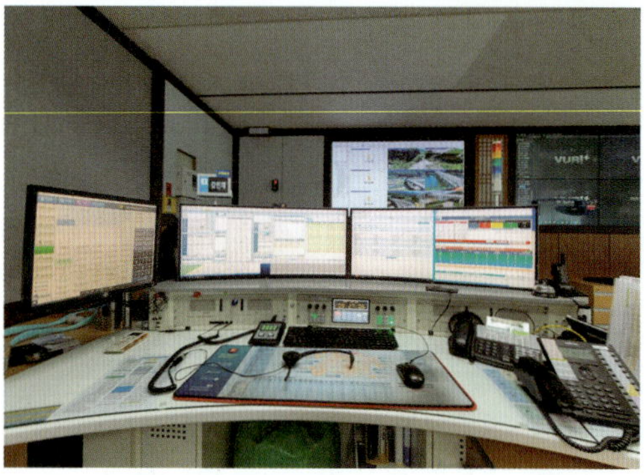

그림 2-17. 구급상황관리자는 전체적인 구급 · 구조 활동을 조정한다. 신고자의 정보를 해석하고 적절한 구조인력과 장비를 현장으로 출동시킨다.

(2) 최초반응자

자격이나 면허를 가진 최초반응자가 있는 것은 아니다. 일반적으로 최초반응자는 기본심폐소생술이나 응급처치 교육을 받은 사람을 말한다. 사고 현장에 맨 처음 도착한 최초반응자의 역할은 좀 더 숙련된 응급의료서비스 제공자인 응급구조사가 도착하기 전까지 환자를 안정시키는 것이다.

최초반응자(first responder)의 역할은 다음과 같다.

① 응급환자를 평가한다.

② 기본 외상처치술을 시행할 수 있어야 한다.

㉠ 지혈 · 척추고정 · 심폐소생술 등 응급처치 교육을 받은 상태이다.

㉡ 교육은 환자상태의 중증도를 인식하고 적절한 응급처치를 수행한다.

③ 응급구조사의 업무를 도와야 하고 교육받은 행위만을 시행하여야 한다.

㉠ 관련된 정보를 응급구조사에게 전달할 수 있는 능력을 가질 수 있도록 이루어져야 한다.

④ 응급구조사가 도착하면 업무를 인계하여야 한다.

응급의료체계(emergency medical system) 시스템에서의 최초반응자는 특히 시골지역에서 필수적인 구성원이 된다(그림 2-18). 응급구조사는 응급의료체계(Emergency Medical serivces System, EMSS) 조직 내에서 최초반응자 수준의 교육에 매우 익숙할 것이다.

TIP 구급상황관리자의 기도(The Dispatcher's Prayer)

신이시여,
저를 의지하는 사람들을 안전하게 지킬 수 있도록 도와주소서!
저에게 경청할 수 있는 귀를 주소서!
저를 필요로 하는 사람들과 연결될 수 있도록
저의 정신이 예리하고 명료하게 하시고,
저의 손가락을 빠르고 민첩하게 하소서!
한 번에 열 가지 일을 처리할 수 있는 방법을 결코 잊지 않게 하여 주시고,
그들 모두를 동일하게 잘 수행할 수 있게 하여 주소서!

신이시여,
저에게 인내심을 베푸소서!
공무원들과 함께하는 인내심, 상사와 함께하는 모든 사람들, 그리고 저를 비난하고 고함치고 싶은 다른 모든 사람들과 함께 견뎌낼 수 있게 하소서!
저에게 담력을 주소서!
아이를 살려 달라고 소리를 외치는 어머님,
총을 든 사람이나 지원을 위해 고함을 지르는 공무원
당황하지 않도록 하소서!
폭행당한 여인, 강간 피해자, 학대당한 아이가 이미 받고 있는 것보다 더 많은 고통을 겪지 않도록 저를 도와주소서!

신이시여,
저에게 필요한 것을 빨리 배우게 하시고,
기억을 빠르게 할 수 있고,
지식을 올바르게 사용할 수 있는 지혜를 주소서!

신이시여,
제 가족이 직장을 옮기거나 초과근무를 할 때,
그리고 계획을 취소하고
제가 한 가지 것이라도 더 도와줄 수 없을 때
희생을 치러야만 할지도 모르는 제 가족을 축복하여 주소서!
그들이 놓친 야구경기와 학교 프로그램, 그리고 둘만을 위한 저녁식사를
그들이 이해할 수 있도록 도와주소서!

신이시여,
저에게 용기를 주소서!
과소평가받고,
인정받지 못하고,
고되게 일하고, 인식되지 못함을 느낄 때
인내심을 가질 용기를 주소서!
제 마음이 절망을 느낄 때 계속 노력하도록 용기를 주소서!
마지막으로 신이시여,
제가 왜 이 직업을 처음부터 선택했는지 잊지 않도록,
스트레스를 겪고 있는 가운데서 무엇이 중요한지를 결코 놓치지 않도록 도와주소서!
제가 차이를 만들었다는 걸 기억하게 도와주소서!
그것이 작게는 며칠이 걸쳐 보일지도 모르지만
그건 별로 중요치 않습니다.

신이시여,
저는 상황관리자입니다.
저에게 평온함을 허락하소서.

– 나딘 클라크(Nadine Clark) –

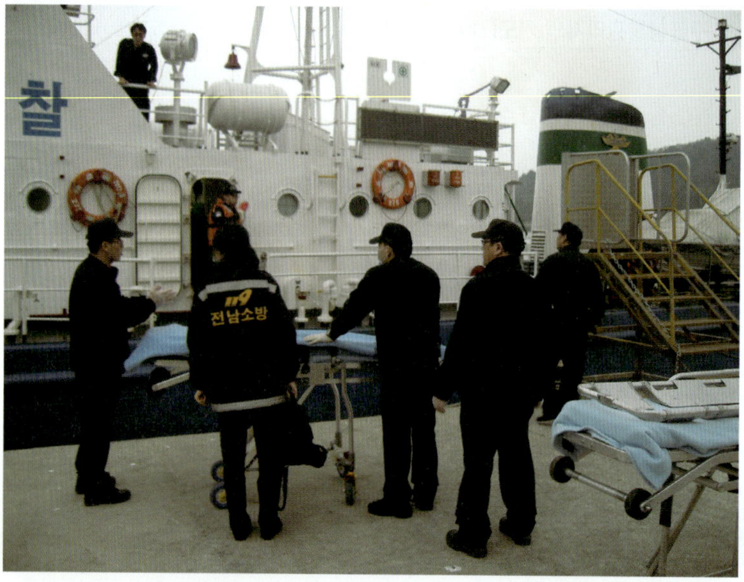

그림 2-18. 최초반응자는 초기에 응급처치를 제공하는 핵심적인 역할을 한다.

(3) 2급 응급구조사

2급 응급구조사(EMT-basic) 교육과정은 응급의료체계에서 기본적이고 가장 핵심적인 단계이다. 2급 응급구조사 과정에서 구강 내 이물질 제거, 기도기(airway)를 이용한 기도유지, 기본심폐소생술, 산소투여, 흉통 시 니트로글리세린의 혀 아래 투여 및 천식발작 시 기관지확장제 흡입(약물을 휴대하고 있는 경우) 등의 교육을 한다.

(4) EMT-중급과정

1999년 EMT-중급과정(EMT-intermediate)은 1985년도 교과과정에서 주요사항이 개정됨에 따라 중요한 변화를 겪었다. 2급 응급구조사의 기술을 모두 습득해야 하고 나아가서 항공기술, 정맥주사요법 등 고급기술을 유능하게 다룰 줄 알아야 한다. 심장과 관련된 전문기술을 익히고 약물치료를 하도록 하는 것도 있다. EMT-중급과정에 오직 응급구조사만이 수행할 수 있었던 기존 응급처치기술 몇 가지를 포함시켰다. 그 기술에는 정맥요법(IV-therapy)과 심장리듬체크, 고급기도확보과정이 포함된다. 현재 우리나라에서는 이와 같은 등급은 없으며 미국에서도 없어지는 추세이다.

(5) 1급 응급구조사

1급 응급구조사(EMT-paramedic) 교육과정은 현재 가장 높은 단계로, 우리나라에서 부여하는 공인된 자격을 취득할 수 있다. 현장에서 최고의 1급 응급구조사는 고급소생술뿐만 아니라 기초소생술도 계속해서 최신기술로 갖추고 있어야 한다.

병원 전 응급구조사들의 양성을 위한 교육은 응급의료체계의 설계에 있어서 중요한 일이다. 응급의료체계 응급구조사들은 자신들의 업무를 수행하는 데 필요한 지식과 기술을 숙달해야 할 뿐만 아니라 인간의 존엄성에 대한 높은 관심 및 뛰어난 기술을 얻고자 하는 열정을 갖추는 것으로 교육을 마쳐야 한다. 그 관심과 열정은 모든 응급의료종사자에게 기대하는 것이다.

1급 응급구조사는 기관내삽관, 정맥주사(IV line), 각종 약물투여, 심전도 해석, 심장제세동술 등을 포함한 전문응급처치를 할 수 있다. 우리나라에서도 최고의 과정이다.

TIP 국가별 응급구조사 교육과정

국가	등 급	교육과정
한국	1급 응급구조사 2급 응급구조사 구급대원	3-4년제 대학 교육과정 330시간 ≥ 2주 소방 구급교육
미국	EMT-Paramedic EMT-Intermediate EMT-Basic(A)	1,000시간 이상 110-1,000시간 81-140시간
일본	구급구명사 구급대원 - 구급대원 I - 구급대원 II	1,135시간 135시간 155시간

TIP 국가별 응급구조사 운영의 등급

국가 \ 등급	EMT-B	EMT-I	EMT-P
한국	○		○
일본	○		○
미국	○	○	○
영국	○		○

TIP 중급 및 2급 응급구조사 교육과정

국가	교육시간(이론, 실습, 현장실습)
한국	교과과정(이론, 실습): 243시간 현장실습: 100시간 병원: 50시간/소방: 50시간, 총 343시간
미국	- 교육 기간은 시간에 따라 정해지는 것이 아니라 교육생의 능숙도에 따라 달라짐(특정 교육시수 포함하지 않음) 총 150-190시간이 평균적으로 소요(이론, 실습, 임상 및 현장실습 포함)
일본	교과과정(이론, 실습): 218시간 현장실습: 32시간, 총 250시간
대만	8개 교과 과정: 136시간(실기 32시간 포함) 현장실습: 144시간 병원: 48시간/소방: 96시간, 총 280시간

5) 응급구조사의 교육 및 자격인증

응급의료서비스 응급구조사들을 위한 두 가지의 교육은 최초교육과 계속교육이다.

① 최초교육 프로그램이란? 병원 전의 응급구조사들의 양성을 위해 처음으로 교육훈련을 시키는 코스이다. 이 프로그램은 응급의료에 관한 법률 및 보건복지부에서 내세운 교육과정(curriculum)에 부응하거나 초과하는 표준코스를 이수하는 것이 포함된다.

② 계속교육 프로그램이란? 자격에 맞는 보수교육과 정기적인 연수교육 등을 말한다. 최초교육을 이수한 응급구조사는 응급의료에 관한 법률에 따라 자격을 받게 된다. 또한 정부는 훈련 시수를 정해 놓고 있다. 그리고 응급구조사 자격취득이 관련 학위 교육과정을 통해서 이루어질 수 있도록 구성되고 있다.

(1) 초기교육

교육방식은 다양하지만 대부분의 응급구조사 국가표준교육과정(National Competency Standards, NCS)에 근거하여 응급구조사 교육프로그램을 구성한다. 대학수준의 해부학, 생리학, 병리학 교육과정을 포함시키는 것이 오늘날 주요 권고 사항 중 하나이다. 응급구조사가 임무수행에 있어 알아야 할 최소한의 것을 요약하고 있다.

응급구조사 교육 프로그램을 위한 표준을 설정하고 3가지로 구성되어지고, 구체적인 분야에 대한 지침을 제공한다.

① 인지적 목표(지식): 사실, 정보, 지식으로 구성

② 동적목표(기술): 확보된 정보에 대한 정서, 태도, 가치를 부여하는 것

③ 정신운동 분야: 실험실 및 임상적 환경에 있는 학습자가 습득하는 경험적 술기

모든 응급구조사 교육 프로그램을 공인하려는 국가적인 노력을 '인증(accreditation)'이라고 한다. 이러한 과정은 응급구조사 교육 교수진, 시설, 장비, 의료감독, 임상적 제휴, 재정 확보에 대한 최소한의 지침 사항을 충족할 수 있도록 보장한다.

(2) 보수 교육

대부분의 응급구조사가 이수한 보수교육 시수에 대한 증명서를 요구한다. 이러한 교육들은 응급구조사가 새로운 연구결과와 기술들을 항상 습득할 수 있도록 해주며 잘 사용하지 않는 기술들을 환기시켜주기도 한다(그림 2-19). 또한 응급구조사가 근무하고 있는 지역에서 현재 이슈가 되고 있는 문제들을 다룰 수 있어 응급의료처치의 질 향상 노력을 독려하는 기회이기도 하다.

보수 교육은 재밌고 즐길 수 있어야 하고, 언제든지 더 배우고자 할 때에는 총회, 학술대회, 회의(conference), 세미나, 실험연구, 세미나뿐 아니라, 강의, 수업, 비디오, 시범 등을 통해 교육을 받을 수 있

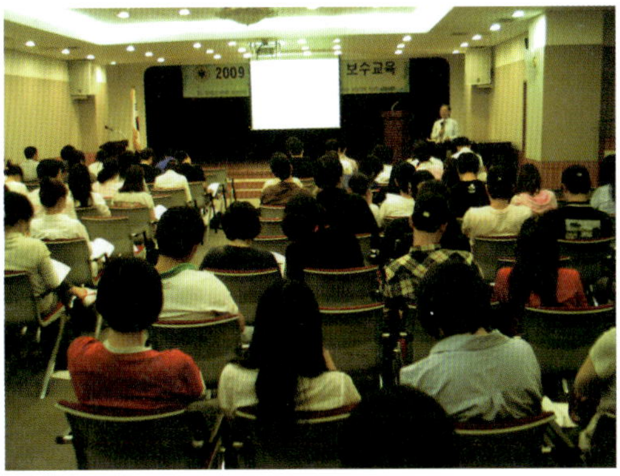

그림 2-19. 보수교육은 응급구조사 수준을 계속해서 유지할 수 있도록 해주는 최신기술을 체득하도록 도와준다.

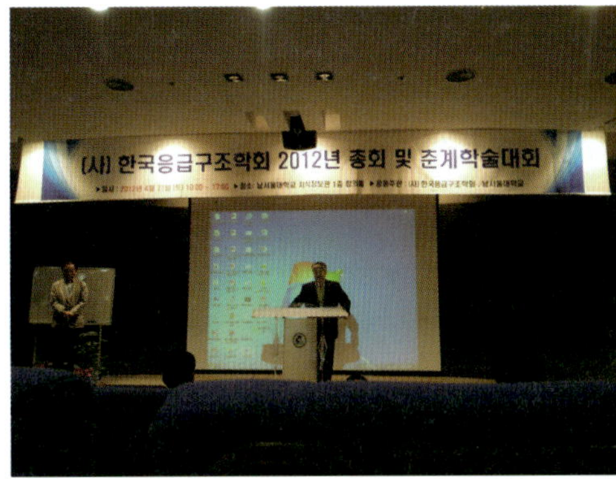

그림 2-20. 보수교육 및 각종 연수 참여는 1급 응급구조사 수준을 계속해서 유지할 수 있도록 해주는 최신기술을 체득하도록 도와준다.

다(그림 2-20). 응급구조사의 지역을 벗어난 곳이더라도 응급구조사의 지식기반을 확대할 수 있다. 응급구조사를 위해 정해진 과정은 아니지만 총회와 각종 세미나는 충분히 참석할 가치가 있다. EMS 저널을 꾸준히 읽고, 현장실무의 기반 보수교육과정도 많이 개설되어 있다는 것 또한 큰 기회이다. 응급구조사가 제공하는 응급서비스에 대한 비판의 의견도 널리 수용한다. 그것은 응급구조사의 수행능력이 가지는 문제를 체크하는 데 매우 유용하다.

정부의 자격 수여기관이 어떠한 요건을 요구하는지에 상관없이 지속적인 의료교육을 받을 책임은 궁극적으로 응급구조사 개개인에게 있다. 응급구조사가 어떤 분야에서 뒤쳐져 있는지, 처치과정 중 어느 단계에서 아쉬움을 느꼈는지 스스로 알고 있을 것이다. 그리고 현장에서 일어난 실수로 그 후로도 계속해서 그것에 대해 의문과 의심을 갖고 살아가야 할 것이다. 지속적인 교육은 실수가 일어나지 않도록 도와준다.

예를 들면, 소아 또는 외상처치술이나 구급차 운전기술에 대해 더 배우고자 할 때에는 학술대회나 세미나뿐 아니라, 강의, 수업, 비디오, 시범 등을 통해 교육을 받을 수 있다. 중요한 것은 오래전에 배운 정규 응급구조사 교육과정의 연장선상에 있는 지속적인 교육이라는 점이다.

(3) 자격인증 등

초기 교육이 끝나면 응급구조사는 응급의료에 관한 법률에 따라 공식적인 자격을 취득한다. 자격을 가진 응급구조사는 정부에 의해 부여된 권한을 특권이자 개인의 책무로 인식해야 한다. 응급구조사는 보수교육을 통해 바람직한 지위를 유지하고, 대중의 신뢰를 잃지 않도록 전문적인 업무를 보여주고 특권을 보호하는 데 적극적인 역할을 해야 한다.

① 자격(Certification)

자격(certification)이란 기관이나 협회에서 내부 자격 요건을 충족한 개인에게 부여하는 공식적인 인정을 의미한다.

㉠ 자격을 인정받은 응급구조사는 지도의사의 직접적인 의료지도 하에 활동하게 된다.

② 면허(Licensure)

면허(licensure)란 특정 직업이나 활동을 수행할 수 있도록 정부 또는 공인 기관이 발급하는 공식적인 허가를 의미한다.

㉠ 면허는 개인이 해당 직업에서 요구되는 최소한의 지식, 기술, 윤리적 기준을 충족했음을 인증하며, 공공의 안전과 건강을 보호하기 위해 법적 구속력을 가진다.

㉡ 현재 자격제도에서는 응급구조사의 독립적인 의료 행위가 제한적이지만, 면허를 취득하면 법적 책임 아래 보다 폭넓은 응급처치 및 의료 행위 수행이 가능해질 수 있다.

TIP 용어 정의

① 자격(Certification)이란?
- 당국 내지 협회가 자격요건에 부응하는 개인을 인정하는 과정

② 면허(Licensure)란?
- 직업적 규제의 과정이다.
- 면허 제도는 국가기관에 의해 특정 거래나 직업에 관여할 허가를 제공
- 정부가 대중의 보호를 기하는 데 필요한 능력을 갖춘 사람에게 전문직(profession) 종사를 면허해 주는 것

③ 인증(Accreditation)이란?
- 국가가 응급구조사 교육 프로그램을 공인하려는 것

④ 보수교육이란?
- 응급의료의 변화에 뒤떨어지지 않고 환자에게 최선의 치료를 제공하기 위함이고 의무임
- 보수교육형태: 전통적인 강의법과 미리 구성된 교육프로그램뿐만 아니라 웹 기반 교육프로그램, 인터넷 동영상, 비디오, 다른 유사한 교육서비스 제공 모델 등 혁신적인 전략도 포함(보수교육은 감독기관의 승인 필요)

⑤ 등록(Registration) 이란?
- 응급구조사의 이름과 핵심 정보를 특정 기록 양식에 기입하는 과정

⑥ 상호자격인증(Reciprocity) 이란?
- 다른 기관에 의해 동일한 수준의 자격이나 면허를 받은 사람에게 자동으로 자격이나 면허를 인정해주는 과정

⑦ 상호부조란
- 응급의료체계의 자원은 충분하지 않으므로 각 부서, 지자체, 체계 간에 필요할 경우 도움이 제공되어야 한다는 규정

③ 등록(Registration)

등록(registration)이란 응급구조사의 이름과 주요 정보를 특정 기록 양식에 기입하여 공식적으로 관리하는 과정을 의미한다.

㉠ 응급구조사 등록을 통해 정부는 초기 자격 및 재인증 절차를 추적하고 관리할 수 있다.

㉡ 응급구조사 등록 관리는 정부에서 인정한 특정 협회를 통해 이루어진다.

④ 상호자격인증(Reciprocity)

상호자격인증(reciprocity)이란 다른 기관에서 동일한 수준의 자격이나 면허를 취득한 사람에게 해당 자격이나 면허를 자동으로 인정해주는 제도를 의미한다.

(4) 응급처치 학습 및 훈련

응급처치 술기는 매우 흥미로운 분야이며 충분한 이론교육을 바탕으로 한 숙련이 가장 중요하다. 응급구조사가 되는 과정에서 배우는 모든 것의 목적은 생명을 구하고 환자의 고통을 덜어주는 데에 있다.

응급처치술은 다음과 같은 것들이 포함되어야 한다.

① 응급처치에 관한 전반적인 기초지식

② 응급처치에 필요한 이론교육

③ 임상실습

유능한 응급구조사가 되기 위한 임상실습 및 훈련은 다음과 같이 구분된다.

(가) 가장 중요한 부분은 생명을 위협하는 응급상황의 응급질환을 치료하려면 다음과 같은 방법들을 알아야 한다.

① 기도확보 방법

② 허파환기 방법

③ 심장과 허파의 기능회복 방법

④ 출혈 조절하는 지혈방법

⑤ 쇼크 응급처치 방법

⑥ 독극물 응급처치 방법

(나) 생명을 위협하는 상황이 아닌 경우의 응급처치이다. 의료기관에 도착하기 전까지 추가적인 손상을 받지 않도록 환자를 보호해야 한다. 다음과 같은 응급처치 방법을 알아야 한다.

① 상처 소독법 및 붕대법

② 부목고정법

③ 환자 이동방법

④ 유아동 보호법

⑤ 환자, 가족, 동료 그리고 응급구조사의 정신적 충격에 대처방법

(다) 비의료적 능력 중 다음과 같은 방법도 응급구조사는 알아야 한다.

① 서면으로 대화법

② 입 모양으로 의사소통하는 방법

③ 자신의 방어와 구급차를 운전하는 방법

④ 응급장비 사용법 및 비품 보관법

⑤ 적절한 구조방법

⑥ 의료법적인 문제를 다루는 방법

(라) 1급 응급구조사가 되려는 자는 다음 어느 하나에 해당하는 사람으로서 보건복지부장관이 실시하는 시험에 합격한 후 보건복지부장관의 자격인정을 받아야 한다(표 2-4).

① 대학 또는 전문대학에서 응급구조학을 전공하고 졸업한 사람

② 보건복지부장관이 인정하는 외국의 응급구조사 자격인정을 받은 사람

③ 2급 응급구조사로서 응급구조사의 업무에 3년 이상 종사한 사람

㉠ 2급 응급구조사가 되려는 사람은

- 보건복지부장관이 지정하는 응급구조사 양성기관에서 대통령령으로 정하는 양성과정을 마친 사람
- 보건복지부장관이 인정하는 외국의 응급구조사 자격인정을 받은 사람

응급구조사가 자격을 인정받기 위해서는 다음 같은 과목을 알아야 한다.

① 전문응급처치학 총론에는 응급구조학의 개요, 환자이송 및 장비운영, 대량재해 응급의료가 포함되고, 응급의료장비 운영에는 휴대용 의료장비 사용, 구급차 내 의료장비 사용, 무선통신방법, 기록의 작성과 보관이 포함된다.

② 기초의학은 해부학, 생리학, 병리학, 공중보건학으로 이루어진다.

③ 임상응급의학은 심폐정지, 기본심폐소생술, 순환부전, 의식장애, 출혈, 일반외상, 두부 및 경추손상, 기도 및 소화관이물, 대사이상 및 체온이상, 감염증 및 면역부전, 급성복통, 화학손상, 산부인과 질환, 신생아 질환, 정신장애, 창상의 내용으로 이루어진다.

④ 환자관리학에는 환자평가 및 환자관리학이 포함된다.

⑤ 관련법령에는 응급의료에 관한 법률, 의료법, 기타보건의약관련법규가 포함된다.

⑥ 실무실습에는 구급차 동승실습과 응급의료센터에서의 실습이 있다.

응급처치 훈련은 일시적인 노력으로는 충분하지 않으며, 항상 일정한 수준을 유지하고 새로운 지식을 습득하며 필요한 지식과 기술을 발전시키기 위해 계속해서 공부해야 한다(그림 2-21). 응급구조사의

지속적인 능력유지를 위하여 응급구조사 자격을 취득한 다음 연도부터 매년 8시간 이상 응급구조사 보수교육을 받아야 하고 끊임없이 학회 참여 등 지역사회증진에 힘써야 한다. 보수교육은 응급의료에 관한 법률 제43조, 시행규칙 35조에서 다루고 있다.

TIP 응급의료에 관한 법률 시행규칙 35조 응급구조사의 보수교육

① 법 제43조제1항에 따른 응급구조사 보수교육(이하 "보수교육"이라 한다)은 다음 각 호의 구분에 따라 실시한다.

1. 보수교육의 내용: 다음 각 목의 사항
   가. 직업윤리
   나. 업무 전문성 향상 및 업무 개선
   다. 의료 관계 법령의 준수
   라. 그 밖에 가목부터 다목까지의 사항에 준하는 것으로서 보건복지부장관이 보수교육에 특히 필요하다고 인정하여 정하는 사항
2. 보수교육의 대상: 응급구조사 자격을 가지고 해당 자격과 관련된 업무에 종사하고 있는 사람
3. 보수교육의 방법: 대면교육 또는 정보통신망을 활용한 온라인 교육
4. 보수교육의 시간: 매년 8시간 이상. 다만, 1년 이상 응급구조사의 업무에 종사하지 않다가 다시 그 업무에 종사하는 사람의 경우 그 종사하려는 연도의 교육시간에 관하여는 다음 각 목의 구분에 따른다.
   가. 1년 이상 2년 미만 그 업무에 종사하지 않은 사람: 12시간 이상
   나. 2년 이상 3년 미만 그 업무에 종사하지 않은 사람: 16시간 이상
   다. 3년 이상 그 업무에 종사하지 않은 사람: 20시간 이상

② 보건복지부장관은 응급구조사가 다음 각 호의 기관에서 보건복지부장관이 보수교육에 상응한 교육으로 정하는 교육을 받은 경우 해당 교육시간 중 일정시간을 보수교육 이수시간으로 인정할 수 있다.

1. 소방청
2. 중앙응급의료센터

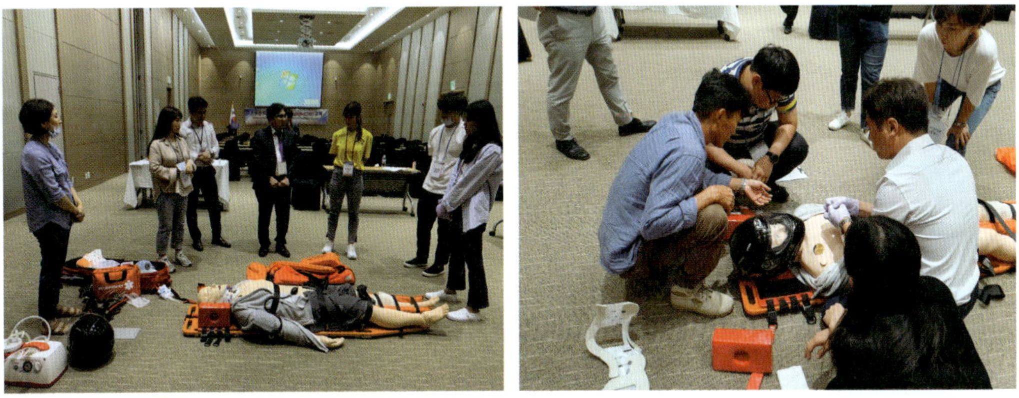

그림 2-21. 새로운 의료기술을 익히기 위해 보수교육 및 각종 연수프로그램에 참여하여야 한다.

표 2-4. 응급구조사의 시험과목

종목	구분	과목
필기	1급	기초의학, 응급환자관리, 전문응급처치학총론
		전문응급처치학각론, 응급의료관련법령
	2급	기본응급처치학총론, 기본응급환자관리, 응급의료관련법령
		기본응급처치학각론, 응급의료장비
실기	1, 2급	체력시험(배근력)
	1급: 기능시험	기관내삽관(바닥에서 실시)
		정맥로 확보
		모니터 제세동기에서 심전도 리듬측정 및 판독
		자동제세동기(AED) 사용법
		내과환자 평가
		영아 기도폐쇄처치법
		외상환자 평가
		견인부목 적용
		후두튜브 삽입
	2급: 기능시험	자동제세동기(AED) 사용법
		외상환자 평가
		견인부목 적용
		영아 기도폐쇄처치법
		영아 심폐소생술
		흡인 및 산소투여
		진공부목 적용
		바로누운환자의 척추운동제한하기

6) 전문조직

전문조직의 일원이 되는 것은 최근의 전문용어에 대한 정보를 입수하는 데 있어서 좋은 방법이다. 다른 조직구성원들과 의사소통을 하는 것은 생각을 공유하는 데 있어서 더할 나위 없는 기회를 제공한다. 전국적인 응급의료서비스 조직으로는 한국응급구조학회, 보건복지부, 소방청, 응급의료기관, 대한응급의학회, 한국보건산업진흥원, 기타 등이 있다.

이 단체들은 응급의료종사자, 응급의학전문의 등 스스로 실력을 쌓고 특정 분야에 대한 관심을 키우는 데 뒷받침이 되는 조직들의 몇 가지 예에 불과하다. 이 조직들은 교육프로그램 · 운영방침 및 절차의 개발, 응급의료서비스의 시행에 도움을 주고 있다. 그리고 일반인들과 전문가들로부터 의견을 받아들인 지침을 마련하는 데 대중적 관심을 불러일으킨다. 또한 의료계 내부에서 응급의료서비스의 지위를 격상시키는 수단을 제공하고, 조직들의 노력은 응급의료서비스 종사자들의 일치된 목소리를 내게 하는 데 일조한다.

7) 전문학술지

부단히 변화하는 응급의료분야에서 응급의료종사자들이 최근 동향에 대한 인식을 놓치지 않기 위해서는 다양한 전문학술지들이 도움이 된다. 이 학술지들은 응급의료서비스 전문가들이 기고할 수 있는 탁월한 기회를 줄 뿐만 아니라 계속교육의 자료를 풍부하게 제공한다.

8) 환자이송

응급의료서비스 시스템의 이송되는 환자들은 치료가 가능하면서도 가장 가까운 의료시설로 옮겨져야 한다. 의료지침은 환자에게 필요한 내용과 서비스의 유용성에 따라 응급의료시설을 지정해야 한다. 화상치료와 같은 특별서비스를 요하는 응급환자가 생긴다는 것은 인근에 없는 시설을 지정한다는 것을 뜻하기도 한다. 그런가 하면 다른 곳으로 이송하기 전 환자안정을 위해 가장 가까운 시설이 지정되는 경우도 있다. 이런 결정에 대한 최종적 권한은 직접의료지도에 있다.

응급환자들은 육로나 항공로를 통해서 이송된다(그림 2-22). 응급환자 이송을 위해 헬리콥터(helicopter)를 이용하는 것은 한국전쟁 때 도입되어 베트남전 때 확대되었다. 오늘날의 외상치료시스템은 항공의료이송(ambulance helicopter)을 위해 사법경찰용 · 자치단체용 · 병원용 · 군사용 헬리콥터 서비스를 활용하고 있다(그림 2-23). 환자이송에 있어 322 ㎞(200마일)이상 되는 장거리 이동이 필요할 때는 헬리콥터가 아닌 고정익 비행기가 활용되기도 한다. 모든 이송수단은 미리 면허를 받아야 하고 응급의료서비스 시스템의 요건에 부합해야 하고, 이송수단의 장비는 시스템 기준이 맞아야 한다.

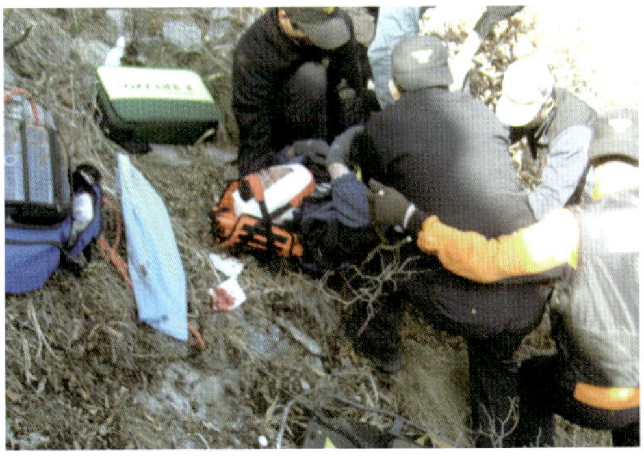

그림 2-22. 산악 추락사고 발생현장에서 응급구조사에 의해 KED에 의한 척추고정 및 응급처치가 이루어지고 있다.

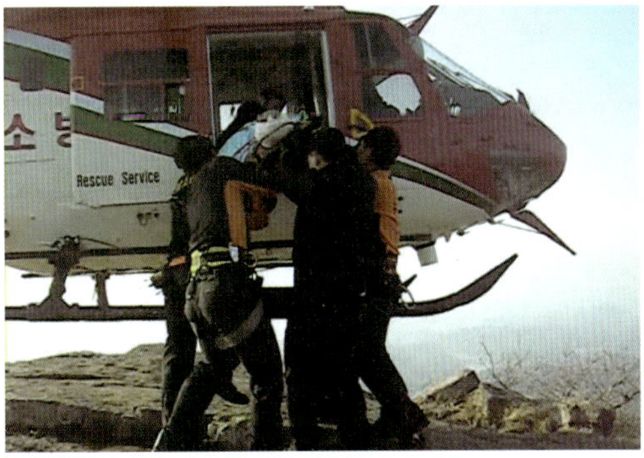

그림 2-23. 산악사고 현장에서 항공이송을 하고 있다.

9) 응급의료기관

응급의료지원 서비스 능력에 있어서 모든 병원이 동일한 것은 아니다. 해당 응급환자를 적절한 시간 안에 합당한 시설로 어떻게 이송할 것인가? 응급의료서비스 시스템은 모든 응급의료 병원들을 여러 부류로 나누고 있다. 부류를 나누는 각 병원과 구성원들이 응급환자들을 수용해서 효과적으로 처리할 수 있는 준비와 능력이 있는지를 파악할 수 있게 된다. 응급의료서비스 조정 책임자는 이 범주를 활용해서 결정적인 응급처치 내지 안정된 인명구조를 위해 가장 적절한 응급의료시설을 신속하게 재조정 할 수 있다. 각 규모가 큰 응급의료서비스 시스템은 여러 전문자원들을 조정해서 적절한 환자분류 수용을 보장하는 응급의료기관을 지정해 두어야 한다.

모든 응급의료시설은 응급의학 전문의가 항시 근무대기하고 있는 응급실, 외과시설, 24시간 내내 가동할 수 있는 임상병리실 및 혈액은행, 방사선실, 수술실 및 중환자실을 빠짐없이 갖추는 것이 이상적이다. 응급의료기관들은 응급의료서비스 시스템에 참여해야 하고, 치료비 지불능력 유무에 상관없이 모든 응급환자들을 자발적으로 받아들이고, 질 높은 응급치료와 의료책임을 보장하는 체계를 갖추어야 한다. 마지막으로 응급의료기관들은 대량재해에 대비한 계획에도 참여가 가능해야 할 것이다.

TIP **119구조 · 구급에 관한 법률 제20조 구조 · 구급활동을 위한 지원요청**

① 소방청장등은 구조·구급활동을 함에 있어서 인력과 장비가 부족한 경우에는 대통령령으로 정하는 바에 따라 관할구역 안의 의료기관, 「응급의료에 관한 법률」 제44조에 따른 구급차등의 운용자 및 구조·구급과 관련된 기관 또는 단체(이하 이 조에서 "의료기관등"이라 한다)에 대하여 구조·구급에 필요한 인력 및 장비의 지원을 요청할 수 있다. 이 경우 요청을 받은 의료기관등은 정당한 사유가 없으면 이에 따라야 한다. 〈개정 2014. 11. 19., 2015. 12. 15., 2017. 7. 26.〉

② 제1항의 지원요청에 따라 구조·구급활동에 참여하는 사람은 소방청장등의 조치에 따라야 한다. 〈신설 2015. 12. 15., 2017. 7. 26.〉

③ 제1항에 따라 지원활동에 참여한 구급차등의 운용자는 소방청장등이 지정하는 의료기관으로 응급환자를 이송하여야 한다. 〈신설 2015. 12. 15., 2017. 7. 26.〉

④ 소방청장등은 행정안전부령으로 정하는 바에 따라 제1항에 따른 지원요청대상 의료기관등의 현황을 관리하여야 한다. 〈개정 2013. 3. 23., 2014. 11. 19., 2015. 12. 15., 2017. 7. 26.〉

⑤ 소방청장등은 제1항에 따라 구조·구급활동에 참여한 의료기관등에 대하여는 그 비용을 보상할 수 있다. 〈개정 2014. 11. 19., 2015. 12. 15., 2017. 7. 26.〉

10) 상호응원협정(상호부조) 및 대형사고 대비

어떤 응급의료서비스 시스템의 자원들이 활용하지 못하는 상태에 있을 수도 있으므로 공식적인 상호응원협정이 필요할 때 도움을 얻는 것을 보장하게 한다. 이러한 상호응원협정은 근접하는 시도, 군부대 등 사이에 이루어질 수 있다. 모든 응급의료서비스 당국 간의 협조는 지역적 · 정치적 · 역사적 경계를 뛰어넘어야 한다.

응급의료서비스 각 체계는 유용한 자원들을 무색하게 하는 대형 사고에 대비해서 재난계획을 정상적으로 세워두어야 한다. 그리고 사건 명령체계 및 현존 상호응원협정의 틀 내에서 지휘자를 정하는 중앙조정관리기구가 있어야 한다.

재난계획은 모든 응급의료서비스 체계 구성요소들을 통합하고 융통성 있는 의사소통(communication) 시스템을 갖추어야 한다. 빈번한 훈련을 통해 재난계획의 효율성과 실용성을 시험해 보아야 한다 (그림 2-24). 통신 및 통제 시스템은 응급의료서비스 시스템이 요원 · 장비 · 지침에 있어 큰 변화 없이 총력을 기울여 주요 의료사고에 대처할 수 있도록 조정할 수 있어야 한다.

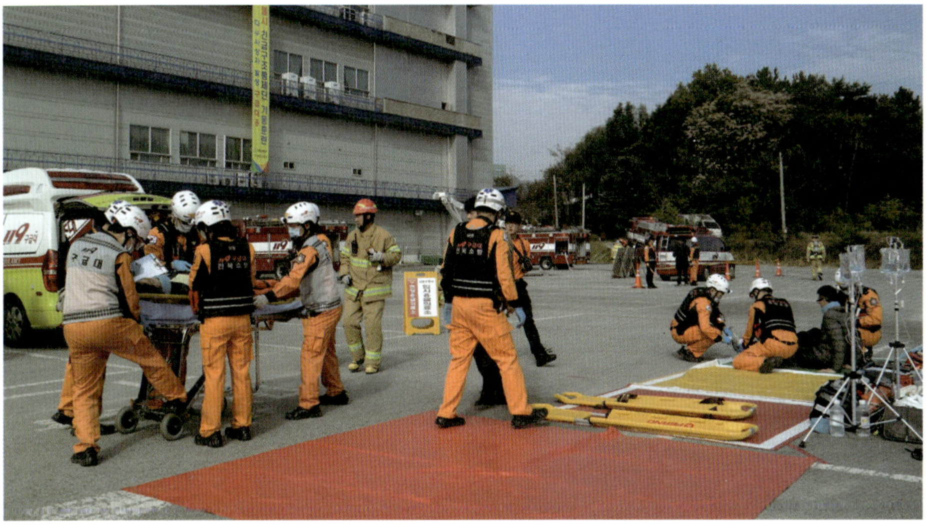

그림 2-24. 재난계획은 훈련을 통해 효율성과 실용성을 시험해 보아야 한다.

11) 질 보장 및 개선

응급의료서비스 체계는 응급환자들에게 필요한 사항에 부응하게 설계되어야 한다. 그러므로 유일하게 인정될 수 있는 질의 수준은 탁월성(남보다 두드러지게 뛰어난 성질)이다. 질 보장 및 개선을 위한 프로그램들이 효과적이려면 역동적이고 종합적이어야 한다. 응급의료서비스 시스템은 자발적 및 협동해야 하고 그에 따라 실무절차를 맞추어야 한다. 1997년 미국의 전국고속도로 교통안전관리기구에서 질 개선을 위한 지침을 기초로 해서 만든 내용은 다음과 같다.

① 지도력

② 정보와 분석

③ 질을 높이기 위한 전략적 기획

④ 인적자원 개발 및 관리

⑤ 응급의료서비스 과정에 대한 관리

⑥ 응급의료서비스 시스템의 결과

⑦ 환자와 기타 수혜자의 만족

계속해서 더 좋은 응급의료서비스 체계를 개발하는 것도 응급구조사 임무의 일부분이다. 응급구조사의 의료처치수준을 지속적으로 측정하는 데 사용되는 틀을 '지속적 질 향상(continuous quality improvement, CQI)'이라고 부른다. 품질보증은 문제점을 파악하고 해결방안을 찾아가는 또 다른 과정이다.

지속적 질 향상은 문제가 발생하기를 기다리지 않고도 계속해서 지속적인 개선을 추구하는 과정이다. 적절하게 고안하여 수행할 때, 지속적 질 향상 프로그램은 응급의료서비스 체계에 유익할 것이다. 지속적 질 향상 과정은 역동적이며, 응급의료서비스 체계는 지속적 질 향상 평가프로그램이 시작되기 전에 틀을 정해야 한다. 실행가능성이 없어 보일 수 있어도, 모든 구급차가 재점검되어야 한다. 지속적 질 향상의 최우선의 초점은 응급환자 응급처치 개선에 맞춰져야 한다.

품질보증방법으로 동료평가(peer review) 방법을 선택할 수도 있다(그림 2-25). 다음은 동료평가에 대한 설명이다.

① 평가자가 본보기 될 만한 장점을 가지고 있어야 한다.

② 참석한 응급의료종사자는 열린 마음(open minded)을 가져야 훌륭한 학습경험이 될 수 있다. (아무리 좋은 교육과 훈련을 받았다 해도 응급구조사는 실수를 할 수도 있고 때로는 그 내용을 잊어버릴 수도 있다)

③ 동료평가로 개발해야 할 점을 발견했을 때, 교육적인 의미로 받아들여야 한다.

④ 이상적인 시스템에서는 평가 팀의 구성원들이 순환근무를 한다.

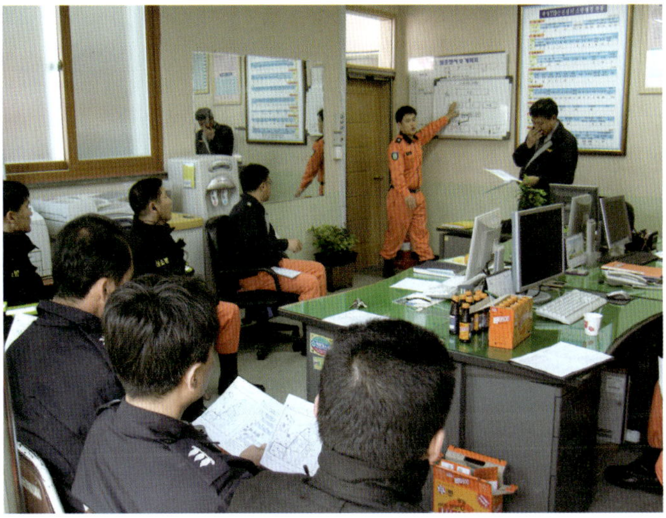

그림 2-25. 구급활동 후 사고현장에서의 응급처치 및 구조에 대한 개선사항을 논의하는 중이다.

⑤ 응급구조사도 동료의 평가자가 될 수도 있다. 이때, 주의할 점은 동료 응급구조사를 헐뜯거나 위신을 떨어뜨리지 말아야 할 것이다.

⑥ 발견한 점을 평가과정에 참여하지 않은 외부인과 함께 논하지 않는다.

포괄적인 지속적 질 향상 프로그램은 매일 운영을 평가하고 운영상에 스트레스를 야기할 수 있는 부분을 확인함으로써 발생가능한 문제점을 예방하는 데 도움이 된다. 운영과정에는 다음의 사항들을 포함한다.

① 의료지도에 관한 문제
② 훈련
③ 의사소통
④ 병원 전 처치
⑤ 재정적인 문제
⑥ 수용시설 점검
⑦ 급송
⑧ 공식 정보와 교육
⑨ 재난 계획
⑩ 공동보조

대다수 응급의료서비스 시스템은 질적인 면에서 지속적으로 보장이 되는 프로그램을 개발한 상태이지만, 질 개선 프로그램으로 한 걸음 더 나아간 응급의료서비스 체계이다.

(1) 질 관리

질 관리(quality management, QM)는 체계 내의 문제점을 객관적으로 확인하고 개선하기 위해 고안된 프로그램을 말한다. 여기에는 일차적으로 의료문제를 다루는 질 평가(질 보장, quality assurance, QA)

과 수행능력의 궁극적 지표로서 고객 만족도를 강조하는 질 개선(quality improvement, QI)이 있다.

질 관리 프로그램은 주로 응급환자들에게 제공하는 임상 응급처치의 질에 대해 지속적으로 감시하고 측정하는 것을 주된 내용으로 설계된다. 질 평가 프로그램은 대응시간, 지침준수, 환자생존 등 시스템 능력의 핵심지표들과 같은 객관적 데이터에 대한 평가를 강조한다. 질 평가 시 반드시 포함시키는 항목으로는 환자평가 시행률, 응급처치 시행률, 심정지 환자 처치적절성, 중증환자 처치적절성이 있다.

질 관리 프로그램은 제공된 치료의 효율성에 대한 내용을 기록한다. 이러한 기록은 문제를 규명하고 개선이 요구되는 영역을 구분하는 데 도움이 된다. 질 보장 프로그램에 대한 일반적인 단점은 단지 문제들을 확인하고 교정되어야 하는 행동에만 초점을 두는 경향이 있다는 것이다. 그러므로 병원 전 처치 응급구조사는 종종 질 관리 프로그램을 부정적으로 바라본다.

질 관리 프로그램은 결과적으로 많은 응급의료체계의 질 관리보다 한 단계 이상의 체계 수행을 평가하기 위한 질 개선(quality improvement, QI)을 활용하고 있다.

(2) 지속적 질 개선

대다수 응급의료서비스 시스템은 지속적 질 개선으로 질보장보다 한 걸음 더 나아가고 있다. 지속적 질 개선(continuous quality improvement, CQI) 프로그램은 되도록 최상의 수준을 제공하기 위하여 능숙해야 하고, 증진시키는 지속적인 노력을 해야 한다. 임상적인 논점들에 덧붙여질 개선 프로그램은 광고, 유지, 공급 따위와 같은 응급의료체계의 다른 양상들을 평가한다. 결국 응급의료체계의 모든 구성요소는 응급구조사가 임상적이든 혹은 비임상적이든 응급환자의 응급처치에 영향을 미친다는 것이다. 질 개선 프로그램에서의 강조는 결국 질에 관한 지표인 고객의 만족에 대한 서비스에 있다. 질 관리 프로그램과 대조하여 질 개선 프로그램은 문제들에 대한 간단한 요점 대신 인정, 보상, 그리고 훌륭한 수행을 강화하는데 초점이 있다. 지속적 질 개선 프로그램은 고객만족을 강조하고, 소요경비 및 정비와 같은 부분도 평가하는 것이 프로그램에 포함된다. 지속적인 질 개선의 역동적 과정에는 기본적인 단계가 아래와 같다.

① 시스템 내 광범위하게 퍼져 있는 문제점을 조사하고 파악하기
② 문제의 원인을 깊게 고찰하여 상세히 기술하기
③ 가능한 문제점 해결과 개선방법을 일목요연하게 제시하기
④ 문제점 수정을 위한 행동계획을 요약하기
⑤ 계획의 성공을 보장하는 자원 및 지원 제공하기
⑥ 지속적으로 결과에 대한 재평가하기
⑦ 응급환자의 응급처치 효과성 파악하기
⑧ 지침이나 상시처방에 수정해야 할 부분 찾기
⑨ 지침과 상시처방으로 해결되지 않는 상황들 파악하기

일반적으로 응급의료서비스의 질은 '당연한 질(take-it-for-granted quality)'과 '서비스의 질(service quality)'로 대별될 수 있다.

TIP

- 질 관리(QA): 환자들에게 베푸는 임상치료의 질에 대해 지속적으로 감시하고 측정
- 질 평가: 응급의료서비스에 대한 지속적인 평가와 업그레이드를 위해 질 개선(quality improvement) 시스템을 정착
- 질 개선(QI): 서비스를 강조하는 동시에 최종적인 시스템 수행지침으로 고객 만족도를 활용하는 평가프로그램
- 지속적 질 개선(CQI): 최고수준의 서비스를 제공하기 위해 지속적으로 시스템 개선을 도모하는 고객만족

(가) 당연한 응급처치의 질

일반인이 기대하는 당연한 응급의료의 질은 두 가지 광범위한 범주로 나누어질 수 있다.

① 일반인이 기대하는 응급의료의 질

② 119에 전화를 걸면 당연히 신속한 응급의료의 반응이 있을 것

일반인들이 당연한 것으로 기대하는 것은 일반인들은 보통 의학적 훈련을 받지 못한 상태이므로 자신들에게 최대한 이익이 돌아가도록 응급의료서비스 종사자인 응급구조사가 항상 최고수준의 전문가로 행동할 것이라고 생각한다. 또 119를 부를 때 구급차가 고장 없이 빨리 출동할 거라 당연히 기대한다. 대부분의 응급환자들은 응급구조사가 항상 최대 관심사 내에서 행동하고 있다고 생각한다. 그래서 자신들이 받은 응급처치가 안전하고 적절한 최상인 것을 당연하게 생각한다. 이러한 점에서 볼 때, 질 개선은 지속적인 응급구조사의 교육과 업무 실행 전 · 후 정기적으로 엄격하게 검토되어야만 완성되어진다.

응급의료관계자들은 새로운 약물 · 과정 · 절차를 추가하여 응급의료체계에 활용하기 전에 증거주의(rules of evidence)에 따라야 한다. 이러한 규칙은 조셉 P. 오네이토(Joseph p. Ornato) 의학박사에 의해 발전되었다. 그것은 다음과 같은 것들을 포함한다.

① 지침에는 변화를 위한 이론적인 기초가 있어야 한다.

해부학, 생리학, 생화학 그리고 다른 기본적인 의료과학에 기초로 변화한다. 예를 들면, 자동제세동기와 정맥수액 요법은 확실한 이론적 근거에 의해 사용되어지고 있다.

② 지침에는 생각을 지지하기 위한 풍부하고 과학적인 인간에 대한 연구가 있어야 한다.

응급환자의 응급처치에 사용된 장비와 약물은 사용에 정당화할 수 있는 적절한 과학적 연구가 있어야만 한다. 예를 들면 진공부목은 응급처치에서 빈번하게 사용되어지고 있는 장비이다. 그러나 골절환자에게 사용하는 데 있어서 과학적인 인간에 대한 연구의 부적절한 의미가 있다면 평가과정에서 진공부목의 사용을 중지해야 한다.

③ 지침은 임상적으로 중요하다.

장비, 약물 혹은 절차는 응급환자에 대한 의미 있는 임상적 차이를 두고 있어야 한다. 예를 들어 자동제세동기(AED)와 같은 장비가 작은 임상적 의미를 갖는 동안 간혹, 심장정지환자에게는 삶과 죽음 사이를 의미할지도 모른다.

④ 지침은 실용적이고 실행 가능성이 있어야 하고 가르칠 수 있어야 한다.

어떤 응급의료장비들은 너무 비싸고 일반적인 병원 전 응급처치에서 사용하기엔 너무 비실용적이다. 예를 들어, 혈액투석을 하기 위한 혈액여과기(hemofilter)의 병원 전 설치는 몇몇 생명을 구할지도 모르나, 장비는 너무 비싸고 현장에서 사용하기에 비실용적이다. 또한 병원 전 응급구조사가 적절하게 사용하기에는 어려움이 있다.

어느 임상혁신 내지 임상개선이 위의 모든 지침에 부응하면 변화가 이루어져야 한다. 이 엄격한 테스트를 통과한 장비, 약물, 절차만이 실행에 옮겨져야 한다. "의심의 여지가 없는 질"의 개선을 성취하는 또 다른 길은 지속적으로 응급구조사들을 교육하는 것이다. 전문서적을 읽고, 강의를 받고, 응급의료기관으로부터 응급환장에 대해 피드백을 구하고, 응급환자와 계속 접촉함으로써 응급구조사들의 기량을 개선시킬 수 있을 것이다. 동료평가는 환자보고서, 응급처치, 환자 및 가족과의 상호접촉에 대해 응급의료종사자 간에 검토하는 과정으로 응급구조사의 지식과 술기를 개선할 수 있는 또 다른 방법이다. 일반시민들은 응급의료체계로부터 탁월성을 기대하므로 응급의료종사자들은 그에 못지않은 탁월성을 스스로 몸에 익숙하도록 많은 노력이 필요하다.

TIP **증거주의(Rules of evidence)**

환자를 진료하는 데 있어 발생하는 문제를 해결할 때, 체계적이지 않은 경험이나 병태생리학만으로 처리하는 것이 아니라 최적의 evidence를 임상통계학을 사용해 비판적으로 평가(ciritical appraisal)하고, 각 환자의 의향을 고려하면서 적용하는 수법 및 방법이다.

환자의 의향 및 행동, 환자의 상태와 주변상황, 근거, 임상적 능력이 4요소이다.

☞ 절차

1. 임상문제의 도식화 → 2. 문헌검색 → 3. 해당 연구결과의 타당도와 중요성의 검증 → 4. 실제 환자에 대한 응용 → 5. 평가 및 피드백

(나) 응급의료 서비스의 질

질의 두 번째 종류는 '서비스의 질' 또는 '관계의 질'로 분류할 수 있다. 응급의료체계에서는 이런 질의 종류를 '소비자(consumer) 만족', '고객의 만족'이라 부른다. 서비스의 질은 소비자가 개인적으로 얻게 되는 흥미, 좋은 것에 대한 느낌, 그리고 이야기(story)에 관해 말하는 것 같은 질의 종류이다.

소비자 만족은 단순한 말 내지 행동 하나로 창출되거나 파괴될 수 있다. 서로 의사소통을 하는 수단 가운데 중요한 일부는 몸짓언어(body language)와 목소리 톤(tone of voice)이다. 환자들을 진정으로 염려하는 응급구조사들은 여러 방면으로 배려하는 태도로 그 내용을 전달해야 한다. 응급환자를 성실하게 응급처치하는 응급구조사는 다양하고 세밀한 방법으로 의사소통을 해야 한다. 응급환자의 입장에서는 정맥주사(IV), 척추고정대(backboards), 심전도(ECG)와 같은 전문적 응급처치보다 훨씬 더 배려하는 태도가 중요하다. 따라서 응급의료체계의 궁극적 존재 이유를 명심하는 것이 본질적으로 중요하다. 즉, 최고수준의 질 서비스와 응급처치를 제공함으로써 응급환자들에게 봉사하는 것이 바로 그 존재 이유라고 할 수 있다.

12) 응급의료체계의 연구

병원 전 응급의료에 대한 과학적 기초를 제공해주기 위하여 공식적으로 진행되고 있는 연구 프로그램은 응급의료체계의 필수적인 구성요소이다. 현재와 미래의 과정, 기술, 장비는 과학적으로 평가되어야만 한다.

공식적 · 지속적 연구프로그램은 도덕적 · 교육적 · 의학적 · 재정적 · 실천적 이유로 응급의료체계 필수적 요소이다. 미래의 응급의료체계가 향상하는 것은 질에 대한 연구의 유용성에 크게 달려 있다. 차후 응급의료체계의 절차 · 테크닉 · 장비에 있어서 여러모로 변화를 꾀하는 것은 그 변화가 실행 전에 긍정적 차이가 있다는 것을 입증하기 위해 평가를 받아야 한다. 기존 절차에 '참신하고 개선'된 생각이나 새로운 '첨단 기술(hightech) 장비'를 도입하는 현재의 추세는 과학적인 평가를 받아야 한다. 초기 응급의료체계의 지침 및 절차의 다수는 유연성, 안정성, 혹은 환자들에 대한 장점을 따지는 임상적 증거 없이 발전해 온 것이다.

기금이 조성된 분야에서는 보통보다 더 많은 연구에 의존한다. 응급의료관리라는 측면이 응급의료의 전달에 영향력을 증대함에 따라 응급의료체계들은 각자의 효율성과 필요성에 대해 과학적으로 입증해야만 한다. 응급의료관리기구들과 정부관련 당국들에 의한 손해에도 여러 가지 제한을 두는 것은 질 높은 응급의료체계 연구의 필요성을 불러일으킬 것이다. 연구 성과에 있어서도 받은 기금에 대해 정당화하고 응급의료체계의 미래를 보장될 것을 요구한다.

미래 응급의료체계의 연구는 다음과 같은 현안들에 역점을 두어야 한다.

- 병원 전 개입하는 행동 중 어떤 것이 환자 수와 사망자 수를 감소시키는가?
- 사고현장에서의 어떤 절차가 위험을 무릅쓰고 행할 만한가?
- 복잡한 병원 전 응급의료체계의 고급 장비 및 절차의 비용/이익 비율(cost benefit ratio)은?
- 사고현장에서의 안전조치는 가능한가?
- 현장에 응급구조사들은 항상 즉각적으로 이송을 시작해야 하는가?

현장의 응급구조사들은 연구에 대한 데이터 수집 · 평가 · 해석에 있어서 귀중한 역할을 할 수 있다. 응급구조사로서 연구사업(project)의 구성요소와 친밀해져야 하며, 다음과 같은 구성요소가 있다.

① 문제를 확인하거나 연구하는 이유를 설명한다.
② 가설설정 또는 질문을 던진다.
③ 주제와 관련된 기존의 연구에 대한 지식의 줄거리를 밝히고, 가정을 설정하고 질문에 대해 판단한다.
④ 연구를 위한 최상의 설계를 선택하고 모든 방법론들을 명확히 요약한다.
⑤ 환자들이 동의하는 현안들에 대해 검토하고, 적절한 문헌고찰을 통해 현안들이 승인되도록 한다.
⑥ 연구를 시작하고 실제 데이터를 수집한다.
⑦ 연구를 위한 가장 좋은 설계를 하고, 통계방식으로 수집한 데이터를 분석하여 관련성을 찾는다.
⑧ 통계 방법을 이용하여 상관관계를 알아본다.
⑨ 의학전문 학술지에 글을 발표하기 위해 연구에 대해 간결하고 종합적인 기술을 한다.

TIP **연구 프로그램**

공식적, 지속적 연구 프로그램은 도덕적, 교육적, 의학적, 재정적, 실천적 이유로 응급의료체계 시스템의 필수적 요소다.

TIP **연구 계획의 요소**

① 문제를 규명하고 연구제안의 이유를 설명하고 가설이나 질문은 던진다.
② 주제에 대해 기존의 문헌에서 나온 지식의 줄거리를 밝힌다.
③ 연구를 시작하고 실제 데이터를 수집한다.
④ 의학전문 학술지에 글을 발표하기 위해 연구에 대해 간결하고 종합적인 기술을 한다.

현재 통용하고 있는 응급의료실무는 객관적이고 타당성이 있는 연구 계획으로부터 어렵게 얻은 임상자료와 현재 시행 중인 연구의 가치 있는 계획에 의해서 정당화되어야만 한다.

응급의료체계에서 각급 종사자들은 연구기회를 찾고, 동료평가 프로그램을 행하고 연구결과를 글로 발표할 책임을 공유한다. 병원 전 의료 환경에서 지도할 위치에 있는 응급구조사는 연구계획의 개발과 참여에 모범을 보여야 한다.

(1) 증거주의 의료

하나의 운동이 증거로 근거중심의학(evidence-based medicine, EBM)이라는 이름으로 의료당국에 의해서 구축되어 왔다. 응급의료에 종사하는 사람들이 폭넓게 수용하여왔으며, 근거중심의학(EBM)의 원리가 응급의료체계에 적용되는 것이 논리적이다. 응급의료체계는 응급의료 실천의 연장이며, 실제로 근거중심의학에서 새로운 것은 아무것도 없다. 그 근원은 19세기 중반 이전으로 거슬러 올라가야 하고, 1972−1990년대에 개념을 확립하였고, 신빙성 자료를 인정하였다. 오늘날의 근거중심의학의 재등장은 영국에서 시작하여 의료계 전반으로 확대되었다. 근거중심의학은 개별 응급환자의 응급처치에 관한 결정에 현재 최적의 증거를 양심적이고, 명확하고 정당하게 사용하고 있다. 그러므로 효과적 근거중심의학을 실천하기 위해서 응급의료체계 종사자인 응급구조사들은 병원 도착 전 응급처치에 능숙해야 하고, 건전하고 착실한 치료적 판단을 실천해야 한다. 이러한 속성들은 종합적인 초기교육프로그램, 응급처치 경험과 실천을 수행하면서 발전할 수 있다. 다음 단계로 이동하기 위하여 병원 도착 전 단계의 응급구조사는 병원 전 치료에 현재와 과거의 연구에 친숙해야 하고, 그러한 지식을 개별 응급환자의 응급처치에 함께 쓸 수 있어야 한다. 본질적 기술은 과학적 문헌을 읽고 이해하고, 정보가 건실한지 여부를 판단하는 방법을 아는 것이다.

외부의 응급처치증거는 이전에 수용된 응급처치와 절차를 무효로 할 수 있으며, 보다 강력하고, 보다 효과적으로 보다 안전한 새로운 응급처치로 대체할 수 있다. 훌륭한 응급구조사는 응급처치술과 최적의 외부적 증거를 사용함으로써 뛰어난 응급구조사가 될 수 있다. 오늘의 응급의료 환경에서 응급처치 경험이나 외부증거만으로는 충분하지 않고, 양자 사이에는 항상 균형이 있어야 한다.

어떤 사람은 근거중심의학(EBM)이 단지 응급의료의 "해설서"라고 말하기도 한다. 하지만 이것은 사실이 아니다. 근거중심의학(EBM)은 먼저 임상적으로 능숙해질 것을 요구한다. 어떤 사람은 간단한 "해설서" 지침을 따르고, 어떤 단계의 응급환자의 응급처치를 제공할 수 있다. 그러나 훌륭한 응급환자 응급처칠를 달성하기 위하여 외부적 증거는 정보를 줄 수는 있지만, 개별 응급구조사의 전문응급처치 기술을 대처할 수 없다. 전문 응급처치기술은 각 개별 응급환자를 위한 최적 응급처치의 결정을 형성할 필요가 있다.

병원 전 응급처치의 다양한 실천과 절차를 연구하려는 추세가 지난 10년 동안 응급의료체계에서 있었다. 조기 제세동(early defibrillation)과 같은 응급처치는 병원 전 심장박동정지에 대한 생존에 유의미한 긍정적 영향을 미쳤으며, 공기압축식 쇼크방지하의(PASG)와 같은 응급처치는 테스트를 통과하지 못한 것으로 밝혀졌다.

응급의료체계 초기에는 전문성, 지침, 훈련, 장비에 관련된 많은 표준들이 획기적인 아이디어나 직접적인 경험으로부터 개발되었다. EMS 연구를 위한 표준은 현재 다른 의료전문영역에서의 그것과 비슷하다. 오늘날 대중은 응급구조사가 연구를 통하여 의학적으로 효과가 입증된 결과만을 실행할 것으로 기대한다. 질 좋은 응급의료체계 연구결과는 미래를 위해 아주 유용하다. 모든 응급의료현장에서 연구결과는 응급처치의 효율성을 결정한다. 현재 응급의료체계를 위한 재정기금이 문제가 되고 있으니, 응급구조사는 연구에 착수하여 응급서비스의 필요성에 대해 입증하는 것이 중요하다. 응급구조사는 연구를 시작할 때, 생명윤리를 확보하기 위하여 기관생명윤리위원회(institutional review board, IRB)의 형식을 이용한다.

응급구조사의 연구는 특정 문제와 의문 제기하는 것으로 시작된다. 연구의 주제가 기존에 연구된 것일지라도 바꿀 필요는 없다. 때때로 연구결과는 무효가 될 수도 있고 응급구조사가 연구과정이 잘못된 점을 밝혀내거나 기존 연구결과를 더욱 향상시킬 수 있다. 다음 단계는 어떠한 방식으로 연구를 수행할 것인지 결정하는 것인데 필요한 연구방법이다.

① 기술연구

관찰결과만을 바탕으로 하는 조사방법. 관찰된 결과를 변경하거나 수정하지 않는다. 예를 들면 자연관찰, 사례 연구, 조사법 등이 있다.

② 실험연구

어떤 기술이나 새로운 제품, 혹은 어렴풋한 아이디어를 시험하는 단계에서 변인들 간의 관계를 발견하기 위하여 통제된 상황에서 독립변인을 인위적으로 조작하여 그것이 종속변인에 어떠한 영향을 미치는가를 객관적인 방법으로 측정하여 분석하는 연구방법을 말한다.

TIP 변인

① 종속변인: 다른 변인의 영향을 받는 변인
② 독립변인: 종속변인에 영향을 주는 변인

③ 전향연구

연구가 시작되어 데이터를 모으기 전에 문제점과 의문점을 정의하는 연구방법이다. 예를 들면 임산부가 마시는 커피가 영아사망률에 영향을 미칠 것이다.

④ 횡단연구

시간대를 정해 두고 개인들로 이루어진 그룹을 대상으로 진행하는 연구방법이다. 예를 들면 2008. 08. 31–2013. 08. 31에 1급 응급구조사가 응급처치 연구를 말한다.

⑤ 코호트 연구

동일한 특성을 가진 인구집단을 의미하며, 코호트 연구(prospective study, cohort study)는 질병의 원인과 관련되어 있다고 생각되는 특정 코호트 인구집단과 관련이 없는 인구집단 간의 질병발생률을 비교 · 분석하는 방법이다. 코호트 연구의 특징적 본질은 연구하고자 하는 대상집단은 조사하려는 질병이 발생하는 질병발생의 빈도를 관측하기 위하여 일정기간 계속 관찰하는 것이다.

㉠ 코호트 연구는 전향 코호트 조사와 후향성 코호트 조사방법으로 나누어진다.

– 전향성 조사(prospective cohort study): 현재의 원인에 의하여 앞으로 어떤 결과를 나타낼지를 조사하는 것이다(앞으로 일어날 사건을 대상).

– 후향성 조사(retrospective cohort study): 현재 나타난 결과가 과거 어떤 요인이 원인이었는지를 규명하고자 하는 조사이다(과거의 원인을 근거로 현재의 결과를 알고자 하는 방법).

코호트 연구에서는 질병과 관련되어 있다고 생각되는 요소를 보유한 집단과 보유하지 않는 집단을 어떻게 선정하느냐가 중요하다. 흔히 언급된 예시로는 쌍생아의 흡연이나 동성애 성향이 유전적, 사회적, 환경적 요인을 이해하는 연구가 있다.

⑥ 사례 보고

현실에서 벌어지는 사건을 대상으로 하며, 하나의 사례에 대해 문서, 가공물, 인터뷰, 관찰 등 다양한 방법으로 자료를 심층적이고 체계적으로 수집해 탐색하는 연구 방법이다. 사례연구를 통해 이론을 확장 또는 일반화하는 데 그 목적이 있다. 이러한 사례 보고(Case report)는 찾아보기 드물거나 흥미로울 수 있는 사례(한 명의 환자를 대상)에 대해 상세하고 심증적인 자료 수집을 하고 이를 집중적인 탐구하는 체계적인 연구이다.

⑦ 메타분석(Meta-analysis)

메타분석이란 동일하거나 유사한 주제로 수행된 다수의 연구 결과를 객관적이고 계량적으로 종합 · 분석하여 고찰하는 연구 방법을 의미한다. 즉, 수년에 걸쳐 축적된 연구 논문들을 요약하고 분석하는 과정으로, 기존 문헌연구가 가지는 한계를 넘어서 개별 연구 결과들을 통계적으로 통합 또는 비교하여 보다 포괄적이고 거시적인 연구 결론을 도출할 수 있는 방법이다.

이러한 양적 접근을 통한 종합적 분석 연구는 1930년대 이전부터 통계학자들 사이에서 연구되었으며, 1976년 Glass에 의해 『분석의 분석(analysis of analyses)』이라는 개념으로 『메타분석(Meta-Analysis)』이라는 용어가 처음 소개되었다.

특히 컴퓨터 기술의 발달로 인해 특정 연구 분야에서 활용할 수 있는 무작위 연구(Randomized Study) 및 상반된 연구 결과가 누적되는 경우, 이러한 연구들을 객관적으로 평가하고 종합하는

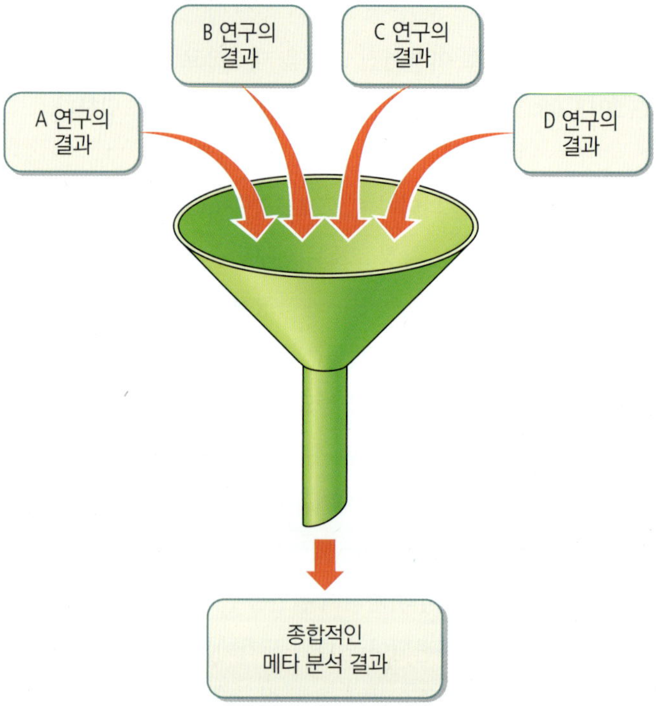

그림 2-26. 메타분석은 기존의 연구 결과들을 종합 분석하는 작업이다.

데 메타분석이 중요한 역할을 한다(그림 2-26).

메타분석은 수집된 연구 자료의 원본 데이터를 단일 데이터베이스로 편집한 후, 데이터 분석을 거쳐 최종 결론을 도출하는 방식으로 진행된다. 이 방법은 더 많은 모집단을 대상으로 하며, 다양한 집단의 속성을 반영할 수 있기 때문에 가장 높은 타당도를 가진 연구 방법 중 하나로 인정받고 있다. 한편, 관찰 연구(observational study)에 대한 메타분석도 가능하지만, 상대적으로 흔하지 않다.

㉠ 무작위 대조군 연구의 메타 분석(Meta analysis of randomized controlled trials)

현대 컴퓨터 기술의 발달로 인해 메타분석(meta-analysis)이 가능해졌다. 연구자들은 메타분석을 활용하여 특정 연구 분야에서 수행된 모든 무작위 대조군 연구(randomized controlled trials, RCTs)를 체계적으로 수집하고 분석할 수 있다.

또한, 각 연구에서 수집한 원본 데이터를 단일 데이터베이스로 통합하여 편집할 수 있으며, 이를 통해 보다 정교한 데이터 분석과 신뢰성 높은 결론 도출이 가능해졌다.

메타분석은 더 많은 모집단을 대상으로 하며, 개별 연구보다 더욱 다양한 집단의 속성을 반영할 수 있기 때문에 가장 높은 타당도를 가진 연구 방법 중 하나로 인정받고 있다.

한편, 관찰 연구(observational study)에 대한 메타분석도 가능하지만, 이러한 연구 유형은 상대적으로 흔하지 않다.

⑧ 무작위 대조군 연구(Randomized controlled trials, RCTs)

무작위 대조군 연구는 철저한 과학적 연구 방법을 준수하며, 연구의 타당도가 매우 높은 실험 설계 방식이다.

이 연구에서는 피실험자들이 무작위로 실험군과 통제군에 배정되며(그림 2-27), 실험군은 연구 대상이 되는 치료를 받는 반면, 통제군은 해당 치료를 받지 않거나 위약(placebo) 또는 기존 치료를 받는다.

이후, 두 집단의 실험 결과를 비교·분석하여 치료의 효과를 검증하게 된다.

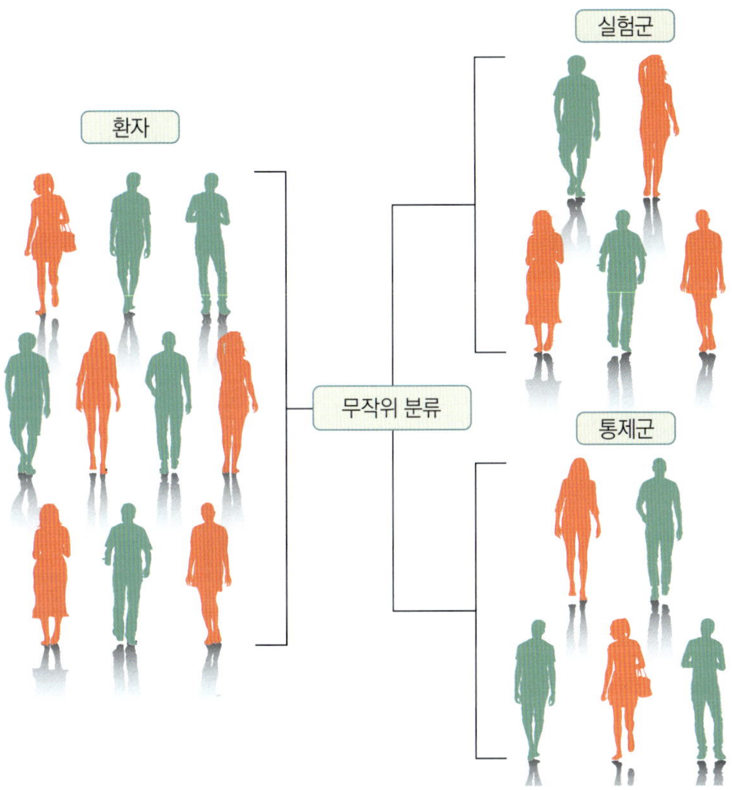

그림 2-27. 무작위 대조군 연구

⑨ 무작위 배정과 블라인드 테스트

무작위 배정(Random Assignment)은 다양한 방식으로 이루어지며, 연구자는 피실험자군의 선정 과정에 개입하지 않는다. 이는 무작위 대조군 연구(Randomized Controlled Trial, RCT)에 편견이 개입되는 것을 방지하는 중요한 방법이다.

특히, 연구자나 피실험자가 실험 조건을 인지하지 못하도록 하는 블라인드(Blind) 테스트가 활용되며, 그 종류는 다음과 같다.

㉠ 단일 블라인드 연구(Single Blind Study)

피실험자는 자신이 실험군인지 통제군인지 알 수 없기 때문에, 이에 따른 행동 변화(심리적 영향)를 방지할 수 있다.

㉡ 이중 블라인드 연구(Double Blind Study)

연구자와 피실험자 모두 누가 실험군인지 통제군인지 알지 못하는 방식이다(그림 2-28).

이중 블라인드 테스트에서는 연구자와 피실험자 모두 어떤 약을 받았는지 알지 못하며, 약은 단순히『알약 A』와『알약 B』처럼 구별할 수 없는 형태로 제공된다.

이 방법은 실험 과정에서 발생할 수 있는 편향(Bias)을 최소화하여 연구 결과의 신뢰도를 높이는 데 기여한다.

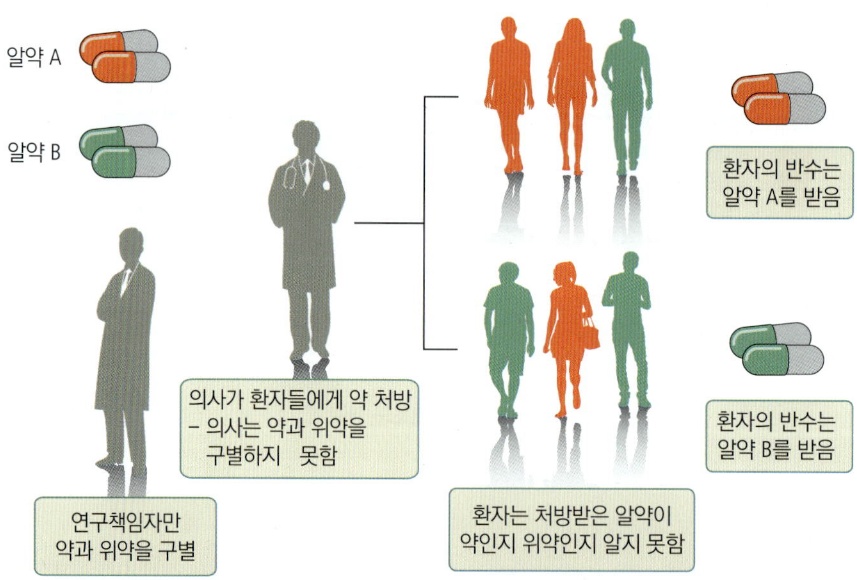

그림 2-28. 이중 블라인드 테스트

TIP 연구사례

(1) 연구 계획 내용: Nitroglycerin이 협심증 의심되는 환자의 응급실 평가에 미치는 영향을 확인하는 연구 (이중 블라인드 테스트)

(2) 연구 비교 분석:

① 약사가 준비한 두 약병: 동일

- 한 병: Nitroglycerin
- 또 다른 한 병: 위약

② 상황: 의사와 환자 모두 어떤 약병이 Nitroglycerin이고, 위약(플라세보, placebo)인지를 모름

(3) 연구 결과

① 실험이 끝나면 데이터가 공개되고 분석이 완성되고 가설이 검증된다.

⑩ 비무작위 대조군 연구(Nonrandomized Controlled trials, NCTs)

비무작위 대조군 연구는 유사 실험 연구(quasi-experimental study)라고도 불리며, 실험군과 통제군이 존재하지만 피실험자가 무작위로 배정되지 않는 연구 방법이다(그림 2-29).

이 연구 방법은 무작위 대조군 연구(randomized controlled trials, RCTs)보다 타당도가 다소 낮을 수 있지만, 특정 상황에서는 더욱 유용하게 활용될 수 있다.

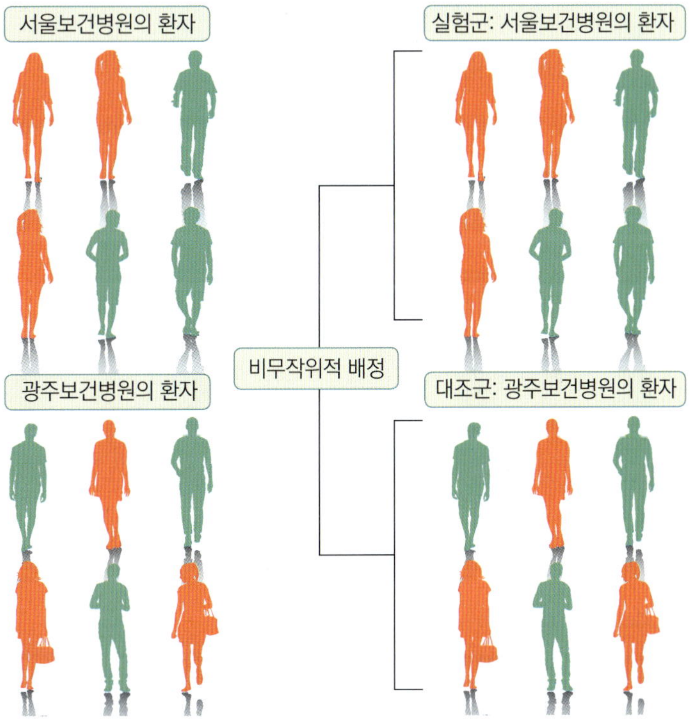

그림 2-29. 비무작위 대조군 연구

TIP **연구사례**

(1) 연구 계획 내용: 새로운 정맥로 확보 장비가 전장에서 효과 확인
(2) 연구 비교 분석: 특정 기간 동안 정맥로 확보 성공률에 대한 두 대대 간 비교 분석
(3) 연구 대상자의 차이점: 구조적 문제점(의료 교육 및 훈련 정도에 따라 차이점 발생)
- 서울에 위치한 대대의 경우: 병력의 30%가 의료교육 및 훈련을 받음
- 광주에 위치한 대대의 경우: 병력의 10%가 의료교육 및 훈련을 받음
(4) 연구 결과
- 서울 대대의 교육 및 훈련 상태가 연구결과에 영향을 미칠 수 있기 때문에 새로운 장비의 효과에 대한 정확한 정보를 얻지 못하게 될 수도 있다.

* 무작위 대조군 연구의 경우, 피실험자는 실험군과 대조군으로 무작위로 배정된다.

* 비무작위 대조군 연구에서는 실험군 및 대조군의 분류가 무작위로 진행되지 않는다.

연구의 첫 단계는 필요한 그룹과 개인들을 설정하는 것이다. 연구 대상이 선정되면, 연구 목적에 따라 특정 연령대, 의학적 조건, 성별 등의 기준을 조정해야 할 필요가 생길 수 있다.

예를 들어, 1급 응급구조사가 협심증이 있는 40–60세 남성을 대상으로 연구를 진행한다고 가정하자. 연구 조건을 충족하는 대상들의 목록이 작성되면, 연구 대상자는 무작위 추출(random sampling) 방식을 통해 선정되어야 한다.

연구자는 다양한 방법을 활용하여 연구대상을 추출할 수 있다.

① 컴퓨터를 이용해 연구 대상 목록을 작성하는 방법(계통 표집, systematic sampling)

② 시간 프레임을 설정하여 연구 대상을 선정하는 방법(대안 시간 표집, alternative time sampling)

마지막으로, 가장 편리하지만 치우침(편향)이 발생할 가능성이 높은 방법은 특정 개인이나 단체를 대상으로 하는 편의 표집(convenience Sampling)이다.

어떤 표집 방법을 사용하든 표본 추출 과정에서는 표준 오차(sampling error)가 발생할 수 있으며, 연구자는 이를 최소화하는 노력이 필요하다.

모든 연구는 다음과 같은 방식으로 구성된다.

① 도입(Introduction)

– 기존 연구와 연구 목적, 전제 등을 포함하여 연구의 배경을 간략히 제시한다.

② 연구 방법(Methodology)

– 연구 방법을 설명하는 부분으로, 일부 내용이 중복될 수 있다.

– 연구 대상의 선정 기준과 배제 기준에 대해 구체적으로 기술한다.

③ 조사 결과(Results)

– 연구에서 발견한 주요 결과를 설명한다.

④ 논의 및 한계(Discussion & Limitations)

– 연구 결과에 영향을 미칠 수 있는 한계점을 설명한다.

– 차후 연구의 발전을 위해 보완해야 할 점과 제언을 남긴다.

⑤ 결론(Conclusion)

– 연구의 핵심 내용을 요약하고, 연구 결과의 의의를 정리한다.

TIP 연구수행의 10가지 단계

① 의문을 제기한다.
② 전제를 설정한다.
③ 무엇을 측정할 것인지와 최적의 도구를 결정한다.
④ 연구에 사용할 모집단을 정한다.
⑤ 예상되는 연구의 한계점을 확인한다.
⑥ 임상연구위원회(IRB)의 연구 허가를 얻는다.
⑦ 사용될 모집단으로부터 동의를 얻는다.
⑧ 데이터를 수집한다.
⑨ 데이터를 분석한다.
⑩ 연구의 최종결과물을 어디에 적용할 것인지 결정한다.

TIP 연구 측정과 분석 시 체크해야 할 15가지 사항

① 연구가 동료평가를 거쳤나?
② 연구의 가설은 무엇이었는가?
③ 임상연구위원회(IRB)의 승인을 얻었고 윤리적으로 수행하였는가?
④ 연구된 모집단은 무엇이었는가?
⑤ 선정과 배제의 기준은 무엇이었는가?
⑥ 환자샘플을 얻는데 어떤 방법을 이용했는가?
⑦ 환자들이 몇 개의 그룹으로 나누어졌는가?
⑧ 그룹에 할당된 환자들의 상태는 어떠했는가?
⑨ 어떤 유형의 데이터들이 수집되었는가?
⑩ 연구가 충분한 수의 환자로 수행되었는가?
⑪ 설명되지 않은 어떤 큰 변수가 존재하는가?
⑫ 데이터는 정확하게 분석되었는가?
⑬ 결론이 논리적인 데이터를 바탕으로 하였는가?
⑭ 결과물이 지역의 EMS 시스템에 적용될 것인가?
⑮ 지역 EMS 시스템에 있는 환자들과 비슷한 환자들이었는가?

TIP AHA 가이드라인 권고 등급

① Class I: 권고내용의 효과와 유용성에 대한 과학적 증거와 전반적인 동의가 있는 상태
② Class II: 권고내용의 효과와 유용성에 대한 상반된 증거와 다양한 견해가 있는 상태
③ Class IIa: 권고에 대한 증거나 견해가 유효성과 유용성이 있는 쪽에 무게가 실리는 상태
④ Class IIb: 권고에 대한 증거나 견해가 아직 명확하게 확립되지 않은 상태
⑤ Class III: 권고내용이 비효과적이고 유용하지 못하다는 증거와 전반적인 동의가 있는 상태

13) 시스템 재정

응급의료체계가 병원, 소방, 경찰, 시청, 민간업체, 자발적 조직 등 그 하나에 의해 이루어질 수도 있고, 이들 가운데 몇 가지가 힘을 합치는 형태로 이루어질 수도 있다. 또한 응급의료체계의 재정수단에 있어서도 상당한 편차를 보이고 있다. 세금에 전적으로 의존하는 시스템(system)이 있는가 하면 단지 기부금으로 지탱되는 순수한 시스템도 있다.

CHAPTER 03

응급구조사의 역할과 책임

Roles and Responsibilities of the EMT (Paramedic)

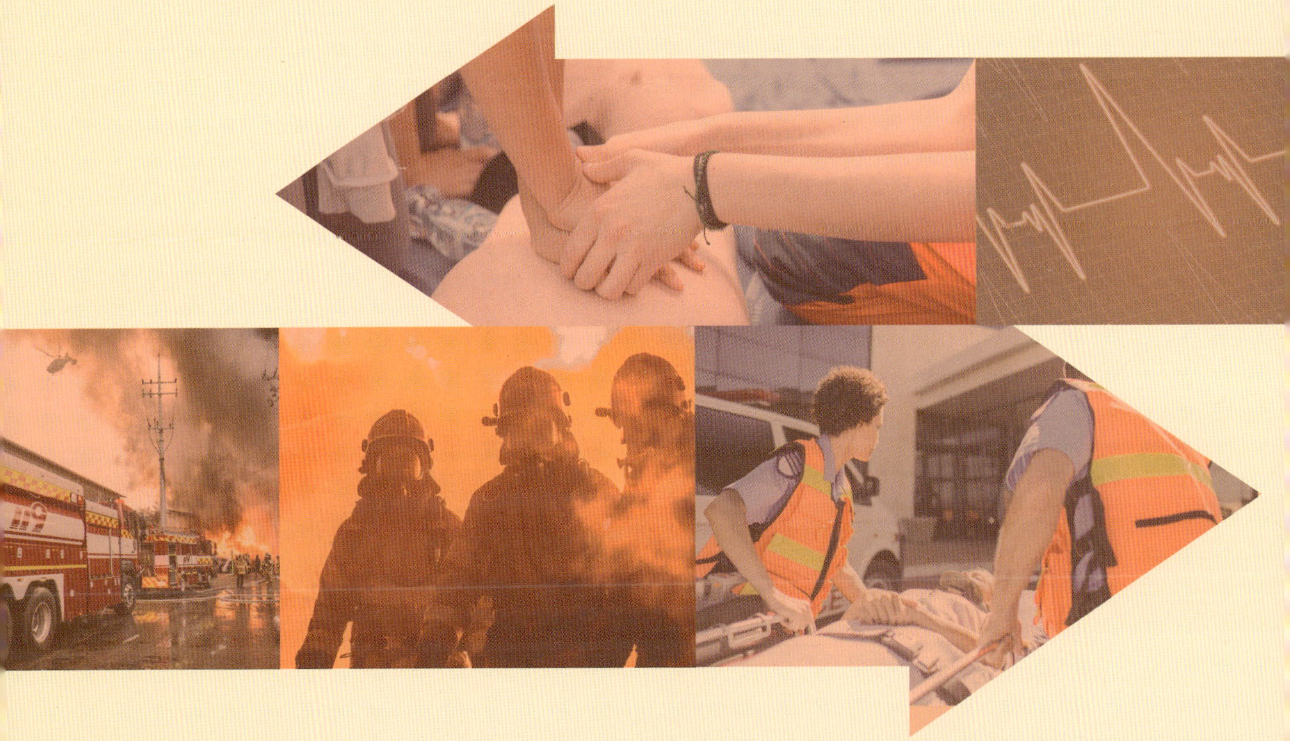

CHAPTER 03

응급구조사의 역할과 책임

Roles and Responsibilities of the EMT (Paramedic)

학습목표

1. 응급구조사의 일차적 책임과 부가적인 책임을 설명할 수 있다.
2. 환자, 동승자, 주위 사람들의 안전에 대한 응급구조사의 역할을 규정할 수 있다.
3. 응급구조사의 전문가적 행동요령을 알고 설명할 수 있다.
4. 응급구조사의 전문가적 태도를 알고 설명할 수 있다.
5. 응급구조사의 확장된 업무범위를 정의할 수 있고 이를 설명할 수 있다.
6. 응급구조사의 신체 및 좋은 성격의 특성을 알고 설명할 수 있다.
7. 질 향상을 정의하고 응급구조사의 역할을 논의할 수 있다.

01 개요

지난 20여 년 동안 응급의료체계는 많은 변화를 가져왔지만, 응급의료체계는 충분한 준비가 되어 있지 않았다. 기술적 발전이나 비용, 환자군의 성향 등이 변화의 원동력이 되었고, 이러한 변화는 응급구조사의 역할과 책임에도 상당한 변화를 초래하였다.

응급구조사의 역할은 다양하다. 환자의 응급처치뿐만 아니라 출동 전, 중, 후에 많은 책임을 포함하고 있다. 응급상황에 대응하기 위해 정신적, 신체적, 감정적으로 준비가 필요하다. 응급구조사는 환자의 질환에 대한 병태·생리학적 지식이나 응급의료기술에 대한 상당한 수준을 갖추어야 하며, 응급의료지침을 알고, 응급의료실무 기술을 숙달(전문가적 자세)하여 양질의 응급처치에 대한 권리(의료적 혹은 윤리적 결단)를 가지고 능숙하게 응급처치를 수행할 줄 알아야 한다. 또한 응급환자나 가족에 대한 심리적 배려도 해야 한다.

응급의료체계에서의 응급구조사는 고도로 숙련된 병원 전 단계의 응급처치 제공자로서 응급구조사가 지니고 있는 지식이나 기술에 대하여 대부분 잘 알지 못하는 환자들에게 응급의료서비스를 제공하고 있는데, 선천적으로 다른 사람을 도와주는 일을 좋아하고, 또한 응급구조사 직업에 대한 만족과 자부심을 가질 수 있는 성격의 소유자라면 좋은 경력에 긍정적인 보상을 받을 수 있을 것이다.

02 응급구조사의 일차적 책임

응급구조사의 일차적 역할과 책임은 단순히 응급환자에 대한 응급처치에 국한되지 않는다. 출동 전, 출동 중, 그리고 출동 후까지 다양한 역할과 책임을 수행해야 한다.

응급구조사의 주요 역할과 책임은 다음과 같다.

① 준비(Preparation) – 출동 전 장비 및 차량 점검, 출동 준비

② 출동(Response) – 신속한 출동 및 현장 도착

③ 현장 평가(Scene assessment) – 현장의 안전성 평가 및 상황 파악

④ 환자 평가(Patient assessment) – 환자의 상태 및 응급처치 필요 여부 확인

⑤ 손상 · 질병 확인(Diagnosis of injury or illness) – 부상 또는 질병의 종류와 중증도 판단

⑥ 환자 관리(Patient care) – 적절한 응급처치 및 생명 유지 처치 수행

⑦ 환자 분류(Triage) – 다수 환자 발생 시 우선순위에 따른 분류

⑧ 환자 이송(Transport) – 적절한 의료기관으로 안전하게 환자 이송

⑨ 기록(Documentation) – 구급활동일지 및 환자 상태 기록

⑩ 복귀(Return to service) – 출동 후 장비 점검 및 다음 출동을 위한 준비

이와 같은 과정은 응급구조사가 신속하고 체계적인 대응을 통해 환자의 생명을 보호하고 최상의 치료를 제공하기 위한 필수적인 절차이다.

1) 준비

응급구조사는 출동 전에 정신적, 신체적, 감정적으로 환자와 환자의 가족(보호자), 다른 응급의료종사자들과 상대할 수 있도록 준비가 되어 있어야 한다(그림 3-1). 이를 위해서는 근육 강화 및 지구력 훈련, 심혈관계, 유연성을 증대시키는 이완 운동, 요통 발생을 예방하면서 환자를 들어 올릴 수 있는 신체역학에 대한 이해 등이 필요하고, 응급구조사 직종의 스트레스의 영향과 이를 경감시키는 방법에 대한 훈련도 필요하다. 이에 응급구조사는 모든 면에서 항상 준비가 되어 있어야 한다.

① 자신이 운전하는 구급차 및 차량내의 응급의료 장비 파악 및 유지 관리

② 약품의 경우에는 부족한 약품, 유효기간 등을 확인하고, 부족한 소모품 및 비품 보충(그림 3-2)

③ 응급의료지침, 법적 기준, 술기

④ 통신관련 장비 사용 방법(무전기, 휴대전화) 숙지

⑤ 지역 상황(혼잡 시간대, 우회도로) 파악

⑥ 협력 단체(주변 병원, 인적, 물적 자원 통합) 파악

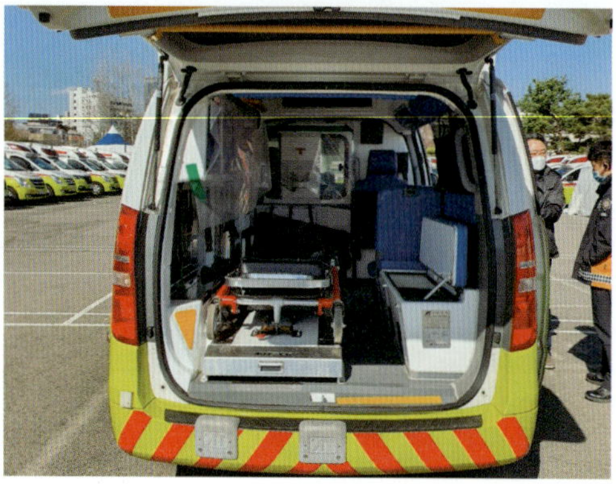

그림 3-1. 구급차 점검을 실시하고 있다.

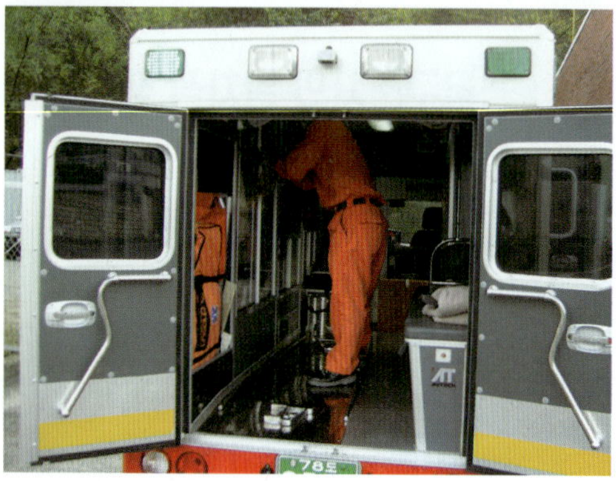

그림 3-2. 현장 출동 전 구급차에 있는 구급장비 및 의약품을 정리하고 있다.

2) 출동

응급상황에서 가장 중요한 우선순위는 자신의 안전과 동료의 안전이다. 출동 과정에서 과속이나 신호위반으로 교통사고가 발생한다면 응급구조사는 환자에게 전혀 도움을 줄 수 없게 된다. 안전하게 출동하는 것이 자신과 동료, 주변 사람들의 위험을 줄이는 최선의 방법이기 때문에 기본적인 안전수칙을 준수해야 한다. 출동 중에 구급차량에서는 안전띠를 착용하고 규정 속도를 지켜야 하며, 도로상황에 따른 위험요소를 경계해야 한다. 물론 현장에 안전하게 도착하는 것만큼 적절한 시간에 도착하는 것도 중요하다(그림 3-3).

출동장소에 대한 정확한 정보가 있어야 하고, 출동과정에서 추가 인력이나 필요한 장비에 대하여 미리 도움을 요청하는 것이 시간을 절약하는 방법이다. 필요한 정보와 경험을 통해서 현장상황에 대한 위험여부를 판단해야 하며, 출동 시부터 도움 요청이 필요한 상황은 다음과 같다.

① 다수 환자발생

② 교통사고

③ 위험물질 노출

④ 구조대원이 필요한 상황

⑤ 난폭한 행동을 보이는 환자(보호자 및 주민)가 발생한 상황

⑥ 이전의 난동 상황에 대한 정보

3) 현장평가

현장평가에서는 자신의 동료나 환자, 주변 사람들의 안전을 우선적으로 고려해야 하고, 화재나 연기, 교통, 주변 사람들, 성난 혹은 혼란스러운 환자 가족들, 불안정한 구조물이나 차량, 위험 물질 등 위험 가능성이 있는 것들을 확인해야 한다(그림 3-4). 이러한 위험 요소들이 해결되기 전에는 현장에 진입해서는 안 된다. 그리고 현장상황은 시간이 경과하면서 더욱 더 악화될 수 있기 때문에 이에 대한 대비를 철저히 해야 한다.

현장안전이 확인되어 사고현장에 진입한 경우에는 다음과 같은 상황을 파악해야 한다.

(1) 환자 수 파악

일반적인 내과적 상황에서는 환자가 한 명일 경우가 많지만, 특수적 상황(일산화탄소 중독, 유해물질 노출 등)에서는 오염된 전체 지역에서 환자유무를 확인해야 한다. 환자 수와 중증도를 파악한 후 추가적인 지원이나 전문 지원단체의 도움을 요청한다.

(2) 사고발생기전과 응급질환의 경과 확인

외상환자는 사고기전이 중요한데, 칼에 의한 자상이나 총기에 의한 사고의 경우에는 내부손상에 따른 생명을 위협하는 내부출혈 가능성이 높으며, 과속차량에 소아가 충돌하였다면 심각한 다발성 손상일 가능성이 높고, 환자가 어디서 충돌하였고, 폭발장소에서 얼마나 떨어져 있었는지, 어느 정도의 높이에서 떨어졌는지 등에 따라 손상정도를 평가하는 데 도움이 될 것이다.

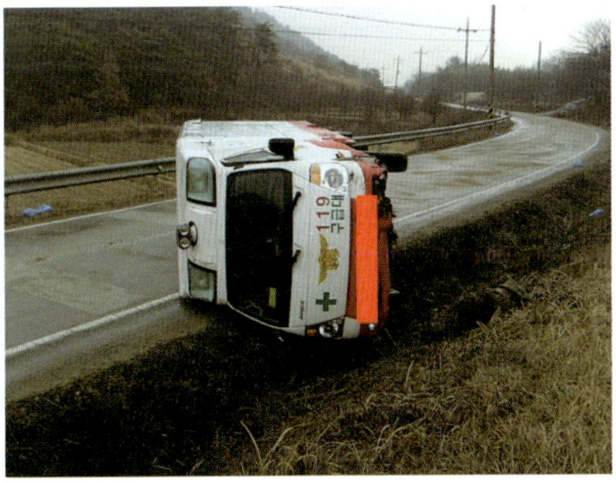

그림 3-3. 사고현장에 안전하게 도착하는 것만큼 적절한 시간도 중요하다.

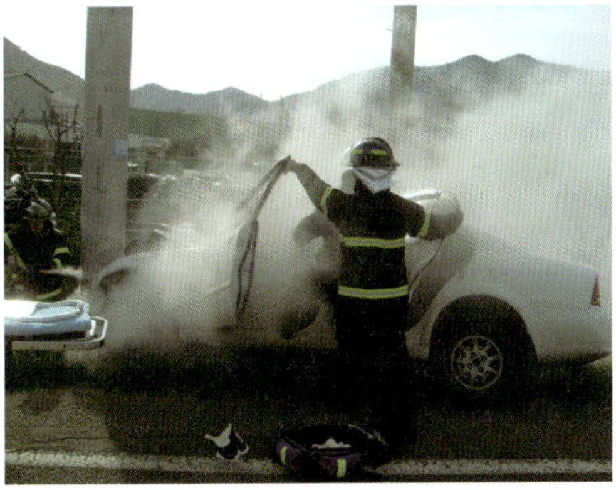

그림 3-4. 교통사고 현장에서의 위험 가능성을 미리 알고 활동 중이다.

(3) 환자와 관련된 현장 의료정보

현장에서 산소탱크, 산소 튜브 또는 산소 농축기, 약물 흡입기(기관지 확장제) 와 분무기가 있는지 그리고 인슐린 주사기를 보았다면 환자를 최단시간에 질병을 예측 및 오진확률은 줄일 수 있다. 이는 환자가 만성질환이 있음을 알 수 있을 것이고, 응급구조사는 응급환자에게 신속하고 정확한 응급처치를 하는 데 도움이 될 것이다.

4) 환자평가

응급구조사가 숙지해야 할 중요한 술기 중 하나가 환자평가이다. 손상환자와 질환환자에 따라 응급처치 단계에서 차이가 있을 수 있지만, 환자평가의 기본적인 요소는 초기평가, 이학적 검사, 환자병력 청취, 반복적인 환자평가 등 있다. 환자에 대한 일차평가는 일반적으로 수분 이내에 이루어지는데, 이 과정에서 환자상태에 대한 추정 진단명을 찾아야 한다. 환자의 반응을 확인할 때는 의식이 있는지, 말에 반응을 하는지, 통증에 반응을 하는지, 아무런 반응이 없는지 파악해야 하며, 호흡 유무 및 순환상태 등을 확인하여야 한다. 이 과정에서 생명위협 요소가 발견이 된다면 즉각적인 응급처치를 하여야 한다(그림 3-5).

초기평가는 환자를 현장에서 지속적으로 평가해야 하는지 아니면 즉각적으로 병원으로 이송해야 하는지를 결정하는 데 중요하다. 초기평가 다음으로 환자나 주변 사람들로부터 병력을 청취하는 이학적 검사를 시행한 후 환자평가 종합적인 판단을 이송병원으로 통보한다. 또한 병원 도착 전까지는 환자상태를 수시로 평가하고, 상황에 따라 적절한 응급처치를 지속적으로 시행하는 것도 응급구조사의 책임이다.

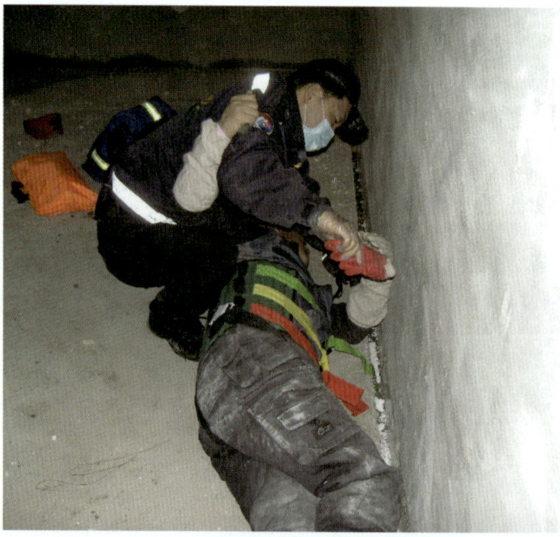

그림 3-5. 환자평가 후 척추고정장치(KED)를 이용하여 응급처치를 하고 있다.

5) 손상이나 질병에 대한 확인

현장평가 및 환자에 대한 일차평가를 실시하면서 환자의 손상이나 질병의 중증도를 판단하는 것은 응급처치의 우선순위를 결정하는 중요한 요소이다. 일반적으로 응급처치의 우선순위는 이송순위를 기본으로 한다.

TIP 사례

응급처치 우선순위 1은 일차평가 및 이학적 검사가 끝난 직후 신속하게 이송을 해야 하는 환자이고, 응급처치 우선순위 3은 이송하기 전에 여유를 가지고, 환자평가 및 응급처치를 해도 되는 환자이다.

손상환자는 일반적으로 손상 정도에 따라 우선순위가 결정되는데. 우선순위 1은 신속한 치료를 요하는 중증의 환자이고, 우선순위 4는 경미한 손상을 입었거나 사망, 혹은 응급처치가 불필요한 환자이다.

응급구조사가 근무하면서 활동하고 있는 지역에서 어떠한 중증도 분류법을 사용하는지에 관계없이 응급구조사는 중증도 분류법을 숙지하고, 시행할 줄 알아야 한다(그림 3-6, 7). 그리고 이러한 중증도 분류방법은 가능한 표준화 작업을 통해서 다른 기관에서도 동일하게 이해하고, 반응할 수 있도록 해야 한다.

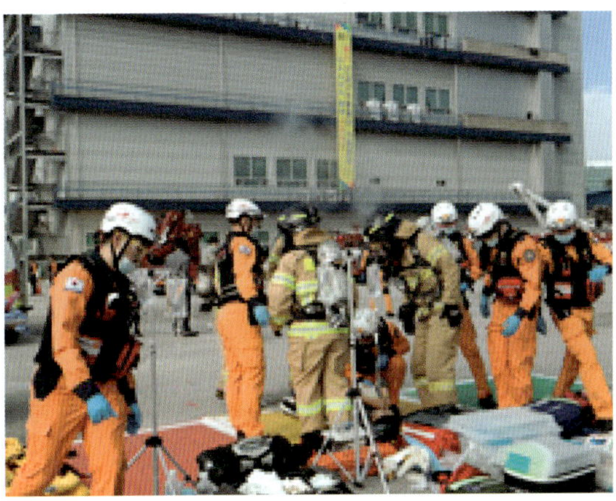

그림 3-6. 응급구조사는 다수의 환자발생 시 중증도 분류를 실시해야 한다.

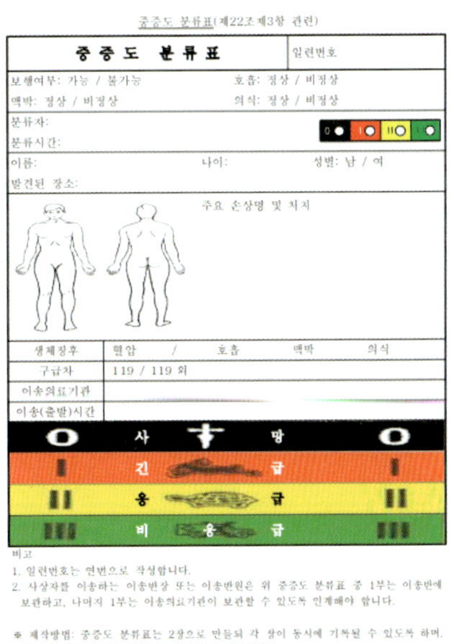

중증도 분류표(제22조제3항 관련)

중 증 도 분 류 표	일련번호
보행여부: 가능 / 불가능 호흡: 정상 / 비정상 맥박: 정상 / 비정상 의식: 정상 / 비정상	
분류자: 분류시간:	0 I II III
이름: 나이: 성별: 남 / 여 발견된 장소:	
주요 손상명 및 처치	

생체징후	혈압 / 호흡 맥박 의식
구급차	119 / 119 외
이송의료기관	
이송(출발)시간	
0 사 망 0	
I 긴 급 I	
II 응 급 II	
III 비 응 급 III	

비고
1. 일련번호는 연번으로 작성합니다.
2. 사상자를 이송하는 이송반장 또는 이송반원은 위 중증도 분류표 중 1부는 이송반에 보관하고, 나머지 1부는 이송의료기관이 보관할 수 있도록 인계해야 합니다.

※ 제작방법: 중증도 분류표는 2장으로 만들되 각 장이 동시에 기록될 수 있도록 하며, 환자의 분류 부분은 떼어 낼 수 있도록 제작합니다.

그림 3-7. 중증도 분류표

TIP **중증도 분류**

① 긴급환자(우선순위 1, 적색): 수 분 이내에 처치를 받아야 하는 환자
특수구급차 또는 항공기를 이용하여 치료 가능한 병원으로 이송
② 응급환자(우선순위 2, 황색): 수 시간 이내에 처치를 받아야 하는 환자
구급차로 이송
③ 비응급환자(우선순위 3, 녹색): 수일이 지나도 생존에 문제가 없는 환자
버스나 도보로 원거리병원으로 이송
④ 지연환자(우선순위 4, 흑색): 생존의 가능성이 없는 환자
냉동차나 장의차로 시체안치소에 이송

6) 환자관리

응급의료체계에서는 응급처치에 대한 지침을 설정하고, 그 내용을 따르도록 규정하고 있으며 지침에 따라야 한다. 동일한 응급상황이 발생했을 때에는 응급구조사가 다르더라도 동일한 방법으로 치료가 시행되어야 한다.

지침은 다음과 같은 사항을 규정하고 있다.

① 환자상황에 따라 세분화되어야 한다.
② 해당 의료기관의 의료진과 의사소통이 가능하도록 한다.
③ 응급상황에서는 어떻게 대처해야 하고, 어떠한 응급처치를 해야 한다.
④ 표준화된 방법의 적용이 불가할 경우 어떤 대안의 응급처치를 강구해야 하는지 등을 지시해야 한다.
⑤ 환자관리에 있어서는 환자이송 방법과 응급처치를 수행하는 데 필요한 장비 및 인력 그리고 각자의 역할을 규정하고 있다.

7) 적절한 환자 배분

(1) 이송

환자를 이송하는 경우에는 이송 소요시간과 이송 거리를 적절히 고려하여 이송방식을 결정하게 된다.

① 환자가 응급상황이면서 이송병원까지 원거리인 경우에는 구급차보다 헬리콥터나 비행기를 이용하는 것이 바람직하다(그림 3-8).
② 가능한 이송의 이용방법에 대한 정보를 알고 있어야 한다.
③ 응급의료체계에 맞는 지침을 따르는 것이 필요하다.

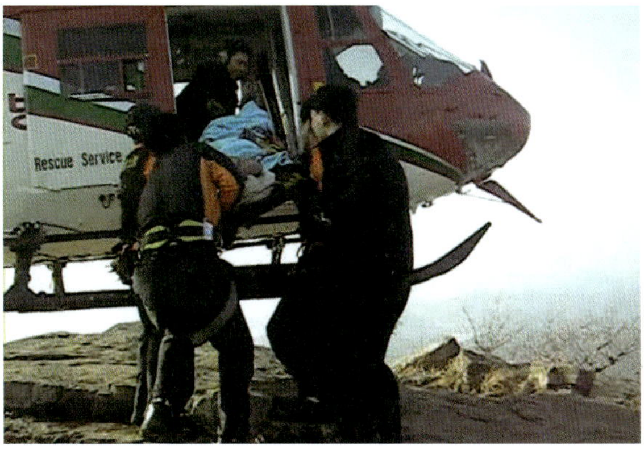

그림 3-8. 산악사고로 인한 응급환자의 헬기이송

TIP 이송 전 환자준비(지상이송)

환자를 이송하는 중에는 환자의 상태가 악화되면 충분한 조치를 취하기가 어려우며, 또한 응급처치소에서 이송부까지 옮기는 과정에서도 환자상태가 악화될 가능성이 많기 때문에 환자상태를 다시 점검해야 한다.

① 환자는 침대에 단단히 고정되었는가?
② 환자침대가 차량에 정확히 고정되었는가?
③ 부목, 척추고정장비나 압박붕대 등은 제대로 고정되었는가?
④ 환자를 조르거나 압박하는 의류는 느슨하게 했는가?
⑤ 안전벨트나 고정 장치가 환자의 가슴을 압박하지는 않는가?
⑥ 출발 전 측정한 생체징후(vital sign)는 안정되어 있는가?
⑦ 환자의 호흡은 정상인지를 확인하고, 의식이 명료하지 않으면 호흡보조기구로 기도를 확보한다.
⑧ 환자의 소지품이나 가방이 모두 실렸는지 확인한다.
⑨ 출발 전에 간단한 자기소개나 인사말로 환자를 안심시키도록 한다.

TIP 이송 중 환자 관찰내용

환자를 이송하는 중에는 환자의 상태가 악화될 수 있으므로 다음과 같은 사항을 관찰하여야 한다.

① 기도확보, 구강 내 이물질제거 등의 처치를 계속 시행한다.
② 환자의 의식이 명료한 경우에는 환자의 병력이나 증상 등에 대한 정보를 얻어 기록한다.
③ 환자의 생체징후를 반복적으로 측정하여 상태가 악화되는지 판단한다.
④ 이송할 병원의 의료진에게 환자에 대한 필요한 정보를 무선으로 연락한다.
⑤ 상처 치료부위의 상태(출혈, 순환장애 등)를 점검하고, 각종 장비의 고정상태가 양호한지를 계속 관찰한다.
⑥ 이송 중에 환자가 구토할 수 있으므로 구토백(비닐봉지)이나 흡입기 등을 즉시 이용할 수 있도록 준비한다.
⑦ 환자의 상태를 관찰하면서 운전자에게 차량속도나 운전방법을 조언하도록 한다.
⑧ 이송 중에 심장마비가 발생하면 즉시 차량을 멈추고 심폐소생술을 시행할 수 있도록 한다. 심폐소생술이 시행되면 차량을 출발하고, 구급차 운전자는 즉시 119구급상황관리센터 및 이송할 병원으로 통보하도록 한다.

(2) 병원선택

환자의 중증도별로 치료가 가능한 병원으로 이송하는 것도 응급구조사의 책임이다. 이를 위해서는 각자의 응급의료기관에 다음과 같은 의료정보를 파악하고 있어야 한다.

① 응급실에서 모든 과 전문의 진료가 가능하고, 장비가 갖추어져 있는가?

② 외상환자 치료능력이 있는가?

③ 24시간 수술실 운영이 가능한가?

④ 수술 후 회복실과 외과중환자실이 운영되는가?

⑤ 심장내과 전문의가 항상 호출이 되고 관상동맥중재술이 가능한가?

⑥ 뇌졸중 전담팀이 구성되어 있으며, 전담 신경과전문의 진료가 가능한가?

⑦ 응급혈액투석이 가능한가?

⑧ 소아 및 신생아중환자실이 운영되고 있는가?

⑨ 고위험군 산모를 위한 산과전문의 진료가 가능한가?

⑩ 전산화단층촬영(CT)이나 자기공명촬영(MRI)이 가능한가?

⑪ 화상환자를 위한 전문치료시설이 있는가?

⑫ 척수손상이나 두부손상환자에 대한 치료가 가능한가?

⑬ 재활치료 전문시설이 있는가?

⑭ 진단검사의학이 24시간 운영되는가?

⑮ 중독환자에 대한 해독시설 및 전문적 전담의가 있는가?

⑯ 고압산소치료가 가능한가?

⑰ 정신건강의학전문의 진료가 가능한가?

운영되는 시설 및 인력, 장비 등을 기준으로 외상센터 유형 구분(미국외과학회)

① 유형 Ⅰ : 최상의 외상치료를 제공

② 유형 Ⅱ : 외상환자에 대한 치료는 가능하지만, 소아과와 신경외과 전문 진료는 불가능

③ 유형 Ⅲ : 응급수술 불가능

④ 유형 Ⅳ : 전문질환센터(화상, 소아, 정신질환, 유아, 심장질환, 척수손상, 중독환자 등)

이러한 의료정보를 가지고 있어야 응급환자에게 최선의 진료를 제공할 수 있다.

① 대부분의 환자는 현장에서 치료가능한 가장 가까운 병원으로 이송

② 특정 질환의 경우 치료 가능한 지정병원으로 이송이 필요할 수 있다.

③ 환자나 보호자가 특정 병원으로의 이송을 요구하는 경우도 있다.

TIP 이송대상기관 선정 및 결정

① 외상환자

㉠ 중증외상환자

- 중증외상 진료가 가능한 가까운 권역외상센터 및 외상전문의 수련센터 선정병원으로 이송 원칙
  - 지역별 여건에 따라 의료지도 등을 받아 치료가 가능한 가까운 지역응급의료센터로 이송
- 권역외상센터가 선정되지 않은 지역의 경우 중증외상 진료가 가능한 가까운 지역응급의료센터 이상의 응급의료기관으로 이송 원칙
- 응급의료취약지역의 경우 헬기 등을 이용하여 권역외상센터 선정병원으로 이송하거나, 지역별 여건에 따라 치료가 가능한 가장 가까운 지역응급의료기관 이상의 의료기관으로 이송
- 현장거리, 교통체증 등으로 구급차를 이용한 이송이 헬기 이륙 소요시간(약 15분) 및 현장까지 소요 예상 비행시간 등 보다 더 많은 시간이 소요될 것으로 판단될 경우에는 헬기이송을 요청하고 지시에 따름
- 위 기준에도 불구하고 이송병원 선정이 어려운 경우 직접의료지도를 요청하고 지도에 따름

㉡ 경증 외상환자

- 경증 외상환자의 경우 가장 가까운 지역응급의료기관으로 이송
- 지도의사의 지도가 있는 경우 혹은 환자 치료에 더 적합하다고 판단되는 경우 가장 가까운 지역응급의료기관을 우회하여 이송

② 비외상 환자

㉠ 중증응급환자

- 가까운 지역응급의료센터 이상의 의료 기관으로 이송함을 원칙
  - 지역별 여건에 따라 의료지도 등을 받아 치료 가능한 가까운 지역응급의료기관으로 이송
- 응급의료 취약지역일 경우 가장 가까운 응급의료기관 이상의 의료기관으로 이송
- 위 기준에도 불구하고 이송병원 선정이 어려운 경우 직접의료지도를 요청하고 지도에 따름

㉡ 경증응급환자

- 가장 가까운 지역 응급의료기관으로 이송하는 것을 원칙
- 지도의사의 지도가 있는 경우 혹은 환자 치료에 더 적합하다고 판단될 때, 가장 가까운 지역응급의료기관을 우회하여 이송

③ 심폐정지 환자

㉠ 가장 가까운 지역응급의료기관으로의 이송 원칙

④ 뇌졸중의증 환자

㉠ 급성 뇌졸중이 의심되는 경우 가까운 지역응급의료센터 이상의 의료기관으로 이송함을 원칙

- 지역별 여건에 따라 의료지도 등을 받아 치료 가능한 가까운 지역응급의료기관으로 이송

㉡ 병원 전 뇌졸중 선별검사가 양성인 경우에는 즉각적인 혈전용해치료가 가능한 지역응급의료기관 이상의 의료기관으로 이송함을 원칙

- 119구급상황관리센터에 관련된 병원 정보를 요청

㉢ 응급의료 취약 지역일 경우 가장 가까운 지역응급의료기관으로 이송

㉣ 위 기준에도 불구하고 이송병원 선정이 어려운 경우 직접의료지도를 요청하고 지도에 따름

궁극적 환자이송은 현장에서 응급처치를 담당한 응급구조사의 책임이다. 응급환자의 상황에 따라 치료가 가능한 적절한 병원을 선택하는 것이 필요하다. 이러한 상황결정에 어려움이 있다면 지도의사와 의사소통을 통해서 의료지도 또는 조언을 받아야 한다.

(3) 환자 분배

응급구조사가 일차처치를 담당하는 경우가 있는데, 현장에서 규정된 지침에 따라 환자를 응급처치한 후 2–3차 의료기관 응급실 이외에 일반병원으로 이송할 수 있다.

예를 들면, 10세 남자아이가 녹슨 못이나 철사에 손상을 당해 아이의 부모가 119에 신고를 하였고, 1급 응급구조사가 현장에 출동하여 소독 및 지혈을 하고, 환자를 평가한 결과 3 cm 정도의 열상이 있다.

① 지도의사와 무선통신(전화)을 이용하여 조언(의료지도)을 받은 후 환자를 적절한 응급처치할 수 있는 일반병원으로 이송하였다. 위 사례의 경우 아이의 가족은 의료비 지출을 절감할 수 있으며, 2–3차 병원의 응급실 중증환자보다 여유를 가지고 진료할 수 있다.

② 환자를 현장에서 응급처치 후 집으로 귀가시키는 방법도 있다. 응급구조사가 현장에 출동하여 환자를 일·이차평가하고, 적절한 응급처치를 시행한 후 추가적인 조치가 필요하지 않다고 판단되는 경우에는 지도의사와 상의해서 병원이송을 하지 않고, 차후 해당 진료과에 외래진료를 받도록 하는 경우도 있다.

이러한 일차처치도 일반적이지는 않지만, 응급의료체계를 이용하는 시민들이 증가하고 이에 따른 비용이 증가한다면 위와 같은 방향으로의 발전이 되어야 할 것이다.

8) 환자이송

응급의료 환경에 대한 통제는 일반인이나 응급의료종사자에게 의료비절감을 위한 노력이 '환자입장에서도 이익이 될 것이다.'라고 의문을 갖게 한다. 응급의료 통제는 동일한 지역의 병원에서 중복적으로 사용하고 있는 장비와 응급의료서비스에 투자하는 것보다는 전문화된 응급처치 기능을 수행하도록 하고 있다. 때로는 환자를 한 병원에서 다른 병원으로 이송하는 것이 의료비용을 절감하는 측면에서는 이득이 있을지라도 환자입장에서는 다를 수도 있다. 응급구조사가 환자이송을 의뢰받은 경우에는 인계하는 병원과 인수하는 병원의 응급의료종사자가 동일한 책임감을 가져야 하고, 이송 중에 환자상태가 악화될 것으로 예상되는 경우에는 의료지도의사와 상의하는 것이 필요하다.

(1) 병원에서 출발 전

① 담당 의사로부터 환자상태에 대한 설명과 함께 요약된 환자의 의무기록지와 자료를 요청해야 한다.

② 진단검사 결과가 준비되지 않은 경우에는 이송을 지연시키지 말고 우선 출발한 후 팩스나 이메일 등으로 환자에 대한 자료를 요청하여 받아야 한다.

(2) 환자 이송 중

① 응급구조사가 중점적으로 관심을 가져야 할 대상은 환자이다.

② 환자를 인수하는 병원의 응급의료종사자에게 이송에 소요되는 시간과 이송 중 환자상태 변화에 대해서 연락을 취한다.

③ 이송 중에도 환자상태가 악화될 수 있으므로 구급차의 주행에 따른 진동(비포장도로, 방지턱 등), 흔들림 등으로 구토를 하거나 고정 장비가 느슨해질 수 있기 때문에 환자상태를 계속 관찰해야 한다.

(3) 병원에 도착

① 응급의료진에게 이송 중에 변화된 환자상태와 응급처치내용을 인계한다.

② 병원에서 가져온 환자에 대한 자료와 함께 구급활동일지(응급처치 기록지) 사본을 같이 제출한다.

TIP 119구조·구급에 관한 법률 시행령

제12조 응급환자의 이송 등

① 구급대원은 응급환자를 의료기관으로 이송하기 전이나 이송하는 과정에서 응급처치가 필요한 경우에는 가능한 범위에서 응급처치를 실시하여야 한다.

② 소방청장은 구급대원의 자격별 응급처치 범위 등 현장응급처치 표준지침을 정하여 운영할 수 있다.

③ 구급대원은 환자의 질병내용 및 중증도, 지역별 특성 등을 고려하여 소방청장 또는 소방본부장이 작성한 이송병원 선정지침에 따라 응급환자를 의료기관으로 이송하여야 한다. 다만, 환자의 상태를 보아 이송할 경우에 생명이 위험하거나 환자의 증상을 악화시킬 것으로 판단되는 경우로서 의사의 의료지도가 가능한 경우에는 의사의 의료지도에 따른다.

④ 제3항에 따른 이송병원 선정지침이 작성되지 아니한 경우에는 환자의 질병내용 및 중증도 등을 고려하여 환자의 치료에 적합하고 최단시간에 이송이 가능한 의료기관으로 이송하여야 한다.

⑤ 구급대원은 이송하려는 응급환자가 감염병 및 정신질환을 앓고 있다고 판단되는 경우에는 시·군·구 보건소의 관계 공무원 등에게 필요한 협조를 요청할 수 있다.

⑥ 구급대원은 이송하려는 응급환자가 자기 또는 타인의 생명·신체와 재산에 위해를 입힐 우려가 있다고 인정되는 경우에는 환자의 보호자 또는 관계 기관의 공무원 등에게 동승을 요청할 수 있다.

⑦ 소방청장은 제2항에 따른 현장응급처치 표준지침 및 제3항에 따른 이송병원 선정지침을 작성하는 경우에는 보건복지부장관과 협의하여야 한다.

TIP **응급의료에 관한 법률 시행규칙 제4조 응급환자의 이송절차 및 의무기록의 이송**

의료인은 법 제11조의 규정에 따라 당해 의료기관에서 적정한 치료를 할 수 없는 응급환자를 다른 의료기관으로 이송하는 경우에는 다음 각 호의 조치를 하여야 한다.

1. 법 제27조제1항의 규정에 의한 응급의료정보센터(이하 "정보센터"라 한다)를 통하여 이송 받을 의료기관의 수용가능여부의 확인과 적절한 이송수단의 제공 또는 알선(의료기관 상호간에 연락·준비된 경우를 제외한다)
2. 별지 제2호서식의 응급환자진료의뢰서 송부
3. 검사기록 등 의무기록과 방사선 필름의 사본 그 밖에 응급환자의 진료에 필요하다고 판단되는 자료의 송부. 다만, 방사선 필름의 사본은 환자 또는 그 법정대리인의 요구가 있는 경우에 한한다.

9) 기록

환자상태에 대한 정확한 기록은 환자 응급처치, 연구 및 응급구조사가 소속된 응급의료체계의 질적 향상의 측면에서도 중요한 자료가 된다.

① 사고현장에서부터 병원 응급의료종사자에게 환자를 인계할 때까지 응급처치의 내용이 연속적으로 정확하게 기재되어야 한다.

② 환자에 대한 기록은 응급 상황종료와 함께 마무리되어야 한다.

③ 이송 중에 메모하였던 간단한 기록이나 생체징후 등도 기록지에 기록해야 한다.

④ 법적문제에 있어서도 소송의 소지를 줄여준다.

⑤ 응급구조사의 주관적 소견이 아닌 응급구조사가 관찰한 객관적 사실이어야 한다.

예를 들면, "환자가 숨을 쉴 때 술 냄새가 난다"는 기록 작성은 논쟁의 여지가 없지만, 증명할 수 없는 "만취상태였다"는 논쟁의 여지가 있으므로 적절하지 않은 기록이다.

최종 기록지는 다음과 같이 작성한다.

① 간결하며 읽기 쉽도록 작성한다.

② 철자도 정확하게 표기한다.

- 정확하게 작성한 기록은 환자를 인수하는 응급의료종사자로 하여금 응급구조사가 시행한 환자평가나 응급처치 내용을 쉽게 이해할 수 있고, 환자의 예후를 판단하는 데 도움을 줄 것이다.

③ 법적인 문제로부터 보호한다.

- 문제가 발생했을 경우, 정확하게 기록된 기록은 응급구조사가 실시한 응급처치에 대해 쉽게 기억할 수 있게 도와주어 소송으로부터 보호해줄 것이다.

10) 복귀

환자상태에 따라 적절한 응급처치를 시행하면서 병원으로 이송을 하고, 병원 도착 후 응급의료종사자에게 기록지와 함께 환자를 인계한 후 다음 업무를 위하여 근무지로 복귀할 준비를 해야 한다.

① 오염된 구급차 내부와 장비를 세척하고, 사용한 일회용 물품을 버린다.

② 필요한 물품을 보충하고, 필요하면 구급차 연료도 채워둔다(그림 3-9).

③ 출동에 관한 사후 검토회의를 한다.

- 동료와 함께 업무수행 중에 발생했던 문제점이나 상황들을 기억하면서 잘된 점이나 개선이 필요한 점에 대해 논의함으로써 앞으로 환자의 응급처치 질을 향상시킨다.

④ 응급구조사 팀장은 응급구조사 중에 심각한 스트레스로 인하여 도움이 필요한 대원이 있는지 살펴본다.

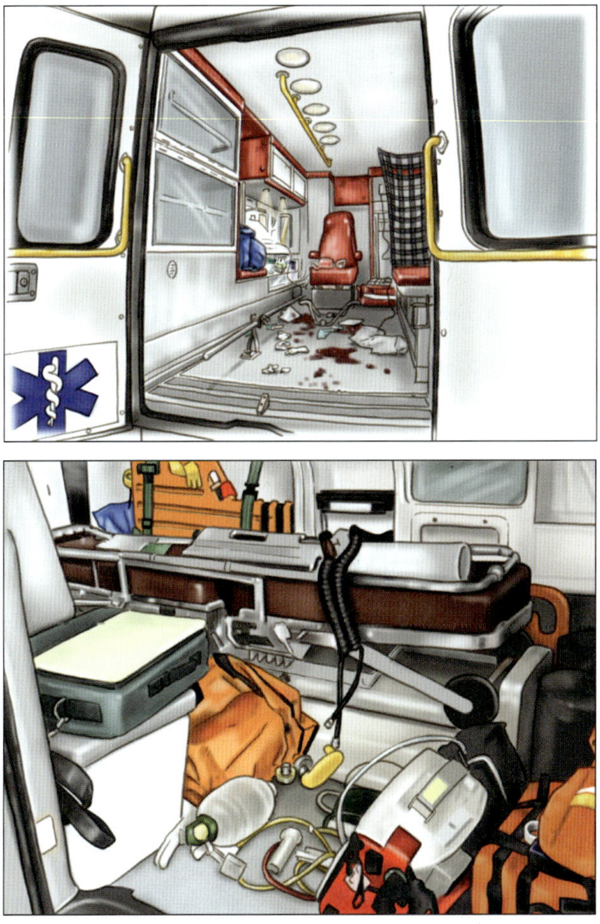

그림 3-9. 긴급한 환자를 이송한 후 구급차 내 상태

03 한국형 응급환자 분류도구

1) 한국형 응급환자 분류도구(KTAS)

(1) 개요

응급의료체계의 특성상, 병원 전(Pre-hospital) 응급의료 현장 및 응급의료기관에서는 응급 환자의 수와 상태를 사전에 예측할 수 없다. 그러나, 이를 대비하기 위해 항상 충분한 응급의료 자원을 보유하는 것은 현실적으로 불가능하다.

응급 현장 또는 응급의료기관에서 환자가 과밀화될 경우, 응급환자의 생명에 직접적인 위협이 될 수 있다. 따라서, 응급환자의 중증도 및 긴급도를 신속하게 평가하여 우선순위를 결정하는 것이 필수적이다.

(2) 해외 응급환자 분류도구 사례

세계적으로 응급환자의 중증도 및 긴급도를 평가하는 다양한 도구가 사용되고 있다.

① **캐나다**(Canada)

㉠ 1998년 '캐나다 응급환자 분류도구(Canadian Triage and Acuity Scale, CTAS)'가 개발됨

㉡ 병원 전 단계(Pre-hospital) 및 병원 내 응급실에서 모두 사용됨

② **일본**(Japan)

㉠ CTAS를 기반으로 '일본 응급환자 분류도구(Japan Triage and Acuity Scale, JTAS)'를 개발

㉡ 이를 통해 일본의 응급의료체계가 개혁됨

(3) 한국형 응급환자 분류도구(KTAS) 도입 및 법적 기반

① 우리나라에서는 2012년 '한국형 응급환자 분류도구(Korean Triage and Acuity Scale, KTAS)'를 개발

② 2016년, '응급의료에 관한 법률' 제31조의4(환자의 중증도 분류 및 감염병 의심환자 선별) 신설

③ 이 법률을 통해 KTAS의 법적 기반이 마련됨

(가) KTAS 시행 기관

① 전국 권역 및 전문 응급의료센터

② 지역 응급의료센터

③ 구급차 운용기관

(나) KTAS의 주요 목적

① 응급환자의 신속하고 적절한 이송 및 진료 제공

② 응급실 내 감염 예방 및 감염병 의심 환자 선별

(4) 병원 전 단계 KTAS(Pra-KTAS) 도입

① 병원 전 단계에서 활용되는 한국형 응급환자 분류도구(Pra-KTAS)는 소방청 119 구급대에서 2024년부터 우선적으로 시행

② 2025년부터 구급차등의 운용자의 응급환자 이송 시 본격적으로 시행(응급의료에 관한 법률 시행규칙 제18조의3)

(5) 결론

한국형 응급환자 분류도구(KTAS)는 응급의료체계의 효율성을 높이고, 환자의 생명을 보호하는 중요한 기준으로 자리 잡고 있다. 특히, 병원 전 단계에서 KTAS(Pra-KTAS)의 도입은 응급환자의 신속한 분류 및 적절한 치료 제공을 위한 필수적인 조치로 평가된다.

2) 병원내 한국형 응급환자 분류도구(In-hospital KTAS)

(1) 병원 내 KTAS의 역할

응급의료기관에서는 응급실 과밀화를 방지하고, 응급환자에 대한 신속하고 적절한 진료를 제공하며, 감염 예방을 강화하기 위해 '환자 분류소(triage station)'를 운영해야 한다.

(가) 환자 분류소(triage station) 운영 기준

① 응급실 입구에 설치

② 보건복지부장관이 정한 교육을 이수한 전문 인력 배치

- 의사, 1급 응급구조사, 간호사

③ 응급환자의 중증도를 평가하고 감염병 의심환자를 1차로 선별

(2) 응급환자 분류 절차(In-hospital KTAS)

① 환자가 병원에 도착하는 즉시, 응급실 진입 전에 '환자 분류소'에서 1차 중증도 평가 시행

② 환자의 상태가 변하거나 필요 시 추가적으로 중증도 분류를 시행

③ 환자 평가 기준: 4단계 판정 절차 적용

㉠ 연령(age)

㉡ 증상의 대분류(main complaint category)

㉢ 증상의 소분류(specific complaint subcategory)

㉣ 세부 판단 기준(detailed clinical indicators)

이러한 절차를 통해, 병원 내 응급환자 중증도 분류도구(In-hospital KTAS)를 활용하여 응급환자의 상태를 신속하고 체계적으로 분류해야 한다(표 3-1).

표 3-1. 병원 내 KTAS 분류기준

구분	세부내용
적용대상	• 응급실에 내원한 모든 환자
중증도 분류의 시행 주체	• 의사, 간호사, 1급 응급구조사 면허 및 자격을 갖추고 KTAS 교육을 이수한 자만의 시행
중증도 분류 절차	• 응급환자 중증도 분류는 환자의 내원과 동시에 응급실 진입 전 환자 분류소에서 1차로 시행하고, 환자의 상태가 변경되는 등 필요한 경우 추가로 시행 • 응급환자 중증도 분류는 KTAS 분류 기준표에 의해 환자의 연령, 증상의 대분류, 증상의 소분류 및 세부 판단기준의 4단계의 판정절차에 따라 시행
중증도 등급기준	• 응급실 내원환자의 중증도 등급은 분류결과에 다음과 같이 구분 1. 중증응급환자: 중증도 분류결과 1등급 및 2등급 2. 중증응급의심환자: 중증도 분류결과 3등급 3. 경증응급환자 및 비응급환자: 중증도 분류결과 4등급 및 5등급
중증도 분류 후 조치	• 응급의료 책임자는 응급환자 중증도 분류 결과에 따라 응급진료의 우선순위와 방법, 격리진료 여부, 적정한 병상 및 시설의 배정 등을 결정 • 응급의료 책임자는 응급환자 중증도 분류 결과 응급환자가 아닌 자로 판단되는 환자에 대하여 응급실이 아닌 의료 시설을 이용하게 하거나 다른 의료기관에 전원 가능

(3) 중증도 분류 시 고려해야 할 요소

① 응급환자의 주요 증상

② 활력징후(vital signs)

㉠ 호흡수

㉡ 맥박

㉢ 혈압

㉣ 체온

③ 의식 수준(level of consciousness)

④ 손상 기전(mechanism of injury)

⑤ 통증 정도(pain scale)

세부적인 기준, 방법 및 절차는 KTAS 분류기준에 따라 시행

(4) 응급환자 중증도 분류 결과에 따른 조치

① 응급진료 우선순위 결정

② 격리 진료 여부 판단 (감염병 의심환자 선별 포함)

③ 적정한 병상 및 의료 시설 배정

④ 신속한 응급처치 및 전문의 진료 연계

(5) 결론

병원 내 KTAS (In-hospital KTAS)는 응급의료체계의 효율성을 높이고, 응급실 과밀화 문제를 해결하며, 감염병 예방 및 환자 안전을 강화하는 중요한 역할을 한다. 이를 위해 체계적인 분류 절차와 적절한 대응 시스템을 구축하는 것이 필수적이다.

3) KTAS의 분류 기준 및 목적

한국형 응급환자 분류도구(KTAS)는 환자의 증상을 중심으로 중증도와 긴급도를 평가하는 체계이다.

(1) 환자 내원 당시, 초기 평가 절차

① 첫인상(initial impression) 평가

② 감염 여부에 대한 기본적인 문진 및 진찰 시행

③ 환자가 호소하는 증상을 기반으로 2차 고려사항 적용

이러한 절차를 거쳐, 환자의 중증도(severity)와 긴급도(urgency)를 최종 결정한다.

(2) KTAS의 5단계 분류 체계

KTAS는 5단계로 구분되며, KTAS 점수가 낮을수록 중증도가 높고 응급환자로 분류된다(표 3-2).

① KTAS 1단계(소생): 생명이 위독한 중증 응급환자

② KTAS 2단계(긴급): 즉각적인 치료가 필요한 중증 환자

③ KTAS 3단계(응급): 신속한 평가가 필요한 환자

④ KTAS 4단계(준응급): 응급 처치가 필요하지 않은 환자

⑤ KTAS 5단계(비응급): 응급실이 아닌 외래 진료가 적절한 환자

(3) KTAS의 목적

① 비응급 환자로 인해 응급환자의 응급치료가 지연되는 것을 방지

② 응급환자가 보다 신속하게 치료를 받을 수 있도록 조정

③ 응급실의 효율적인 운영 및 의료 자원 배분 최적화

KTAS는 응급실 내 환자의 우선순위를 정하고, 한정된 의료 자원을 가장 필요한 환자에게 적절히 배분하기 위한 필수적인 시스템이다.

표 3-2. KTAS 분류표

단계		정의	대표증상	진료 우선순위
KTAS 1	소생	즉각적인 처치가 필요하며, 생명이나 사지를 위협(또는 악화가능성이 높은) 하는 상태	심장마비, 무호흡, 음주와 무관한 무의식	1순위
KTAS 2	긴급	생명 혹은 사지 · 신체 기능에 잠재적 위협이 있어, 빠른 치료가 필요한 경우	심근경색, 뇌출혈, 뇌경색	2순위
KTAS 3	응급	치료가 필요한 상태, 진행될 수 있는 잠재적 가능성을 고려해야 하는 경우	호흡곤란(산소포화도 90%이상), 출혈을 동반한 설사	3순위
KTAS 4	준응급	환자의 나이, 통증, 악화, 합병증을 고려할때 1-2시간 냉 처치나 재평가를 시행하면 되는 상태	38도 이상을 동반한 장염, 복통을 동반한 요로감염	4순위
KTAS 5	비응급	긴급하지만 응급이 아닌 상태, 만성적인 문제로 인한 것, 또는 악화 가능성 낮은 상태	감기, 장염, 설사, 열상(상처)	5순위

4) 중증도 분류 시행 주체 및 기록 의무

중증도 분류 시행 주체는 다음 항목을 포함한 중증도 분류 결과를 '중증도 분류 대장'에 기록해야 하며, 응급의료 책임자는 해당 환자가 응급실에 수용된 경우, 의무기록에도 해당 내용을 반드시 기재해야 한다(표 3-3).

(1) 중증도 분류 대장에 기록해야 할 사항

(가) 환자 정보

① 병록번호 또는 별도의 일련번호

② 성명, 성별, 연령

(나) 분류 정보(로그)

① 분류 코드(대문자 알파벳 5자리)

② 분류 결과(아라비아 숫자 2자리)

(다) 분류 시행 정보

① 분류 시행 일시

② 시행자의 자격 또는 면허 유형 및 번호

표 3-3. 별표1 중증도 분류성인(1단계 15세 이상(A) 예시)

A	A	A	A	A	1	0
분류내용 (4단계의 각 분류 내용 A~Z)					**분류등급** (1, 2, 3, 4, 5)	**감염 관련** (비감염, 비말/공기감염, 접촉감염, 미상)

⬇

2단계		3단계		4단계		등급
신경과	C	두부손상	H	출혈성 질환(생명이나 사지에 위급한 출혈)	BB	2
신경과	C	두부손상	H	고위험성 사고기전	BC	2
신경과	C	두부손상	H	급성 중심성 중등도 통증(4-7)	BD	3
심혈관	I	흉통(심인성)	C	의식변화(GCS 9-13)	AF	2
심혈관	I	흉통(심인성)	C	열, 면역억제 상태	AG	2
심혈관	I	흉통(심인성)	C	패혈증 의증(3 SIRS 기준만족)	AH	2
심혈관	I	흉통(심인성)	C	급성 중심성 중증 통증(8-10)	BA	2
심혈관	I	흉통(심인성)	C	심인성 통증	CA	2
심혈관	I	흉통(비 심인성)	D	중증 호흡곤란	AA	1
심혈관	I	흉통(비 심인성)	D	쇼크	AB	1
심혈관	I	흉통(비 심인성)	D	무의식(GCS 3-8)	AC	1
심혈관	I	흉통(비 심인성)	D	중등도 호흡곤란	AD	2
물질오용	A	물질오용/중독	A	도주의 가능성이나 안전에 대한 위험	CB	2
~						

(2) 기록의 정확성 및 데이터 전송 의무

(가) 중증도 분류 시행 주체 및 응급의료 책임자는 기록을 작성할 때, 중증도 분류와 관련된 정보를 의도적으로 왜곡하거나 허위로 기재해서는 안 된다.

(나) 응급환자의 중증도 분류가 완료된 후, '중증도 분류 대장' 기록을 응급의료정보통신망에 실시간으로 전송해야 한다.

정확한 중증도 분류 기록은 응급환자의 치료 우선순위를 정하고, 응급의료체계의 효율적인 운영을 보장하는 데 중요한 역할을 한다.

5) 병원 전 한국형 응급환자 분류도구(Pre-hospital KTAS)

119 구급대는 기존에도 환자의 응급상황에 따라 적절한 치료 및 조치를 수행하고, 치료 우선순위를 결정하기 위해 병원 도착순서가 아닌 환자의 중증도를 기반으로 한 '병원 전 단계 중증도 분류'를 시행해왔다. 그러나, KTAS (Korean Triage and Acuity Scale)와 119 구급대가 현장에서 사용하는 중증도 분류 기준이 서로 달랐기 때문에, 이송 과정에서 119 구급대와 의료기관 간 원활한 의사소통이 어려웠다.

이를 해결하기 위해, '병원 전 한국형 응급환자 분류도구(Pre-hospital KTAS)'가 도입되었으며, 이를 통해 119 구급대와 병원 간의 중증도 분류 기준을 일치시키고, 보다 효율적인 환자 이송 및 진료 연계를 가능하게 하고자 한다(표 3-4).

표 3-4. 응급환자에 대한 119구급대와 KTAS 분류 비교

119구급대 분류		KTAS 분류	
응급	불안정한 활력징후 등	Level 1	소생: 심정지, 중증외상 등
준응급	수시간내 처치가 필요한 경우	Level 2	긴급: 호흡곤란, 토혈 등
잠재응급	(준)응급해당하지 않고, 응급실 진료가 필요한 경우	Level 3	응급: 경한 호흡부전 등
대상외	응급환자 이송이 아닌 경우	Level 4	준응급: 착란, 요로감염 등
사망	명백한 사망징후 또는 의심경우	Level 5	비응급: 상처소독, 약처방 등

(1) Pre-KTAS 도입 배경 및 목적

코로나19 확산을 계기로 중증 환자 병상 부족 및 응급의료기관의 과밀화 문제가 심각하게 대두되었으며, 환자의 위급 정도에 따른 분산 이송이 주요 쟁점으로 부각되었다. 이에 따라, 이송 단계(병원 전 단계)와 병원 단계에서 중증도 분류 기준을 일원화해야 한다는 요구가 높아지면서 Pre-KTAS가 도입되었다.

(2) Pre-KTAS의 목적

① 환자가 신속하고 안전하게 적절한 치료를 받을 수 있는 병원을 선정하는 것

② 이를 위해, 환자의 초기 평가를 실시하여 중증도를 분류

(3) Pre-KTAS의 주요 평가 요소

(가) 초기 평가

① 심정지 및 무호흡 여부

② 의식 장애 여부

(나) 주증상 카테고리 선택

① 사고 기전

② 통증 부위

③ 동반 증상

④ 활력징후

이를 기반으로 1 · 2차 고려 사항을 객관적으로 판단하여 환자의 중증도를 신속하게 분류하고(표 3-5), 적절한 치료가 가능한 병원으로 이송하는 것이 Pre-KTAS의 핵심 역할이다.

표 3-5. Pre-KTAS 분류표

단계	세부내용
Level 1 (소생)	생명이나 사지를 소실할 정도의 위협으로 판단되거나 악화될 위험이 있어 즉시 처치가 필요한 상태로 병원 도착 후 적극적인 소생 치료가 필요한 환자를 말한다. ABC의 문제가 있어 기도 관리 및 환기 또는 순환 보조가 필요하며, 명백한 고통을 호소하거나 불안정한 활력징후가 관찰 1. 심장정지 혹은 자발순환 회복 상태 2. 무호흡 혹은 기도장애 3. 중증외상 환자(쇼크) 4. 의식장애(무의식 상태, GCS 3-8)
Level 2 (긴급)	생명 또는 사지를 소실할 정도의 잠재적 위협이 있어 의학적인 신속한 처치가 필요한 상태로 심각한 질병 또는 부상으로 악화될 가능성이 있는 환자를 말한다. 추후 소생을 필요로 할 수 있다. 이 경우 악화 가능성이 있는 추가 증상을 완화하고 급성기 상태를 치료하기 위한 신속한 처치기 필요 1. 심인성 흉통 2. 지속되는 상당량의 토혈이나 흑색변 3. 뇌졸중 의심 증상 발병<6시간 4. 운동 중 발생한 실신
Level 3 (응급)	응급처치가 필요한 심각한 상태로 진행될 가능성이 있으며 심각한 불편함을 야기하고 일상적 활동에 영향을 미치는 상태를 의미한다. 이 단계의 환자들은 대개 정상적인 활력징후를 보이지만 정상의 상한치나 하한치를 보이며 악화 가능 1. 발작 후 의식 회복한 상태 2. 지속적인 구토 3. 다른 증상이 없는 천명음 4. 명백한 변형이 있는 상하지 손상
Level 4 (준응급)	환자 나이, 통증, 악화 가능성 또는 합병증과 관련되어 치료 혹은 재평가하면 되는 상태. 이 단계의 환자들은 일반적으로 안정적인 활력징후와 낮은 통증 척도를 가진다. 심각한 질병의 악화 없이 만성 질환을 앓고 있는 많은 환자들이 이 범주에 속한다. 1. 지혈되었거나 조절된 출혈, 혹은 봉합이 필요한 열상 2. 코피가 발생하였으나 현재는 두드러진 출혈이 없는 상태 3. 생리통 4. 배뇨곤란
Level 5 (비응급)	급성 발병이지만 긴급하지 않은 상황이며 악화 또는 변화 없는 만성적인 문제의 일부일 수도 있는 상태를 의미한다. 이러한 질병이나 부상 중 일부에 대한 검사와 치료는 미룰 수 있으며, 심지어 다른 지역의 병원으로 이송할 수 있다. 환자에게 즉각적인 위험을 초래하지 않는 사소한 증상 1. 코막힘 동반한 알레르기성 비염 2. 만성 구토/구역/설사 3. 관절 부종 4. 봉합이 불필요한 열상

(4) Pre-KTAS 적용 시 주의사항

Pre-KTAS 분류 방법을 적용하는 병원 전(pre-hospital) 단계는 응급의료기관과 달리 안정된 환경이 아닌 특수한 환경에서 이루어지며, 이송 시간에 따라 환자 상태가 영향을 받을 수 있다.

따라서, Pre-KTAS를 적용할 때는 다음 사항을 유의해야 한다.

(가) 환자 상태 변경 시 기록 및 정보 공유

① 병원 도착 전 환자 상태가 변할 경우, 추가 Pre-KTAS 단계를 결정하고 이를 출동 및 처치 기록지에 기록해야 한다.

② 변경 사항을 이송 병원에 사전에 알리거나 의료진에게 정확히 전달해야 한다.

(나) 구급대 현장 처치 후 환자 상태 평가

① 구급대의 현장 처치 후 환자 상태가 일시적으로 회복되더라도, 시간이 지나면서 악화될 가능성이 있다.

② 따라서, Pre-KTAS 단계를 과도하게 낮추어 지정하지 않도록 주의해야 한다.

(다) 병상 부족 상황에서도 환자 상태 중심으로 분류

① 병상이 부족하여 환자를 수용할 수 있는 의료기관이 제한적이더라도, 환자의 상태에 따라 분류해야 한다.

② 이송 가능한 의료기관의 상황이 아니라, 환자의 중증도를 우선적으로 고려하여 분류해야 한다.

(라) 환자 이전 결과를 일반화하지 않기

① 환자의 과거 이송 이력을 바탕으로 중증도를 일반화해서 분류하지 않는다.

② 특히, 만성질환자, 주취자(음주 환자), 반복 신고 환자의 증상을 일괄적으로 비응급으로 간주하는 것은 부적절하다.

(마) 환자의 안전성을 고려한 분류 원칙

① Pre-KTAS 적용 시, 과소분류(under-triage)보다 과분류(over-triage)를 지향하는 것이 더 안전하다.

② 두 개의 분류 단계 사이에서 판단이 어려운 경우, 더 높은 단계를 선택하는 것이 적절하다.

(5) 결론

Pre-KTAS는 병원 전 응급의료 단계에서 환자의 신속하고 정확한 중증도 평가를 위한 중요한 도구이다. 이를 올바르게 적용하기 위해서는 환자의 상태 변화에 따른 적절한 조정, 병상 상황과 무관한 중증도 기준 적용, 반복 신고자에 대한 편견 배제, 그리고 환자 안전을 최우선으로 고려한 분류 원칙을 준수해야 한다.

6) KTAS 위원회

2012년, 한국형 응급환자 분류 도구(KTAS)가 개발되었으나, 개발 초기에는 모든 응급의료센터에 보급되어 사용된 것이 아니라, 개발에 참여한 일부 기관 중 자발적으로 사용을 원하는 기관에서만 제한적으로 적용되었다. 이후 2014년, 응급의료 수가 개편과 관련하여 중증 환자를 정의할 기준이 필요해졌고, 보건복지부는 그 기준으로 KTAS를 채택하여 입법을 시행하였다.

(1) KTAS의 신뢰도 검증 및 연구 진행

(가) 2014년 연구를 통해 KTAS의 신뢰도(reliability)와 타당도(validity)를 검증하였다.

(나) 2016년, 국가 응급의료 정보시스템(National Emergency Department Information System, NEDIS)의 데이터를 기반으로 KTAS 시행 현황에 대한 연구가 추가로 진행되었다.

(2) KTAS 위원회의 역할

현재, 보건복지부의 권한을 위임받아 대한응급의학회 산하 'KTAS 위원회'가 KTAS 시행자에 대한 교육 및 질 관리(quality control)를 담당하고 있다(표 3-6, 7).

(가) KTAS 위원회의 주요 업무

① KTAS 시행자 교육 및 인증 관리

② KTAS 분류 정확도 및 일관성 유지

③ KTAS 시행 현황 모니터링 및 개선 연구 수행

(3) 결론

KTAS는 응급환자의 중증도를 평가하는 중요한 도구로, 보건복지부의 정책적 지원과 KTAS 위원회의 체계적인 관리 아래 지속적으로 발전하고 있다. 이를 통해, 응급환자의 신속한 평가 및 치료 우선순위 결정이 보다 체계적으로 이루어지고 있으며, 응급의료체계의 효율성 또한 향상되고 있다.

표 3-6. In-hospital KTAS 교육과정

구분	제공자 코스	
	신규	갱신
신청 조건	• 응급의학전문의(증빙서류:전문의자격증) • 타과전문의, 일반의, 응급의학전공의, 간호사, 1급응급구조사 (증빙서류: 신청일 기준으로 최근 5년 이내 응급실 근무경력 366일 이상) * 휴직 기간 명시. 근무 기간 내 질병 및 휴직 기간 포함일 경우 휴직 기간 제외한 근무 경력으로 366일 이상 증빙. * 응급실: 중앙응급의료센터에서 응급의료기관으로 인정하고 평가받는 의료기관	HKP 이수 후 만료일 6개월 전부터~
교육시간 및 교육내용	• 교육시간: 4.5시간 • 교육내용: KTAS 개요, 성민 및 소아 KTAS 적용 문제상황과 대응방법, 특수한 증상과 2차 고려사항	• 총 3시간
이수 조건	• 필기시험 (pre-test 80점 이상 제출완료/교육 전일 기준 24시까지 제출완료/마감시간까지 무한반복 가능) • 교육 15분 이상 지각, 또는 교육종료 15분 이전 조퇴 시 이수 불가 * pre-test/출결은 온라인 프로그램으로 실시	
평가	• post-test 70점 이상 * 모든 시험은 온라인 프로그램으로 실시	
유효기간	• 이수일로부터 만 3년	이수일로부터 만 3년

표 3-7. Pre-hospital KTAS 교육과정

구분	제공자 코스	
	신규	갱신
신청 조건	• 간호사, 1급 · 2급응급구조사 (증빙서류: 최근 5년 이내 응급실 근무경력 1년 이상 또는 구급차 탑승 경력이 1년이상) * 신청일 기준 근무기간 12개월 이상 증빙 * 응급실: 중앙응급의료센터에서 응급의료기관으로 인정하고 평가 받는 의료기관	
교육시간 및 교육내용	• 교육시간 : 총 4시간 • 교육내용 : KTAS 및 Pre-KTAS 개요, 성민 및 소아 Pre-KTAS 적용 문제상황과 대응방법, 특수한 증상과 2차 고려사항	
이수 조건	• 필기시험 (pre-test 80점 이상 제출완료/교육 전일 기준 24시까지 제출완료/마감시간까지 무한반복 가능) • 교육 15분 이상 지각, 또는 교육종료 15분 이전 조퇴 시 이수 불가 * pre-test/출결은 온라인 프로그램으로 실시	
평가	• post-test 70점 이상 * 모든 시험은 온라인 프로그램으로 실시	

04 프로정신

응급의료종사자는 특수한 지식 및 술기를 보유하고 있는 사람을 의미한다. 일반적으로 한 직업분야는 초기교육과 계속교육에 대한 요구조건 등을 포함한 자체 인증기준을 갖는다. 응급구조사로 받게 되는 훈련에 대해 초기교육 요구조건을 만족시켜 국가고시를 합격한 경우에는 응급구조사로서 국가자격증을 발부받는다.

"프로정신"이라 함은 특정 직무에 종사하는 구성원의 특성을 규정하는 행동(기질, 어투, 행위 등) 및 특색을 지칭한다. 프로가 되려면 아마추어와는 확연히 구분되는 전문적 지식을 갖추어야 한다(그림 3-10).

이러한 프로정신을 지닌 응급구조사라면 다음과 같은 행동과 특색이 있다.

① 응급환자에게 양질의 응급처치를 제공한다.

② 자신의 직무에 자긍심을 가지는 사람이다.

③ 최고기준을 세우고 최고의 기준을 충족시키기 위해 노력한다.

④ 능력이 닿는 한 최선을 다하여 직무를 수행함으로써 팀 구성원 및 일반 시민으로부터 존경과 신뢰를 받는다.

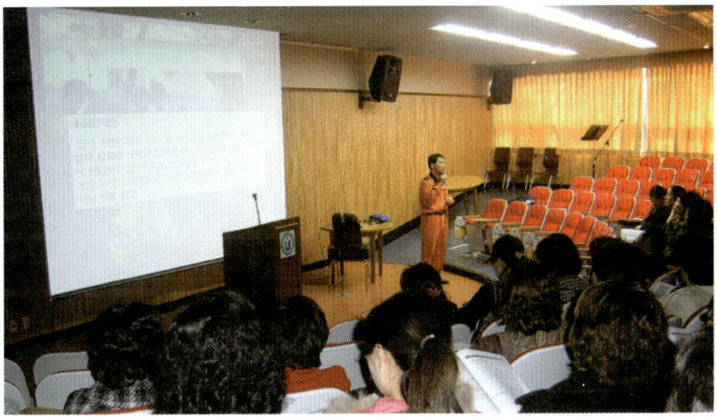

그림 3-10. 응급구조사는 전문적 지식을 갖추어야 한다.

1) 직업윤리(직무윤리)

직업윤리라 함은 특정 집단 및 직업에 종사하는 구성원의 행동을 규제하는 규칙 및 기준을 의미한다. 이 기준은 응급구조사, 물리치료사, 방사선사 등을 비롯한 의료인에게도 마찬가지로 적용된다. 윤리는 법 규정이 아니지만, 직업적 명예로운 행동을 위한 기준이므로 직무윤리를 준수하고, 응급구조사로서 마땅히 환자, 사회, 응급의료종사자 및 자신에 대한 윤리적 의무임을 인식하여야 한다.

TIP 직업윤리

특정한 그룹 혹은 직업 구성원들의 행동을 지배하는 법칙 내지 기준이다(어떤 단체 또는 전문직의 활동을 제한하는 규칙, 규범 그리고 도덕을 말한다). 병원 전 응급의료종사자들은 자신들이 맡은 응급환자들과 일반인들에 대해 윤리적인 책임감을 가져야 한다. 인간의 직업 활동은 한 개인의 성장과 성숙을 가져오는 길이며 사회적 봉사의 방법이고, 또한 일 자체는 고유한 가치와 질서를 지니고 있다. 따라서 직업윤리는 세 가지 관점에서 고찰해볼 수가 있다.

① 직업 선택의 주체 문제

인간은 성장과정을 통하여 자기의 재질과 소망을 키운다. 또한 일을 통하여 구체적인 평가를 받게 된다.

㉠ 직업선택 및 수행은 동료인간의 기대와 평가에 의해서 이루어져야 한다.
㉡ 선택한 직업에는 충심과 성실로서 자기 자신을 실현하며 이웃에 봉사해야 한다.
㉢ 직업 활동에 있어서 이웃으로부터의 인정을 받게 된다.
㉣ 자기만족도 또한 병행하게 된다면 자기의 임무를 통하여 양심의 자유와 마음의 평화도 얻게 될 것이다.
㉤ 자신의 소명도 수행하는 사람이 되는 것이다.

② 직업의 사회성 문제

직업 활동은 필연적으로 사회와 국가에 연관이 된다.

㉠ 직업 활동은 공익을 위하여 존재하며 또한 이를 도모하여야 한다.
㉡ 직업 활동은 자신만을 위한 것이 될 수가 없고, 성격상 이웃과의 상관관계에서 이루어져야 한다는 것이다.
㉢ 직장 분위기는 항상 쾌적해야 하고 안전관리는 철저해야 한다.
㉣ 동료와의 협력관계는 물론 유대가 돈독해야 할 것이다.
- 직업 활동과 그 결과와의 상호관련성이 고려되어야 할 것이다.
㉤ 직업 활동 자체도 이웃에 대한 봉사의 정신에서 이루어져야 한다.
㉥ 대인관계가 주종을 이루는 보건 의료인은 진정한 봉사정신에서 동료 이웃 간 따뜻한 사랑의 정신을 드높여야 할 것이다.

③ 직업에 대한 이해문제

직업윤리를 생각할 때 직업을 선택하는 주체나 직업의 사회성 못지않게 중요한 것이다. 직업 활동이란 고유한 일의 수행이다. 그러므로 수행하는 그 일의 성격과 의미 및 내용을 잘 알아야 한다.

㉠ 기술을 습득할 뿐 아니라 그 원리와 내용을 잘 알아 피해를 예방하고, 자신의 능력을 신장시켜야 하는 것이다.
㉡ 자연의 원리와 질서에 대한 경외심을 가져야 한다.
㉢ 진리를 탐구하고 인간의 안녕과 안전을 최대한 고려해야 하며 합리적인 결론을 추구해야 하는 것이다.

※ 도덕적 궁지(dilemma): 개개인의 양심에 의해 통제되는 것으로서 옳고 그름의 원리를 포함하는 상황을 말한다.

※ 응급의료기술: 진실, 열정, 친절 그리고 인간의 존엄성으로 임무를 수행하는 것을 의미한다.

※ 환자관리에 최선책을 결정할 때: 반드시 직무유기의 위험과 허위구금에 대한 책임여부와 가능성에 대해 선택해야 한다.

(1) 의료윤리의 필요성

① 원리적 측면

보건의료 윤리는 인간생명의 존귀함과 불가침성 그리고 인간조건의 취약성에 대한 깊은 이해와 통찰에 기본정신을 두어야 한다.

② 실천적 측면

보건 의료직과 같은 전문직에는 적어도 다음 3가지의 사회적 가치를 인정할 수 있다.

㉠ 체계적이고 정밀한 진실에 관한 지식

㉡ 지식을 활용하는 숙련된 술기에 의해서 구체화되는 능력

㉢ 능력을 실천에 옮김으로써 행동화하게 되는 술기

이 중 가장 중요한 것은 3번째 술기이다. 따라서 지식이나 능력은 이 술기에 종속되어진다. 이렇게 되도록 유도하는 것이 보건의료윤리의 동기이며 목표가 된다고 말할 수 있다.

③ 의학적 측면

의학적 측면에서 보건의료 윤리의 필요성은 다음 2가지를 제시할 수 있다.

㉠ 가속적으로 발달하여 온 현대의학의 축적된 지식과 술기는 실로 엄청난 결과를 초래할 정도로 발달되고 있다.

- 첨단 장비나 의료용 약품들을 이용하고 처방함으로써 환자가 받게 되는 실질적인 임상효과에 대하여 정당한 평가를 할 시간적 여유도 주지 않고 마구 쏟아지고 있다.

㉡ 의학적 지시의 전달과 기술의 전수에 있어서 근간이 되는 윤리적 및 실천 철학적 근거가 충분히 고찰되지 않은 상태에서 이런 지식과 술기가 부정확하게 다루어지는 사례가 발생한다는 점이다.

- 보건의료 업무 수행에 있어서 그 윤리성을 깊이 고찰이 필요하다.

(2) 직무수행과 윤리의 실천

응급의료제공자의 직무수행 자세는 모름지기 순수하게 주는 일, 베푸는 일이어야 한다. 응급의료제공자도 직업이라는 점에서는 다른 모든 직업에 공통적으로 적용되는 규범의 적용을 받아야 할 것이다. 그러나 인간의 생명, 또는 건강을 취급한다는 점에서는 특별히 요구되는 규범이다.

① 건강과 생명을 유지하기 위한 인간의 본능에서 나오는 마음이다.

㉠ 최대다수를 위해 최선의 노력을 기울여야 한다.

② 인간 존엄성과 생명에 대한 경외심을 가져야 한다.

㉠ 직업을 수행하는 사람들에게 요구되는 근본적 자세이다.

③ 인간생명의 존귀함과 불가침성에 대한 투철한 인식에 두어야 한다.

④ 인간 조건의 가냘픔과 어려움에 대한 사랑 어린 이해에 두어야 한다.

⑤ 의술의 궁극적인 목표는 귀중한 인간생명을 보전하는 것이다.

(3) 응급구조사의 윤리강령

1948년, 세계의사회는 스위스 "제네바 선언(Declaration of Geneva, 1948)"을 채택하였고, 1987년 전미응급구조사협회는 "EMT 윤리강령"을 채택하였다. 이러한 문서에는 전문적 EMT 서비스에 관한 원칙이 자세하게 기술되어 있다.

응급구조사로서의 전문적 지위는 사회, 기타 의료전문가 및 전문 응급구조사의 의무를 받아들이고 이를 수행하려는 개별 종사자의 자율적 의지에 의해 유지 및 강화된다. 기본 수준의 응급구조사로서, 직업윤리를 준수할 것을 엄숙하게 선언한다.

(4) 우리나라 응급구조사의 윤리강령

응급구조사는 현장, 이송 중, 의료기관 등에서 상담, 구조, 이송 등의 응급처치 업무를 수행하는 응급의료서비스 체계의 전문직업인이다. 고도의 전문성을 갖추고 사회에 봉사하는 직업정신을 뒷받침할 수 있는 철저한 직업윤리의 필요성에 따라 응급구조사 윤리강령을 제정한다. 이를 통해 우리나라 응급의료체계에 헌신하는 응급구조사의 행동규범을 정립하고자 한다.

응급구조사의 전문적 지위는 사회와 다른 의료 전문인에 대한 의무를 다할 자발적인 마음가짐과 응급구조사로서의 직업의식에 의해 유지되고 향상된다. 이것은 자기직업에 대한 프로정신으로서 또한 기본적 소양을 갖춘 응급구조사로서 전문인의 윤리에 관한 다음의 규율에 따를 것을 엄숙하게 서약한다.

하나. 응급구조사는
모든 사람이 스스로의 가치를 존중받고
행복을 추구할 권리를 보장받도록 사회안전망의 구성원으로서
언제 어디에서나 필요한 응급처치를 공정하게 시행한다.

둘. 응급구조사는
응급환자와 보호자의 합리적 치료결정을 위해
필요한 정보와 쉬운 설명으로 알 권리를 보호하고
자기결정권을 존중한다.

셋. 응급구조사는
응급환자와 보호자의 판단에 따른 합리적 요구를 존중하지만
불합리하고 비윤리적인 요구는 거부하거나 설득한다.

넷. 응급구조사는
적절한 환자평가, 응급처치, 병원이송이
응급환자를 정상생활로 복귀시킬 수 있음을 인식하고
주어진 환경에서 창조적으로 응급의료를 시행한다.

다섯. 응급구조사는
응급환자와 보호자의 사생활을 존중하며
알게 된 모든 사실에 대해 비밀을 유지하고
관련자에 한해서 필요한 정보를 나눈다.

여섯. 응급구조사는
모든 형태의 범죄와 학대, 방임, 유기 가능성에 대해
주의를 기울이고
피해를 막기 위해
환자격리, 상부보고, 경찰신고 등의 필요한 조치를 바로 한다.

일곱. 응급구조사는
도착 전 시민응급처치, 병원 응급처치, 수술, 회복, 재활 등의 중요성도 인식하고
개선을 위한 노력을 기울인다.

여덟. 응급구조사는
일상적인 응급환자뿐만 아니라 비응급환자
나아가 재난 다수사상자에 대해 의학적 판단에 따라
응급의료를 실시한다.

아홉. 응급구조사는
응급처치의 적절성을 높여
응급환자의 생존율을 개선시킬 뿐만 아니라
안전강화, 예방활동, 응급처치교육 등을 통해
안전한 환경조성에 기여한다.

열. 응급구조사는
바람직한 역할을 다하고
의료지도체계를 개선하기 위해 병원 전과 병원뿐만 아니라
다양한 분야에서 관련 직무를 수행하며
첨단의료 환경과 정보통신 사회에 능동적으로 대응한다.

TIP 미국 국립응급구조사협회(NREMT) 응급구조사의 윤리강령

응급구조사로서 전문적 지위는 사회, 다른 의료 전문인, 전문적인 응급구조사에 대한 의무를 다하며 자발적인 개인적 참여에 의해 유지되고 증진된다. 일반응급구조사나 전문응급구조사로서 나는 전문적인 다음 윤리 강령을 따를 것을 엄숙하게 선서한다.

하나! 응급구조사의 기본적인 책임은 생명을 보존하는 것이며 고통경감과 건강증진을 위함이며 해를 주지 않고 응급의료처치를 가능하게 하며 질을 올리는 것이다.

하나! 응급구조사는 국가, 인종, 종교, 피부색, 지위에 관계없이 인간 존엄에 기초한 인간 요구에 근거한 서비스를 제공한다.

하나! 응급구조사는 공공의 안녕에 해로운 것에는 전문지식과 기술을 사용하지 않는다.

하나! 응급구조사는 전문적인 일을 하면서 알게 된 모든 비밀정보는 법적인 요구 없이는 존중하며 비밀을 지킨다.

하나! 응급구조사는 한 시민으로서 법을 이해하며 지지하고 시민의 의무를 다한다.

하나! 응급구조사는 전문인으로서 모든 사람에 대한 응급의료 처치의 질을 증진하는 데 관심 있고 시민과 다른 건강 관리 전문가와 일함으로써 무한 책임을 진다.

하나! 응급구조사는 전문적인 자격을 유지해야 하며 응급의료 체계의 다른 건강관리요원의 자격에 대해서도 관심을 보여야 한다.

하나! 응급구조사는 전문적인 훈련과 교육의 기본을 정의하고 유지하는 데 책임을 진다.

하나! 응급구조사는 독립적이든 비독립적이든 응급의료에 개인적인 전문적 행위와 판단에 책임을 지며 응급구조사의 실무에 영향을 주는 법을 알고 지킨다.

하나! 응급구조사는 응급구조사와 응급의료체계에 영향을 미치는 법률제정을 알아야 하며 참여할 책임이 있다.

하나! 응급구조사는 직업의 명예를 반영하는 개인적 윤리지침을 지킨다.

하나! 전문적 서비스에 참여하는 응급구조사 또는 응급구조사단체는 직업의 존엄성에 따라 행동한다.

하나! 응급구조사는 응급구조사의 전문적 능력이 요구되는 어떠한 서비스에 자격이 안 되는 사람에게 위임하지 않도록 하여 공공을 보호할 책임이 있다.

하나! 응급구조사는 응급구조사협회, 간호사, 의사, 응급의료체계의 다른 건강관리요원과 신뢰를 유지하며 함께 조화 있게 일한다.

하나! 응급구조사는 비윤리적인 절차를 거부하며 적절하고 전문적인 방법으로 다른 적절한 권위 있는 기관에 적절하지 못하거나 비윤리적인 행동을 폭로할 책임이 있다.

TIP **선한 사마리아인(누가복음 10장 25-37절)**

어떤 사람이 예루살렘에서 여리고로 내려가다가 강도를 만나매 가도들이 그 옷을 벗기고 때려 거의 죽은 것을 버리고 갔더라. 마침 한 제사장이 그 길로 내려가다가 그를 보고 피하여 지나가고 또 이와 같이 한 레위인도 그 곳에 이르러 그를 보고 피하여 지나가되 어떤 사마리아 사람은 여행하는 중 거기 이르러 그를 보고 불쌍히 여겨 가까이 가서 기름과 포도주를 그 상처에 붓고 싸매고 자기 짐승에 태워 주막으로 데리고 가서 돌보아 주니라 그 이튿날 그가 주막 주인에게 네나리온 둘을 내어 주며 이르되 이 사람을 돌보아 주라 비용이 더 들면 내가 돌아올 때에 갚으리라 하였으니 네 생각에는 이 세 사람 중에 누가 강도 만난 자의 이웃이 되겠느냐 이르되 자비를 베푼 자니이다(그림 3-11).

- 불쌍한 사람을 볼 수 있는 눈, 불쌍히 여기는 마음, 행동할 수 있는 발, 섬길 수 있는 손, 자신을 희생하려는 결의(돈, 시간 등)

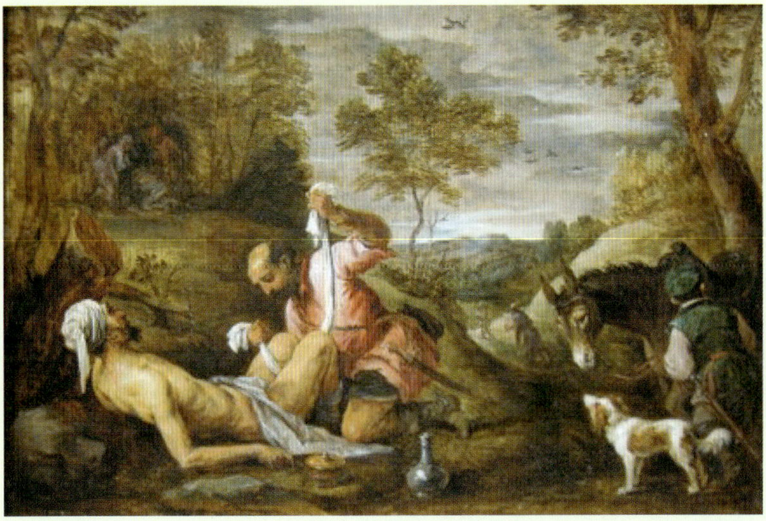

그림 3-11. 선한 사마리아인

(5) 응급구조사의 선서

우리 응급구조사는 모든 사람이 존엄, 가치를 지키며 행복한 삶을 누릴 수 있는 건강하고 안전한 사회를 만들기 위해 다음을 굳게 다짐한다.

하나, 응급환자와 보호자의 처치제공자, 옹호자로서
차가운 머리, 따뜻한 가슴으로 맡은 몫을 다한다.

하나, 언제 어느 곳에서나 응급환자에게 필요한 도움을 줄 수 있도록
응급처치 능력을 개발하고 맡은 바 업무에 성실히 임한다.

하나, 권익, 이익, 경험, 상식에서 벗어나
의학적 근거와 사회적 합의에 따른 윤리규범에 의해 판단하고 행동한다.

하나, 응급환자의 발생을 줄일 수 있는 안전한 환경을 만들고
일반인 대상 응급처치교육에 앞장선다.

하나, 열린 마음으로 두루 소통하고
어울려 협력하여 응급의료서비스체계의 발전에 창조적으로 이바지한다.

TIP **미국 국립응급구조사협회(NREMT) 선서**

나는 응급구조사로서
그 역할과 책무를 다하기 위하여 기본 윤리를 갖추고
언제 어디서라도 응급의료를 시행 가능하도록
전문기술을 습득하고 연마 정진하는 데 게을리하지 않을 것을 선서합니다.

나는
어떠한 갑작스런 질병이나 사고현장에서라도 나의 의학적 한계를 알고,
자신감과 침착함을 가지고 직무에 임할 것이며,
끊임없는 자아훈련을 통해 감정을 조절하고,
책임 있는 통솔력과 최선의 응급처치를 시행할 수 있는 도덕적 책임감을 갖고,
손상으로 고통 받는 응급환자의 생명 보호와 그의 고통을 경감시키고,
합병증이 발생하지 않도록 최선의 응급처치를 시행할 것입니다.

나는 또한
직무상 알게 된 모든 이의 비밀을 절대 누설하거나 공개하지 않을 것이며,
의학적 위급의 정도를 제외한 어떤 이유로라도 응급환자를 차별하지 않겠습니다.

나는
응급구조사로서 부여받은 상담과 구조와 이송의 임무를 명심하고,
어떠한 응급의료를 요청받거나 응급의료를 발견하더라도
선한 사마리아인으로서 즉시 응할 것이며, 이유 없이 피하거나 중단하지 않을 것을
여러분과 하나님 앞에 선서합니다.

2) 제네바 선언

의업에 종사하는 일원으로서 인정받는 이 순간에, 나의 일생을 인류 봉사에 바칠 것을 엄숙히 서약한다.

나의 스승에게 마땅히 받아야 할 존경과 감사를 드리겠다.

나의 의술을 양심과 품위를 유지하면서 베풀겠다.

나는 환자의 건강을 가장 우선적으로 배려하겠다.

나의 환자에 대한 모든 비밀을 절대적으로 지키겠다.

나는 의업의 고귀한 전통과 명예를 유지하겠다.

나는 동료를 형제처럼 여기겠다.

나는 종교나 국적이나 인종이나 정치적 입장이나 사회적 신분을 초월하여 오직 환자에 대한 나의 의무를 다하겠다.

나는 생명이 수태된 순간부터 인간의 생명을 최대한 존중하겠다.

어떤 위협이 닥칠지라도 나의 의학 지식을 인륜에 어긋나게 쓰지 않겠다.

나는 아무 거리낌 없이 나의 명예를 걸고 위와 같이 서약한다.

3) 전문가적 태도

일상의 업무 속에서 최선의 결과를 낳기 위해 맡은 바 업무에 전념해야 한다.

① 근무 시간 중에 응급구조사는 항상 최우선으로 환자를 생각해야 하지만, 비전문가는 자기 자신을 최우선으로 생각한다.

② 전문가는 우수한 성과를 내는 것을 목표로 삼고, 결코 자신의 성과에 만족하여 안주하지 않는다.

③ 전문가는 완전히 숙달될 때까지 기술을 연마하며, 항상 민첩하게 기술을 활용할 수 있도록 끊임없이 자신의 기술을 갈고닦는다.

④ 현재 자신이 과거에 알았던 많은 것을 잊어버린 상태란 것을 스스로 깨닫고, 새로운 정보를 알기 위해 재교육 강습에 진지한 마음가짐으로 참석한다. 반면, 비전문가는 현재 자신이 보유한 기술력이 영원히 시들지 않을 것이라고 생각한다.

⑤ 전문가는 자기 자신, 팀원, 소속기관 및 시스템에 대해 높은 기준을 설정하는 반면 비전문가는 최소한의 기준을 세워 이를 목표로 삼고 주위의 저항을 최소화하는 방식에 주로 의존한다.

⑥ 전문가는 자신의 성과에 대해 비판적으로 검토하며, 항상 개선의 여지를 찾지만, 비전문가는 자신을 보호할 궁리를 하며, 자신의 무능함을 감추고 다른 사람을 탓하려 한다.

⑦ 전문가는 응급상황 대응 전에 미리 모든 장비를 점검하지만, 비전문가는 사전 점검을 하지도 않

으면서 그저 모든 일이 저절로 잘 풀릴 것이라 바랄 뿐이다(필수장비 위치, 소모품 보충, 배터리 및 산소 충전 등).

⑧ 전문적 응급의료종사자는 비번일 때나 근무 중일 때나 전문가적인 방식으로 행동하며 이에 대한 책임을 진다.

응급구조사가 봉사하고 있는 지역사회는 응급구조사의 행동을 기준으로 삼아서 EMS 서비스 제공자, 몸 바쳐 일하는 서비스, EMS 직업을 총체적으로 판단하게 된다. 프로정신은 보수의 문제가 아니라 마음가짐의 문제이며, 돈으로 살 수도, 임대할 수도, 날조할 수도 없다.

EMS는 아직 역사가 짧은 산업 · 의료분야이기는 하지만, 성실한 응급구조사로 인정을 받아오고 있다. 전문적 위업을 달성하려면, 뼈를 깎는 노력을 기울여야 한다. 특히 자기 자신의 기준과 타협하지 않는 개별 구성원의 노력이 필요하다. 항상 효율성(효과성과 능률성)을 추구하고 전심전력을 다하여야 한다.

TIP 전문가와 비전문가의 비교

최대의 능력 보유, 직업에 대한 높은 존경심, 팀원들에게 존경과 신뢰

전문가	비전문가
환자가 최우선	자기가 최우선
우수한 성과	자신의 성과
기술을 연마, 재교육 강습	자신의 기술이 영원
높은 기준	최소한의 기준
자신의 성과에 대한 비판적 검토	자신을 보호할 궁리
미리 준비하고 장비를 점검	모든 일이 저절로 풀리고, 장비 미점검

4) 전문가의 특징

(1) 리더십

응급구조사 훈련과정에서 리더십은 매우 중요한 요소이지만, 자주 잊히는 요소이고, 병원 전에 환자를 담당하는 '팀의 리더'라고도 할 수 있다. 따라서 응급구조사는 각자의 개성에 맞는 리더십을 개발하고, 업무를 완수해야 한다. 성공적인 리더십에는 여러 가지가 있지만, 위대한 리더들의 공통적인 특징을 요약해보면 다음과 같다.

① 자신감

② 신뢰감

③ 내면적 힘

④ 통제 능력

⑤ 의사소통 능력

⑥ 결단성

⑦ 팀의 조치로 발생한 결과에 대한 책임을 지려는 태도

성공적인 팀 리더는 팀 구성원 각자의 능력 및 한계를 잘 알고 있어야 하고 만일, 팀 구성원에게 능력을 초과하는 업무를 수행하도록 요청한다면, 팀 구성원들은 자신들의 업무수행 능력이 아닌 팀 리더의 지도력에 의문을 품게 될 것이다.

(2) 통합성

응급구조사는 병원 안에서든 밖에서든 응급처치 업무에서 지도적 역할을 수행해야 할 책임이 있으며 응급의료서비스 및 응급의료시스템을 대표하게 된다. 환자 및 기타 응급의료팀원들은 응급구조사가 성실하고 신뢰할 수 있는 사람이라고 생각하고 있다. 응급구조사에 대한 판단에서 가장 중요한 역할을 하는 것이 바로 정직성이다. 예를 들면, 응급구조사는 종종 환자의 집안에서 작업을 하므로 환자의 지갑이나 차량에 놓아둔 귀중품 등 기타 환자 소지품에 책임을 지게 된다. 따라서 응급구조사는 환자로부터 신뢰를 받을 수 있는 사람이어야 한다.

응급구조사는 의료감독으로부터 권한을 위임받아 응급의료시스템의 의료감독 역할까지 수행한다. 응급의료감독이 위치한 곳으로부터 먼 거리까지 구급 · 구조 작업을 수행하게 되는 경우에는 지침을 준수하고 환자에 대한 응급의료 활동 일체를 정확하게 기록 또는 문서화하여 신뢰를 구축하도록 해야 한다.

(3) 공감대 형성

환자 및 환자의 가족과 성공적으로 상호작용을 하는 것은 상당히 숙달하기 어려운 기술이다. 상호작용 형성의 가장 중요한 구성요소 중 하나는 바로 공감대 형성이다. 환자와 공감대를 형성한다는 것은 환자가 처해있는 상황, 느낌 등을 식별하고 이해하는 것이다. 전문가로 취급을 받기 위해서는 응급구조사가 기분이 좋지 않은 날이라도 환자와 환자의 가족과 상호작용 시 응급구조사 자신의 개인적인 감정을 개입시켜서는 안 된다. 전문적인 방법으로 작업을 수행하는 응급구조사는 다음과 같은 방식으로 환자와 환자의 가족과 공감대 형성을 드러낸다.

① 환자나 보호자(타인)를 격려하고 용기를 북돋아주는 언행을 한다.

② 환자의 감정 및 환자 가족의 감정을 이해하고 있다는 것을 표현한다.

③ 환자나 보호자(타인)를 존중하고 있음을 표현한다.

④ 품행을 다정히 하고, 환자에 대한 동정심을 발휘한다.

⑤ 환자나 보호자에게 도움을 주고자 해야 한다.

(4) 동기부여

응급구조사는 감독을 받지 않은 환경에서 작업하는 경우가 자주 있으므로, 스스로에게 동기부여하고 바람직한 직무윤리를 수립할 수 있는 능력은 자기 자신에게 달려 있다. 바람직한 직무윤리의 예는 다음과 같다.

① 업무의 요청 및 명령 없이도 할당된 책무를 완수한다.

② 직접 감독할 필요 없이 모든 의무 및 할당된 작업을 완수한다.

③ 문서작업을 적시에 정확하게 완수한다.

④ 끊임없이 질 향상을 위해 노력하고 있어야 한다.

⑤ 바람직한 방식으로 건설적인 피드백을 수용하고 학습의 기회로 활용해야 한다.

자기 동기부여는 우수한 작업성과를 내기 위한 내부적 원동력이다. 환자를 적절하게 돌보는 것만으로는 부족하며, 응급구조사가 환자에게 제공하는 응급의료의 질을 높이기 위해 노력해야 한다.

(5) 외양 및 개인위생

환자 및 보호자들은 119구급대원(응급의료종사자)의 응급처치 및 이송에 대해 높은 기대치를 갖고 있다. 응급구조사가 응급현장에 도착하는 순간부터 사람들에게 어떻게 보이는가에 따라 사회로부터 판단을 받게 된다(그림 3-12). 현장 활동 시 올바른 제복착용과 개인안전보호 장비는 매우 중요한데, 이는 응급구조사가 전문적인 의료서비스 제공자처럼 보이기 위해서이다.

응급구조사의 외관에 대해 다음과 같은 상황을 생각해 보자.

① 지저분한 외관을 하고 있다면, 환자는 비전문적이고 비위생적이라고 생각할 것이다.

② 환자 앞에서 속어, 비어, 욕설 등 상스러운 언어를 사용한다면 환자는 응급구조사를 멀리하고자 할 것이다.

③ 소형 무선호출기 및 가죽 케이스, 허리띠에 달려 있는 고무장갑만으로는 전문가의 외양을 갖출 수가 없다.

④ 제복에 마크 및 장식을 많이 착용하고 다니지 말아야 한다.

㉠ 환자에게 응급의료를 제공해야 하는 사람이기에 환자에게 특정한 인상을 줄 수 있다.

이에 따라 응급구조사의 행동 및 외관은 환자에게 신빙성 및 신뢰감을 심어주기 위해서 절대적으로 중요한 요소이다.

① 항상 깔끔한 유니폼을 착용해야 한다.

② 항상 깔끔하게 몸단장을 해야 한다.

㉠ 수염을 기르는 것이 허용된 경우에는 수염을 항상 깔끔하게 손질해야 한다.

③ 유니폼 셔츠 속에 옅은 색깔의 셔츠를 받쳐 입어도 되지만, 맨 위의 칼라 단추를 제외하고는 단추를 전부 잘 잠가야 한다.

④ 전문가적인 외양을 갖추는 데 있어서 방해요인은 다음과 같다.

㉠ 지저분한 외관

㉡ 상스러운(비어, 속어, 욕설 등) 언어

㉢ 화려한 장신구

– 결혼반지를 제외한 보석류

– 화려한 시계

– 여성들이 착용하는 소형의 귀걸이 등

(6) 자신감

스스로의 능력에 대해서 자신감을 가지는 것이 매우 중요하다. 응급구조사가 자신을 믿지 못하고 있다는 것을 환자 및 환자의 가족이 감지하면, 응급구조사를 신뢰하지 않게 될 것이다. 자신감 결여는 어떻게든 드러나게 마련이며, 이는 다수의 법정 소송의 근거자료가 된다. 자신감을 얻기 위한 가장 손쉬운 방법으로는 다음과 같다.

① 스스로의 강점과 한계에 대해 정확하게 판단을 내린다.

② 자신의 약점을 개선할 수 있는 방법을 찾는다.

스스로에게 자신감을 갖고 있는 응급구조사라 하더라도 혼자서 처리하기 힘든 복잡한 상황에 처하게 되면, 추가 지원요청을 하도록 한다. 그리고 응급구조사가 자신감을 갖는 것과 건방지게 구는 것은 엄연히 다르다는 것을 명심한다.

(7) 의사소통

의사소통이란 생각, 메시지, 정보를 교환하는 과정을 의미한다. 의사소통 기술은 응급의료체계에서 보통 과소평가되고 있는 분야이다. 환자를 병원 전 단계에서 응급의료를 제공하려면 다른 응급의료종사자, 다른 기관에 속한 구조대원, 환자, 환자의 가족, 주위 사람들과 계속적으로 의사소통을 해야 한다(그림 3-13).

응급구조사가 효율적으로 의사소통을 하기 위한 기술은 다음과 같다.

① 환자에 관한 필요한 모든 정보를 수집한다.

② 수집된 정보를 분명하고 명확하게 말한다.

㉠ 수집된 정보를 간략하게 정리하여 말한다.

③ 적극적으로 경청한다.

④ 읽기 쉽게 기록한다.

⑤ 듣는 사람(성인, 소아, 응급의료종사자 등)에 따라 적합한 방식으로 말한다.

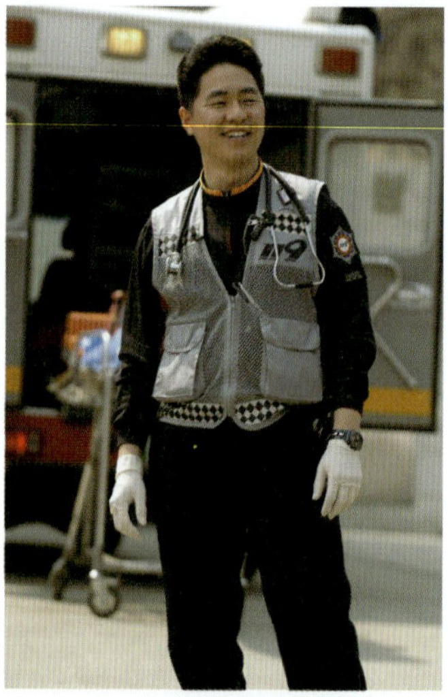

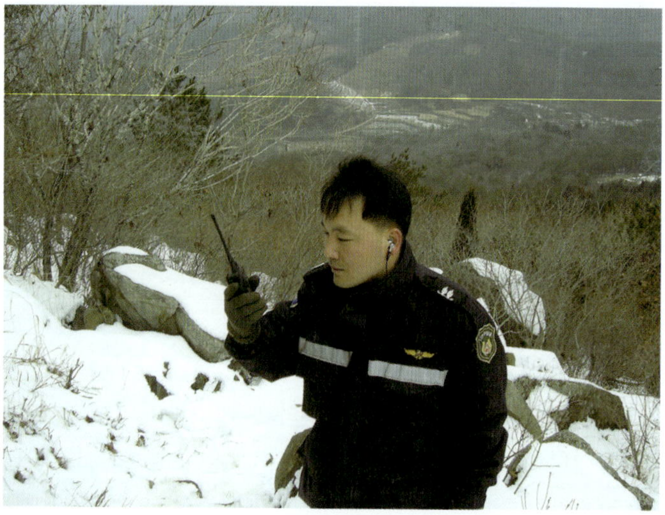

그림 3-12. 현장에 도착하는 순간부터 환자 및 보호자가 신뢰할 수 있는 응급구조사로 보여야 한다.
그림 3-13. 의사소통은 생각이나 정보를 계속적으로 교환하는 과정이다.

다양한 상황에 따라 조금씩 의사소통 전략을 바꾸어 적용할 수 있는 것도 매우 중요한 기술이다. 가령, 청각장애인을 위한 수어를 배우거나, 의료분야에서 흔히 사용되는 영어(외국어)를 배우는 것은 향후 업무에 대비할 수 있다.

TIP 청취하는 사람에게 적합한 의사소통

응급구조사가 지도의사에게 의료지도를 실시할 때 열상(laceration)을 "피부가 찢어져서 생긴 상처"라고 말하지 않는 것처럼, 반대로 상해를 입은 환자에게 치료과정을 설명할 때 복잡한 의학용어를 사용하지 않는다.

TIP 참고사항

의사소통은 뇌의 다양한 부위가 동원되는 매우 복잡한 과정이다. 중요한 기술이고 효과적인 의사소통을 하기 위해서 머리를 많이 써야 한다.

① 과도한 스트레스를 받으면 능률이 떨어진다.
② 압박감이 큰 상황에서는 의사소통이 평소보다 더 힘들어진다.
③ 자기가 말하려는 바를 정확하고 명확하게 전달하기도 어려워진다.

(8) 시간관리

응급구조사에게 있어서 시간을 잘 관리하는 기술은 매우 중요하다. 사전계획을 세우고, 업무에 우선순위를 부여하고, 시간을 최대한으로 활용하기 위해 업무를 조직화에 경험이 있는 응급구조사는 일반적으로 시간을 보다 효율적으로 활용한다. 제대로 된 시간관리 기술을 갖고 있는 응급구조사는 교대시간 및 회의시간을 정확히 지키며, 일정에 따라 혹은 일정보다 앞서 서류작업 및 정비작업을 완료한다.

응급구조사가 시간 관리를 위한 간단하고 활용 가능한 기술은 다음과 같다.

① 목록 작성하기

② 업무 우선순위 정하기

③ 회의시간이나 약속시간에 해당 장소에 일찍 도착하기

④ 일정표 작성하기 등

이 중 한두 개만 적절히 활용하여도 스케줄을 보다 효율적으로 처리할 수 있고, 스트레스도 덜 받게 될 것이다.

(9) 팀워크 기술

응급구조사는 팀의 리더이다. 리더십이란 타인과 더불어 일하면서 팀워크를 촉진할 수 있는 능력을 말한다. 팀워크를 조성하려면 환자 혹은 환자의 가족으로부터 공격을 받고 있는 상황에서도 사람들을 다룰 수 있는 요령 및 기술이 필요하다. 이러한 능력을 가진 응급구조사는 자신의 이익보다도 환자 또는 팀의 이익을 우선시할 줄 알아야 한다.

① 다른 사람들의 말에 귀를 기울인다.

② 타인의 의견을 존중한다.

③ 열린 마음으로 대처한다.

④ 변화되는 응급의료 환경에 신축성 있게 대응할 수 있어야 한다.

팀의 강력한 리더는 모든 팀원의 지원을 받을 수 있을 때야말로 성공적으로 지휘한 것이라는 점을 잘 알고 있어야 한다. 자신감 있는 팀의 리더의 조건은 다음과 같다.

① 개인적 이익보다 팀의 성공을 우선한다.

② 팀원들의 역할이나 의견을 절대 손상시키지 않는다.

③ 근무 중일 때나 비번일 때나 항상 팀원들에게 도움을 제공한다.

④ 팀원과 다른 사람들의 제안에 대해 항상 열린 마음자세로 대응(의사소통)한다.

⑤ 환자의 이익을 위해서는 기꺼이 기존 방침에 변화를 가할 수도 있어야 한다.

⑥ 환자, 다른 의료서비스제공자, 지역사회를 존중한다.

(10) 존중

타인을 존중한다는 것은 타인에 대해 경의, 배려, 인정한다는 것을 보여주는 것을 말한다. 응급구조사는 모든 환자를 존중하고, 환자의 인종, 종교, 성별, 나이, 경제적 여건 등에 관계없이 최상의 응급의료서비스를 제공해야 한다. 응급구조사가 환자를 존중한다는 것을 보여주는 간단한 방법들은 다음과 같다.

① 환자 및 환자 가족의 기분을 이해한다.

② 환자에게 정중히 행동한다.

③ 다루기 힘든 환자에서도 스스로의 품격을 떨어뜨리는 말(욕설)을 하지 않는다.

이처럼 환자 및 환자 가족을 존중하는 태도를 보여줌으로써 응급구조사는 자신이 제공하는 응급의료, 응급구조사 업무 등에 대해서 환자 및 환자의 가족으로부터 신뢰를 얻을 수 있다.

(11) 환자보호(환자의 권익옹호)

응급구조사는 환자를 위험으로부터 보호하고, 환자의 이익을 위해 최선의 방식으로 작업을 수행하는 보호자이다. 응급구조사는 환자를 보호하기 위해 다음과 같이 행동한다.

① 개인적 편견(종교, 윤리, 정치, 사회, 인종 등) 없이 환자에게 적절한 응급처치를 제공한다.

② 응급구조사의 안전이 위협받는 경우를 제외하고는 항상 응급구조사 자신의 이익보다 환자를 우선시한다.

③ 환자의 응급의료와 관련된 비밀사항을 항상 지킨다.

(12) 양질의 서비스 수행

전문가가 되기 위해 응급구조사는 세심한 부분까지 주의를 기울이면서 환자에게 양질의 응급의료서비스를 제공해야 한다. 다음은 응급구조사가 주의 깊게 응급의료서비스를 수행하기 위한 행동이다.

① 기술숙달 및 재교육받기

② 완벽한 장비점검하기

③ 안전한 구급차 운행하기

④ 정책, 절차, 지침 준수하기

개인적 성과 및 태도에 대한 재검토는 모든 환자들이 적절한 환경에서 적합한 응급의료서비스를 받도록 하기위해 매우 중요한 요소이다. 대부분의 응급의료체계의 기관은 하부기준에 따른 응급처치를 확인 및 수정하기 위해 지속적인 질 향상(CQI) 프로그램을 채택하거나 개발하고 있다.

5) 계속교육

자격증을 유지하는 것은 응급구조사의 의무사항이다. 대부분의 응급구조사들은 특정 분야의 응급의료서비스에 관한 지식 및 기술을 추가적으로 개발하기 위해 계속교육프로그램을 활용하고 있다. 이와 같은 종류의 교육은 강의, 세미나, 회의(conference), 실험연구 등에 참석하는 것으로 이루어진다(그림 3-14).

자격증 보수교육은 관련법규 내용을 갖고 있다. 응급구조사는 이와 같은 필수조건을 충족시키지 않고서는 업무를 수행할 수 없다. 가급적 계속교육을 많이 받는 것이 많은 도움이 된다.

응급구조사가 계속교육에 참여했을 때의 장점은 다음과 같다.

① 가장 두드러진 이점은 응급구조사 자신의 지식 및 술기(skill)가 늘어난다.

② 하루가 다르게 발전하는 장비 및 처리절차와 관련하여 계속적으로 갱신(renewal)되는 응급의료체계의 흐름에 뒤떨어지지 않게 된다.

③ 응급구조사가 습득하는 술기는 실제로 연습을 해보아야 하는데, 계속교육프로그램을 통해서 자료를 재검토하고 환자의 응급처치와 관련하여 부족한 부분을 집중할 수 있다.

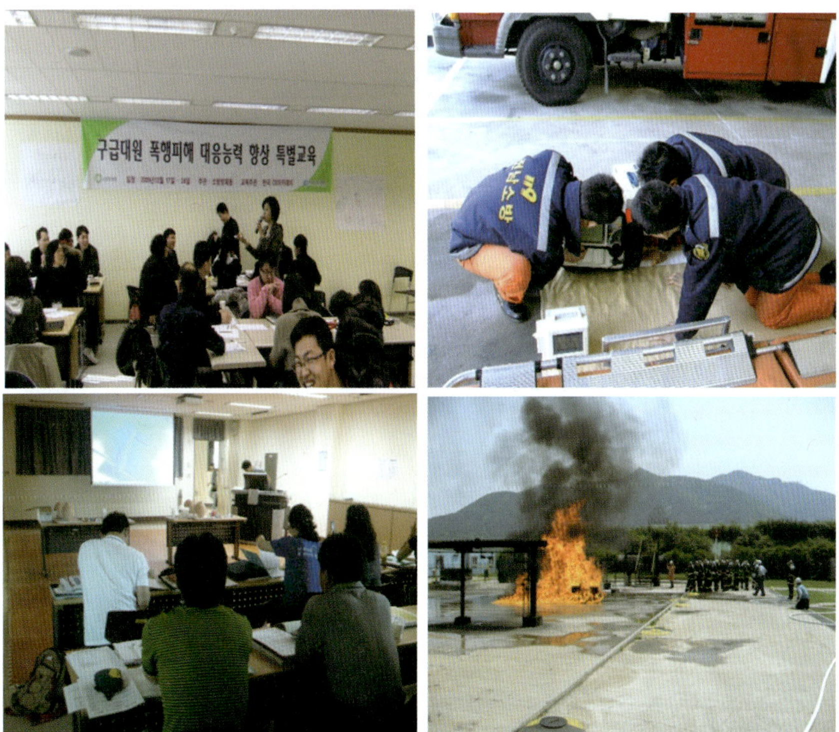

그림 3-14. 응급구조사는 세미나 참석, 의료장비 테스트, 자격취득 및 각종훈련 참가하여 자신의 능력을 향상시키고 있다.

TIP 응급구조사의 전문가의 속성

① 환자를 존중한다.
② 양질의 응급처치를 제공한다.
③ 환자와 환자 가족의 권익을 옹호한다.
④ 직업에 대한 자긍심을 키운다.
⑤ 높은 수준의 표준과 양질의 서비스를 위해 헌신한다.
⑥ 타인의 존경을 받는다.
⑦ 통증과 고통을 최소화한다.
⑧ 전문가 개인의 안전은 물론 환자의 안전을 최우선으로 한다.
⑨ 전문가에 맞는 이미지와 행동을 유지한다.
⑩ 시간을 효과적으로 관리한다.
⑪ 팀 동료와 협력을 잘 한다.

TIP 전문가의 특징

① 리더십
② 통합성
③ 공감대형성
④ 동기부여
⑤ 외양 및 개인위생
⑥ 자신감
⑦ 의사소통 기술
⑧ 시간관리 기술
⑨ 팀워크 기술
⑩ 존중
⑪ 환자보호
⑫ 사려 깊은 서비스 수행

응급구조사는 비번일 때나 근무 중일 때나 전문가적인 방식으로 행동하며 이에 대한 책임을 진다. 프로정신은 보수의 문제가 아니라 마음가짐의 문제이다.

05 추가적인 책임

응급구조사의 역할에는 응급요청에 대한 대응과 관련된 사항 이외에 추가적인 책임이 있다. 추가적인 책임으로는 다음과 같은 것들이 포함된다.

① 일반인을 대상으로 한 심폐소생술 교육하기

② 응급의료체계 설명 및 세미나 참여

③ 응급처치 교육 참여

④ 예방프로그램 구성원으로 참여하기

⑤ 전문적 개발활동 참여 등

응급구조사는 상기 모든 활동에 의해서 지역사회 내 응급의료서비스 증진을 위해 적극적인 역할수행을 해야 한다.

1) 지역사회 연계

응급구조사는 응급상황을 재구조화하는 방법, 기본심폐소생술, 응급의료시스템에 접근방법 등을 일반대중에게 교육하는 데 있어서 주도적으로 역할을 수행하여야 한다. 이와 같은 지역사회 연계활동을 성공적으로 수행할 경우 어려운 상황에 처한 사람을 도와줄 수 있다.

(1) 건강증진 프로그램 참여

교육프로그램 제공을 통해 대한심폐소생술협회(KACPR)의 "기본인명소생술" 캠페인과 같은 지역사회 내 건강증진활동(응급처치 및 심폐소생술 교육)을 촉진할 수 있다(그림 3-15).

(2) 상해예방사업 참여

갑자기 노로에서 차량이 고장 발생하였을 때 안전조치 및 어린이 사고발생 예방과 같은 응급의료체계의 상해예방 사업(project)은 장기적 장애자 및 사망자 수를 줄이는 데 있어서 핵심적인 역할을 한다. 지역사회에서 개발하여야 할 상해예방 사업에는 어떤 것이 있는지를 결정하기 위해 응급의료체계는 종종 질병 및 상해 위험조사를 실시한다. 조사활동을 통해 단일 지역 내에서 교차로 앞 횡단보도에서 20건의 보행자 충돌사고가 발생했다는 사실을 발견하고 이러한 상황에 대해 교차로 횡단보도의 안전에 관련하여 공공 안전 캠페인을 펼치는 것이다(그림 3-16).

일단 응급의료체계에서 문제점 및 대상을 확인한 후 응급구조사는 캠페인 개발, 촉진, 수행활동을 지원해줄 지역 구조체 등의 지역사회기관을 찾아 나서야 한다(그림 3-17).

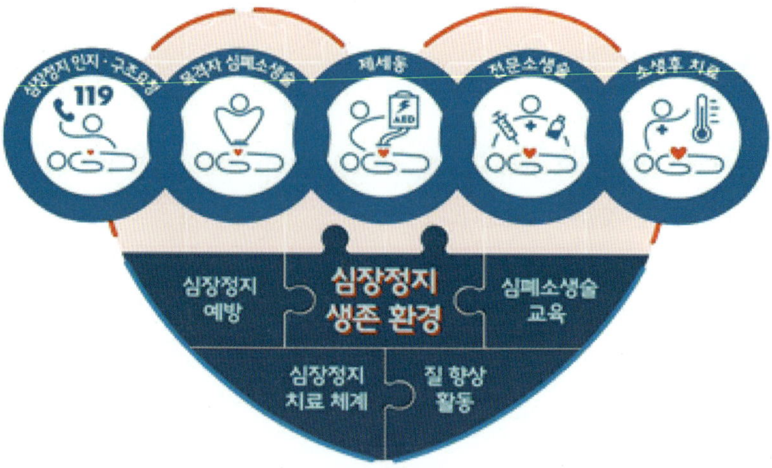

그림 3-15. 병원 밖 심장정지 생존 환경과 생존사슬

출처: 대한심폐소생술협회

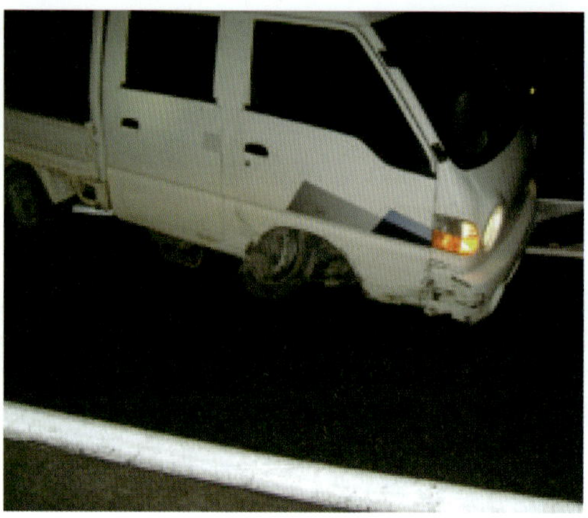

그림 3-16. 도로에서 차량 고장발생 시 안전조치 필요

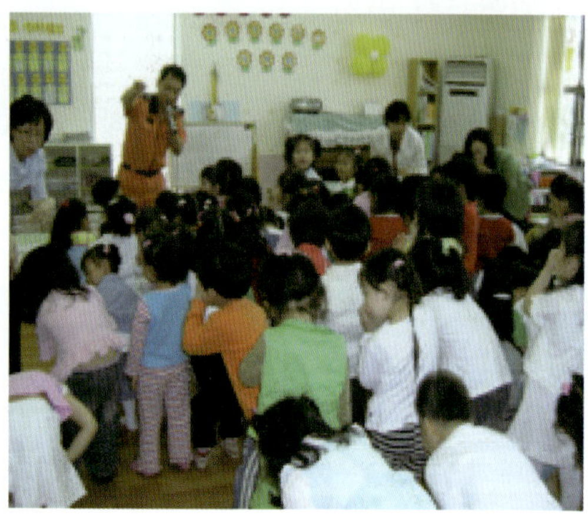

그림 3-17. 응급의료체계의 어린이 사고 발생예방 사업

지역사회와의 연계로 인해 얻는 장점으로는 다음과 같다.

① 응급의료서비스의 투명성 증진

② 응급의료서비스에 대한 호의적 이미지

③ 응급구조사를 실제적 역할 모델로 제시

④ 협동 프로그램을 통한 응급의료서비스

⑤ 기타 응급의료 및 공공 안전기관의 통합성 증진의 기회 마련(그림 3-18).

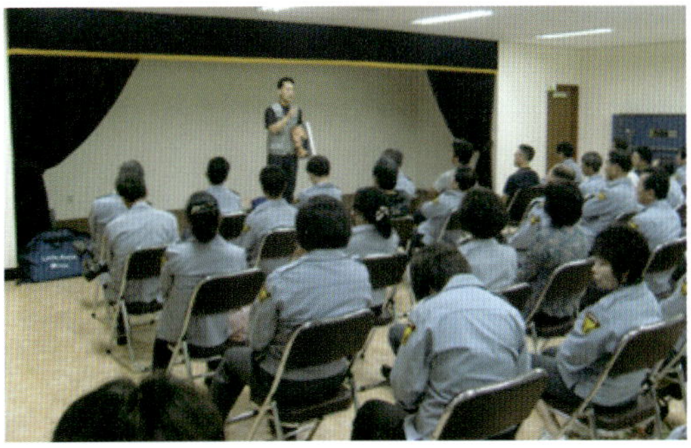
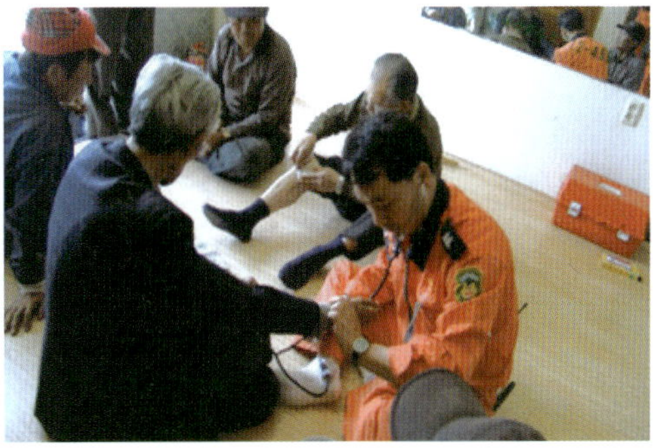

그림 3-18. 지역사회 내 응급구조사의 안전교육 및 의료봉사활동

2) 1차 진료에 대한 지원

건강증진 및 질병/상해 예방은 응급의료서비스의 중요한 활동요소가 될 것으로 전망된다. 일부 시스템에서는 예방 및 건강 프로그램을 개발하여 응급의료서비스에 대한 수요를 줄이기 위한 방향으로 자원을 지휘 감독하고 있다. 이론적 바탕은 응급의료서비스 시스템에 대한 부담을 경감시킴으로써 지역사회에 제공되는 서비스 비용을 줄이자는 것이다. 이러한 활동을 수행하기 위한 전략 중 하나가 비응급 환자의 이송방식을 구체적으로 정하는 지침을 수립하는 것이다. 일부에서는 이미 비응급 환자를 요양시설로 이송시키거나 환자의 거주지에서 의사의 진료소까지 이송시키는 데 있어서 구급차 대신에 승용차(콜밴)를 이용하고 있다. 본 서비스에서 응급장비 및 응급구조사 비용을 줄일 수 있다. 이에 따라 전반적인 운영비가 경감되어 수익이 늘어나게 된다. 또 다른 방법은 응급의료시비스와 병원 의료진이 협동하는 방식을 제안하는 것이다. 이 협동 팀이 환자를 외래 및 진료소로 이송함으로써 궁극적으로 환자 의료지원 및 시스템 유지에 소요되는 비용이 줄어들게 된다. 이와 같은 방법은 계속 개발되고 있으나 비용이 아니라 환자가 필요로 하는 바에 중점을 두고 환자에게 적절한 응급처치 및 의료를 제공하기 위해 특별한 주의를 기울여야 할 것이다(그림 3-19).

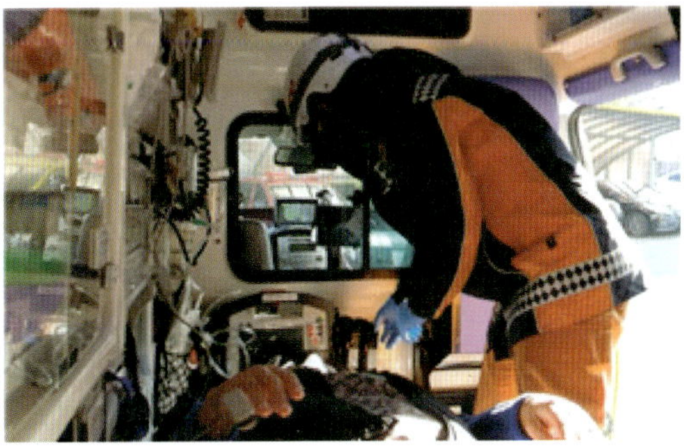
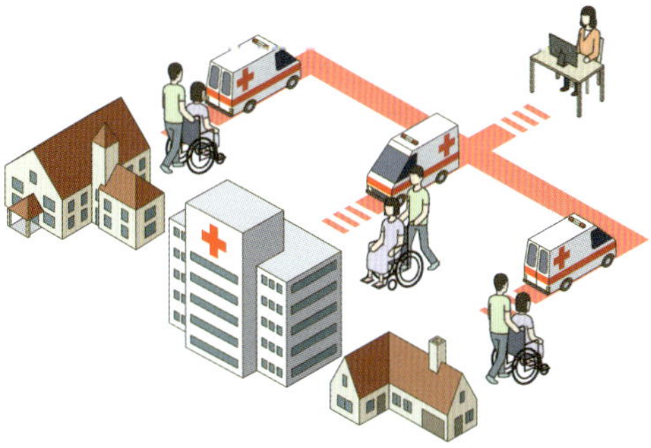

그림 3-19. 현장 1차 진료에 대한 지원

TIP 비응급환자 이송 거절

119구조·구급에 관한 법률 시행령 제20조 구조·구급 요청의 거절에서 보면 구급대원은 법 제13조제3항에 따라 구급대상자가 다음 각 호의 어느 하나에 해당하는 비응급환자인 경우에는 구급출동 요청을 거절할 수 있다. 이 경우 구급대원은 구급대상자의 병력·증상 및 주변 상황을 종합적으로 평가하여 구급대상자의 응급 여부를 판단하여야 한다.

① 단순 치통환자
② 단순 감기환자. 다만, 섭씨 38도 이상의 고열 또는 호흡곤란이 있는 경우는 제외한다.
③ 혈압 등 생체징후가 안정된 타박상 환자
④ 술에 취한 사람. 다만, 강한 자극에도 의식이 회복되지 아니하거나 외상이 있는 경우는 제외한다.
⑤ 만성질환자로서 검진 또는 입원 목적의 이송 요청자
⑥ 단순 열상(裂傷) 또는 찰과상(擦過傷)으로 지속적인 출혈이 없는 외상환자
⑦ 병원 간 이송 또는 자택으로의 이송 요청자. 다만, 의사가 동승한 응급환자의 병원 간 이송은 제외한다.

구조·구급대원은 법 제2조제1호에 따른 요구조자(이하 "요구조자"라 한다) 또는 응급환자가 구조·구급대원에게 폭력을 행사하는 등 구조·구급활동을 방해하는 경우에는 구조·구급활동을 거절할 수 있다.

TIP 119구급차 비용

① 안전신고센터 119구급차 비용

국가에서 운영하는 119구급차를 부를 때는 '119'를 눌려 전화하면 된다. 119로 전화하면 119구급상황관리센터로 연결되어, 자신의 위치, 환자의 상태를 상세히 알려주면 응급처치를 받는 데 도움이 된다. 환자의 나이와 평소 앓고 있는 질병, 먹고 있는 약을 함께 말해주면 더 좋다. 신고 장소가 정확하지 않거나 의료지도 필요시 전화한 신고자에게 연락하는 경우가 있으므로 예비 연락처를 알려주고, 신고 즉시 119구급차는 환자 있는 곳으로 출동했기 때문에 되도록 전화는 끊지 말고 의료지도"를 받으면서 대기하는 것이 좋다.

소방서에서 운영하는 119구급차는 위급상황이 발생했을 경우에만 이용이 가능하며, 이송거리나 환자의 수 등과 관계없이 전국 어느 곳에서나 무료이다.

② 사설 구급차 비용

위급상황이 아닌 지역 간 환자이송 또는 의료시설 간 환자이송을 목적으로 구급차를 이용하는 경우라면 보건복지부의 허가를 받아 의료기관 등 민간에서 운영하는 사설구급차를 이용해야 한다. 이런 경우에는 응급의료에 관한 법률 시행규칙에 의해 일정한 요금을 지불해야 한다.

사설 구급차는 일반구급차와 특수구급차로 구분된다. 일반구급차는 기본적인 의료장비나 구급의약품을 갖춘 차량으로 경미한 환자의 이송 시에 이용된다. 반면 특수구급차는 위급의 정도가 중한 환자의 이송에 특화된 차량으로 기본요금과 거리에 따른 추가요금이 있다.

* 응급의료에 관한 법률 시행규칙 제11조(이송처치료의 기준)

① 구급차등을 운용하는 자가 법 제24조의 규정에 따라 응급환자로부터 받을 수 있는 이송처치료의 기준은 별표 3과 같다.

(계속)

② 구급차등을 운용하는 자는 응급환자로부터 이송처치료를 받은 경우에는 별지 제5호서식의 이송처치료 영수증을 발급하여야 한다. 다만, 다음 각 호의 사항이 모두 표시된 신용카드의 매출전표(賣出錢票)를 발급한 경우는 제외한다.

1. 이송처치료의 기본, 추가 및 할증 요금
2. 부가요금

* [별표 3] 응급의료에 관한 법률 시행규칙: 이송처치료의 기준

<table>
<tr><th rowspan="2">구분</th><th rowspan="2">요금의 종류</th><th colspan="2">구급차의 운용자</th></tr>
<tr><th>법 제44조제1항제1호부터 제4호까지에 따른 의료기관 등</th><th>법 제44조제1항제5호에 따른 비영리법인</th></tr>
<tr><td rowspan="3">일반 구급차</td><td>기본요금
(이송거리 10km 이내)</td><td>30,000원</td><td>20,000원</td></tr>
<tr><td>추가요금
(이송거리 10km 초과)</td><td>1,000원/1km</td><td>800원/1km</td></tr>
<tr><td>부가요금
(응급구조사, 의사, 또는 간호사가 탑승한 경우)</td><td>15,000원</td><td>10,000원</td></tr>
<tr><td rowspan="2">특수 구급차</td><td>기본요금
(이송거리 10km 이내)</td><td>75,000원</td><td>50,000원</td></tr>
<tr><td>추가요금
(이송거리 10km 초과)</td><td>1,300원/1km</td><td>1,000원/1km</td></tr>
<tr><td>공통</td><td>할증요금
(00:00~04:00)</td><td colspan="2">기본 및 추가요금에 각각 20% 가산</td></tr>
<tr><td colspan="4">비고: (1) “이송거리”는 환자가 구급차에 실제로 탑승한 거리임.
(2) 응급환자가 선박 및 항공기에 탑승한 경우의 이송처치료의 기준은 보건복지부장관이 따로 정하여 고시함.</td></tr>
</table>

3) 응급의료서비스와 시민 연계

응급의료서비스의 활동에 시민이 참여함으로써 응급의료서비스 내부의 품질개선 및 문제해결 활동에 대해 외부의 객관적인 시선으로 바라볼 수 있게 된다. 가급적 응급의료서비스 시스템의 개발, 평가, 조정에 있어서 지역사회 구성원을 활용하여야 한다. 신규 서비스를 추가하거나 기존 서비스를 개선함에 있어서 지역사회 구성원은 필요항목을 수립하는 데 도움이 된다. 궁극적으로 지역사회 구성원은 응급구조사의 ‘고객’이며, 응급구조사는 환자 및 환자의 보호자가 필요로 하는 바를 우선적으로 고려해야 한다.

4) 개인적 개발 및 전문적 개발

계속적인 교육 및 갱신을 통해서만 환자에 대해 양질의 응급의료 및 구조작업을 수행하고 있다는 사실을 일반대중에게 증명할 수 있다. 따라서 응급구조사는 다음과 같은 방법을 참고하여 개인 및 전문성을 개발할 책임이 있다.

① 합당한 자격증을 취득한 이후에도 개인적으로 그리고 전문적으로 개발활동에 참여하여야 한다.

② 어느 누구를 막론하고 시간이 지나면 지식과 술기가 뒤처진다는 것을 명심해야 한다.

㉠ 경험을 통해서 알 수 있는 것처럼 출동횟수가 줄어들면 이에 부응하여 훈련의 양을 늘려야 한다.

㉡ 재교육 및 교육과정이 다를 수 있지만 학습내용을 재검토하고 새로운 정보를 습득한다는 동일한 목표를 갖고 있다.

③ 응급의료서비스가 상대적으로 역사가 짧은 산업 · 의료분야이기 때문에 관련 신기술과 데이터가 급속도로 추가되고 있다. 따라서 최신기술 및 정보를 습득하기 위해서는 의식적으로 노력을 기울여야 한다.

㉠ 다양한 저널, 세미나, 뉴스, 그룹학습, 경험 등을 활용하면 도움이 된다.

㉡ 응급의료서비스 분야에 대한 관심을 유지한다.

㉢ 계속해서 정보를 습득할 수 있는 여러 가지 선택방법도 있다.

- 업무관련 사안들의 사례검토 및 기타 질 개선 활동, 멘토링 프로그램, 연구 프로젝트, 다수환자 발생사건 훈련, 병원 내 교대근무, 장비교육, 재교육 강습과정, 자기주도적 교육활동 등에 참여함으로써 잠재적 경력을 성장시킬 수 있다.

④ 응급구조사는 대안적 경력직 보직 이동을 활용할 수 있다.

㉠ 경력을 갖춘 응급구조사는 중환자 관리 등 수업을 들으면서 이송 팀에서의 업무준비를 하는 방법, 감독직에 지원함으로써 관리에 대한 공부를 할 수도 있다.

⑤ 응급구조사의 비전통적인 경력사항에는 1차 진료현장 근무, 산업체 시설에서 응급의료서비스 제공, 현장에서 직업안전 역할 수행 등이 있다.

06 확대된 업무의 영역

새로운 술기와 응급처치 방법에 의해서 글자 그대로 응급실을 환자에게 이동시킬 수 있다. 응급구조사가 확대되는 역할에 다가서지 않는다면 다른 보건의료종사자가 이 영역을 맡게 될 것이다. 전형적인 119출동차량 이외의 응급의료 환경에서 응급구조사에게 일할 기회를 제공할 수 있는 병원 전 처치의 다양한 측면이 있다. 그리고 이러한 다양한 측면은 응급구조사에게 밝은 미래를 줄 것이다.

① 중증환자 이송

② 일차 처치

③ 산업 의학

④ 스포츠 의학

⑤ 항공 이송

⑥ 전략적 응급의료서비스

⑦ 교정의학

⑧ 병원 응급실

⑨ 군무원

⑩ 해양경찰구조대

⑪ 산악구조대

⑫ 안전보건관리책임자

응급구조사는 독특한 교육과 독립적으로 생각하고 일하는 능력 때문에 비전통적인 임무들이 늘어나고 있다.

1) 중증환자 이송

1990년에 시작한 의료기관 전문화의 결과로 일개의 의료기관에서 전문화된 치료를 위해 다른 의료기관으로 전원 되고 있는 환자들이 증가하고 있다. 이 환자 가운데 많은 수는 심각한 질병이거나 표준구급차에서 활용 가능한 것보다 더욱 정교한 장비와 치료를 요구되어 많은 응급의료체계에서는 중환자들을 전원하기 위해 전문화된 이송차량을 발전시켜왔다.

중증환자 이송방법은 전문화된 중환자구급차, 의료항공기 그리고 헬기를 포함한다. 많은 응급의료체계에서는 중환자 이송에 필요한 추가 공간을 제공하기 위해 트럭차체에 탑재된 대형차량의 사용을 선택해왔다(그림 3-20). 이러한 차량 탑승자인 응급구조사는 전문응급처치학의 다양한 측면에 대한 교육을 받는다. 여기에는 전문기도관리, 환기관리, 수액처치방법, 전문약리학, 전문화된 환자감시, 전문심장소생술 그리고 보통 집중처치환경에서 볼 수 있는 다른 기술이 포함된다. 이러한 기술은 병원 응급의료종사자의 입장을 곤란하게 하지 않고, 심각한 환자를 치료병원으로 이송하는 데 안전하고 효과적인 방법을 제공한다. 예를 들면, 서울시 · 서울대병원과 2016년 1월부터 '서울형 중증환자 이송서비스(Seoul Mobile Intensive Care unit, SMICU)' 시행, 전문 치료장비 갖춘 대형 특수구급차, 17명 응급이송팀 24시간 365일 운영하고 있다. 이동 중 응급상황에서도 전문적 관찰 · 치료로 심장정지 환자 등의 생존율을 향상시키고 있다.

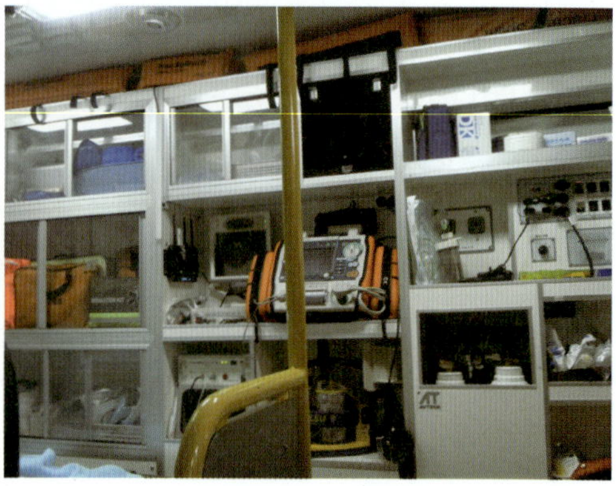

그림 3-20. 특수구급차에서는 전문응급구조사의 응급처치를 제공받을 것이다.

2) 일차처치

진료실과 경미한 응급처치 혹은 외래의원의 예처럼 오늘날 많은 환자는 상당히 싼 비용으로 병원 밖에서 일차처치를 받을 수 있다. 추가적으로 많은 환자는 집에서도 응급처치를 받을 수 있다. 경미한 열상 혹은 드레싱이나 위관교체와 같은 경우에 있어서는 응급구조사가 의료지도의 긴밀한 접촉을 통하여 병원에 이송하지 않고 현장에서 처치를 제공할 수 있다(그림 3-21).

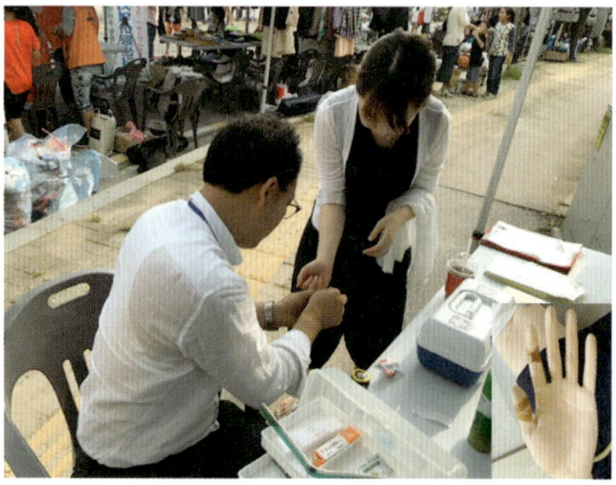

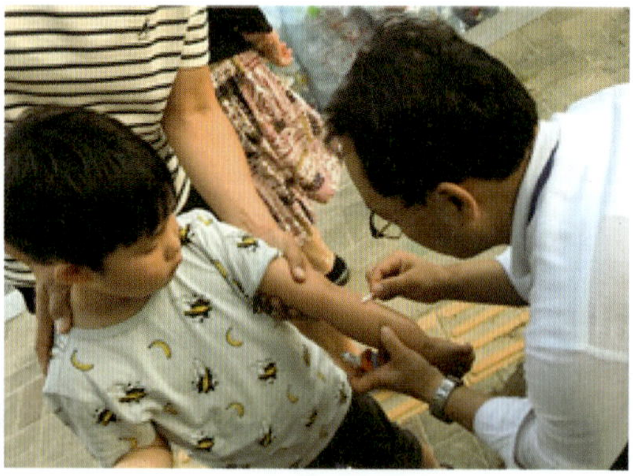

그림 3-21. 현장 일차처치

3) 산업 의학

응급구조사는 공장, 영화 세트장, 그리고 산업현장에서 주요한 의료제공자이다. 응급구조사는 문제의 산업장을 위해 응급처치 교육훈련을 받았고, 안전조사, 안전사고예방, 그리고 백신과 면역을 포함하는 추가임무를 종종 맡는다. 많은 산업체에서 경미한 응급처치 및 안전을 돕기 위해 응급구조사를 고용한다. 현장에 응급구조사가 있다는 것은 고용인의 안전을 증대시키고 근무의 손실 시간을 줄여준다.

4) 스포츠 의학

프로 스포츠를 포함하는 많은 팀에서 응급구조사가 운동 트레이너를 보완할 수 있다는 사실을 인식하고 있다. 응급구조사는 손상예방의 상당한 책임을 맡고, 스포츠에서 문제가 되는 손상을 다루는 훈련도 받는다. 예를 들어 야구팀에서 일하는 응급구조사는 선수들의 경기 전 준비와 경기 중, 후에도 필요한 응급처치를 제공할 것이다(ex. 롯데 임수혁 선수). 손상 및 질병으로 고통 받은 선수가 경기에 복귀할 수 있도록 코치 및 감독에게 조언할 수도 있다. 선수 팀에서 일하는 응급구조사는 선수가 가능한 빨리 경기에 복귀하도록 경미한 열상 치료와 정형외과 치료를 더욱 더 자세히 배워야 한다.

5) 항공 이송

응급의료체계에 헬기가 사용된 지는 70년(1950년) 정도가 되었고 중요한 역할을 수행하고 있다. 보통 응급의료 헬기에는 2명의 응급의료인과 전문응급구조사가 탑승하는 경우가 많다. 응급의료 헬기에 탑승한 응급구조사는 현장의 출동요청 및 병원 간 이송에 출동한다(그림 3-22).

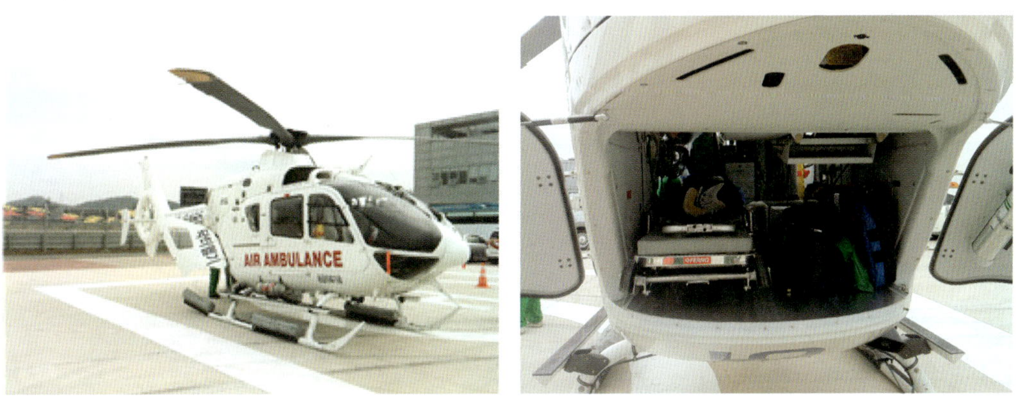

그림 3-22. 항공 이송

응급의료 헬기의 응급구조사라면

① 전문 응급의료 술기 및 지식을 알아야 한다.

② 항공생리, 항공기 작동, 항공안전 등 교육을 받아야 한다.

6) 전략적 응급의료서비스

전략적 응급의료서비스의 목적은 특수임무(인질구출, 마약단속 등)를 수행하는 인력과 함께 시민의 안전을 향상시키는 데 있다. 전략적 응급구조사는 경찰대원과 함께 합동훈련을 받고 무기를 소지한다. 전략적 응급구조사의 역할은 환자가 응급의료체계로 안전하게 대피할 때까지 생명을 유지하는 응급처치를 제공하는 것이다. 이러한 전략적 응급의료서비스는 군사작전의 실질적인 지식과 경험을 바탕으로 하고 있다(그림 3-23).

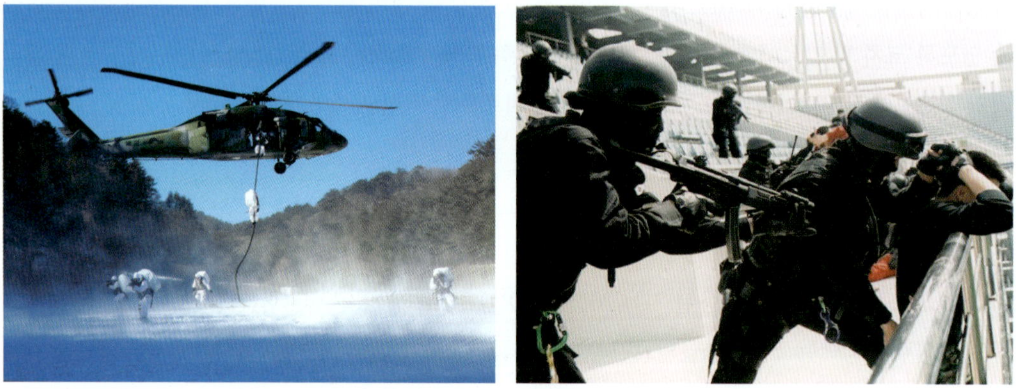

그림 3-23. 전략적 응급의료서비스

7) 교정 의학

우리나라에서도 수감시설에 응급구조사를 배치하고 있다. 구치소 또는 교도소에서 응급구조사는 수감자의 약물 복용에 대한 초기평가를 하고 수감자의 응급의료 필요를 감독한다(그림 3-24). 응급구조사는 수용소 내 응급상황에 대한 대처 업무를 담당하고 있다. 따라서 응급구조사는 교정 및 유사 문제를 위한 교육훈련을 이수하여야 한다.

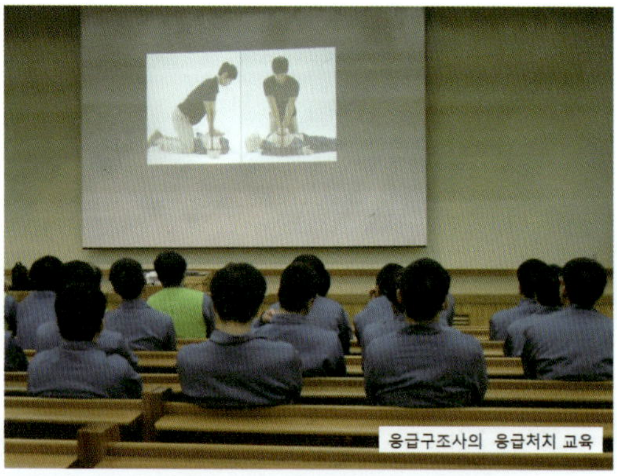

그림 3-24. 교도소에서의 응급처치교육

8) 병원 응급실

응급실이나 경미한 응급처치를 제공하는 응급의료센터의 경우 약간씩 업무가 다르긴 하지만 대부분 응급환자에게 응급처치 및 환자 이송 업무를 수행한다. 또한 수술실에서 수술 보조나 중환자실 업무를 맡는 병원도 있다. 응급의료센터에 응급의료인의 인력부족으로 응급구조사가 매우 큰 도움이 된다. 이러한 응급의료 환경에서 응급구조사의 역할은 환자의 응급처치 및 진료보조로서 응급의료관련 업무에 종사하게 된다.

9) 군무원

현역 군인과 군무원 모두 특정직 공무원에 속하지만, 군무원은 민간인 신분이라는 점이 현역 군인과의 차이점이다. 군 부대에서 군인과 함께 근무하는 공무원으로서 신분은 국가공무원법상 특정직 공무원으로 분류되고, 응급환자 상담 및 이송, 응급환자 구조, 의무지원(훈련 등), 응급환자 응급처치, 응급실 및 구급차 내 물자, 장비, 감염 관리 등 응급의료관련 업무에 종사하게 된다(그림 3-25).

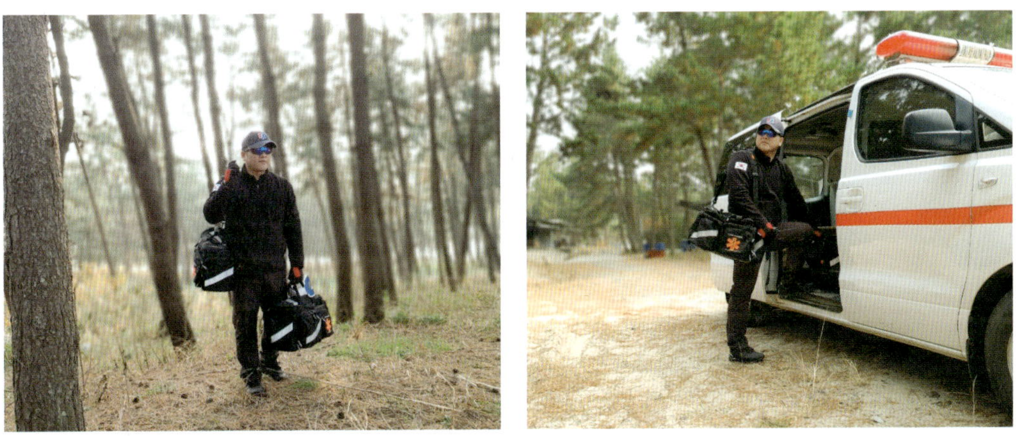

그림 3-25. 특정직공무원 소속된 군무원

10) 안전보건관리책임자

사업주가 그 기업의 업종과 규모에 따라서 안전관리자 및 보건관리자 및 보건관리자의 업무에 관해서 이것을 지휘함과 아울러 그 업무를 총괄 관리할 것을 산업안전보건법(제15조)에서 의무화하고 있다. 이에 따라 사업주는 그 업무를 총괄 관리할 수 있는 안전보건관리책임자를 선임해야 하고(사업장은 법 시행령 별표2) 그 사업장에서 사업의 실시를 총괄 관리해야 한다. 안전보건관리책임자는 안전관리자, 보건관리자 등 산업안전보건법 제2장의 관리체제에 있는 자를 지휘함과 동시에 다음 업무를 총괄 관리한다(그림 3-26).

(1) 산업재해예방계획의 수립에 관한 사항

(2) 안전보건관리규정의 작성 및 변경에 관한 사항

(3) 근로자의 안전 · 보건교육에 관한 사항

(4) 작업환경의 측정 등 작업환경의 점검 및 개선에 관한 사항

(5) 근로자의 건강진단 등 건강관리에 관한 사항

(6) 산업재해의 원인조사 및 재해방지대책의 수립에 관한 사항

(7) 산업재해에 관한 통계의 기록 · 유지에 관한 사항

(8) 안전 · 보건에 관련되는 안전장치 및 보호구 구입시의 적격품 여부 확인에 관한 사항

(9) 기타 산업안전보건법 제4장의 규정에 의한 근로자의 유해 · 위험 예방조치에 관한 사항으로서 노동부장관이 정하는 사항

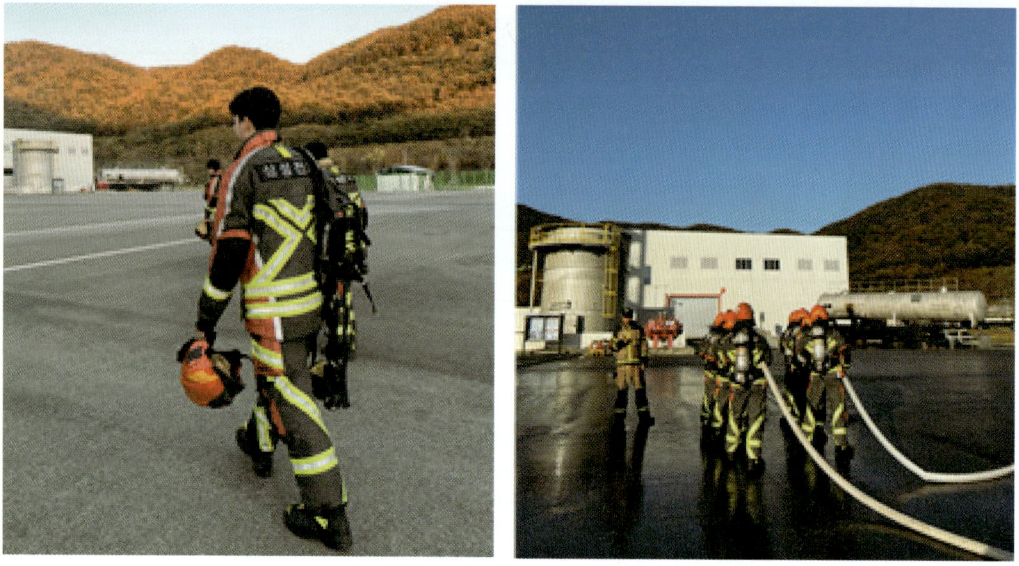

그림 3-26. 안전보건관리책임자

07 좋은 응급구조사의 특성

좋은 응급구조사가 되기 위해 요구되는 별도의 신체적, 성격적 특성이 있다.

1) 신체적 특성

응급구조사는 현장에서 업무를 수행하기 위해 건강한 신체를 유지해야 한다. 응급구조사가 몸을 구부리지 못하거나, 숨을 참지 못해서 필요한 응급처치를 제공하지 못한다면, 도움이 필요한 응급환자에게는 아무 도움이 되지 못할 것이다.

응급구조사의 신체적 특성으로는 다음과 같다.

① 들것, 담요, 산소통 등의 추가된 무게를 할당량만큼 들어 올릴 수 있는 방법을 배워야 한다.

② 운반을 위해서는 힘뿐만 아니라, 요령과 협동심이 필요하다.

③ 기본적인 구조과정을 수행하고, 환자와 들것을 아래로 내리고, 환자를 옮기는 동안 비상구와 비상계단을 뚫고 나갈 수 있어야 한다.

④ 가까운 곳만 아니라, 먼 곳의 물체도 명확히 볼 수 있는 시력 또한 응급구조사의 업무를 수행하는 데 매우 중요하다. 환자를 평가하고, 표지를 읽고, 응급상황을 통제하고 구급차를 운전하기 위해서는 근거리, 원거리 시력이 모두 필요하다. 시력에 문제가 있다면 검진을 통해 안경이나 콘택트렌즈로 교정해야 한다.

⑤ 색명 관련된 문제도 알아야 한다. 운전을 할 때 중요할 뿐 아니라, 환자를 평가하는 데 매우 중요하다. 시력을 통한 환자의 평가에는 환자의 피부, 입술, 손톱 색깔이 환자의 상태를 알려주는 중요한 임상적 지표가 된다.

⑥ 응급구조사는 자신의 표현을 말과 문자로 지시를 주고받을 수 있어야 하며, 환자나 목격자 혹은 응급의료체계의 다른 응급의료종사자들과 의사소통(communication)을 할 수 있어야 한다.

이에 따라 응급구조사가 되고자 할 때 시각, 청각, 언어 등에 심각한 문제가 있다면 교정해야 한다.

TIP 소방공무원 채용시험 신체조건표

1. 제23조(응시자격등의 기준)

⑦ 영 제43조제3항의 규정에 의한 소방공무원의 채용시험 또는 소방간부후보생선발시험에 응시할 수 있는 신체조건 및 건강상태는 별표 5와 같다. 다만, 별표 5에 정하지 아니한 사항은 「공무원 채용신체검사 규정」에 따른다.

* 소방공무원 임용령 시행규칙 [별표 5]

부분별	합격기준
체격	시험실시권자가 지정한 기관에서 실시한 소방공무원 채용시험 신체검사의 결과 건강상태가 양호하고, 직무에 적합한 신체를 가져야 한다.
시력	두 눈의 시력(교정시력을 포함한다)이 각각 0.8 이상이어야 한다.
색각(色覺)	색맹 또는 적색약(赤色弱)(약도를 제외한다)이 아니어야 한다.
청력	두 귀의 청력(교정청력을 포함한다)이 각각 적어도 40데시벨(dB) 이하의 소리를 들을 수 있어야 한다.
혈압	고혈압(수축기혈압이 145 ㎜Hg을 초과하거나 확장기 혈압이 90 ㎜Hg을 초과하는 것) 또는 저혈압(수축기혈압이 90 ㎜Hg 미만이거나 확장기혈압이 60 ㎜Hg 미만인 것)이 아니어야 한다.
운동신경	운동신경이 발달하고 신경 및 신체에 각종 질환의 후유증으로 인한 기능상 장애가 없어야 한다.

<table>
<tr><th colspan="6">검사 내용</th></tr>
<tr><td>키</td><td colspan="2">cm</td><td>체중</td><td colspan="2">kg</td></tr>
<tr><td>허리둘레</td><td colspan="2">cm</td><td>혈압</td><td colspan="2"></td></tr>
<tr><td rowspan="2">(교정)시력</td><td>좌: ( )</td><td rowspan="2">색신
(색각)</td><td rowspan="2"></td><td rowspan="2">(교정)청력</td><td>좌: ( )</td></tr>
<tr><td>우: ( )</td><td>우: ( )</td></tr>
<tr><td>종양 질환</td><td colspan="2"></td><td>이비인후질환</td><td colspan="2"></td></tr>
<tr><td>호흡기질환</td><td colspan="2"></td><td>심혈관질환</td><td colspan="2"></td></tr>
<tr><td>소화기질환
(간질환 포함)</td><td colspan="2"></td><td>신장/비뇨기계질환</td><td colspan="2"></td></tr>
<tr><td>내분비질 환</td><td colspan="2"></td><td>혈액질환</td><td colspan="2"></td></tr>
<tr><td>신경질환</td><td colspan="2"></td><td>피부질환</td><td colspan="2"></td></tr>
<tr><td>근골격계질환</td><td colspan="2"></td><td>안질환</td><td colspan="2"></td></tr>
<tr><td>정신질환</td><td colspan="2"></td><td>흉부X선 검사</td><td colspan="2"></td></tr>
<tr><td>기타</td><td colspan="5"></td></tr>
</table>

2. 공무원 채용 신체검사 규정 제3조(신체검사 실시 검진기관 등)

① 신체검사는 「건강검진기본법」 제14조에 따라 지정된 검진기관 중 인사혁신처장이 정하여 고시하는 검진기관에서 실시하며, 재신체검사는 신체검사에서 판정보류의 원인이 된 분야의 전문의를 둔 「의료법」 제3조제2항제1호가목 및 같은 항 제3호가목·마목에 따른 의원·병원·종합병원에서 실시한다.

② 삭제 〈2019. 12. 24.〉

③ 신체검사를 주관하는 기관의 장은 임용예정직의 특수성이나 그 밖에 신체검사의 시행을 위하여 특히 필요하다고 인정되는 경우에는 제1항에 따른 검진기관 중에서 해당 신체검사를 실시할 검진기관을 따로 지정할 수 있다.

2) 인성특성

좋은 응급구조사가 되기 위해서는 다음과 같은 인성을 갖추어야 한다.

① 응급구조사는 질병이나 손상받은 환자의 안정을 도와주고 믿음을 줄 수 있어야 한다.

② 응급구조사는 환자에게 진실한 감정을 전달할 수 있어야 한다.

③ 응급구조사는 응급상황을 이해하고 더 빠르고 좋은 응급처치가 가능하도록 협조한다.

④ 응급구조사는 다른 응급의료체계의 사람들과 좋은 협동관계로 강한 믿음을 줄 수 있어야 한다.

⑤ 응급구조사는 특수한 상황에 적절한 장비나 기술들을 적용할 수 있어야 한다.

⑥ 응급구조사는 응급구조사로서의 솔선수범하는 모습을 보여주어야 한다.

⑦ 응급구조사는 유쾌하지 않은 응급상황을 극복할 수 있도록 감정적으로 안정되고, 정신적 스트레스로 인한 문제를 치료받을 수 있어야 한다.

⑧ 응급구조사는 응급상황(상황의 통제, 처치단계의 실행, 현장 목격자 확보, 현장장비와 인적자원의 조직화, 응급처치 제공)에서 필요할 경우 책임을 질 수 있는 리더십을 갖춰야 한다.

⑨ 응급구조사는 환자가 자신의 몸이나 귀중품을 보호할 수 없는 응급상황에서 신뢰(confidence)할 수 있고, 전달된 모든 정보를 믿고 의지할 수 있도록 훌륭한 도덕적 성향을 가져야 한다.

⑩ 응급구조사는 환자에게 불편을 주는 개인습관(음주, 흡연 등)을 자제한다.

⑪ 응급구조사는 환자나 목격자들을 화나게 하거나 흥분시키고, 믿음을 깨는 부적절한 의사소통을 자제한다. 신뢰감을 주기 위해서는 올바르고 적절한 대화능력이 있어야 한다.

⑫ 응급구조사는 환자와 대화 시 공감적이고 감정적으로 환자를 이해하는 것은 중요하며, 대화의 정확성과 믿음을 줄 수 있도록 상대방의 말에 귀를 기울여야 한다.

⑬ 응급구조사는 인종, 종교, 문화와 관계없이 모든 환자에게 동등하며 비판적이고 공정하게 대해야 한다.

3) 교육

응급구조사는 최신 지식과 술기를 습득하고 유지해야 한다. 응급처치 분야는 계속적인 연구가 이루어지기 때문에 응급처치 방법은 최신정보를 토대로 수시로 바꿔야 한다. 응급구조사가 되기 위해 공부하는 동안 얻은 정보의 일부는 응급구조사로서 업무를 하는 동안 시대에 뒤떨어진 것이 될 수 있다. 시대에 뒤떨어지지 않는 한 가지 방법은 보수교육을 받는 것이다. 보수교육은 응급구조사의 자질향상을 위하여 응급의료에 관한 법률 제43조에서 매년 8시간 이상 이수하도록 하고 동법 제33조에 규정된 응급구조사의 업무에 관한 사항, 시행규칙 제33조의 2에 따른 업무지침의 내용이 포함되어야 한다.

보수교육 과정이란 이미 교육과정을 수료했지만, 새로운 정보를 원하는 응급구조사를 교육하는 것이다. 보수교육 과정은 정규과정보다 짧고, 자격 취득 후 다음 년도부터 8시간/년 1회 이수해야만 한다. 최신의 정보를 유지하는 또 하나의 방법은 지속적인 교육이며 응급구조사의 정규과정을 보충하는 것이다. 예를 들면, 소아 또는 외상처치술이나 구급차 운전기술에 대해 더 배우고자 할 때에는 학술대회나 세미나 뿐 아니라, 강의, 수업, 비디오, 시범 등을 통해 교육을 받을 수 있다. 중요한 것은 오래전에 배운 정규 응급구조사 교육과정의 연장선상에 있는 지속적인 교육이라는 점이다.

08 응급구조의 다양한 현장 활동

응급구조사는 초기교육에서 배운 기술을 다양한 현장에서 사용하게 된다. 응급구조사는 국가기관 혹은 사설기관에서 근무하게 되는데, 소방서 구급 · 구조업무 · 지방관서, 해양경찰 및 산업체(의료기관 등)가 이에 속한다. 소방서에서는 응급처치, 구조 및 소방방재의 서비스가 대부분이 이루어지고 있다.

1) 질 향상

응급의료서비스에서 질 향상은 중요한 개념이다. 지속적 자가 검토(self-review)를 하는 목적은 응급의료체계 내 질 개선과 향상이 필요한 부분을 확인하는 것이다. 문제가 있으면 같은 문제가 다시 일어나지 않도록 계획을 세워, 질 향상(quality improvement) 과정을 이행해야 한다.

질 향상이란 시민들이 최고 양질의 병원 전 응급처치를 받을 수 있도록 구성하고 실행하는 것을 의미한다. 다음은 응급의료서비스 질 향상에 관한 실례이다.

> 예를 들면, 질 향상(QI) 팀은 업무(duty)에 대한 지속적인 검토과정으로서 특정기간 동안 외상과 관련된 구급활동일지를 전부 검토하여 외상환자가 현장에서 지체시간이 확연하게 긴 것을 확인하고 119 구급대에 검토결과를 통보했다. 결과적으로 더 훌륭한 지침이 수립되었고, 매월 119 구급대 훈련에 외상환자에 대한 평가방법과 외상처치술을 강화할 수 있는 교육훈련 주제가 포함되었다. 구급활동일지를 검토 진행하면서 질 향상 팀은 구급출동 요청 시 어떤 응급구조사가 적절하게 필요한 응급처치를 수행하였는지를 검토하였고, 해당 결과를 응급구조사에게 통지서 서류를 발송하였다.

응급구조사에게는 응급의료서비스의 질 향상을 위한 역할이 있다. 실제로 질 향상을 위해 노력하는 것은 응급구조사의 가장 강한 장점 중의 하나이다. 응급의료서비스 질을 관리하기 위한 방법들은 다음과 같다

(1) 문서기록을 주의해서 보관하기

출동요청 상황은 응급구조사와 다른 응급구조사들이 작성한 병원 전 구급활동일지에 근거하여 검토한다. 만약 보고서가 불완전하다면, 질 향상 팀이 출동요청에 따른 상황평가 시 어려움을 겪을 것이다. 응급구조사가 법적소송에 연루되었을 경우, 부정확하거나 불완전한 기록은 소송의 근거가 될 것이다. 응급구조사는 보고서가 간결하고, 완전하고, 정확하게 작성되었는지 확인해야 한다.

(2) 질 개선 과정에 참여하기

경험을 얻고 싶다면 질 향상 팀의 팀원으로 지원하는 것이 좋다. 추가한다면 응급의료서비스 질 향상이란 응급의료 업무에 관련된 것으로 매일 응급구조사 한 사람이 모든 출동요청을 검토하여, 잘 실행된 것과 개선되어야 할 것들을 평가하는 것이다. 응급구조사의 보고서가 정확하고 완전한 기록이 되려면 제출 전 다른 응급구조사나 경험 많은 응급구조사의 검토를 받아야 한다.

(3) 환자와 응급의료종사자로부터 피드백 받기

소속된 기관에서 환자 및 의료기관에 연락을 하여 응급구조사가 환자에게 실시한 응급처치에 대해 의견을 청취해 보는 등, 공식적, 비공식적으로 피드백이 이루어진다. 이러한 피드백을 통해 응급구조사의 응급처치술을 향상시키는 데 도움이 되는 정보를 줄 수 있다.

(4) 장비유지

표준성능 이하의 장비, 파손된 장비, 분실된 장비, 방전된 배터리(battery)를 가지고 질 높은 응급처치를 제공하는 것은 어렵다. 응급구조사의 실력을 결코 과소평가해서는 안 되지만, 이러한 필수장비 없이 산소투여하거나, 자동형 제세동기(automated defibrillator)에 의한 심박조율 및 전문응급처치를 시행할 수는 없다.

(5) 지속적인 교육

자격인정을 받은 후 일정기간이 경과해도 재교육을 받지 않은 응급구조사는 질 높은 응급처치를 제공하기 어렵다. 자주 시행되지 않은 기술은 지속적 교육을 통해 유지해야 하며, 응급처치는 최신정보로 계속 바뀌어야 한다. 지속적으로 정기적인 교육을 받지 않고, 질 높은 응급처치수준을 유지하기란 힘든 일이다(그림 3-27).

서비스 질 향상이란 응급상황 시 응급구조사 자신이나 타인에게 최고의 응급처치를 제공하는 것이다. 지속적인 질 향상을 유지한다는 것은 쉬운 일이 아니나, 질 향상을 위해 노력해야 한다. 이것은 지속적 관심, 긍지, 의무가 요구되는 것이다. 일대일로 환자에게 응급처치를 할 때나 응급구조사의 한 일원으로 응급처치할 때에도 응급의료시스템의 최고 표준을 유지하기 위해서 응급의료의 질 향상을 위한 노력을 해야 한다.

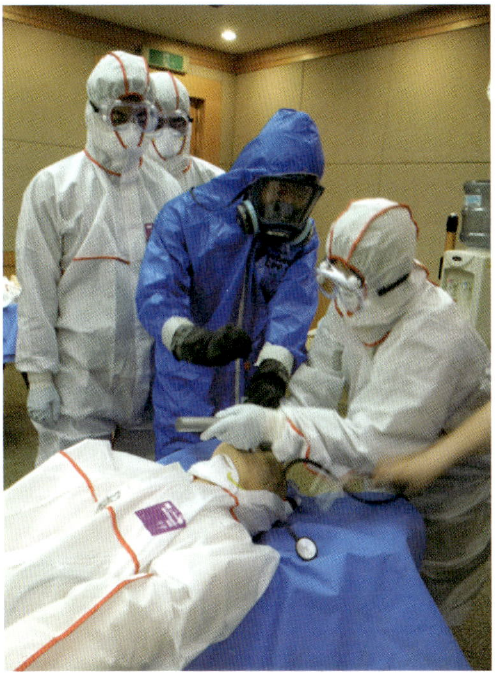

그림 3-27. 응급구조사는 지속적인 교육을 통해 질 높은 응급처치 능력을 유지한다.

어느 소방관의 기도

에이 더블유 스모키 린

신이시여,
제가 부름을 받을 때에는
아무리 강렬한 화염 속에서도
한 생명을 구할 수 있는 힘을 저에게 주소서.
너무 늦기 전에
어린아이를 감싸안을 수 있게 하시고
공포에 떠는 노인을 구하게 하소서.

저에게는 언제나 안전을 기할 수 있게 하시어
가냘픈 외침까지도 들을 수 있게 하시고,
빠르고 효율적으로 화재를 진압하게 하소서.

저의 임무를 충실히 수행케 하시고
제가 최선을 다할 수 있게 하시어,
이웃의 생명과 재산을 보호하게 하소서.

그리고 당신의 뜻에 따라
제 목숨이 다하게 되거든,
부디 은총의 손길로
제 아내와 아이들을 돌보아 주소서.

* 시인 A.W. "Smokey" Linn, 2차 세계대전 참전용사, 1947년 미국 캔사스 주 위치다 소방서에 근무, 1975년 소방관 은퇴, 1958년 출판된 "시인의 축하(A Celebration of Poets)"라는 시집에 수록

CHAPTER 04

응급구조사의 안녕

The Well-Being of the Paramedic

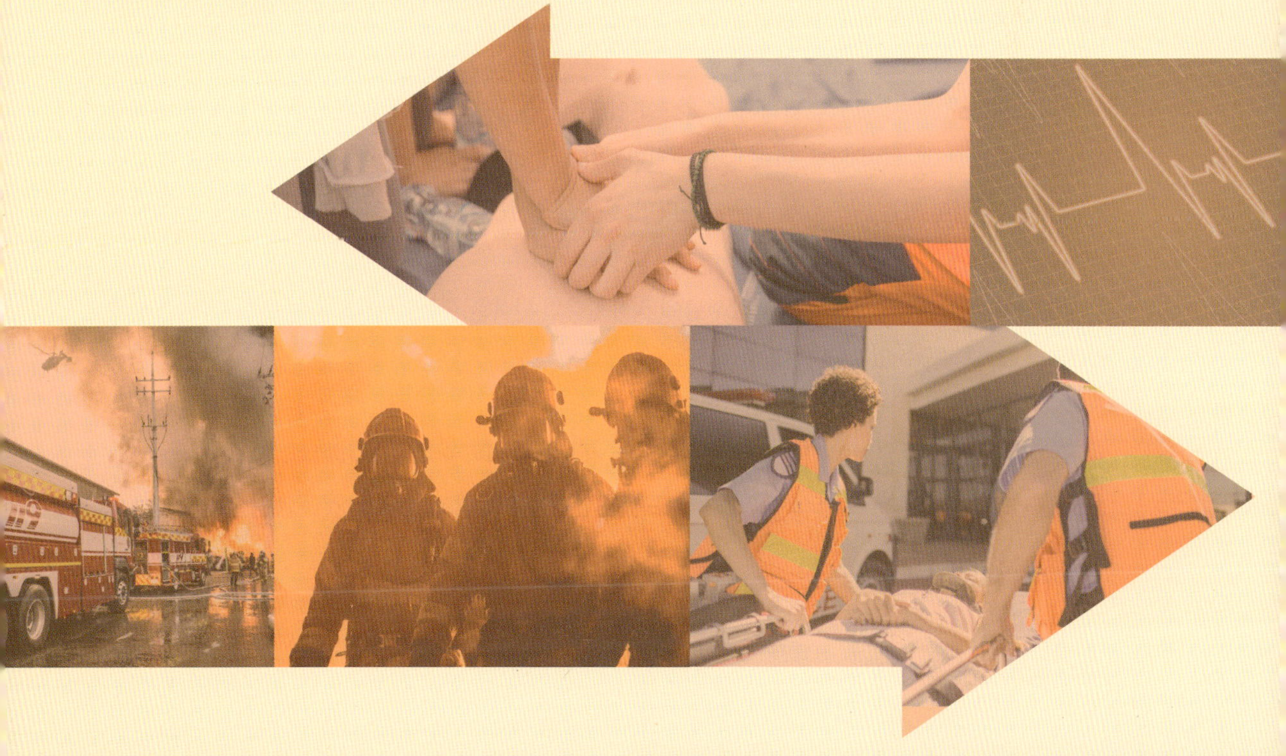

CHAPTER 04

응급구조사의 안녕

The Well-Being of the Paramedic

학습목표

1. 안녕의 개념을 정의할 수 있다.
2. 안녕의 구성 요소들을 정의할 수 있다.
3. 안녕을 증진시키는 일에 있어서 응급구조사의 역할을 설명할 수 있다.
4. 심혈관 단련, 체중조절, 근육강화와 유연성이 건강증진에 기여하는지 설명할 수 있다.
5. 교대근무가 24시간 주기(Circadian Rhythms, C.R.)에 미치는 영향을 설명할 수 있다.
6. 전염성 질환의 개념에 대해 설명할 수 있다.
7. 감염질환에 대해 알고, 감염 질환별 예방법을 기술할 수 있다.
8. 응급구조사의 감염방지를 위한 기본 예방방법을 설명하고 실시할 수 있다.
9. 응급구조사의 감염방지 장비에 대해 알고, 감염 장비를 처리할 수 있다.
10. 감염에 대해 응급구조사로서 관련법규를 기술할 수 있다.

01 개요

안녕(well-being)은 응급의료체계에서 최상의 업무수행을 위해 기본이 되는 것이다. 육체뿐 아니라 정신과 감정의 건강도 포함된다. 만약 신체를 건강하게 단련하고, 안전하게 환자를 드는 방법을 알고 잠재적으로 중독성이 있는 해로운 물질을 피한다면, 응급구조사는 업무를 하는 데 필요한 활력을 얻게 될 것이다.

응급구조사가 안전수칙을 알고 일상생활에 적용한다면 난폭한 행동 장애, 도로의 위험, 잠재적 감염으로부터 보호받을 수 있고, 또 사람들의 얼굴에 나타난 걱정과 슬픔을 충분히 인식할 수 있다면, 응급구조사 본연의 편견을 버리고, 위엄과 경외하는 마음으로 환자 및 환자의 보호자들을 상대할 수 있을 것이다. 그렇게 행동함으로써 응급구조사는 자신의 동료 건강을 지켜줄 수 있을 것이다.

응급구조사가 죽음, 스트레스, 불안, 감염 등에서 안녕을 위협받고, 이러한 것들은 응급구조사의 좋

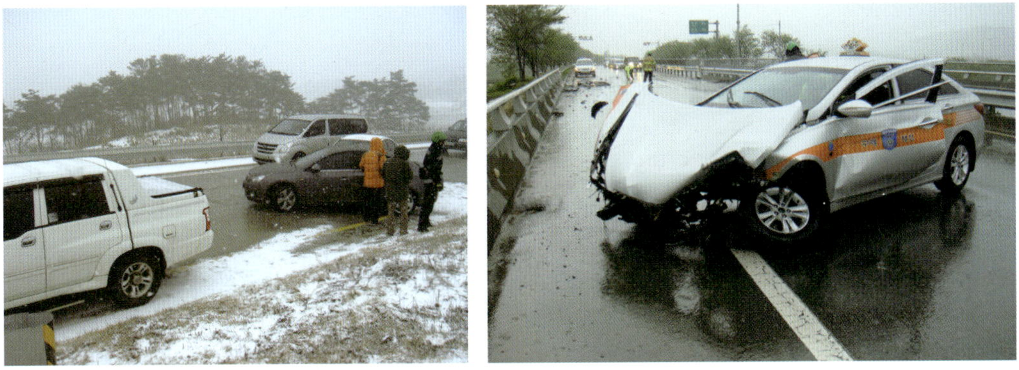

그림 4-1. 사고현장에서 정신적으로 긴장을 풀지 않고 주의를 기울여야 한다.

은 의도를 방해하기도 한다. 이러한 여건 속에서 응급구조사는 어떻게 살 것인지에 대해 선택해야 하며 선택에 대한 결과를 따라야 한다.

응급구조사가 입은 손상은 대부분 환자를 들어 올리거나, 차량 내부 또는 그 주변에서 발생한다. 작업을 위해 육체적으로 잘 단련된 응급구조사는 허리 손상이나 무릎관절의 손상 때문에 사고 · 사건현장에서 어려움을 겪을 수도 있다. 119 구급차나 병원 구급차 그리고 도로현장에서 정신적으로 긴장을 풀지 않고 주의를 기울이면 사고를 피할 수 있다(그림 4-1). 동료들의 안녕(well-being)을 위하는 응급구조사는 타인의 모범이 될 것이며, 가장 인기 있는 응급구조사이다.

02 기본적인 신체 단련

응급구조사에게 적절한 신체 단련이 주는 장점으로는 휴식 시 심박동수와 혈압을 떨어뜨리고 산소 운반량, 근육, 신진대사량을 증진시켜 질병과 손상에 대한 저항력을 증가시킨다. 이는 응급구조사 삶의 질을 높일 수 있다. 신체 단련은 정신적 시야를 넓히고, 불안을 감소시키는 효과도 가져온다. 마지막으로 신체 단련은 일상을 통해 건강한 운동능력을 유지하게 된다.

1) 주요 요소들

신체 단련의 주요 요소들은 근육강화, 심혈관계, 그리고 유연성이다. 3개의 요소 중 하나라도 없으면, 전체가 불안전하므로 신체 단련에서 각각의 요소는 똑같이 중요하다. 운동이나 스트레칭요법을 시작하기 전에 현재의 자신의 단련 상태를 파악하는 것이 중요하다. 그리고 트레이너나 다른 전문가로부터 도움을 구할 수 있다.

(1) 근육강화

근육강화는 힘을 가하여 근육을 훈련시키고 지구력을 기르기 위해 규칙적으로 운동을 하여야 한다. 운동에는 근육수축이 없는 운동과 근육을 수축시키는 운동이 있다(그림 4-2).

① 등척운동(isometric exercise): 일정한 저항을 받으며 하는 능동운동으로 근육의 길이는 일정하게 유지되는 운동을 말한다.

② 등장운동(isotonic exercise): 근육의 가동운동범위를 움직이는 동안 일어나는 능동운동을 말한다.

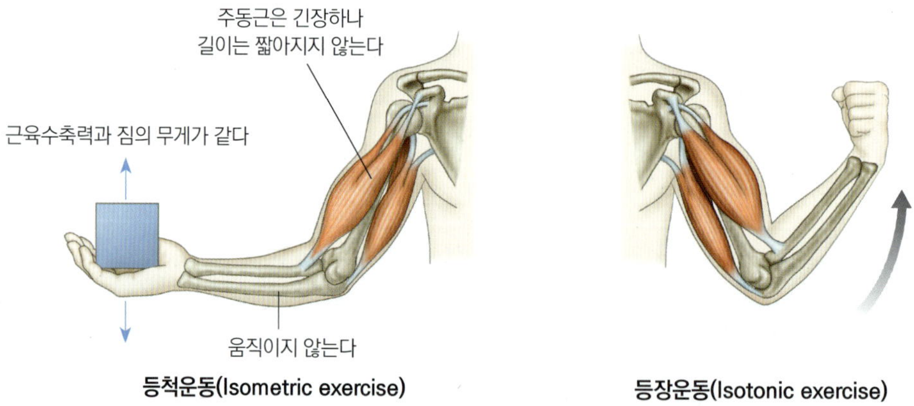

그림 4-2. 등척운동과 등장운동

근육을 강화하는 좋은 방법으로는 웨이트트레이닝(weight training)이고, 들어 올리는 무게, 들어 올리는 시간, 빈도 등을 다양하게 할 수 있다(그림 4-3). 어느 방법이든 자신에게 적합한 운동을 하는 것이 중요한데 상반신, 어깨, 흉부와 등 그리고 하반신을 돌아가면서 강화시켜야 하며, 특히 복부 운동은 매일 하는 것이 좋다.

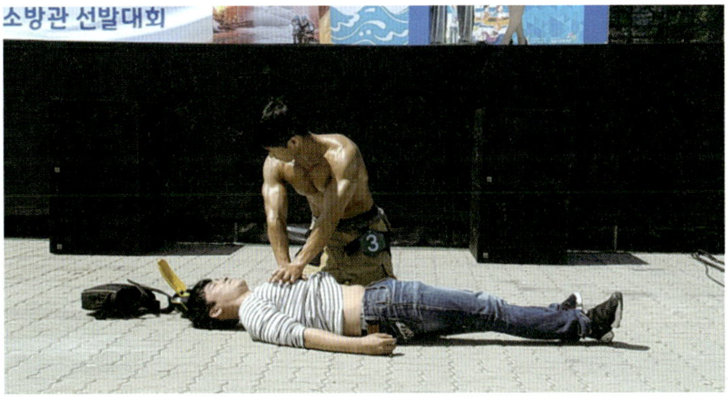

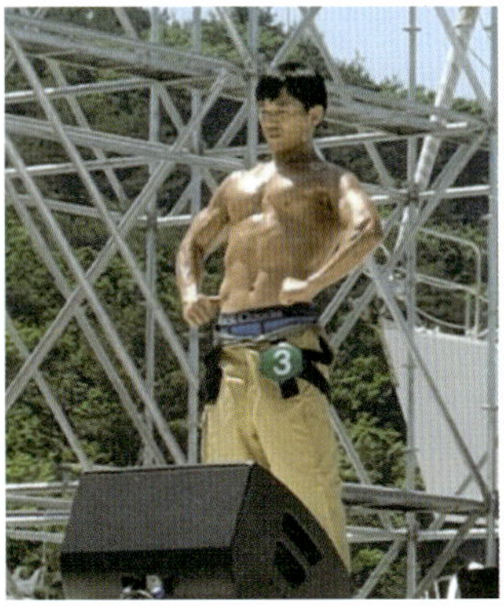

그림 4-3. 웨이트트레이닝으로 근력 강화 운동을 한다.

(2) 심혈관 단련

심혈관 단련의 빈도는 운동을 통해 얻을 수 있는 건강증진과 체력 향상에 중요한 기여요인이다. 유산소 운동은 주당 3–5일(최소 3회/주)을 권고하고 있으며, 운동에 따라 빈도는 조정될 수 있다. 주당 3회 미만인 경우 그 효과는 미약하다. 그리고 주당 5일을 초과하여 격렬한 운동을 하는 경우 근골격 손상 발병률이 증가될 수 있기 때문에 권장하지 않는다. 이에 자신에게 맞는 목표 심박동수에 도달할 수 있도록 운동을 하여야 한다. 많은 사람들은 달리기와 같은 유산소운동을 부끄러워하고, 노력의 결과는 늦게 나타난다고 생각한다. 그러나 산소 소비량을 증가시키기 위해 운동선수가 될 필요는 없다. 빠르게 걷고 또는 텔레비전을 시청하며 다리운동 등 다양한 운동을 할 수 있다. 중요한 것은 평상시 운동하는 습관을 만드는 것이다.

TIP 최대하검사

미국심장협회(AHA)에서는 최대하검사를 퇴원 전 심근경색 환자(약 심근경색 후 약 4-6일)의 예후를 평가하기 위해 신체활동조언과 운동처방을 위해 의학적 치료를 평가하기 위해 강력하게 추천하고 있다. 특히, 최대하검사는 건강/체력 환경에서 심혈관 사건의 위험성이 높은 사람에게 선호될 수 있다. 이러한 검사는 120회의 심박동수, 여유심박수의 70%, 연령으로 예측된 최대심박동수의 85%, 또는 5MET 운동강도 수준을 미리 설정해 놓고 이에 도달하면 종료하지만, 이러한 종료 기준은 환자와 임상적 판단에 따라 다양화될 수 있다.

(1) MET (Metabolic Equivalent): 대사당량

① 몸이 소비하는 산소량 또는 에너지 또는 운동의 상대적인 세기를 나타내는 단위이다.
② 단위: ml/min/kg
③ 1 MET = 3.5 ml/min/kg로 분당 3.5 ml의 산소량을 사용한다는 뜻이다.
④ 휴식 중에 있어 숨만 쉬고 있을 때 1 MET 활동

(2) 최대심박수(MHR%), 안정시심박수(RHR%), 여유심박수(HRR%)

① 최대심박수(MHR%: Maxial Heart Rate): (MHR%) = 220 - 나이
② 안정시심박수(RHR: Resting Heart Rate): 편안한 상태에서 1분 동안의 심박수
(10초 동안 뛴 심박수 × 6을 하면 빠르게 나오겠죠?)
③ 여유심박수(HRR%: Heart Rate Reserve), HRR% = 최대심박수 - 안정시심박수

(3) 목표심박수(THR)

① 목표심박수(THR: Target Heart Rate), THR = [(최대심박수-안정시심박수)×%강도] + 안정시심박수
여기서 최대심박수는 (220-나이)로 계산하지만 이 공식은 최대심박수를 예측한 것이다.
사람마다 차이가 있다는 점을 유의하여야 한다(ex. 심장질환 등으로 인한 심박수의 제한).
② 강도는 중강도인 60-70%로 운동한다고 예를 들면,
최대심박수 = 193
안정시 심박수 = 60
③ 목표심박수
[(193 - 60) × 0.7] + 60 = 153
[(193 - 60) × 0.6] + 60 = 140
④ 목표심박수 범위는 140-153이고, 운동을 하면서 심박수가 140-153의 구간에서 운동을 하면 60-70%의 목표 강도로 운동을 할 수 있다.

TIP 자신의 목표 심박동수

① 220 - (자신의 나이) = (최대 심박동수)
② 최대 심박동수 - (휴식 시의 박동수) = 구해진 값(   )
③ 구해진 값(   ) × 0.7(운동강도)
③ 구해진 값(   ) + (휴식 시의 박동수) = 자신의 목표 심박동수
⇒ [[[(220 - 20년)] - 70] × 0.7] + 70 → 161

(3) 유연성

체력 단련에서 잊기 쉬운 요소가 유연성이다. 적절한 운동 범위를 유지하지 않으면, 관절과 근육은 효과적으로 움직이지 않는다. 유연성을 높이기 위해서는 규칙적으로 주요 근육들을 신전시켜 주어야 한다. 매일 몸과 팔다리를 쭉(stretching) 펴되, 튀지는 말아야 한다. 튀면 미세한 근육 세포와 연결 조직이 파열되기 때문이다. 적어도 60초 정도 스트레칭을 해야 한다. 유연성은 요통을 예방하거나 완화하는 이점이 있기 때문에 휴식 및 출동대기 시 스트레칭을 하는 것도 좋고, 유연성을 높이기 위해 요가 같은 운동을 배워보는 것도 아주 좋다.

2) 영양

응급의료체계에서 근무하는 사람들은 적절한 다이어트를 유지할 수 없다고 한다. 응급상황의 속성이 있다 하더라도 자신의 선택이고 계획이 있어야 한다. 영양 섭취에 가장 큰 장애는 자신이 가지고 있는 습관을 바꾸는 것이다. 습관을 바꾸려면 어느 정도의 절제와 자가 증진을 위해 인내심이 있어야 한다. 현실성 있는 목표를 정하고, 규칙적으로 건강음식 먹기 등 목표가 무엇이든, 차트나 섭취 기록표를 사용하여 진행 과정을 분석하는 것과 변화과정의 이해가 필요하다.

식사는 곧 연료이기 때문에 좋은 식이요법은 개인의 안녕을 위한 기초가 된다. 이를 위해서는 적당한 양의 균형 잡힌 식사와 규칙적인 운동이 도움이 된다.

예를 들어 잘못 먹고, 지신의 육체를 돌보지 않으면
① 단기적으로나 장기적으로 개인의 안녕이 위협받게 된다.
② 비만은 요통과 같은 여러 가지 건강 문제들을 발생시킨다.
③ 잠재적인 허리부상의 위험성을 증가시키게 된다.

응급구조사가 잘 먹기 위해서는 식품에 대해 잘 알고, 다양한 음식을 골고루 잘 먹어야 한다.

① 곡식/빵: 복합 탄수화물, 비타민 B, 그리고 섬유질 섭취를 위해 1일 6–11가지의 음식
② 야채: 섬유질, 철분, 비타민 A와 C, 그리고 엽산의 섭취를 위해 1일 3–5가지의 음식
③ 과일: 비타민 A와 C, 칼륨(potassium), 그리고 섬유질 섭취를 위해 2–4가지 음식
④ 유제품: 칼슘, 단백질, 비타민 A와 D의 섭취를 위해 2–3가지의 음식
⑤ 육류/생선: 단백질, 아연(zinc), 철분, 그리고 비타민 B의 섭취를 위해 2–3가지의 음식

지방, 염분, 당, 콜레스테롤, 그리고 카페인의 섭취를 피하거나 최소화해야 한다. 일반적 식이조절의 목표는 탄수화물 40%, 단백질 40% 그리고 지방 20%이다. 음식의 할당된 부분은 응급구조사의 체중에 의미 있는 영향을 준다. 잘 짜인 건강한 식이도 할당된 부분이 크면 체중은 증가한다.

TIP 건강한 식이요법

① 지방을 덜한 고기(삼겹살 대신 목살)를 섭취한다.
② 패스트푸드점에 가지 말고 시장이나 마트에 들려 신선한 과일, 요구르트(yogurt), 그리고 조제식품을 산다면, 이러한 것들은 "패스트푸드(fast food)"보다 영양가가 높다.
③ 응급의료체계의 응급구조사들은 작은 냉장용기 속에 샌드위치, 과일, 야채, 그리고 다른 건강식품을 사전 준비하여 가지고 다닌다면 좋을 것이다. 과일 한 개의 영양가는 높은 당과 지방이 포함된 한 조각의 파이보다 낫다.
④ 식단표는 영양가 있는 내용물에 대한 풍부한 정보를 담고 있다. 표준화된 식단표는 많은 혼란을 줄이며, 음식의 전반적인 영양 가치를 잘못 판독하는 것을 피하려면 음식의 열량(calory)을 조사하여야 한다. 섭취량을 측정해야 한다.
⑤ 인간 몸은 독소들을 배출하기 위해 많은 양의 수분이 필요하다. 응급구조사가 업무 중에 사무실이나 응급실에서 찬물을 보충하여 줌으로써 몸의 독소를 없애준다. 물은 갈증을 더욱 쉽게 없애주고, 값도 싸고, 건강에도 좋다.

잘 먹는 것과 운동은 암과 심혈관 질환 모두를 예방할 수 있다. 40대 이하 응급의료체계 종사자들은 이런 질병과는 거리가 멀지만 예방을 위해 많은 것을 하여야 한다.

① 스트레스 관리법을 통하여 스트레스를 최소화해야 한다.
② 자신과 가족의 병력을 평가하여야 한다.
③ 운동은 심혈관 기능을 증가시키고, 혈압을 떨어뜨리며, 인체의 성분에 균형을 이루게 하여 심혈관 질환을 예방한다.
④ 개인의 콜레스테롤과 중성지방(triglyceride, TG) 수치를 알고, 주기적으로 체크해야 한다. 한국인에게는 유난히 높은 중성지방 콜레스테롤이 위험하다(주식인 밥은 탄수화물 덩어리, 구운 삼겹살 등은 응급구조사의 몸 안으로 들어와 일부는 에너지로 사용되지만, 나머지는 중성지방 형태로 저장되어 비축에너지의 75–80%가 중성지방이 된다).
⑤ 식이는 특정 암의 발병 가능성을 최소화한다. 브로콜리나 섬유질이 많은 음식은 암의 발병률을 줄이지만, 석탄 등으로 구운 음식은 암 발병을 증가시킨다.
⑥ 뜨거운 낮에 자외선의 노출은 피부암과의 관계가 있는 것으로 잘 알려져 있다. 자외선 차단제(sun block)를 사용하고, 선글라스(sunglass)와 모자를 착용해야 한다.

암의 증상은 혈변, 사마귀나 검은 점(mole)의 변화, 체중 감소, 만성피로, 그리고 덩어리 등이 있다. 이러한 증상은 조심해야 한다. 적절하게 주기적으로 검진(유방암 검사와 전립선 검사 등)을 하고 자신의 안녕을 위한 자가진단을 하여야 한다.

TIP 좋은 식단을 위한 10가지 팁

식단 짜는 원칙	내용
균형에 맞는 칼로리	"자기 자신"에게 맞는 일일 권장 칼로리를 확인하고 신체 활동 또는 칼로리 균형에 도움이 된다.
음식을 즐기면서 적정 섭취량 조절	음식을 먹을 때는 즐겁게 먹고 허기와 포만감을 느끼는 시기를 적절히 확인한다.
과식을 하지 않기	작은 그릇으로 음식을 담는다. 식사를 하기 전에 음식량을 조절한다. 음식을 나누어 먹는다.
자주 먹어야 하는 음식	과일, 채소, 곡물, 무지방 혹은 저지방 유제품을 더욱 자주 먹는다.
그릇에 절반을 과일이나 채소로 채운다.	토마토, 고구마, 브로콜리와 같은 빨간, 오렌지 색, 어두운 녹색 채소를 고른다. 과일을 주식의 일부 혹은 간식이나 후식으로 먹는다.
무지방 혹은 저지방(1%) 유제품을 먹는다.	영양소가 같지만 열량과 저지방 우유를 마신다.
곡물 중 절반을 통곡물로 구성한다.	밀가루 빵보다는 통곡물로 만든 빵을 먹는다. 백미보다는 현미를 택한다. 설탕이 가득한 시리얼보다는 오트밀을 먹는다.
적게 먹어야 할 음식	고형 지방, 가당, 염분이 높은 음식을 피한다. 이는 케이크, 쿠키, 아이스크림, 캔디, 주스, 피자, (립, 소시지, 베이컨, 핫도그 등) 지방질 육류 음식을 포함한다. 이러한 음식은 간식으로 먹되 주식이 되어서는 안 된다.
나트륨 함유량 비교	영양 성분표를 보면서 스프, 빵, 냉동육과 같이 나트륨 함유량이 낮은 음식을 선택한다. 제품 라벨에서 "저나트륨", "나트륨 감량", "나트륨 무첨가"와 같은 문구가 있는 통조림 식품을 고른다.
음료 대신 물 섭취	물이나 설탕을 뺀 음료를 주기적으로 마시면서 칼로리를 감량한다. 음료수, 에너지 드링크, 스포츠 드링크는 당분과 칼로리의 주요 공급원이 된다.

3) 습관과 중독

스트레스를 많이 받는 직업에 종사하는 응급구조사들은 카페인과 니코틴, 알코올 같은 물질을 남용하기 쉽나. 이것은 나쁜 습관이다. 이러한 습관들은 암과 심혈관 질환을 유발할 수 있으므로 알코올 등 해로운 물질을 탐닉하는 것은 피해야 하고, 건강한 삶을 선택해야 한다. 금연 프로그램 등의 참여가 필요하다면, 지역 보건진료소에 방문하여 프로그램에 참여하도록 한다.

행동을 개선하기 위한 방법으로는 다음과 같다.

① 심리적 의존인지, 사회문화적 의존인지 또는 신체적인 탐닉인지 알아야 한다.

② 니코틴 대치 요법, 혐오 요법, 최면, 그리고 금연(cold tureky) 등을 포함한 여러 가지 프로그램에 참여한다.

응급구조사가 무슨 방법을 택하든 자신의 건강과 행복을 위협하는 탐닉에서 벗어나 스스로 건강한 삶을 실천하여야 한다.

4) 허리의 안전

응급의료체계에서 오르막길, 계단 올라가기 및 내려가기, 과체중 환자 나르기 등은 육체적 힘든 상황이며, 이에 따른 허리손상은 응급구조사에게 가장 큰 위험 중 하나이다. 허리 손상을 예방하기 위해서는 신체역학에 대한 지식을 알아야 하며, 현장 업무에 맞는 적합한 허리를 만들어야 한다. 적합한 허리는 다음과 같다.

① 척추를 지지하는 근육상태에서 시작하여 척추를 균형 있게 받쳐준다.

② 교정된 자세는 허리 손상의 위험을 줄인다.

③ 좋은 영양은 연결 조직과 척추사이의 디스크를 건강하게 유지시킨다.

④ 과체중과 흡연은 디스크를 악화시키므로 적절한 체중관리와 금연으로 허리의 건강을 지킨다.

⑤ 적절한 휴식은 척추에 대한 체중의 부하 시간을 줄여주므로 디스크를 회복시킨다.

TIP 자세 교정

귀, 어깨, 둔부가 일직선상에 있게 하고, 골반은 약간 앞쪽으로 구부린다.

- 서 있는 자세의 교정: 무릎은 약간 구부린다.
- 앉은 자세의 교정: 체중이 골고루 양쪽 좌골로 또는 둔부의 양쪽으로 분산되게 한다.
  발은 바닥에 편평하게 닿게 하고 모은 상태에서 각도를 두고 벌린다.

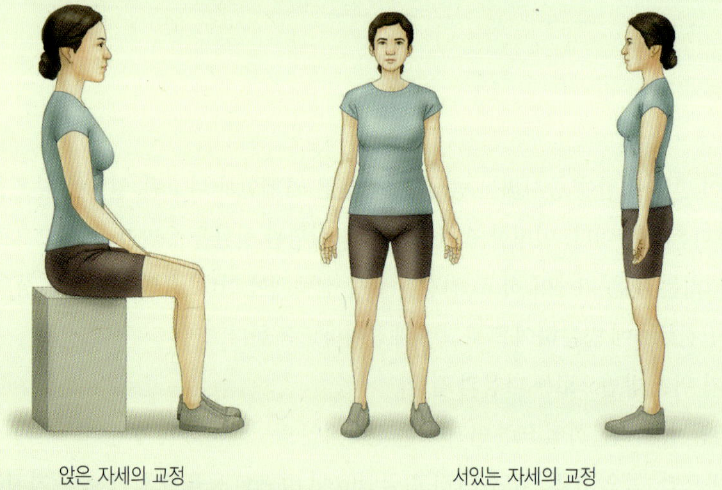

앉은 자세의 교정　　　서있는 자세의 교정

응급구조사는 허리의 안전을 위해 다음과 같이 적절하게 드는 기법(technique)을 알아야 한다.

① 자신이 안전하게 들 수 있는 짐만 들어 올린다.

② 어떤 이유이든 도움이 필요하면 요청하여 들어 올린다.

③ 큰 근육을 사용하는 것이 작은 근육을 사용하는 것보다 덜 피로해진다.

④ 큰 근육들을 동시에 사용하면 근력을 증가시키고 근육의 피로와 손상도 방지할 수 있다.

⑤ 물건은 가능하면 자기 몸과 가까이 중력의 중심에 위치하게 한다.

㉠ 신체의 무게중심 가까이 있는 물체는 적은 노력으로도 움직일 수 있다.

⑥ 물체는 가능한 한 손바닥을 위로 들어 올린다.

⑦ 이동 시 서두르지 않고, 다리로 지지하며 균형을 잡기 위한 시간을 갖는다.

⑧ 기저면이 넓을수록 무게중심이 낮을수록 물체의 안정성은 커진다.

㉠ 기저면이 넓을수록 최소의 노력으로 균형이 유지된다.

⑨ 근육은 평상시에도 약간 수축된 상태를 유지하고 있다.

⑩ 움직일 때 옮기려는 응급구조사의 체중이 환자의 체중과 상호작용을 하면 에너지가 적게 소비된다.

⑪ 물체를 밀거나 잡아당기는 것이 물체를 드는 것보다 힘이 덜 든다.

활동을 하거나 자세를 변경하는 것은 근육의 긴장도를 유지하고 피로를 예방한다.

⑬ 무릎을 구부리고, 둔부를 내리고 들어 올린다.

㉠ 무릎이 좋지 않다면, 90° 이상 구부리지 않는다.

⑭ 허리를 약간 펴고, 척추를 지지하기 위하여 복부 근육에 힘을 준다.

⑮ 항상 뒤틀거나 돌리지 않는다.

⑯ 허리가 아니라 다리의 큰 근육으로 물건을 들어 올린다.

㉠ 들어 올리는 동안 숨을 내쉬며 숨을 참지 않는다.

⑰ 현장상황에 따라 밀고, 당기지는 않는다.

⑱ 어느 방향으로 가는지 살핀다.

㉠ 작은 보폭으로 걷고, 가능하다면 앞으로 걷는다.

⑲ 팀으로 함께 들어 올리는 경우에는 한 사람이 책임을 지고 구령을 한다.

허리의 안전을 지키기 위해 자신의 몸이 보내는 신호에 주의를 기울여야 한다. 허리 상태가 좋지 않을 때는 도움을 줄 수 있는 사람이나 허리를 보호할 수 있는 도구를 적극적으로 활용하는 것이 중요하다. 또한, 무언가를 잡으려고 할 때 동시에 손을 뻗거나 몸을 비트는 동작은 절대 피해야 한다. 대부분의 허리 손상은 매일 조금씩 누적된 스트레스로 인해 발생하며, 이를 방치하면 결국 심각한 부상으로 이어져 업무를 지속할 수 없게 될 수도 있다. 따라서 허리 건강을 꾸준히 관리하고, 올바른 자세를 유지하는 습관을 들이는 것이 필수적이다(그림 4-4).

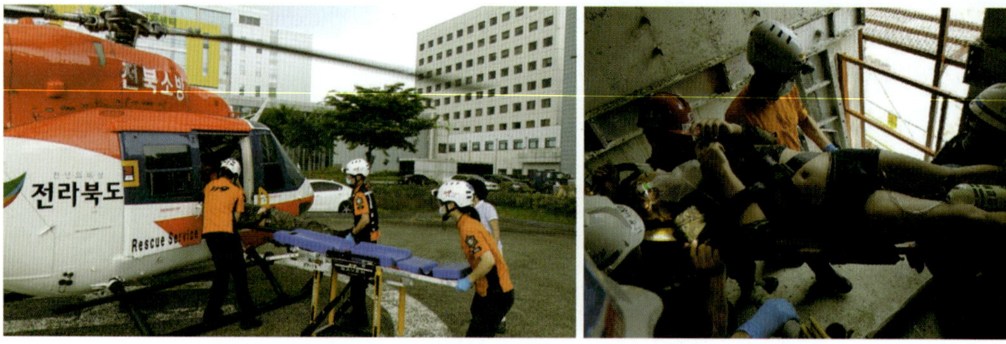

그림 4-4. 허리 손상은 매일 조금씩 스트레스를 받아 축적되어 발생한다.

TIP 부상 예방을 위한 2가지 방법

(1) 파워 리프트(Power lift)

일명 쪼그려 앉아 들어올리기 자세(squat lift position) 및 power weight lifter로 알려져 있다.

① 허리를 구부리는 것이 아니라 몸을 쪼그리고 앉아 무게를 몸 가까이 유지 시키고, 가능한 두 발을 벌릴 수도 있다.

② 일어설 때는 발을 반드시 평평한 바닥 위에 편안한 바닥 위에 편안한 상태로 벌려야 한다.

③ 무게는 주로 발꿈치 또는 바로 뒤에 두어야 한다.

④ 등은 반드시 고정해야 한다.

⑤ 엉덩이보다 상체를 먼저 들어 올려야 한다.

(2) 파워 그립(Power grip)

① 가능한 한 손가락과 손바닥의 많은 면적을 물체에 접촉하는 것이 좋다.

② 모든 손가락을 같은 각도로 구부려야 한다.

③ 양손의 적어도 25 cm 이상 떨어져야 한다.

TIP 몸을 뻗어야 할 경우

① 몸을 비틀지 말아야 한다.

② 몸 앞으로 38-50 cm 이상은 몸을 뻗지 말아야 한다.

③ 너무 오래 몸을 뻗지 않는다.

TIP 밀거나 당겨야 할 경우

① 미는 것이 더 좋다.

② 신체 중심에서 힘이 발생할 수 있게 무릎을 굽혀준다.

③ 머리 위로 밀거나 당기는 것은 삼간다.

④ 몸에 팔을 붙인 상태에서 팔꿈치를 굽힌다.

03 질병으로부터 보호

여러 가지의 생물학적인 요인에 의해 인체에 감염되거나 만연(나쁜 현상이 널리 퍼짐)됨으로써 생기는 질병이 대부분이다. 대부분의 전염성 질환이 치명적이지는 않다고 하지만 응급구조사가 응급처치를 실시하고 감염되지 않으려면 병원에 도착하기 전에 환자 응급처치 과정에서 전염성 질환을 알고 감염관리를 실천하여야 한다.

최근에는 에이즈(human immunodeficiency virus, HIV), B형 간염 바이러스(hepatitis B virus, HBV), 결핵(tuberculosis) 등 감염성 질환에 관심이 모아지고 있다. 특히 인간 면역 결핍 바이러스 HIV와 B형 간염 바이러스는 병원 전 응급구조사뿐만 아니라 모두에게 중대한 위험성을 가지고 있다.

응급구조사는 다른 사람에게 도움을 주다 감염되어 죽을 수 있다는 걱정 이외에도 응급의료시스템에서는 항상 위험이 도사리고 있다. 다행히 감염을 최소화할 방안들은 다음과 같다.

① 충분한 영양섭취와 휴식을 취하는 습관을 갖는다.

② 주기적 건강 검진과 상태를 평가한다.

1) 전염성 질환

전염성 질환은 박테리아 그리고 바이러스와 같은 병원균이 원인이 된다. 사람에서 사람으로 전염이 될 수 있다. 에이즈, B형 간염, 매독, 결핵은 생명을 위협하기 때문에 매우 중요하다. 때로는 한 사람이 다른 많은 질병에 노출이 될 수도 있다. 표 4-1은 흔한 전염성 질환과 전염경로 그리고 잠복기(incubation period: 병원균과의 접촉과 초기증상이 발생할 때까지의 기간)이다. 응급구조사가 노출로 인한 전염성 질병은 다음과 같다.

2) 전염성 질환의 전파

진염싱은 감임질환을 일으키는 요소로 다음과 같은 두 가지가 있다.

① 직접전파: 감염된 혈액 또는 다른 체액, 공기 중의 입자 등을 통하여 감염된 사람과 감염성이 있는 숙주 사이에서의 직접적인 전파와 인체 내 전파를 뜻하는 내적전파 경로를 포함한다.

② 간접전파: 사람끼리의 직접적인 접촉 없이 일어나는 것을 말하며 감염원이 어떤 오염원을 통하여 다른 사람에게 전해진다. 예를 들면 혈액이나 다른 체액이 구급차의 들것에 묻어 있다가 오염된 장비와 접촉함으로 인해 다른 사람에게 질병이 전파될 수 있다.

감염질환 노출경로는 다음과 같다(그림 4-5).

① 혈액 감염질환: 감염된 사람의 혈액이나 체액에 접촉(상처, 염증, 금간 부위와 접촉, 주삿바늘)함으로써 일어나는 AIDS, B형간염, C형간염, D형간염, 매독 등이 해당된다.

② 비말 감염질환: 감염된 환자의 기침이나 재채기할 때 튀어나오는 물방울이 공기를 통하여 전파(호흡기 흡입, 눈, 코, 또는 입과 같은 점막에 접촉)되는 질환도 있는데 결핵, 뇌막염, 볼거리, 홍역, 풍진과 수두 등이 이에 속한다.

③ 항문-구강 감염질환: 음식물을 통해서도 전파되는 질환으로 식중독, 살모넬라증, 포도상구균에 의한 감염, A형과 E형 간염 등이 속한다.

표 4-1. 응급구조사가 노출될 수 있는 전염성 질병

질병명	감염경로	백신 유무	증 상
에이즈 /HIV	인체면역결핍바이러스(human immunodeficiency virus) 즉 HIV가 원인으로 성 접촉, 오염 주사기 사용, 오염 혈액 및 혈액제제 사용, 감염된 산모로부터 수직감염 등으로 감염	무	열, 야간발한, 체중감소, 기침 • 잠복기간: 몇 달-몇 해
수두	비말 또는 상처부위와 접촉	무	열, 발진, 수포 • 잠복기간: 11-21일
설사	배설물, 입	무	설사
풍진 (German measles)	비말, 모체는 태아 전염	유	열, 발진 • 잠복기간: 10-12일
A형간염	배설물, 입	무	열, 식욕부진, 황달, 피로
B형간염	혈액 및 체액을 통한 접촉, 성 접촉, 모체로부터의 수직 감염, 오염된 주사기나 의료기구 사용 등	유	급성 감염 시 피로, 식욕부진, 메스꺼움, 복부 불편감, 황달 등 잠복기간: 몇 주-몇 달(평균 약 90일)
C형간염	감염된 혈액을 통한 전파가 주된 경로, 주사기 공유 또는 불충분한 의료 소독 등	무	초기 급성 감염은 무증상인 경우가 많음. 피로, 근육통, 식욕 저하 등의 경미한 증상 잠복기간: 2주-6개월 정도(평균 약 7-9주)
D형간염	상동, 과거 또는 현재의 B형 간염 바이러스에 따라 다름	무	B형 간염이 합병증, B형 간염의 심각성을 증가시킬 수 있음
non-A, non-B형 간염	경로가 다른 몇 가지 바이러스	무	열, 두통, 피로, 황달
결핵	호흡 분비물, 비말 또는 오염 물질	유	• 잠복기간: 2-6주
단순포진 (Herpes simplex)	점막의 접촉, 감염에 있어 손가락은 특히 위험이 있음	무	입 주변의 피부상처

(계속)

질병명	감염경로	백신 유무	증 상
대상포진	습성 상처와의 접촉	무	피부상처
인플루엔자	비말 또는 체액과 직접 접촉	유	열, 피로, 식욕부진, 오심, 두통 • 잠복기간: 1-3일
SARS	비말, 개인적 접촉		• 잠복기간: 4-6일
이	머리와 머리의 접촉, 직접 접촉(통상 성적) 또는 속옷의 공동사용	무	심한 가려움증, 2차 감염
홍역	호흡분비물, 콧물 · 가래와의 접촉, 전염성 강함	유	열, 발진, 기관지염
수막염	호흡분비물(바이러스성은 배설물, 입)	무	열, 심한 두통, 목경직, 목통증
단구증가증	호흡분비물 또는 타액	무	열, 목통증, 피로
이하선염	호흡분비물 및 타액접촉	유	열, 이하선의 부음
살모넬라증	음식물	무	열, 복통, 설사, 오심, 잦은 구토의 갑작스러운 발병
포도상구균 피부 감염	상처부위나 오염물질과 직접 접촉	무	• 잠복기간: 약 1-3, 수일
옴	가까운 신체접촉	무	가려움, 손가락 · 손목 · 발목 등 접히는 부분의 작은 선상 흔석
매독	원칙적 성적접촉, 드물게 수혈	무	생식선 및 피부장애, 신경변성
폐결핵	공기	무	열, 야간발한, 체중감소, 기침
백일해	호흡기 분비물이나 비말 감염	유	야간 심한기침, 기침이 가라앉고 나면 그르렁거림 • 잠복기간: 6-20일

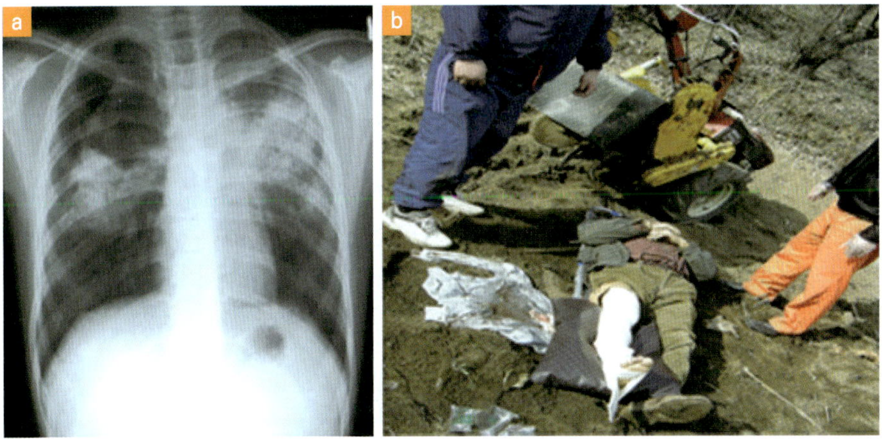

그림 4-5. 감염성 질환은 사람에서 사람으로 전염될 수 있다. (a) 결핵 X-Ray (b) 사고에 의한 상처 노출

3) 전염성 질환에 노출

외부에서 체내로 침입하려는 병원균을 항원(antigen)이라 하며, 이러한 항원에 대응해서 만들어지는 항균물질을 항체(antibody)라 한다. 혈액 내 항체가 있다는 것은 질환에 노출되었거나, 노출된 경험이 있다는 것을 의미하는데 어떤 질환의 항원(antigen)이 있다는 것을 검사하기는 어렵지만 대개 특정 질환이나 항원의 항체를 검출해 낼 수 있다. 질병에 노출된 후 항체가 생기는 사람을 혈청전환 되었다고 한다. 혈청전환이란 과거에 음성반응을 보였다가 현재 양성반응을 보이며 질환에 노출되었음을 의미한다. 노출되고 나서부터 혈청전환이 생기기까지의 시간을 항체미형성기(window period)라고 하는데 이 기간에 음성으로 나오는 사람이 실제로 양성이며 질병을 전파할 수 있다는 점이 중요하다. 질병의 징후는 질병에 노출되고 나서 시간이 지난 후 생기는데, 이 시기를 잠복기(incubation period)라고 한다. 잠복기는 감기와 같이 수일에서 AIDS나 간염과 같이 수개월 또는 수년이 걸리기도 한다. 그래서 어떤 환자가 생명에 위협적인 질환이 있다면 병원 전 응급구조사에게 알려져야 한다.

어떤 사람이 병원균을 가지고 있더라도 질병의 증후가 명백하지 않은 경우 응급구조사가 응급처치하는 모든 환자의 혈액과 체액은 감염된 것으로 간주해야 한다. 감염에 대한 보호장구는 응급구조사에게 반드시 필수적인 장비이다. 이것은 "신체분비물격리(body substance isolation, BSI)"라는 감염차단을 포함한다.

TIP　코로나(Corona)

코로나(corona)는 스페인어로 '왕관'이라는 의미이며, 코로나바이러스를 현미경으로 확대해서 보면 마치 왕관의 모양과 같다고 해서 명명되었다. 이번 코로나바이러스감염증-19 유행의 원인 바이러스도 코로나바이러스과로 밝혀졌다. 감기바이러스로 인식되었던 코로나바이러스가 2002년 사스(SARS), 2014년 메르스(MERS)에 이어 코로나바이러스감염증-19 (COVID-19)로 치명적인 감염병을 일으켰다. 현재는 4급 감염병으로 분류되고 있다.

(1) 후천성면역결핍증(Acquired immune deficiency syndrome, AIDS)

피부접촉, 기침, 재채기, 식기 도구 공동사용 등 간접적으로는 전파되지 않으나, 감염자의 체액과 밀접한 접촉으로는 전파된다(그림 4-6). 인체면역결핍바이러스(HIV)는 감염인의 체액, 그중에서도 혈액, 정액, 질 분비물, 모유에 많은 양이 존재하며 면역세포를 파괴하는 바이러스이다.

① 정액을 포함한 성관계

② 침, 혈액, 소변 또는 배설물

③ 감염인이 사용한 주사기 공동사용(감염된 주사바늘)

④ 수직감염((감염된 여성의 임신, 출산, 모유 수유)

⑤ 감염된 혈액이나 혈액제제(특히, 눈 · 점막 · 개방성 상처 등)

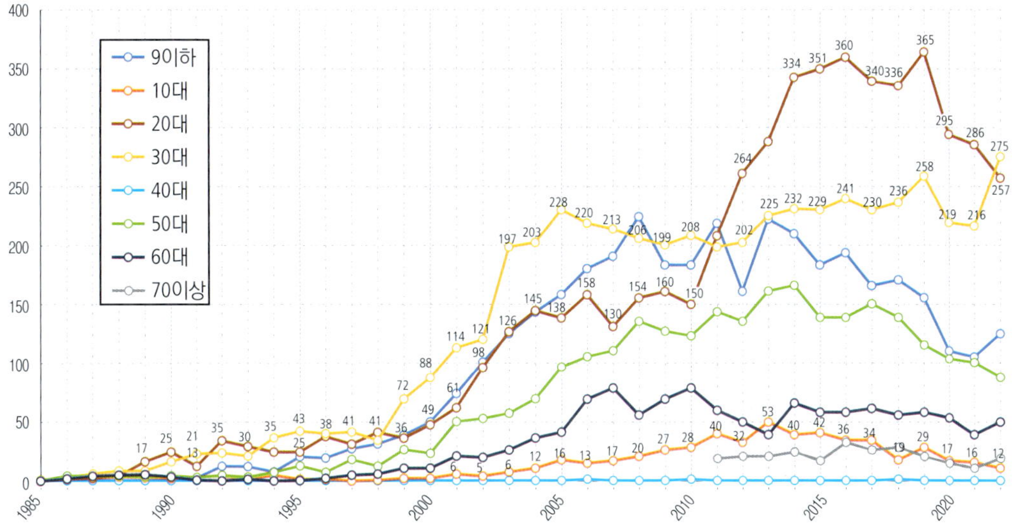

그림 4-6. AIDS환자발생 신고 현황

인체면역결핍바이러스(HIV)는 인체의 면역기능을 파괴하며 후천성면역결핍증(AIDS)을 일으키는 바이러스이다. 이 바이러스는 사람의 몸속에 침입하면 면역을 담당하는 T세포를 찾아내어 T세포 안에서 증식하면서 면역세포를 파괴한다. 또 인간의 생체 면역세포들을 지속적으로 파괴하여 면역능력을 저하시킴으로써 결국 사망에 이르게 한다. AIDS감염자는 건강한 사람에게는 해롭지 않은 바이러스, 박테리아, 기생충 그리고 균류에 의해서도 질병이 유발되기도 한다. HIV 보균자 모두 AIDS로 발병되는 것은 아니다. 그러나 다른 사람에게 전파시킬 수 있다는 문제점이 있다.

① 증상 및 징후로는 감염 초기인 급성 감염기에는 특별한 증상이 별로 없으나 개인에 따라서 감기나 독감 · 메스꺼움 · 설사 · 복통 같은 증상이 나타날 수 있다. 특별한 치료 없이도 대부분 호전되므로 감기에 걸렸다가 나은 것으로 생각할 수 있다.

② 급성 감염기 이후 8–10년 동안은 일반적으로 아무 증상이 없으며 외관상으로도 정상인과 같다. 이 시기를 무증상 잠복기라고 한다. 증상은 없어도 바이러스는 활동하고 있으므로 체내 면역체계가 서서히 파괴되면서 다른 사람에게 바이러스를 옮길 수 있다.

③ 오랜 잠복기 이후 AIDS로 이행하는 단계가 되면 발열 · 피로 · 두통 · 체중감소 · 식욕부진 · 불면증 · 오한 · 설사 등의 증상이 지속적으로 나타나고, 면역력이 더욱 저하되면, 아구창 · 구강백반 · 칸디다 질염 · 골반감염 · 부스럼 등의 다양한 피부질환이 나타난다.

④ AIDS단계인 감염 말기에는 정상인에게 잘 나타나지 않는 각종 바이러스나 진균, 기생충 및 원충 등에 의한 기회감염이 나타나며 카포시육종(kaposis sarcoma) 및 악성 임파종과 같은 악성종양이나 치매 등에 걸려 결국 사망하게 된다.

(2) B형간염 바이러스

B형간염 바이러스(hepatitis B virus, HBV) 감염은 간경변이나 간세포암과 같은 만성 간질환을 유발하며 전 세계적으로 발생 빈도가 높은 감염병이다. 국내 간세포암의 약 70%가 B형간염과 연관이 있다. B형 바이러스 주요 감염 경로는 오염된 주삿바늘에 찔리게 될 경우 감염은 HIV가 0.2%, C형간염이 2%에 불과하나 HBV는 10–60%로 높다. 따라서 간염 환자의 노출 위험도가 높은 응급의료종사자는 정기적인 예방접종이 필요하며 감염 예방과 주삿바늘에 노출에 관한 안전교육이 필요하다. B형간염은 예방접종을 통해 예방이 가능하므로 최고의 방법이 된다.

① 증상: 피로, 전신쇠약, 오심, 구토, 미열, 무증상 등

② 원인: B형간염 바이러스에 감염, 모체와 신생아의 수직감염, 체액, 혈액(수혈), 눈물, 타액, 성적인 접촉(정액), 오염된 주사기의 사용 등에 의해 전염

③ 특징: 아무런 증상과 징후가 없이 보균자가 되어 전파시킬 수 있으며, B형간염의 잠복기는 6주–6개월간 지속 또는 몇 년간 몸에 잠복해 있다가 발병되거나 전파되기도 한다.

(3) 결핵

약에 대한 내성이 쉽게 생기며 몸이 약해지면 다시 재발하는 질병으로 가래나 기침으로 인한 비말로 전파된다(그림 4-7). 최근 10년간 전년 대비 최대 폭으로 줄어든 수치를 보였지만, 우리나라는 2022년 기준으로, 국내 신규 결핵 환자는 1만 6264명으로 전년 대비 11.3% 감소하였으나, 여전히 경제협력개발기구(OECD) 회원국 35개국 중 발생률 1위를 기록하고 있다. 정부는 '결핵 예방관리 강화대책'을 추진 중으로, 2030년까지 조기 퇴치를 목표로 삼고 있다(그림 4-7). 결핵은 결핵균에 감염돼 발생하는 감염성 질환이다. 결핵 환자가 기침을 했을 때 튀어나오는 비말이 코나 입을 통해 몸속으로 들어가면 감염될 수

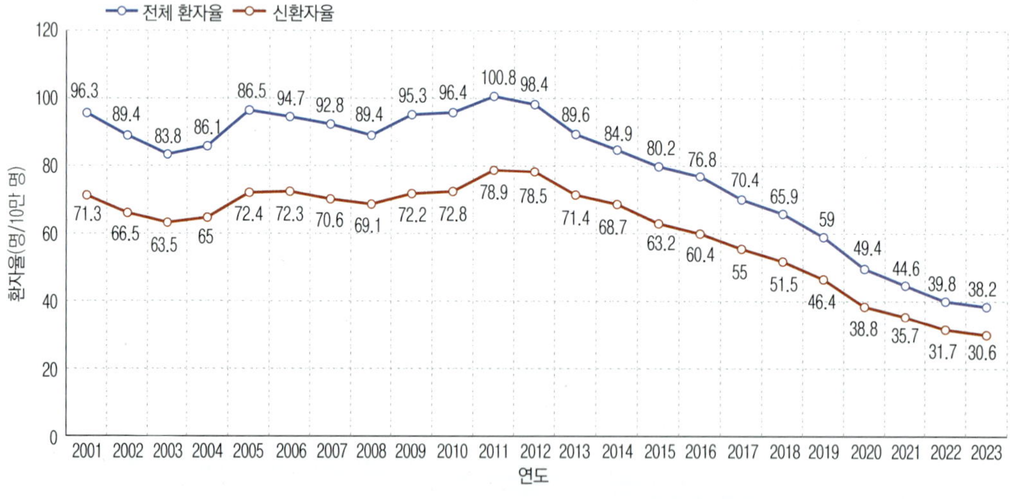

그림 4-7. 결핵환자발생 신고 현황(2001–2023, 질병관리청)

있다. 예방책으로는 특수 마스크가 있으며 기침환자 처치 전에는 결핵(tuberculosis)여부에 상관없이 착용해야 한다.

4) 개인보호장비

환자의 혈액과 체액에서 응급구조사를 보호하는 동시에 응급구조사의 혈액과 체액으로부터 환자를 보호 하는 장비와 조치들을 "신체분비물격리(BSI)"라고 한다. 신체분비물 예방조치는 감염관리(infection control)를 의미한다. 각각의 상황에서 예방조치를 하지 않는다면 질병에 노출될 위험이 증가할 것이고 지나치게 예방하면 환자를 고립시키고 치료의 효과도 감소시킬 가능성이 있다.

관련 당국 및 관리자는 노출방지 계획을 가지고, 응급의료제공자에게 훈련, 예방접종 및 적절한 개인보호장비(personal protective equipment, PPE)를 제공하여 감염질병의 전파를 예방해야 한다.

감염전파는 혈액의 포함여부와 관련 없이 혈액, 체액, 분비물(혈액이 포함되지 않은 땀은 제외)에 의해 전파될 수 있다. 감염예방은 감염되었거나 감염되었을지도 모르는 환자로부터 감염원이 전파될 가능성을 줄이기 위해 모든 환자 응급처치 시 적용되는 것으로 환자의 진단명이나 감염상태 등에 상관없이 적용한다. 감염예방을 위해서는 항상 개인보호 장비인 일방향(one way) 휴대용 마스크, 장갑, 가운 등을 착용해야 한다.

5) 감염병 차단 행위

(1) 신체분비물격리

신체분비물격리는 혈액과 체액은 감염 가능성이 있다는 근거로 한 것이다. 응급의료시스템의 모든 직원들은 격리원칙을 지켜야 한다. 격리원칙을 지키기 위해서는 적절한 개인용보호장비(personal protective equipment, PPE)가 모든 구급차 및 장소에 있어야 하며, 최소로 요구되는 개인보호장비는 아래와 같다.

개인보호장비는 환자의 혈액, 체액, 분비물, 오염된 물건, 손상된 피부, 점막의 접촉 등으로 인한 감염으로부터 예방해준다. 따라서 장갑, 마스크, 가운 등의 개인보호장비는 언제든지 사용할 수 있도록 비치되어 있어야 한다. 개인보호장비는 응급구조사뿐만 아니라 옆의 보조대원을 포함한 수행자 모두 착용해야 한다.

① 장갑

현장이나 병원 내에서 응급처치를 시작하기 전에 일회용의 의료용장갑을 착용해야한다(그림 4-8). 응급처치 전 착용해야 하며 절대 재사용해서는 안 된다. 만약 처치 중 찢어지거나 구멍이 나면 조심스럽게

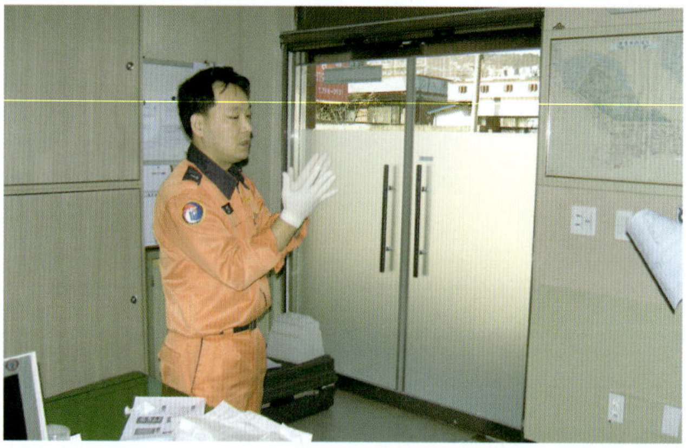

그림 4-8. 응급구조사는 개인감염 방지를 위해 소독용 장갑을 착용해야 한다.

벗은 후 손을 씻고 새 장갑을 착용해야 한다. 응급상황이 한 명 이상이 되면, 그때마다 장갑을 교환해야 하고, 한 명의 환자를 응급처치 중에도 다른 부분을 응급처치 시에 새 장갑을 착용해야 한다. 장갑이 오염되면 가능한 빨리 교환한다.

② 보호안경

환자의 혈액과 체액이 눈으로 튀는 것을 보호하기 위해 착용해야 한다. 단순 보호안경과 마스크와 같이 있는 보호안경이 있다(그림 4-9).

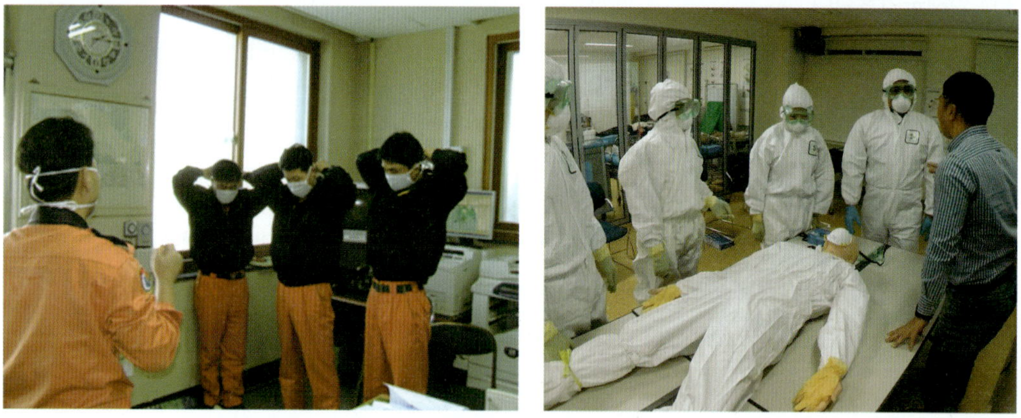

그림 4-9. 응급구조사가 직원들에게 적절한 개인용보호장비(PPE) 착용법을 교육하고 있다.

③ 마스크

동맥 출혈, 출산, 구강흡입, 기관내삽관, 침습성 처치 그리고 구강흡인(suction) 등에서 필요한 것으로 응급구조사와 환자 모두 비말감염의 가능성이 있는 경우엔 일회용 수술용 마스크를 착용해야 하며, 결핵과 같이 공기매개감염증이 있는 환자의 경우는 공기매개 전파를 예방할 수 있는 특수 마스크(KF-94)를 사용하도록 한다. 닦고 솔질이 필요한 장비를 청소할 때도 사용해야 한다.

④ HEPA와 KF-94 호흡기

결핵은 되살아나기 때문에 최고효율미립자공기(high-efficiency particulate air filter, HEPA)호흡기 또는 N-95호흡기로 자신을 보호하여야 한다. 특히 분무를 통한 투약(nebulized medications), 기관내삽관(endotracheal intubation) 또는 흡인(suction) 등 기도를 통한 처치를 할 때 반드시 호흡기를 착용해야 한다(그림 4-10).

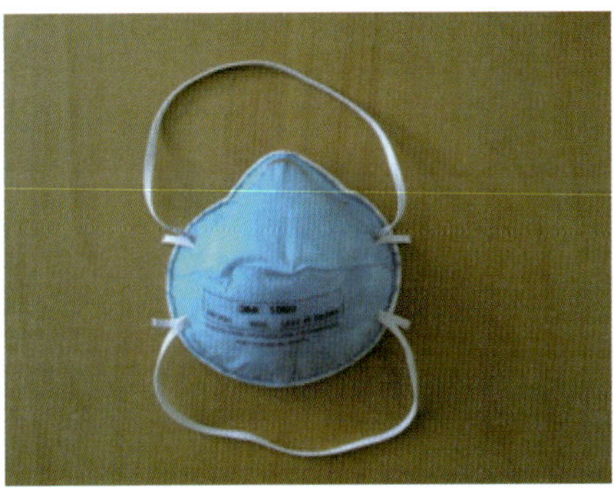

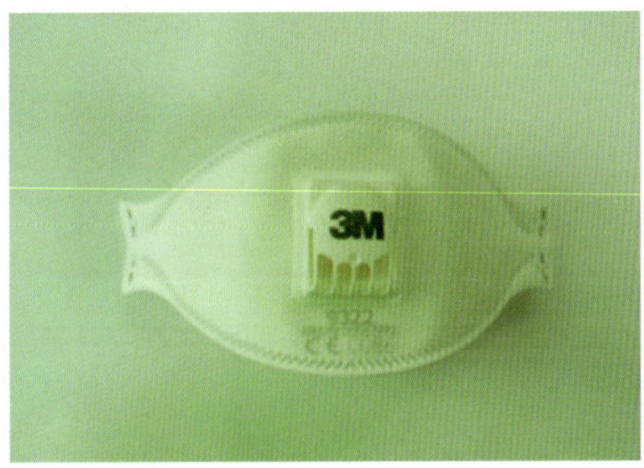

그림 4-10. N-95 마스크

TIP KF (Korea filter)지수

미세먼지, 초미세먼지 등 유해물질 입자 차단 성능을 나타내는 지수로, 'KF'는 식품의약품안전처의 인증을 받았다는 등급을 나타낸다. 황사와 미세먼지 등을 차단하기 위해서는 식품의약품안전처에서 의약외품을 허가 받아 KF지수가 표기된 보건용 마스크를 착용해야 한다. 식약처는 마스크가 먼지를 걸러주는 정도인 '분진포집효율', 마스크 틈새로 공기가 새는 비율인 '누설률' 등을 시험한 결과에 따라 숫자를 붙인다. 현재 의약외품으로 허가받은 제품으로는 'KF80', 'KF94', 'KF99' 등이 있는데, KF지수가 높을수록 입자가 작은 먼지 차단율이 높다.

TIP N-95마스크란?

미국국립산업안전보건연구원(NIOSH)의 기준에 의거한 방진(바이러스 및 박테리아를 포함한 입자상 물질을 걸러주는 기능) 필터 등급 중 하나로, N은 Not resistant to oil(비 오일성 입자), 95는 필터 효율이 최소 95% 이상을 의미한다.

⑤ 가운

일회용 가운은 혈액 및 체액이 튀는 것을 방지하기 위해 착용하며 일반적으로 출산이나 외상환자 응급처치 시에 착용하게 되며, 다량의 혈액이 분출하는 경우에는 불침투성(impervious)의 가운을 입어야 한다(그림 4-11). 가능하다면 1회용을 사용해야 하며 오염되었을 때에는 버리고 새로운 가운을 입어야 한다.

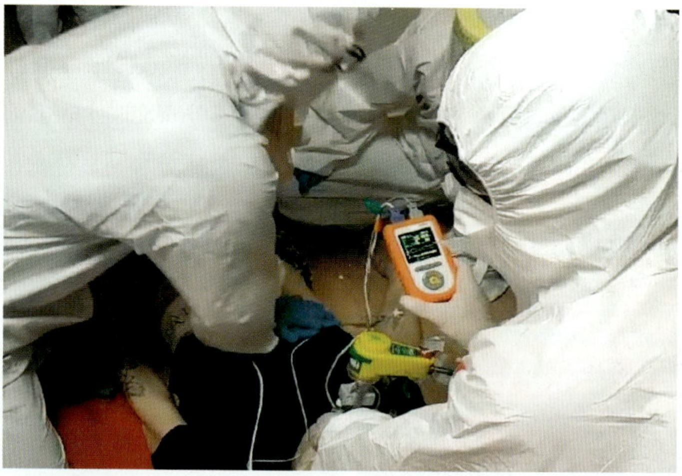

그림 4-11. 혈액이 튀는 것으로부터 불침투성(impervious)의 가운을 입어 보호한다.

⑥ 소생기구

응급처치에서 인공호흡을 하게 될 때, 일회용 소생 기구를 사용한다(그림 4-12). 한 번 사용 후 적절하게 폐기 및 소독을 실시해야 한다.

상기 의복과 도구는 비말뿐 아니라, 혈액, 구토물, 소변 등 체액과 접촉하여 응급구조사의 잠재적으로 감염이 되는 것을 막기 위함이다. 이런 의복과 기구는 혈액이 매개하는 감염으로부터 보호하기 위해서 식품의약품안전청에서 추천하는 보편적 주의사항(the universal precautions)이다.

업무수행 시 위험성을 최소화하기 위한 노력을 하며, 적절하게 다루어 감염을 막을 수 있어야 한다. 예를 들면 침습성 장비는 일회용이다. 물론 재사용하는 옷은 감염통제를 염두에 두고 세탁하여야 한다.

일반적인 청결, 적절한 개인위생은 감염 예방에 크게 기여한다. 가장 중요한 것은 손 씻기이다. 환자를 접촉한 후 가능하면, 철저하게 손을 씻는 오염방지 절차(decontamination procedure)를 따른다.

㉠ 손목이나 손가락에 있는 보석이나 반지를 제거한다.

㉡ 비누와 물을 사용하여 팔목 5–7.5 cm 위까지 적어도 15초 동안 손바닥과 손 등을 거품을 내며 닦는다.

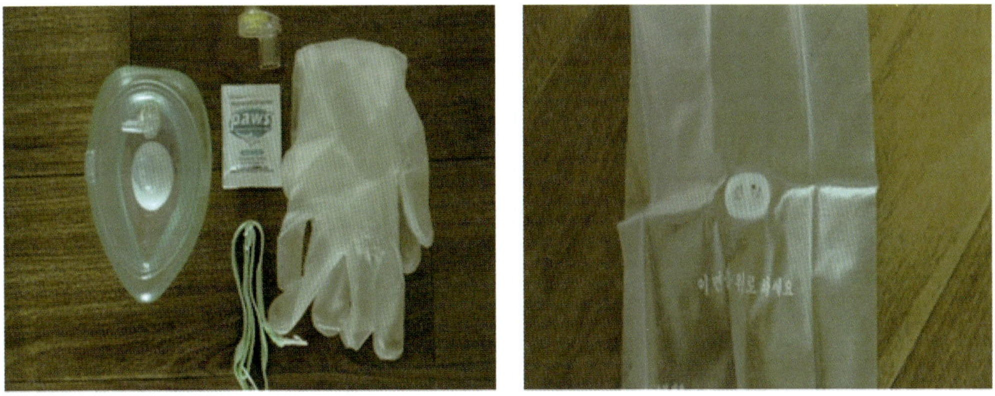

그림 4-12. 포켓마스크 및 응급구조용 마우스 쉴드

㉢ 손가락 사이 그리고 손가락 마디의 주름과 작은 틈새를 거품을 내며 빡빡 닦는다.

㉣ 브러시로 손톱 밑과 주변을 문지른다.

㉤ 손을 아래로 내리고, 흐르는 물이 손을 타고 손톱 끝에서 떨어지게 한다.

㉥ 깨끗한 수건으로 손을 닦는다.

일반 비누는 완벽하게 손을 씻을 수 있다. 비누가 없을 경우에 항세균 용액(antimicrobial handwashing solution) 또는 알코올로 만든 거품비누를 사용한다.

(2) 예방접종과 스크리닝 테스트

예방접종은 많은 질병에 대한 면역성을 기를 수 있다. 백신 주사로 "유해한" 질병도 피할 수 있다. 백신 주사가 가능한 질병은 풍진(rubella or German measles), 이하선염(mumps), 수두(chichen pox)와 같은 어린이 질환 그리고 파상풍/디프테리아(tetanus/diphtheria), 소아마비(polio), 독감(influenza), B형간염(hepatitis), 라임 병(Lyme disease-진드기가 옮김) 등이 있다. 파상풍은 주기적으로 접종을 받아야 하며, 동시에 개인 병력을 조사하여야 하며 또한, 주기적으로 결핵 반응 검사를 하여 결과를 기록하여야 한다.

(3) 장비의 소독

일회용으로 되어 있는 개인용보호 장비는 사용 후 적절하게 버려야 한다. 일회용 장비도 같은 요령으로 처리한다.

① "생물학적 위험물(biohazard)"이라고 봉인이 된 봉투에 넣어 처리한다.

② 바늘이나 날카로운 물건은 봉투가 아닌 케이스에 담아 찔리는 일이 없게 한다.

③ 용기는 국가의 지침에 따라 적절하게 폐기한다.

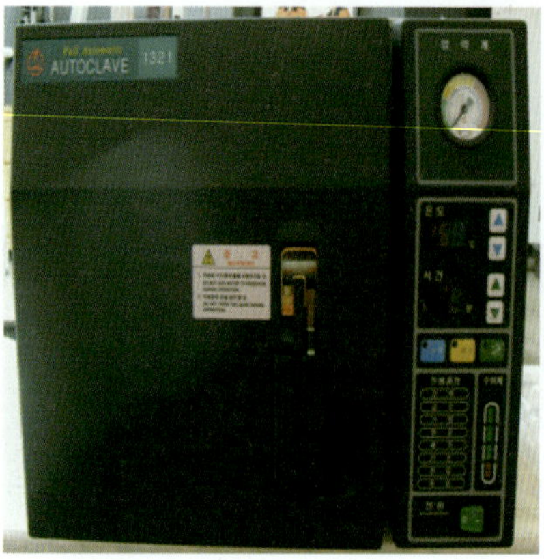

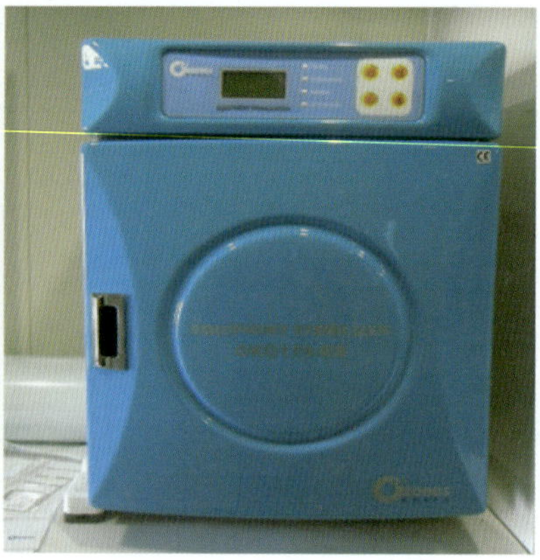

그림 4-13. 고압증기멸균기(Autoclave)와 오존소독기(Ozone & UV disinfector)

일회용이 아닌 비품이 오염이 되었을 경우 청결하게 세척(cleaning)하고, 소독(disinfecting) 또는 멸균(sterilizing) 처리가 되어야 한다(그림 4-13).

① 세척: 비누와 물로 어떤 물품(미생물, 오물, 불필요물 등)을 세척하는 것이다. 환자 처치를 하고 나서 비누로 씻는다. 씻어낸 일회용 청결 물품은 생물학적 위험물 용기에 버린다.

② 소독: 물체의 표면에 있는 세균을 죽이는 소독 용액으로 청결하게 하는 것을 말한다. 이는 세균의 전파력 또는 감염력을 없애는 것을 말한다. 상용하는 소독제와 100대 1로 희석하는 표백제를 사용한다. 소독의 예를 들면, 부목처럼 환자의 피부와 접하는 물품은 소독해야 한다.

③ 멸균: 증기 소독과 같이 물체에 있는 세균을 죽이기(살아 있는 세균, 포자, 병원성 바이러스 포함한 모든 미생물을 제거하여 무균 상태) 위해 사용하는 물리적 또는 화학적 방법을 말한다. 예를 들면, 환자의 인체에 들어가는 기구는 열, 증기 또는 복사에너지로 살균소독이 되어야 한다.

물품이 더 청결해야 되면 다음과 같이 한다.

① 자루에 담아 정해진 장소에 둔다.

② 청결이나 소독을 위한 사용한 장갑은 적절하게 폐기되어야 한다.

③ 의복이 오염되었다면 자루에 담아 지침에 따라 씻고, 오염된 옷을 벗은 후에는 샤워를 해야 한다.

TIP **소독(Disinfection)과 멸균(Sterilization)**

소독(Disinfection): 전염병의 전염을 방지할 목적으로 병원균을 멸살하는 것. 비병원균의 멸살에 대해여는 별로 문제시하지 않는다. 소독에 대하여 살균은 병원성과 비병원성을 불문하고 미생물을 멸살하는 것으로서, 살균 후는 완전히 무균 상태가 된다. 일반적으로 같은 뜻으로 쓰이는 경우가 많다. 전염병 예방법 시행규칙에는 소독의 종류와 방법 등이 구체적으로 제시되어 있다. 소독의 방법으로는 소각, 일광소독, 증기소독, 끓임소독, 약물소독 등이 있다. 또한 멸균(sterilization) 방법으로는 열을 이용하는 화염멸균법, 습열멸균법(가압증기멸균법), 건열멸균법, 방사선멸균법, 가스멸균법이 있다.

04 감염방지대책의 수립

우리나라는 2005년 8월 22일 구조대 및 구급대의 편성 · 운영 등에 관한 규칙(표 4-2)을 개정하면서 유해물질 등에 노출되기 쉬운 응급구조사 및 구조대원의 건강과 안전을 확보하고 응급구조사의 감염방지를 위하여 감염방지대책을 수립하고 이를 시행하였다. 이는 위해물질 등의 노출로부터 응급구조사 · 구조대원의 건강과 안전을 확보함으로써 보다 효율적인 구급 · 구조 활동이 이루어지기 위함이다. 구조대 및 구급대 편성 · 운영 등에 관한 규칙에서 감염방지대책을 수립하고 응급구조사 중 유해 물질에 노출되거나 전염성 질병에 걸린 요구자를 접촉한 때에는 그 사실을 인지한 때부터 48시간 이내에 유해물질 등 접촉보고서를 작성하여 소방서장에게 보고하여야 한다.

표 4-2. 119구조 · 구급에 관한 법률 시행령

제4장 구조 · 구급활동 등 제26조 감염방지대책

① 소방청장 등은 구조 · 구급대원의 감염 방지를 위하여 구조 · 구급대원이 소독을 할 수 있도록 소방서별로 119감염관리실(그림 4-14)을 1개소 이상 설치하여야 한다.

② 구조 · 구급대원은 근무 중 위험물 · 유독물 및 방사성물질(이하 "유해물질 등"이라 한다)에 노출되거나 감염성 질병에 걸린 요구조자 또는 응급환자와 접촉한 경우에는 그 사실을 안 때부터 48시간 이내에 소방청장 등에게 보고하여야 한다.

③ 제2항에 따른 보고를 받은 소방청장 등은 유해물질 등에 노출되거나 감염성 질병에 걸린 요구조자 또는 응급환자와 접촉한 구조 · 구급대원이 적절한 진료를 받을 수 있도록 조치하고, 접촉일부터 15일 동안 구조 · 구급대원의 감염성 질병 발병 여부를 추적 · 관리하여야 한다. 이 경우 잠복기가 긴 질환에 대해서는 잠복기를 고려하여 추적 · 관리 기간을 연장할 수 있다.

④ 제1항에 따른 119감염관리실의 규격 · 성능 및 119감염관리실에 설치하여야 하는 장비 등 세부 기준은 소방청장이 정한다.

[제목개정 2024. 7. 2.]

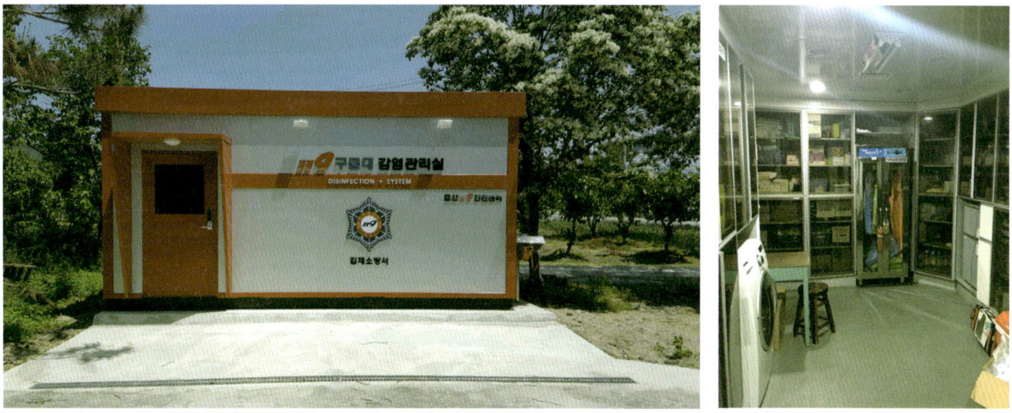

그림 4-14. 119감염관리실

■ 119구조 · 구급에 관한 법률 시행규칙 [별지 제9호서식] 〈개정 2024. 10. 4.〉

<table>
<tr><td colspan="6">유해물질 등 접촉 보고서

소방서
구조대 · 구급대 · 안전센터</td><td rowspan="2">결재</td><td>부대장
(부센터장)</td><td>대 장
(센터장)</td></tr>
<tr><td colspan="6"></td><td></td><td></td></tr>
<tr><td>성명</td><td>김 ○ ○</td><td>계급</td><td>소방사</td><td>생년월일</td><td colspan="4">1985. 6. 2.</td></tr>
<tr><td>구조 · 구급
활동일지
일련 번호</td><td>응급-
00119</td><td>접촉
일시</td><td>2024. 10. 25
17:55분경</td><td>접촉지역
주 소</td><td colspan="4">광주광역시 광산구 신창동 165번길 22</td></tr>
<tr><td>사고 유형</td><td colspan="3">[ ] 화학반응 [ ] 누출
[ ] 화재현장 [ ] 폭발
[ ] 유증기 [✔] 기타(______)</td><td>착용복장
(복수 선택 가능)</td><td colspan="4">[ ] 화학보호복 [ ] 공기호흡기
[ ] 방화복 [ ] 보호안경
[✔] 기동복 [✔] 장갑
[ ] 마스크 [✔] 기타(마스크)</td></tr>
<tr><td>활동영역</td><td colspan="3">[ ] 통제지역 [ ] 제한지역
[ ] 안전지역 [✔] 구조 · 구급차량
[ ] 기타(__________________)</td><td>현장오염 제거</td><td colspan="4">[✔]예 [ ]아니요</td></tr>
<tr><td>주된 증상 및
생체징후
(보고 당시)</td><td colspan="8">주된 증상:

혈 압: 120/80 mmHg 맥 박: 67회/min 호 흡: 13회/min 체 온: 36.5</td></tr>
<tr><td>자각증상</td><td colspan="4">혈당주사침에 찔린 부위 통증 이외 특이 증상 없음.</td><td colspan="4"></td></tr>
<tr><td>접촉경로</td><td colspan="8">[✔] 피부 [ ] 호흡 [ ] 혈액 [ ] 기타( )</td></tr>
<tr><td rowspan="2">접촉시간
(분)</td><td colspan="3">[ ] 통제지역: [ ] 제한지역:</td><td rowspan="2">검진 내용</td><td colspan="4">[✔] 현장확인(구조 · 구급대원)</td></tr>
<tr><td colspan="3">[✔] 요구조자 · 응급환자 접촉:</td><td colspan="4">[✔] 병원검진(의사)</td></tr>
<tr><td colspan="2">유해물질등 명칭</td><td colspan="7"></td></tr>
</table>

2024. 10. 26 .

보고자 계급: 소방위 성명: 이 ○○ (서명 또는 인)

05 감염방지대책

응급구조사는 주1회 이상 구급차 및 응급처치 기구 등에 대한 소독을 실시하여야 하며 규정에 의한 소독을 실시하기 위하여 구급차가 배치된 곳마다 소독장비 등을 비치하여야 한다. 소방공무원은 연1회, 119구조 · 구급대원은 연 2회 건강검진을 실시하고 항목은 다음과 같다(표 4-3).

TIP 119구조 · 구급에 관한 법률 시행령 제27조 건강관리대책

① 소방청장 등은 소속 구조·구급대원에 대하여 연 2회 이상 정기건강검진을 실시하여야 한다. 다만, 구조·구급대원이 「국민건강보험법」 제52조에 따른 건강검진을 받은 경우에는 1회의 정기건강검진으로 인정할 수 있다.

② 신규채용 된 소방공무원을 구조·구급대원으로 배치하는 경우에는 공무원 채용신체검사 결과를 1회의 정기건강검진으로 인정할 수 있다.

③ 소방청장 등은 제1항에 따른 정기건강검진의 결과 구조·구급대원으로 부적합하다고 인정되는 구조·구급대원에 대해서는 구조·구급대원으로서의 배치를 중지하고 건강 회복을 위하여 필요한 조치를 하여야 한다.

④ 구조·구급대원은 구조·구급업무 수행으로 인하여 신체적·정신적 장애가 발생하였다고 판단하는 경우에는 그 사실을 해당 소방청장 등에게 보고하여야 한다.

⑤ 제4항에 따른 보고를 받은 소방청장 등은 해당 구조·구급대원이 의료인의 진료를 받을 수 있도록 조치하여야 한다.

⑥ 구조·구급대원의 정기건강검진 항목은 안전행정부령으로 정한다.

표 4-3. 응급구조사의 정기건강검진 항목

119구조 · 구급에 관한 법률 시행규칙 [별표] 〈개정 2014.7.15.〉

구조 · 구급대원의 정기건강검진 항목(제22조 관련)

구분	검사 항목	관련 질환	1회	2회	비 고
혈액검사	SGOT	급성 · 만성 간염 B형간염 항원, 항체	◎	◎	
	SGPT		◎	◎	
	HBs Ag/Ab		◎	◎	
	공복 시 혈당	당뇨병	◎	⊙	2회 선택
	AIDS	후천성면역결핍증	◎	◎	
	HCV	C형간염	◎	◎	
	HAV	A형간염	◎	◎	
	C.B.C 11종	빈혈, 혈액질환	◎	⊙	2회 선택
	소변 10종	비뇨기계 감염 및 종양	◎	⊙	2회 선택
	V.D.R.L	매독	◎	◎	
장비검사	요추 MRI 검사	추간원판 탈출증	◎		
	흉부 X선검사	폐결핵, 폐암, 기관지염	◎	⊙	2회 선택
	심전도검사	심장 관련 질환	◎	◎	
	초음파검사	간, 신장, 비장, 췌장, 담낭	◎	⊙	2회 선택

〈비고〉
1. 횟수는 검진 시기를 나타내며, 1회는 상반기, 2회는 하반기를 나타낸다.
2. 표기 중 ◎는 필수항목, ⊙는 선택항목을 말한다.
3. 검진대상자가 3개월 내에 개인적으로 위 검사 항목에 대한 검진을 받아 그 검사 결과가 적합한 경우와 위 검사 항목의 질환에 대하여 예방접종을 한 경우에는 해당 항목의 검사를 생략할 수 있다.

1) 감염방지를 위한 기본예방법

(1) 장갑 착용 및 손 위생

① 장갑을 착용하고 처치 후에는 오염된 장갑으로 환자나 기구를 만지지 않는다.

② 처치 후 소독비누로 손을 씻거나 물 없이 사용하는 손 소독제를 사용한다.

③ 장갑은 한 환자에게 사용하더라도 오염된 신체부위에서 깨끗한 부위로 이동할 경우 교환해야 한다.

④ 반드시 흐르는 물을 이용해서 손목과 팔꿈치 아래까지 씻는다.

⑤ 가능한 1회용 수건을 이용해 물기를 완전히 제거한다.

⑥ 물과 비누가 없는 경우에는 손 소독제를 이용해 임시 세척을 하고 나중에 꼭 물과 비누를 이용해 손을 씻는다.

⑦ 평상시에는 일반 비누를 이용하여 손 씻기를 해도 무관하나 감염병 발생 등 감염관리상의 문제가 발생 시에는 손 소독제를 사용하도록 한다.

⑧ 장갑을 벗는 즉시 손을 씻는다. 이때 손의 장신구(반지, 시계, 팔찌 등)가 있다면 빼낸 후 씻어야 한다.

⑨ 거품을 충분히 낸 후 손가락 사이와 접히는 부위를 포함해 세심하게 문지른다.

⑩ 손톱 아래는 솔을 이용해 이물질을 제거한다.

⑪ 재사용 물품은 장갑을 착용 후 피, 점액, 조직물 등 오염물질을 세척하고, 소독 및 멸균처리를 해야 한다.

(2) 가운

① 가운은 멸균될 필요는 없으며 깨끗하게 세탁된 가운이면 된다.

② 가운을 입어야 하며 입었던 가운으로 인해 주위 환경이 오염되지 않도록 한다.

③ 가운, 옷이 체액에 오염되면 비닐 백에 담아 오염되었음을 표시한 후 뜨거운 물에 25분 이상 단독 세탁을 해야 한다.

(3) 장비

① 날카로운 기구를 사용할 경우에는 손상을 당하지 않도록 주의한다.

② 바늘 끝이 사용자의 몸 쪽으로 향하지 않도록 한다.

③ 사용한 바늘은 다시 뚜껑을 씌우거나, 구부리거나, 자르지 말고 그대로 주삿바늘 통에 즉시 버린다.

④ 부득이 바늘 뚜껑을 씌워야 할 경우는 한 손으로 조작하여 바늘 뚜껑을 주삿바늘에 씌운 후 닫도록 한다.

⑤ 주삿바늘, 칼날 등 날카로운 기구는 구멍이 뚫리지 손상성폐기물[1] 용기에 모은다.

⑦ 피부염이나 피부에 상처가 있는 응급구조사는 환자를 직접 만지거나 환자의 검사대상물을 맨손으로 접촉하지 않도록 한다.

⑧ 구급차 내 바닥, 침상, 침상 난간 등 주위 환경을 깨끗이 청소하고 1회/주 이상 정기적으로 소독한다.

⑨ 혈액이나 분비물, 체액, 배설물로 오염된 것은 적당한 방법으로 피부나 점막이 오염되지 않도록 씻는다.

---

1) 손상성폐기물이란? 주삿바늘, 봉합바늘, 수술용 칼날, 한방침, 치과용침, 파손된 유리재질의 시험기구를 말한다.

(4) 환자 이동

① 환자 이동 시 주위 환경을 오염시키지 않도록 주의한다.

(5) 환자 처치 물품

① 환자가 사용했던 물건이나 만졌던 것 그리고 재사용 물품은 소독한다.

② 심폐소생술 시행 시 반드시 일방향 휴대용 마스크를 이용하며 직접 접촉을 피한다.

③ 일회용 물품은 감염물 폐기물통에 버려야 한다.

④ HBV나 HIV환자에게 사용한 일회용 기구는 이중 백을 이용해 밀봉 후 폐기해야 한다.

⑤ 시트는 혈액, 배설물, 분비물, 체액 등으로 오염된 것은 따로 분리하여 피부나 점막이 오염되지 않도록 운반 및 처리한다.

일반적으로 혈압계의 커프와 청진기 같이 단순 피부접촉기구들은 소독해야 하며, 개방 상처나 점막 접촉기구들은 반드시 멸균처리 해야 한다. 가능하다면 일회용 기구를 사용해야 하며 일회용 기구는 절대로 재사용해서는 안 된다. 마지막으로 응급구조사는 위의 모든 행동을 마친 후 뜨거운 물로 샤워를 하는 것이 좋다.

TIP 119구조 · 구급에 관한 법률 시행령 제4장 구조 · 구급활동 등

제27조의2 감염병환자등의 이송범위 및 방법 등

① 소방청장등은 법 제23조의2제1항에 따라 감염병 확산에 따른 전국적 또는 지역적 재난 상황의 발생이 우려되는 경우로서 다음 각 호의 어느 하나에 해당하는 경우에는 감염병환자등의 이송 등의 업무를 수행할 수 있다.

1. 감염병 확산으로 인하여 「재난 및 안전관리 기본법」 제38조제2항에 따른 주의 이상의 위기경보가 발령된 경우로서 보건복지부장관 또는 질병관리청장이 요청하는 경우
2. 그 밖에 소방청장이 감염병의 대규모 확산 방지 및 대응에 필요하다고 인정하는 경우

② 소방청장등은 제1항에 따라 이송 업무를 수행하는 경우에는 감염병환자등을 다음 각 호의 기관 또는 시설에 이송할 수 있다.

1. 「감염병의 예방 및 관리에 관한 법률」 제8조의2에 따른 중앙감염병전문병원 또는 권역별 감염병전문병원
2. 「감염병의 예방 및 관리에 관한 법률」 제36조 및 제37조제1항제1호에 따른 감염병관리기관
3. 「감염병의 예방 및 관리에 관한 법률」 제37조제1항제2호에 따른 격리소 또는 진료소
4. 「감염병의 예방 및 관리에 관한 법률」 제39조의3에 따른 감염병의심자 격리시설

③ 소방청장은 감염병환자등을 이송하는 구조·구급대원이 감염병에 감염되는 것을 방지하기 위하여 필요한 인력과 감염 방지 시설·장비 등을 확보해야 한다. [본조신설 2024. 7. 2.]

제27조의3 감염병환자등의 통보

① 질병관리청장 및 의료기관의 장은 법 제23조의3제1항에 따라 구급대가 이송한 감염병환자등과 관련된 감염병이 다음 각 호의 어느 하나에 해당하는 경우에는 소방청장등에게 그 사실을 즉시 통보해야 한다.

1. 「감염병의 예방 및 관리에 관한 법률」 제2조제2호에 따른 제1급감염병
2. 「감염병의 예방 및 관리에 관한 법률」 제2조제3호가목, 다목 또는 하목에 따른 결핵, 홍역 또는 수막구균 감염증
3. 그 밖에 구급대원의 안전 확보 및 감염병 확산 방지를 위하여 소방청장이 보건복지부장관, 질병관리청장 등 관계 기관의 장과 협의하여 고시하는 감염병

② 제1항에 따른 통보의 방법은 다음 각 호의 구분에 따른다.

1. 질병관리청장이 통보하는 경우: 행정안전부령으로 정하는 감염병 발생 통보서를 정보시스템을 통하여 소방청장에게 통보
2. 의료기관의 장이 통보하는 경우: 행정안전부령으로 정하는 감염병 발생 통보서를 정보시스템, 서면 또는 팩스를 통하여 소방청장 또는 관할 시·도 소방본부장에게 통보. 다만, 부득이한 사유로 정보시스템 등으로 통보하기 어려운 경우에는 구두 또는 전화(문자메시지를 포함한다)로 감염병환자등의 감염병명 및 감염병의 발생정보 등을 통보할 수 있다.

③ 제2항에 따라 정보를 통보받은 자는 법 및 이 영에 따른 감염병과 관련된 구조·구급 업무 외의 목적으로 정보를 사용할 수 없고, 업무 종료 시 지체 없이 파기해야 한다.

④ 소방청장은 구조·구급활동을 위하여 필요하다고 인정하는 경우에는 구급대가 이송한 감염병환자등 외에 제1항 각 호의 어느 하나에 해당하는 감염병과 관련된 감염병환자등에 대한 정보를 「감염병의 예방 및 관리에 관한 법률」 제76조의2제3항에 따라 제공하여 줄 것을 질병관리청장에게 요청할 수 있다.

⑤ 소방청장등은 법 제23조의3제2항에 따라 감염병환자등과 접촉한 구조·구급대원이 적절한 치료를 받을 수 있도록 조치하고, 접촉일부터 15일 동안 구조·구급대원의 감염병 발병 여부를 추적·관리해야 한다. 이 경우 잠복기가 긴 감염병에 대해서는 잠복기를 고려하여 추적·관리 기간을 연장할 수 있다. [본조신설 2024. 7. 2.]

06 현장 응급구조사의 감염관리

응급구조사의 경우 각종 감염질환에 노출될 가능성이 높으므로 정기적인 건강검진, 예방접종, 감염질환발생 시 근무제한, 감염질환에 노출되었을 경우 적절한 조치 등에 대한 관리가 필요하다. 이는 응급구조사와 환자 모두에게 감염성 질환으로부터 보호하는 데에 목적이 있다.

감염성 질환 여부와 감수성 여부를 확인하고, 필요시 발령 전에 적절한 예방접종을 받을 수 있도록 조치한다. 매년 1회 이상 모든 응급구조사는 건강검진을 실시하며, 감염성 질환이 있는지, 감염성 질병에 대한 감수성 여부를 확인한 후 필요에 따라 예방접종이나 치료를 해야 한다. 감염질환에 노출되기 전, 정기적인 신체검진이나 신입직원 채용 검진을 통하여 노출되기 쉬운 감염질환으로부터 감염을 예방하기 위해 예방접종을 실시하는 것이 효율적이다.

예방접종은 다음의 내용을 고려하여 결정하도록 한다.

① 폭로될 가능성 및 백신을 맞지 않은 사람

② 주로 접촉하는 환자 및 주변 환경의 종류

예방접종으로는 파상풍(매 10년마다), B형간염, 독감(매년), 소아마비, 풍진, 홍역, 볼거리 등이 있으며 몇몇 예방접종은 부분적인 예방역할만 하므로 풍진, 홍역, 볼거리에 대해서는 자체 면역 정도를 검사해야 한다. 결핵피부반응 검사는 1회/년 이상 실시해야 한다. 예방접종 후에는 항체가 있다 하더라도 개인안전조치 및 보호 장비를 꼭 착용해야 한다. 환자 혹은 응급구조사가 질병으로부터 감염 전파를 예방하기 위한 가장 기본적인 관리 방법이다. 감염에 대한 인식을 강화하고, 감염 예방을 위한 주의사항, 감염에 노출될 경우 필요한 조치 등에 대한 지속적인 교육 및 관리가 필요하다. 감염노출을 의심할 수 있는 경우는 다음과 같다.

① 주삿바늘에 찔린 경우

② 잠재적인 전염성 물체에 의해 베인 경우

③ 혈액 또는 기타 잠재적인 감염성 물체가 눈, 점막 또는 상처에 튄 경우

④ 포켓마스크나 one-way valve 없이 구강 대 구강 인공호흡을 실시한 경우

⑤ 응급구조사가 느끼기에 심각하다고 판단되는 기타 노출 등

1) 노출 이후의 절차

노출이란 혈액이나 체액이 손상되지 않은 피부, 눈 또는 점막 그리고 주삿바늘을 통한 접촉을 의미한다.

현장출동 및 병원 관리자는 감염된 체액에 노출될 가능성이 있는 직종분류와 업무를 확인하고, 기록

하는 계획을 수립해야 한다. 계획에는 언제, 어떻게 혈액매개병원체의 표준이 적용될 것인지에 관한 내용이 정해져 있어야 한다. 또한 피고용자의 위험 통보, 노출 후 평가, 추적조사를 위해 사용되는 확인방법이 포함되어야 한다. 응급구조사의 혈액이나 다른 감염성 물질과 접촉된 점막 또는 피부의 상처와 같이 임무수행으로 인해 노출이 의심되는 사건들을 즉시 보고해야 하며, 감염에 노출된 이후의 절차는 다음과 같다.

① 피부에 상처가 난 경우는 즉시 찔리거나 베인 부위에서 피를 짜내고 즉시 비누와 물로 접촉부위를 씻어낸 후 소독제를 바른다.
② 점막이나 눈에 혈액이나 체액이 노출된 경우는 노출부위를 흐르는 물이나 식염수로 세척하도록 한다.
③ 의학적 검사를 받고, 적절한 면역 보조 주사(immunization booster)를 맞는다.
④ 감염통제 연락관에게 감염노출 경로를 보고하고 적절한 조치를 받도록 한다.
⑤ 감염을 줄이기 위해 취한 행동과 함께 노출된 주위 환경의 자료를 모은다.
⑥ 필요한 처치 및 검사를 48시간 이내에 받을 수 있도록 한다.

TIP 라이언 화이트(Ryan white care) 법률을 기반으로 한 모델계획

TB (tuberculosis)와 같은 공기매개 감염	HIV(AIDS 바이러스)나 HBV(B형 감염바이러스)와 같은 혈액매개 감염
↓	↓
응급구조사는 TB와 같이 생명에 위험한 공기매개 질병에 감염된 환자를 이송해야 하지만, 그 환자가 감염되었는지 알지 못한다.	응급구조사는 환자의 혈액이나 체액에 접촉 했고, 환자가 HIV나 HBV 같이 생명에 위험한 혈액매개 질병에 감염됐는지를 확인한다.
↓	↓
의료시설에서 응급구조사가 이송한 환자의 병을 진단한다.	즉시 의학적 자문을 요구하고 노동자의 보상을 위해서 사고보고서를 작성한다.
↓	↓
의료시설은 48시간 안에 응급구조사의 지정공무원에게 보고해야 한다.	지정 공무원이 응급구조사가 감염병에 노출되었는지 여부를 결정해주도록 요청한다.
↓	↓
담당한 지정공무원은 응급구조사가 노출되었음을 보고한다.	지공무원은 정부를 수집하고, 지정공무원이 필요하다고 판단하며, 환자가 이송된 의료시설과 상의 한다
↓	↓
고용주는 응급구조사가 의사나 다른 적절한 건강관리전문가의 추후조사와 평가를 받도록 조치한다.	의료시설은 정보를 수집하여 48시간 내에 지정 공무원에게 소견을 보고해야 한다. 지정 공무원은 응급구조사에 그 사실을 통보한다.

※ Ryan white care 법률에 따라 응급구조사가 생명이 위험한 질환에 노출되었다면 이 과정을 따라야 한다.
※ 1994년 CDC는 응급출동사업장의 피고용자에 관한 Ryan white comprehensive AIDS resources emergency (CARE)법률의 최종 통지내용을 발행하여 50개 주 모두에 적용되는 이 연방 법률은 응급의료종사자가 환자 치료 중에 생명이 위험한 질병에 노출될 가능성이 있는지 찾을 수 있도록 하였다.

TIP **라이언 화이트(Ryan White, 1971.12.06-1990.04.05)**

선천적으로 혈우병을 갖고 태어났다 13살이 되던 1984년, 수혈과정에서 에이즈에 감염돼 6개월 시한부 판정을 받게 된다. 에이즈 감염에도 불구하고 라이언 화이트는 학교 교육을 계속 받길 원했지만, 학부모들은 아이들이 에이즈에 감염되는 것을 두려워해 그가 학교에 오는 것을 거부했다. 학교와의 소송으로 세간의 주목을 받았고, 이 소식이 알려지면서 마이클 잭슨이 라이언 화이트에게 먼저 연락하게 되었고 그렇게 인연은 시작되었다.

라이언 화이트는 마이클 잭슨, 엘튼 존 등의 스타들과 함께 남의 잘못으로 에이즈에 걸린 사람도 있다는 것을 알리고, 에이즈 연구의 중요성과 감염에 대한 정확한 교육을 해야 한다고 주장을 펼치는 등 에이즈에 대한 인식을 바꾸기 위해 노력했다. 그 결과 에이즈에 대한 미국사회의 인식은 조금씩 변하기 시작했고 6개월 시한부 판정을 받은 라이언 화이트는 기적적으로 6년을 더 생존해 1990년 봄에 사망했다.

라이언 화이트 사망 후 엘튼 존은 '엘튼 존 에이즈 재단'을 설립했고 마이클 잭슨은 〈Gone Too Soon〉이라는 곡을 썼다. 이 곡은 Dangerous 앨범에 수록되었으며, 빌 클린턴 대통령 취임식에서 불렀다. 미국의회는 에이즈 환자 치료 보장을 위한 '라이언 화이트 치료법안(Ryan White care act)'을 통과시켰다.

07 병원 전 단계 감염관리

1) 병원 전 처치 시 감염관리

병원 전 단계에서 응급의료에 종사하는 응급구조사는 감염관리에 많은 주의를 기울이며 감염관리에 단계를 두고 항상 숙지해야 한다. 병원 전 처치 시 감염관리의 네 가지 영역을 알아보도록 하자.

(1) 응급상황에 대처하기 전 준비

응급상황을 대처하기 전 준비는 기재된 표준 작동 시술방법을 알고 시행해야 한다.

① 모든 사람이 자격 요건을 갖추어야 한다.

② 모든 응급구조사에게 감염관리에 대한 훈련을 받는다.

③ 개인의 방어 장비를 제공하고 적절하게 보관한다.

④ 모든 장비를 정기적으로 점검하고 관리한다.

⑤ 응급구조사들은 응급처치하기 전에 상처를 먼저 치료하고, 개인위생을 청결히 유지해야 한다.

⑥ B형간염이나 인플루엔자와 같이 전염성이 있는 질환에 걸려 있으면 환자를 응급처치 하지 않는다.

⑦ 적절한 예방접종을 받고 B형간염이나 인플루엔자와 같은 전염성 질환으로부터 안전하도록 한다.

⑧ 구급차 내에서는 음식물을 섭취하거나 음식물이 담긴 용기를 열어 놓지 않는다.

(2) 응급상황 대처

응급상황 대처를 위해서는

① 응급상황이 발생한 곳으로 가는 동안 병원 전 응급구조사들은 즉각적인 처치를 할 수 있도록 준비를 시작해야 한다.

② 연락이 온 곳에 대해 가능한 많은 정보를 얻는다.

③ 이동하는 중에 환자와 접촉할 것에 대해 대비를 한다. 장갑과 보호안경을 착용하고, 감염방지를 실시한다.

④ 마음의 준비와 함께 감염조절을 생각한다.

(3) 응급상황에서 행동

응급상황에서 활동할 때는 반드시 구급차에서 나오기 전에 모든 장비를 착용하고 있어야 한다. 그리고 다음과 같은 지침을 따른다.

① 신체 모든 부위를 격리하여 그들 중 누구와도 접촉하지 않는다.

② 적절한 개인보호장비를 착용한 후 필요한 대원만 환자와 접촉한다.

③ 가능한 적은 사람에게 위험을 줄여서 노출을 최소화한다.

④ 휴대용 마스크나 Bag-Valve-Mask와 같은 장비를 사용하여 노출을 최소화한다.

⑤ 위험한 쓰레기를 적절하게 치우고, 날카로운 도구는 주의하여 다룬다.

⑥ 바늘을 구부리거나 뚜껑을 다시 씌우거나 버리지 않는다.

⑦ 구멍이 뚫리지 않는 손상성폐기물 용기에 오염된 날카로운 기구를 버린다.

⑧ 현장에서 흡연 및 음식을 섭취하지 않는다.

⑨ 노출되었을 가능성이 있는 화장품이나 구강 방향제를 사용하지 말고 안경을 만지지 않는다.

⑩ 환자와 접촉 후 현장에서 즉시 손 소독제로 손을 씻는다.

⑪ 구급대로 돌아오면 반드시 비누와 물로 손을 씻는다.

⑫ 적절하게 자주 손을 씻는 것은 아무리 강조해도 지나치지 않는다.

(4) 응급상황으로부터의 복구

응급상황으로부터의 복구에서 감염관리는 현장에서 끝나는 것이 아니다. 병원에 도착하거나 구급차에 돌아와서 감염관리는 계속하는 것이다.

① 정해진 법과 규칙에 따라 오염된 폐기물을 처리한다. 새지 않도록 고안된 용기에 오염된 쓰레기를 치우고, 오염된 시트는 봉지에 넣어 세탁 시 구분할 수 있도록 한다.

② 모든 의류와 재활용할 수 있는 장비를 소독한다.

TIP 병원 전 처치 대원에게 HIV와 HBV의 전파를 예방하기 위한 지침

임무 또는 활동	일회용장갑	가운	마스크 *	보호안경
분출하는 출혈의 지혈	착용	착용	착용	착용
경미한 출혈의 지혈	착용	미착용	미착용	미착용
응급출산	착용	착용	착용	착용
혈액투여	착용	미착용	미착용	미착용
경정맥 투여	착용	미착용	미착용	미착용
기관지 삽관	착용	미착용	착용	착용
구강/비강 흡인; 손으로 기도 세정	착용	착용	착용	착용
오염된 기구 조작/세척	착용	착용	착용	착용
혈압측정	착용	미착용	미착용	미착용
주사	착용	미착용	미착용	미착용
체온 측정	착용	미착용	미착용	미착용
건물 화재 시 구조	착용	미착용	미착용	미착용
출동 후 구급차 세차	착용	미착용	미착용	미착용

* 혈액분출에 대응하기 위해서는 마스크와 보호안경을 함께 착용하여 얼굴을 보호하여야 한다.
Resprinted with of: United States Fire Administration, National fire Academy. Emmitsburg, MD (1993)

08 안녕을 위한 안전 고려사항

응급구조사의 안녕을 위한 현장안전 주제는 엄청 중요하며, 역시 응급구조사 및 구조대원들도 근무기간 동안 안전은 지켜져야 안녕할 것이다. 개인의 위협은 난폭한 사람들, 환경 위험물질, 구조물의 붕괴, 교통사고 그리고 감염병 등에 의해 느낄 수 있다. 이러한 위험은 개인 보호장비(헬멧, 방화복, 야간에 가시거리 확보를 위한 반사 테이프, 발목을 지지하는 신발 등) 및 감염병 예방을 위한 신체분비물 격리 등으로 최소화할 수 있다.

1) 대인관계

병원 전 응급처치에서 발생하는 안전문제는 대인관계의 결여에서 종종 발생한다. 응급구조사는 건강관리를 위한 공중보건인이다. 개인 사이의 안전은 효과적인 의사소통으로부터 시작이 된다. 만일 낯선 사람과의 대화로 친근한 관계가 형성되면 신뢰감을 쌓게 된다. 의심이 많고, 심성이 뒤틀린 사람들은 상대방이 하는 일에 대해 신뢰하는 사람보다 더 방어적인 사람이 되기 쉽고 위협적인 행동을 할 수 있다. 친근감을 형성하는 것은 개인의 편견을 없애는 능력이다. 모든 사람은 편견이 있으나, 한 기관의 대표는 개인보다 훨씬 크기 때문에 환자와 현장 사람들의 관리에 있어서 지장 받아서는 안 된다. 억제된 편견을 떠나 응급구조사 자신에게 도전하여 자신이 대하는 모든 사람에게 위엄과 공경으로 대하여야 한다.

시간을 갖고 다문화적 다양성에 관심을 가져야 하고, 다양한 가치가 있고 긍정적인 것으로 배워야 한다. 특히 자신의 지역에 있는 다양한 사람들의 독특한 문화적 배경과 지역 사람들과 효과적으로 대하는 방법을 배워야 한다. 사람들이 다른 점을 쉽게 받아들일 때, 서로서로 도움이 되는(win-win) 상황으로 작업을 쉽게 진행할 수 있다.

2) 도로안전

응급의료서비스에서 가장 위험한 것 중 하나는 도로이며, 불안전한 장소이다. 많은 문헌, 강의 그리고 조언자들이 도로의 위험성에 대한 경각심을 준다. 모든 응급상황에서 응급처치와 응급구조 장비의 안전한 사용을 위해 훈련이 필요하며 다음과 같은 원칙이 있다.

① 응급 에스코트(escort) 차량을 안전하게 따르기

② 교차로 관리하기

③ 위험물질(휘발유, 화학물질 등) 유출, 전선 늘어짐, 그리고 움직이는 차량과의 근접성 등 위험한 상태에 주목하기. 이러한 적대적인 환경에 집중한다.

④ 사고 지점에 도착하고 나서 안전한 장소를 찾기

⑤ 사고 차량에 안전하게 접근하기

⑥ 환자이송 안전(갑작스러운 감속, 도로위험에서 벗어나 있기, 환자 체위 변경 등)

⑦ 안전하게 응급등과 사이렌을 이용하기

구급차 에스코트는 부가적인 위험을 내포할 수 있다. 경험이 없는 구급차 운전자는 종종 에스코트 차량을 너무 가까이 따라가 에스코트 차량이 정지할 때 멈추지 못하여 사고가 발생한다. 경험이 없는 운전자는 구급차가 에스코트 차량을 따라가는 것을 다른 운전자들이 알고 있다고 미루어 생각하고 판단한다. 사실 다른 운전자들은 이런 사실을 모르고, 종종 에스코트 차량이 지나간 후 구급차 앞에 종종 끼어든다.

출동하는 차들이 같은 방향으로 함께 진행할 때 특히 위험하다. 두 대의 차량이 동시에 교차로에 진입할 때 서로를 위해 양보할 수 없을 뿐 아니라, 다른 차들은 오직 첫 번째 차량을 위해서만 양보한다. 그래서 교차로를 진입할 때 매우 조심하여야 한다.

어떤 장비들은 도로에서 안전을 이루려는 방법이 되기도 한다. 예를 들어, 반사 테이프의 안전 조끼를 입는 것은 눈에 잘 띄게 하고, 호흡 보호기, 장갑, 안전복 그리고 특수 안전장비들이고 전문성이 있는 응급구조사를 상징한다. 그리고 응급등은 사용하더라도, 다가오는 운전자들이 눈이 부시지 않도록 조명등을 조심해서 사용하여야 한다.

도로 사고에서 안전을 기하기 위하여, 각 개인 물품을 조사하는 습관을 지녀야 한다. 커브, 언덕 꼭대기, 주변 차량의 양과 속도를 측정한다. 이상적으로는 도로의 똑같은 편에서 충돌 부위의 전면에 주차한다. 이것은 환자에게 접근이 쉬우며, 뒤에서 오는 차량으로부터 자신을 보호한다. 현장에서는 항상 안전함을 확인할 때까지 경계하고 접근하여야 한다.

구급차 앞좌석에서 시트 벨트의 착용은 안전과 모범을 보이기 위해 명백한 습관이 되어야 한다. 응급구조사는 너무 바쁘기 때문에 환자와 동승자의 시트 벨트 착용을 확인할 수 없다는 것은 잘못된 생각이다. 이송하는 동안 안전을 위해 안전벨트 착용은 가능하다. 사망이나 치명적 사고는 충돌이 있고 나서 누군가가 환자석으로 밀리며 발생한다. 자신의 안전을 위해 가능한 안전벨트를 착용해야 한다.

앰뷸런스는 도움과 희망의 상징이기 때문에 경광등과 사이렌을 잘못 사용하여 차량사고에 가담하게 되면, 비극이 2번 일어나는 경우가 된다. 경광등과 사이렌은 장난감이 아니고 도구이기 때문에 응급구조사는 필요한 곳으로 빠르게 움직이기 위해 사용되어야 한다. 이러한 상황들을 소홀히 하면 응급의료서비스에 대한 일반인의 신뢰를 떨어뜨리게 된다. 전문 인력인 응급구조사는 항상 안전운행을 연구하고 실행하여야 하는 책임이 있다.

CHAPTER 05

응급의료에서의 스트레스 관리

Stress Management in Emergency Medical Services

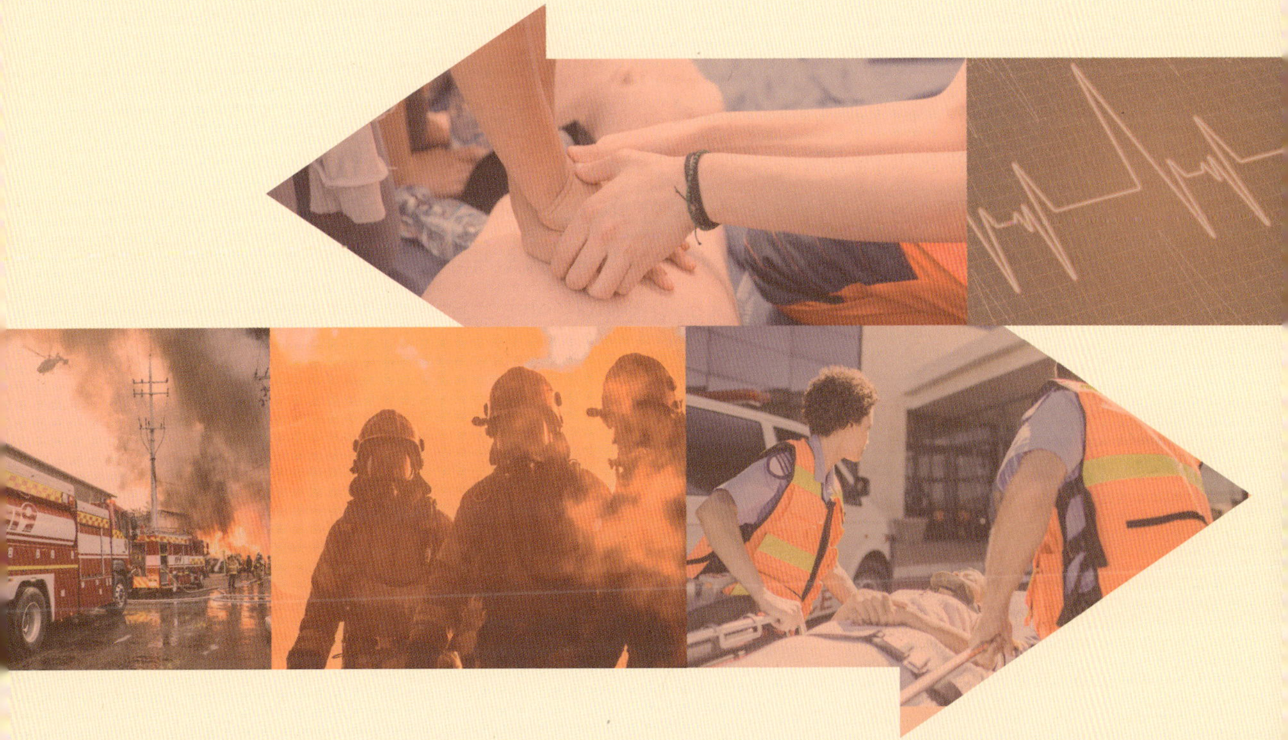

CHAPTER 05

응급의료에서의 스트레스 관리

Stress Management in Emergency Medical Services

학습목표

1. 스트레스 반응의 3단계를 설명할 수 있다.
2. 스트레스 반응을 자극하는 요소들을 나열할 수 있다.
3. 응급의료서비스(EMS)에서의 스트레스 원인들을 나열할 수 있다.
4. 불안의 정의 및 신체적 증상에 대한 전반적인 내용을 설명할 수 있다.
5. 스트레스와 관련하여 흔히 사용되는 방어기전과 관리법을 확인하고 설명할 수 있다.
6. Kübler-Ross의 슬픔의 단계를 설명할 수 있다.
7. 외상 후 스트레스 장애(PTSD)에 대해 설명하고 대처방법을 설명할 수 있다.

01 개요

응급구조사는 매일 삶과 죽음의 현장에서 근무하고, 많은 스트레스를 받으며 직무를 수행하고 있다. 이러한 스트레스는 응급의료가 지니는 고유의 한 면이며 응급구조사가 현장에서의 환자의 문제점에 대하여 감정이 너무 지나치게 개입되어 업무에 지장을 초래할 수 있다. 그러므로 응급구조사는 동정적인 관심과 감정적인 몰입의 균형을 유지해야 한다.

최근에 스트레스는 응급활동 시의 실질적인 위험요소로서 인식되어지고 있다. 스트레스를 연구한 캐나다 의학자 한스 셀리는 스트레스의 정의를 '어느 요구에 인체의 비특이적 대응'이라고 하였다. 또한 스트레스는 자극에 대한 고통, 긴장, 신체적, 감정적 대응이다. 스트레스는 사건과 상호작용을 하고, 개인은 적응하는 능력을 가지고 있고, 스트레스에 대한 반응은 다양하다. 예전의 경험, 사건의 감지, 일반적인 인생의 경험 그리고 스트레스에 대한 대응기술에 따라 사람마다 다르게 받는다.

TIP **스트레스 종류**

- 좋은 스트레스(Eustress): 좋은 스트레스는 건강과 업무수행능력을 증진시키는 긍정적인 자극을 주는 스트레스를 말한다.
- 나쁜 스트레스(Distress): 질병을 일으키고 건강을 해치기도 하는 부정적인 자극을 주는 스트레스를 말한다.

스트레스를 주는 자극을 '스트레스원(stressor)' 이라고 한다. 스트레스 중 보통 개인에게 부정적으로 영향을 미치는 것을 '나쁜 스트레스(distress)'라고 한다. 좋은 스트레스는 '좋은 스트레스(eustress)'라고 한다. 좋은 스트레스도 생리적, 심리적 증상과 증후를 만든다.

신체가 스트레스원에 적응하는 것은 다음과 같다(그림 5-1).

① 스트레스원을 받아들이고, 진행을 하며, 효과적으로 분산시켜 역동적으로 발전하는 과정이다.

② 개인의 경험, 기질, 정서적인 성숙, 영적 확신, 습관, 대인관계, 자각하는 능력, 성(gender), 세상에 적응하는 각 순간의 최근 활동 등을 끄집어낸다.

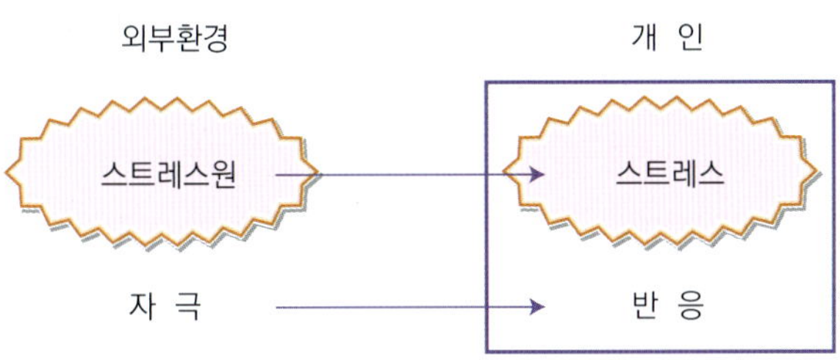

그림 5-1. 스트레스 원(참고: J. M. Ivancevich, et al, op. cit, 1980. p6)

개인의 스트레스원에 대한 결과를 고려하지 않고 계속 스트레스원이 축척되면 그 결과는 최악이 되기도 한다. 이것은 비외상적(non-traumatic) 사망 원인의 대부분을 차지한다. 즉 사람은 스트레스원에 적응하며 다음을 발전시키게 된다.

① 방어적 전략: 단기간 사용할 목적으로 스트레스가 있는 현실을 부정하고 왜곡한다.

② 대처: 스트레스 상황을 적극적으로 직면하는 과정이며, 스트레스원(stressor)의 존재를 인식하고 정보를 수집하고, 적절하게 적응한다. 장기적으로 최고의 전략이 되지 못한다.

③ 문제해결 능력: 가장 건강한 접근방법이며, 문제를 분석하여 어떻게 행동해야 할지를 선택하고 행동 과정을 결정한다. 스트레스 장악은 오직 비슷한 상황에 대한 폭넓은 경험의 결과로 나타난다.

응급의료서비스에는 많은 스트레스원이 있으며 폭넓은 경험으로 응급구조사는 문제해결 능력을 개발할 기회를 가질 수 있다. 응급구조사에게 스트레스원으로는 다음과 같은 것들이 있다.

① 행정적인 스트레스원: 호출 대기, 교대 근무, 시끄러운 호출기와 부적절한 봉급 등이다.

② 현장관련 스트레스원: 난폭하고, 거친 사람, 날아다니는 파편, 시끄러운 소리 그리고 혼돈 등이다.

③ 정서적, 육체적 스트레스원: 공포, 구경꾼들의 요구, 투덜대는 환자, 좌절, 탈진, 배고픔, 갈증 그리고 무거운 물건을 들어 올리는 것들이 있다.

④ 환경적 스트레스원: 사이렌 소음, 혹독한 날씨, 협소한 공간, 신속한 현장 대응에 대한 계속된 요구 그리고 삶과 죽음의 결정 등이다.

더 나아가 스트레스원은 응급구조사의 가족 관계에 긴장을 주고, 관리자 그리고 동료와 마찰을 불러일으킨다. 여기에 응급구조사의 성격이 작용하며 무엇인가 되고자 하는 강한 욕구, 종종 비현실적으로 너무 높은 자기 기대감(unrealistically high self-expectations)은 죄책감이나 불안의 혼란스러운 감정을 초래한다. 따라서 응급구조사는 직장에서 스트레스를 관리하여야 하며 배워야 한다.

① 스트레스원: 개별적인 스트레스원에 대한 목록을 가지고 자신에게 스트레스를 주는 것이 다른 사람에게는 즐거운 일이 될 수 있다.

② 스트레스 양: 스트레스는 강력한 바람의 일종인 태풍과 같은 연속체(continuum)로 발생한다. 처음에는 미풍으로 시작하고, 계속 증가하여 통제할 수 없을 정도가 된다. 태풍을 초기에 미리 잠재우는 것은 개인 안녕의 핵심이다. 본인은 어떤 스트레스 반응이 초기 증상인지 확인함으로써 그 시점에서 바로 대응할 수 있다.

③ 스트레스 관리: 개인의 역량에 따라 개인의 안녕을 추구하는 사람은 자신이 선택할 수 있는 것을 꼼꼼히 따져야 한다.

병원 전 인력은 스트레스를 유발하는 상태뿐만 아니라 스트레스를 관리하는 법을 배워야 한다. 긍정적인 방법으로 스트레스를 다루는 것은 정신적 및 신체적 건강을 증진하고, 이용 가능한 것이 없는 소진 상태를 예방하는 것이다.

02 스트레스 반응

우리의 몸은 스트레스에 빠르게 저항하고 성공적으로 적응한 스트레스 최후의 반응은 면역체계의 변화이다. 이러한 결과를 가져오는 심리적, 신경학적, 내분비적, 면역학적 요인의 상호작용은 정신신경면역학적 조절로 알려져 있다.

스트레스 반응은 스트레스 인자에 의해 시작된다. 사람의 심리적 반응에 의해 조절되는 중추신경계에 전달된 스트레스 인자는 시상하부로부터 부신피질자극 호르몬 방출인자(CRF)의 생산을 유도한다. 다음으로 교감신경계와 내분비계에 의해 반응을 자극한 후 면역체계에 영향을 미친다. 이 연쇄 고리는 다음과 같다(그림 5-2).

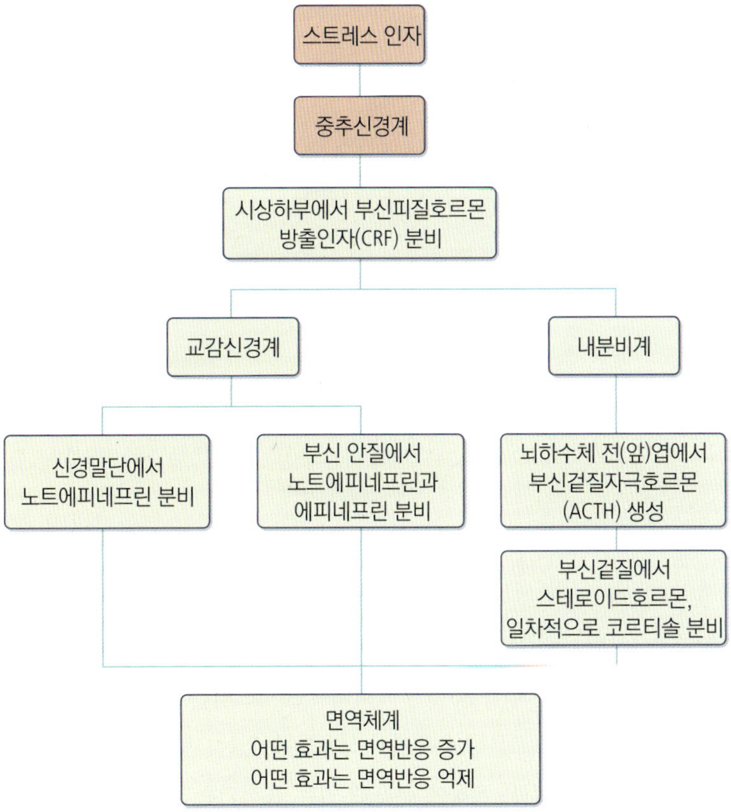

그림 5-2. 스트레스 반응: 교감신경계, 내분비계, 면역체계의 작용

1) 신경내분비 조절

스트레스 인자에 대한 심리적 반응이 생기게 되면, 교감신경계가 부신피질자극호르몬 방출인자(CRF)에 의해 자극을 받게 되고, 카테콜아민, 코르티솔, 다른 호르몬이 방출되도록 자극을 한다.

(1) 카테콜아민

교감신경계 자극은 카테콜아민이라고 불리는 호르몬의 종류를 구성하는 노르에피네프린(노르아드레날린)과 에피네프린(아드레날린)의 방출을 가져온다. 교감신경계의 신경들은 등뼈(흉추)나 허리뼈(요추)에 있는 척수(spinal cord)에서 나오고, 노르에피네프린은 시냅스 간극(synaptic cleft)으로 방출된다(그림 5-3).

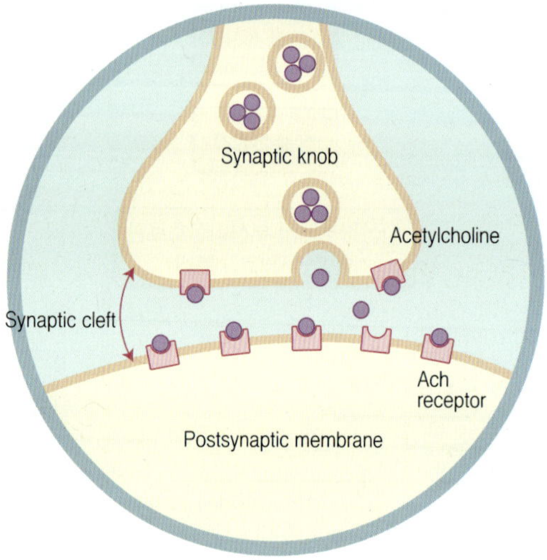

그림 5-3. 시냅스 전 신경절과 시냅스 후 공간

교감 신경계 자극은 부신속질을 직접 자극하고 노르에피네프린과 에피네프린을 순환계로 방출한다. 부신 속질에서 방출된 호르몬의 약 80%가 에피네프린이고 남은 20%가 노르에피네프린이다. 이런 호르몬 방출이 되면, 그 효과가 호르몬 수용체에서 작용할 수 있는 신체 모든 부분으로 이동한다.

에피네프린과 노르에피네프린은 온몸에 분포해 있는 표적기관의 막에 의해 특수화된 아드레날린 수용체와 상호작용을 한다. 호르몬에 의해 자극을 받으면, 수용체는 기관 또는 조절하는 기관에 반응을 일으킨다. 아드레날린 수용체는 일반적으로 4가지 유형으로 나뉘고, 알파 1 (α1), 알파 2 (α2), 베타 1 (β1), 베타 2 (β2)라고 부른다.

① α1 수용체: 말초혈관 수축, 야간의 기관지 수축, 대사 작용의 자극

② α2 수용체: 교감신경의 신경 주요 접합부 시냅스전 표면 위치

노르에피네프린의 수치가 높아지면 α2 수용체가 자극하여 노르에피네프린 방출 억제

③ β1 수용체: 심박수 증가, 심장수축력 증가, 심장 자율성 증가, 심장 전도성 증가

④ β2 수용체: 혈관이완과 기관지 이완

카테콜아민의 모든 작용은 스트레스 인자에 반응할 때 "투쟁 또는 도피" 작용하기 위해 준비하는 것이다. 그 생리적 효과는 표 5-1과 같다.

표 5-1. 카테콜아민의 생리적 효과

기관	효과	기관	효과
뇌	혈류증가 포도당 대사 작용 증가	근육	글리코겐 분해 증가 수축 증가 골격근 혈관 구조 이완 증가
심혈관계	심장 수축력과 심박수 증가 말초혈관 수축	골격계	포도당 섭취와 이용 감소 (인슐린 방출 감소)
호흡기계	환기 증가 기관지 이완 산소공급 증가	지방조직	지방 분해 증가 지방산과 글리세롤 증가
간	포도당 생산 증가 포도당 신생 증가 글리코겐 분해 증가 글리코겐 합성 감소	피부	혈류감소
위장관계와 비뇨생식기계	단백질 합성 감소	림프조직	단백질 분해 증가 (림프 조직의 축소)

(2) 코르티솔

코르티솔은 스트레스 반응 시에 만들어지는 호르몬이다. 교감신경계를 자극하는 부신피질 자극호르몬 방출인자(CRF)는 동시에 뇌하수체 앞 엽에서 부신피질자극호르몬(ACTH)을 생산하도록 자극한다. 부신피질을 자극하여 다양한 스테로이드 호르몬을 생산하도록 하고, 일차적으로 코르티솔을 생산한다.

코르티솔의 중요한 기능은 다음과 같다.

① 포도당 신생 자극이다.

㉠ 호르몬에 의해 혈당 상승

㉡ 세포에 의해 말초에서의 포도당의 섭취와 산화를 억제

→ 전반적으로 혈당을 상승시키는 기능을 한다.

② 단백질 대사에 영향을 미친다.

㉠ 간에서 단백질의 합성 증가

㉡ 근육, 림프 조직, 지방 조직, 피부, 뼈에서 단백질의 분해 증가

→ 단백질 분해는 아미노산의 혈중 수치 증가

③ 지방분해와 합성을 한다.

㉠ 팔과 다리(extremities)에서는 지방분해(지방파괴) 증가

㉡ 얼굴과 몸통(trunk)에서는 지방 합성(지방 합성과 침착) 증가

④ 면역글로불린(항체) 합성을 포함한 단백질 합성을 억제시킴으로써, 면역 억제제로 작용한다.

⑤ 혈중 림프구, 호산구, 대식세포의 수를 줄인다.

㉠ 많은 코르티솔 → 림프 위축 야기 → 보조 T세포의 작용 감소 → B세포와 항체의 생산 감소

⑥ 인터류킨-1과 인터류킨-2 생산을 감소시킨 결과로, 세포 매개성 면역과 열 발생을 막는다.

⑦ 염증부위에 백혈구가 축적되는 것을 막고, 키닌, 프로스타글란딘 그리고 히스타민과 같이 염증 반응에 중요한 물질의 방출을 막는다.

⑧ 염증 반응 시에 섬유모세포의 증식을 막고, 부적절한 상처 치유를 야기하고, 상처 감염에 대한 감수성을 증가시킨다.

⑨ 위장관에서는 위액분비를 증가시켜, 궤양을 형성하기도 한다.

⑩ 테스토스테론, 난포호르몬과 같은 성 호르몬 방출도 억제한다.

코르티솔의 면역억제 기능은 분명 해로운 것처럼 보인다. 그러나 스트레스가 생긴 경우 코르티솔이 분비됨으로써 스트레스에 대항하여 인체를 보호하는 역할을 한다. 아직은 스트레스 반응 시 코르티솔이 유익한 효과에 대한 이해가 부족하다. 포도당 신생의 증진이 신체조직, 특히 신경조직의 에너지로써의 포도당이 적절한 원천임을 확신하도록 도와준다. 단백질 분해에 의한 저류 아미노산은 몇몇 세포에서의 단백질 합성을 증진시킨다. 염증 반응에서의 억압적인 반응은 말초 혈류감소와 중요한 기관이나 상처 부위로의 간 · 직접 혈류를 감소시키는 역할을 한다. 면역기능의 억제는 지연된 면역반응에 의한 조직손상을 막는 것을 돕는다. 코르티솔의 생리적 효과는 표 5-2와 같다.

표 5-2. 코르티솔의 생리적 효과

기능	효과
탄수화물 대사	말초에서의 포도당 섭취/이용 감소: 포도당 신생 증가 - 혈당상승
단백질 대사	간에서 단백질 합성 증가: 다른 조직에서 단백질 합성 감소 - 면역글로불린 생산 감소
염증 효과	림프구(상처 감염의 증진/치유 지연) 대식세포, 호산구의 혈중수준 감소: 염증 부위에 백혈구 감소
지방 대사	사지에서 지방 분해 증가, 안면과 체간에서 지방 합성 증가
면역 제한	림프조직 덩어리 감소: 순환 백혈구 감소 림프조직: interleukin-1과 interleukin-2의 생산 억제 (세포 매개성 면역반응과 열 발생 차단)
소화기 기능	위액 분비 촉진: 높은 수치에서는 궤양 형성
비뇨기 기능	요 생산 증가
결합조직 기능	섬유모세포의 증식 감소(치유지연)
근육기능	골격근과 심근에 정상 수축력과 박출량 유지
골 기능	골 형성 감소
심혈관 기능	정상 혈압 유지: 세동맥(arteriole) 수축 보조(심근기능 지지)
중추신경계 기능	인지적/정서적 기능과 낮 동안의 각성을 조절

(3) 다른 호르몬들

카테콜아민과 코르티솔뿐만 아니라 다른 호르몬들도 스트레스 반응과 관련이 있다.

① 베타 엔돌핀(내인성 아편제)

㉠ 부신피질자극호르몬 방출인자(CRF)에 대한 반응으로 뇌하수체 혹은 중추신경계에서 혈액 내로 방출된다. 베타 엔톨핀은 부신피질자극호르몬(ACTH) 분비를 조절하고 부신피질자극호르몬 방출인자(CRF)분비를 억제하는 역할을 한다.

㉡ 베타 엔돌핀이 스트레스 반응을 조절하는 기능을 한다는 의미이다. 또한 베타 엔돌핀은 통증 감수성을 감소시키고 행복감을 증가시키는 것과 관련 있다. 스트레스 인자에 대한 심리적 반응을 완화시키는 것을 도와준다.

② 성장 호르몬

㉠ 뇌하수체 전(앞)엽에서 방출된다. 성장 호르몬(GH)은 단백질, 지방, 탄수화물 대사와 면역기능에 영향을 미친다.

㉡ 전기적 쇼크, 심장 카데터 삽입, 수술과 같이 스트레스받는 경험을 한 후에 성장 호르몬(GH) 수치가 올라간다. 그러나 성장 호르몬(GH) 수치는 지연된 스트레스 시 감소한다.

③ 프로락틴

㉠ 뇌하수체 앞엽에서 방출되며 유방 발달과 수유에 반드시 필요하다. 프로락틴 수치는 다양한 스트레스성 자극을 받고 나면 올라간다.

④ 테스토스테론

㉠ 남녀 모두에서 만들어지는 호르몬이다. 테스토스테론은 남성적 성향 발달에 필수적이며 많은 대사 활동에 영향을 미친다. 많은 스트레스 활동이 테스토스테론을 감소시킨다.

㉡ 테스토스테론을 감소는 코르티솔 수치가 증가하기 때문이라고 여겨진다. 그러나 어떤 경쟁적인 스포츠 활동은 테스토스테론 수치를 상승시키는 것으로 나타났다.

TIP 스트레스 반응 시 생성되는 호르몬

① 카테콜아민(노르에피네프린과 에피네프린)
② 코르티솔
③ 베타 엔도르핀
④ 성장 호르몬
⑤ 프로락틴

2) 스트레스 반응에 대한 면역체계의 역할

스트레스 반응 시에 신경계, 내분비계, 면역체계 사이의 복잡한 상호작용이 생긴다. 결과적으로 다양한 면역관련 장애가 스트레스와 관계가 있다. 스트레스에 의한 면역관련 장애의 특수기전은 계속 연구가 진행되고 있지만, 완전히 이해되지 않고 있으나 스트레스 원인과 결과로 신경계, 내분비계, 면역체계 사이에서 전달되는 물질에 초점을 맞추고 있다. 전달물질에는 호르몬, 신경전달물질, 신경 펩티드, 사이토카인이 있다.

면역체계의 많은 요소가 신경 · 내분비계에서 만들어진 인자에 의해 영향을 받는다. 그 경로는 다음 2가지가 있다(그림 5-4).

① 1 경로: 면역체계에 대한 중추신경계

㉠ 중추신경계가 시상하부를 자극하여 부신피질자극호르몬 방출인자(CRF)를 생산하고 뇌하수체를 자극하여 부신피질자극호르몬(ACTH)을 생산하게 한다.

㉡ 부신피질자극호르몬(ACTH)은 부신을 자극하여 코르티솔을 분비하여 대식세포, T세포, B세포, 그리고 자연살해(NK)세포, 특히 바이러스성 감염 세포와 악성 세포를 인식하고 죽이는 림프구의 발달을 억제한다.

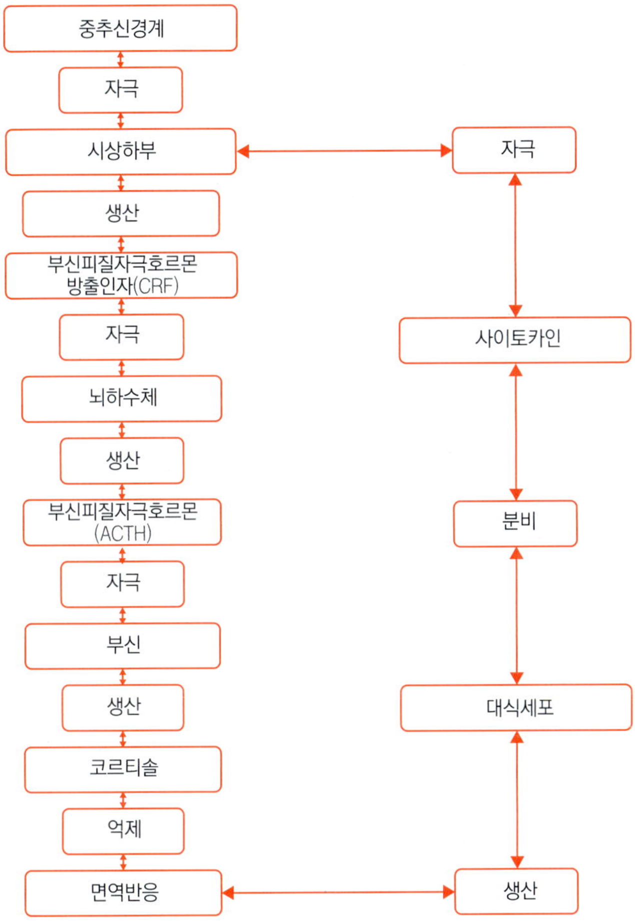

그림 5-4. 신경계, 내분비계, 면역체계 사이의 상호작용

② 2 경로: 중추신경계에 대한 면역 체계

㉠ 면역체계가 반응할 때, 대식세포는 사이토카인을 분비한다.

㉡ 시상하부를 자극하여 부신피질자극호르몬 방출인자(CRF)를 분비하게 한다(경로 1을 다시 시작).

위의 다양한 경로와 신경계, 내분비계, 면역 체계 사이의 상호작용은 여러 가지 작용 중 두 가지 예일 뿐이다.

교감신경과 내분비계에서의 스트레스 관련 물질, 특히 카테콜아민과 코르티솔에 의해 일어나는 면역체계 기능의 억제는 많은 면역 매개성 질환과 관련이 있다(표 5-3).

표 5-3. 스트레스에 의한 면역관련 질환 및 상태

기 관	질환 및 증상	기 관	질환 및 증상
심혈관계	관상동맥 질환 고혈압 뇌졸중 부정맥	위장관계	궤양 과민 대장 증후군 궤양성 대장염
근육	긴장성 두통 근육관련 요통	비뇨생식기계	이뇨 발기부전
결합조직	류마티스성 관절염	피부	습진 여드름
호흡기계	천식 건초열	배분비계	당뇨
면역체계	면역 억제 혹은 면역 결핍	중추신경계	피로 우울 불면증

03 불안과 스트레스

불안은 스트레스에 의해 유발되는 정신 상태이며, 방어기전의 발달에 대해 주요 원인이다. 인간은 스트레스가 발생하는 절박하고 인지된 위험을 경각시키고, 교감신경계를 통해 촉진된다. 불안은 응급상황에 대한 준비 시, 정신적이며 육체적인 모든 잠재적 자원을 유지한다. 자기 주위의 각 개인의 환경 수용과 관련되며, 사람의 심리적 과정 및 병력에 기초한다. 불안으로 이끄는 요소는 일반적으로 정상 불안 수준과 유해 불안 수준으로 나눌 수 있다.

1) 정상 불안 수준

불안에 대한 "정상" 수준은 개인마다 차이가 있다. 응급구조사가 부딪히는 첫 응급반응은 매우 스트레스적인 사건이고, 응급구조사는 빠른 맥박, 확장된 동공, 사고과정의 비조직화, 그리고 긴장감을 경험한다. 그러나 시간이 지나면서, 인체는 스트레스에 적응하고, 각각의 반응은 일상적인 것이 된다.

정상 불안 수준은 다음과 같다.

① 자신을 보호하기 위한 경고 체계로 작용한다.
   ㉠ 갑작스러운 자극에 대해 압도되지 않는다.
   ㉡ 심한 상황 속으로 고착되지 않는다.
② 관심 집중에 의해 스트레스원에 대처할 수 있도록 전개된다.
   ㉠ 적응성이 있는 것으로 판단된다.
③ 대처 또는 방어기전을 발달시켜 스트레스에 대한 인내력을 증진하도록 한다.

응급구조사가 응급반응을 위한 "대기상태"에 있는 한, 그의 불안 수준은 결코 비작업상태로 환원되지 않는다. "경각(on-alert)"상태로 불안을 유지하는 것이 대처기전이다. 불안은 응급구조사로 하여금 준비되도록 돕는다.

2) 유해 불안 수준

불안 및 스트레스에 대한 많은 반응이 정상적이라 하더라도, 유해한 것들이 있다. 유해반응들은 적절한 대처 기전을 자극하도록 하는 불안의 실패가 포함된다. 반대로, 실제 위험요인에 불균형적인 불안 요인의 증가는 유해하다. 유해 불안 수준은 반응은 합리적 사고능력 차단, 수행능력을 방해, 또는 신체적 문제를 초래하게 한다. 불안증상은 다음과 같다.

(1) 유해 불안증상

유해 불안증상은 다음과 같다.

① 심계항진(두근거림)

② 호흡곤란 또는 빠른 호흡

③ 구강 건조

④ 흉부 압박감 및 흉부 통증

⑤ 식욕부진, 오심, 구토, 복부 경련, 위장 내 가스로 인한 팽만

⑥ 홍조, 다한 또는 체온의 변화

⑦ 긴박한 또는 빈번한 소변

⑧ 무월경 및 성욕감퇴

⑨ 근육 통증 및 관절의 통증

⑩ 허리통증 및 두통

(2) 감지하지 못하는 유해수준 불안

감지하지 못하는 불안 효과들은 다음과 같다.

① 혈압 및 심박동수 증가

② 근육으로의 혈액 이행

③ 혈당 증가

④ 부신에 의한 카테콜아민 증가

⑤ 위장관에서의 운동 감소

⑥ 동공 확장

스트레스는 사람마다 서로 다르게 스트레스에 반응하고, 환자와 환자의 가족들은 분노, 죄의식 또는 우유부단으로 불안에 대해 반응을 한다. 또한 조급함, 두려움 또는 화를 내어 반응할 수 있다. 그리고 환자와 환자의 가족은 응급의료체계에서 전문성을 가진 응급구조사인 만큼 스트레스를 대하는 데 익숙하지 않다는 것을 기억하는 것이 중요하다. 응급구조사의 우유부단으로 인하여 환자 및 환자의 가족이 감당키 어려운 상황에 처하게 해서는 안 된다. 응급구조사는 감정이 있어도 전문적 태도를 유지하고 비판적 자세를 유지해야 한다.

TIP 비판적 사고(Critical thinking)

어떤 사태에 처했을 때 감정 또는 편견에 사로잡히거나 권위에 맹종하지 않고 합리적이고 논리적으로 분석·평가·분류하는 사고과정을 말한다. 즉, 객관적 증거에 비추어 사태를 비교·검토하고 인과관계를 명백히 하여 여기서 얻어진 판단에 따라 결론을 맺거나 행동하는 과정을 말한다.

쉽게 말하면, 비판적 사고는 응급현장에서 권위 있는 사람들의 견해를 무조건 수용하지 않을 수 있는 사고이며, 바판적인 사고를 통해 정보의 진위 여부를 확인할 수 있는 사고를 말한다.

04 스트레스와 질병

스트레스는 현대 사회에서 매우 자주 사용되는 단어이며, 우리 삶과 밀접하게 연결되어 있다. 특히 응급구조사는 높은 수준의 스트레스를 경험할 가능성이 큰 직업군으로, 업무에서의 과도한 요구나 대인관계에서 오는 정서적 부담으로 인해 스트레스를 받을 수 있다.

어떤 상황에서 손바닥에 땀이 나거나, 일어설 때 또는 말할 때 심장 박동이 빨라지는 등의 스트레스에 따른 생리적 반응 · 정서적 반응(짜증, 불안, 우울감 등)을 인식하는 것은 중요하다. 이를 통해 스트레스의 생리적 · 의료적 개념을 이해하고, 스트레스가 질병과 어떻게 연관되는지 파악하는 데 도움이 될 것이다.

1) 스트레스의 개념

초기에 '스트레스(stress)'라는 개념은 '물리적 압박(physical strain)'의 개념으로 사용되다가 20세기에 들어서면서 스트레스를 하나의 질병이나 정신질환의 원인으로 간주하기 시작하였다.

스트레스의 초기 연구는 추위, 질병, 외상, 흥분 등으로 인한 생리적 스트레스를 주로 다루었다. 스트레스의 기원은 1939년 캐나다의 의사이자 교육자인 한스 셀리(Hans Selye)가 생물학적인 실험연구를 통해서 일반 적응 증후군(general adaptation syndrome)을 발표한 것으로 시작되었다.

일반 적응 증후군이란 스트레스의 결과가 신체 부위에 영향을 준다는 뜻에서 일반적(general)이라 했고, 스트레스의 원인으로부터 신체를 적응 또는 대처시키기 위해서 세련된 방어 수단을 동원한다는 의미에서 적응(adaptation)이라고 했으며, 일종의 반응이 일어난다는 의미에서 증후(syndrome)라고 했다. 즉, 외부로부터 가해지고 유해 작용에 대한 생체의 반응 기능으로 스트레스를 설명함으로써 스트레스의 생물학적인 정의가 규명되었다. 따라서 스트레스는 요구(정신적 상태)에 응하는 신체의 특유한 반응으로 정의할 수 있다.

TIP 스트레스 정의

생체가 가해지는 여러 상해·자극(스트레스원)에 대하여 체내에서 일어나는 비특이적인 생물 반응(아드레날린 분비 증가, 불안감 증가)이며, 생체 내에 스트레스를 일으킬 수 있는 상해·자극(심박동수 증가, 불안, 혈압상승 등)을 스트레스라고 한다.

2) 일반 적응 증후군

Selye 박사가 스트레스를 발견했을 때 스트레스(stress)에 대해 연구하고 있었던 것은 아니다. Selye 박사는 새로운 성 호르몬을 증명하려 연구하던 중 난소 추출물을 실험용 쥐에게 투여하였고, 다음의 스트레스의 3대 생리적 효과를 발견했다(그림 5-5).

① 부신 피질의 비대

② 가슴샘(흉선)과 다른 림프성 구조들의 위축

③ 위와 십이지장의 출혈성 궤양 발현

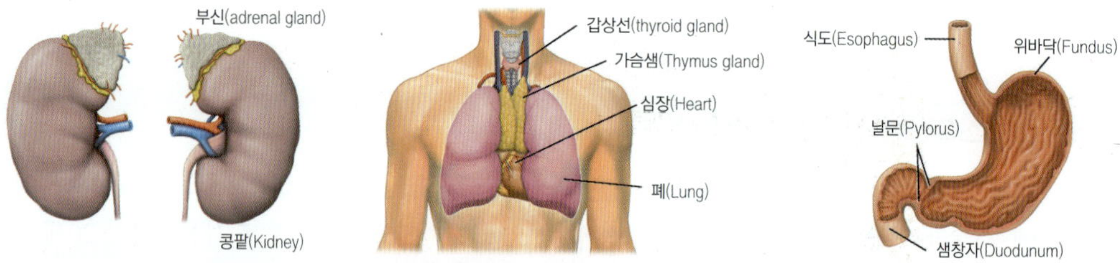

그림 5-5. 생리적 효과가 나타나는 부신, 흉선, 위, 십이지장

Hans Selye 박사는 3대 효과가 단지 난소 추출물에만 반응하는 것이 아니라는 것을 곧 발견했다. 쥐에게 추위, 외과적 손상 그리고 억제와 같은 다른 자극을 주었을 때도 같은 효과가 나타났다. 3대 효과는 어떤 특별한 자극에도 특이적으로 반응하는 것은 아니지만, 모든 해로운 자극이나 스트레스 요인에 대해 비특이적으로 반응한다는 것을 의미한다고 결론지었다. 스트레스는 일반적으로 자극에 대한 신체적 · 정신적 각성 상태로 정의된다. Selye 박사는 원래 자극 혹은 원인에 대한 스트레스라는 단어를 사용했다. 그러나 그의 연구에 대한 잘못된 번역 때문에 스트레스는 각성이나 효과를 의미하게 되었다. 그래서 Hans Selye 박사는 자극이나 원인을 나타내는 스트레스 인자(Stressor)라는 말을 만들어 냈다.

스트레스(상해 · 자극) 원의 다양한 자극에 대해서 같은 반응이 일어났기 때문에 Selye 박사는 이것을 일반적응증후군(general adaptation syndrome, GAS)이라고 이름을 붙였다. 그 후 일반적응증후군(GAS)은 경고기(alarm), 저항기(resistance), 소진(exhaustion)의 3단계(그림 5-6)로 정의하였다.

(1) 제1단계: 경고

경고(alarm)반응은 스트레스원에 처음 노출 시 발생한다. 교감신경계 자극을 받아서 "투쟁(싸움) 또는 도피(fight-or-flight)" 반응 증후군에 동원된다. 이는 위협을 감지한 후 신속하게 방어하기 위한 준비로 뇌하수체는 부신피질 자극호르몬을 방출하기 시작한다.

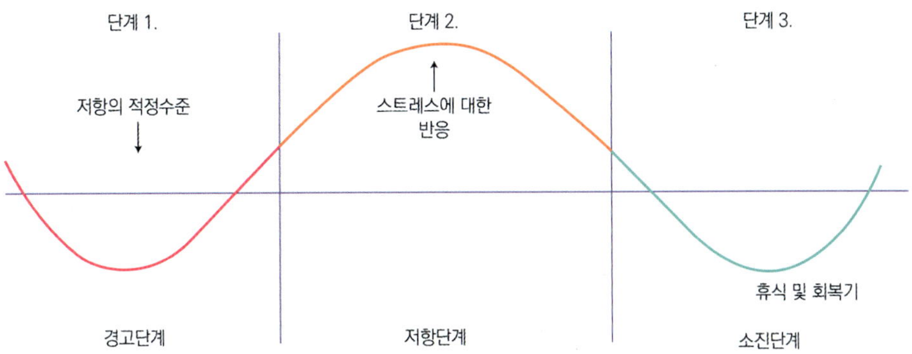

그림 5-6. 일반 적응 증후군(GAS)

출처: H. Selye, The stress of Life, N.Y. McGraw-Hill. 1976. p31.

자극을 받은 부신은 에피네프린과 노르에피네프린을 분비하여 심박동수 증가, 동공확장, 기관지 이완, 혈당 상승, 소화 불량, 혈압 상승, 골격근으로의 혈류 증가가 유발된다. 만일, 스트레스에 대한 저항이 감소되면, 생리적 그리고 정서적 반응은 극복될 수 있다. 신체는 인지한 위협에 대해 빠르게 방어할 준비를 한다.

① 뇌하수체(pituitary gland)는 부신피질자극 호르몬인 아드레노코티코트로픽(adrenocorticotropic) 호르몬을 방출하기 시작한다.

② 시상하부(hypothalamus)와 연합하여 자율신경계를 따라 인체에 스트레스 호르몬의 분비가 증가한다.

③ 부신(adrenal glands)에서는 에피네프린(epinephrine)과 노르에피네프린(norepinephrine)을 분비하여 심박동수 증가, 혈압상승, 동공확대, 혈당상승, 소화부전 그리고 기관지가 이완된다. 이런 반응은 자극이 없어지거나 위험하지 않다고 인지하게 되면 끝이 난다.

TIP 경고기(Alarm reaction)

생체에 스트레스가 오면 처음에는 스트레스에 의한 상해·쇼크의 싱태(체온저하·호산구 감소·혈액농축·산혈증 등)를 볼 수 있다.

이 상해가 치명적이 아닌 이상 계속하여 뇌하수체와 부신계 호르몬이 분비된다.

생체는 스트레스에 대하여 적극적인 저항(교감신경계 자극)으로 혈압상승·체온상승·고혈당 등을 나타낸다.

(2) 제2단계: 저항

개인이 스트레스에 적응하기 시작할 때 출발하므로 적응(resistance)단계라고도 한다. 저항은 여러 대처기관의 사용에 의해 시작되어 교감신경계가 반응하고 순환 호르몬은 정상으로 돌아와 활력징후가 정상범위로 돌아올 수 있다. 시간이 흐르면서 스트레스원에 무뎌지거나 적응하게 되고, 저항은 정상 수준까지 증가한다. 스트레스가 해결되면 대부분 마지막 단계가 된다. 그러나 스트레스가 매우 심하거나 더 연장되면 스트레스는 풀리지 않고 3단계로 넘어가게 된다.

TIP 저항기(Stage of resistance) 혹은 적응기

장기간 반복해서 스트레스를 받아 이행된다. 저항기는 스트레스에 대한 생체의 저항성이 가장 증가하고 있는 시기이다.

그러나 다른 특징으로는 다른 종류의 스트레스에 대한 저항력은 감퇴된다는 것이다. 즉, 다른 스트레스에 대한 저항력을 희생시켜 하나의 스트레스에 대항하고 있는 시기이다. 이때는 경고기에서 볼 수 있었던 생화학적·조직학적 변화는 정상으로 복구되어 있다.

(3) 제3단계: 소진

같은 스트레스원에 너무 오래 노출되면 개인이 저항하고 적응하는 능력이 소모되어 모든 스트레스원에 대한 저항이 감소되어 더 이상 저항할 수 없고 스트레스를 풀 수도 없는 상태가 된다. 경고반응의 징후가 다시 나타나면, 상황을 되돌리는 것이 훨씬 더 어렵다. 마음과 몸은 지쳐 질병에 걸리기 쉬운 상태가 되어 신체적 질환이 나타나고 건강을 회복하기 위해 휴식과 회복의 시기가 필요하다.

Hans Selye 박사의 일반 적응 증후군(GAS)은 생리적 스트레스를 외부 환경 혹은 신체 자체의 변화로 생산되는 세포나 조직액 내에 있는 화학적 물리적 방해로써 중화(counteract) 반응이 필요하다고 정의하였다.

TIP 소진(Exhaustion)

장기간 스트레스가 작용하면 생체의 저항력도 피로해진다. 이 시기를 피비기라고 한다. 뇌하수체와 부신계가 반응하지 못하게 된 상태로서, 생체 내에서는 흉선·림프계의 위축, 부신피질의 지질(脂質) 상실, 위·십이지장 궤양을 볼 수 있고 결국 사망한다. 소진을 '피비기'라고도 부른다.

TIP **스트레스와 호르몬**

스트레스는 여러 가지 복합적인 요인들에 의해서 발생하며 체내의 항상성을 위협하여 생리적 균형을 상실하게 만든다. 스트레스 반응은 경고, 저항, 소진의 단계가 있다.

첫 경고 단계는 생리적 반응으로 항상성이 파괴되며, 뇌는 신속하게 무의식적으로 스트레스를 받아들여 신체로 하여금 "전투 또는 도주(fight or run away)"에 대비하게 한다.

일상생활에서 스트레스에 대한 긴장이 계속되는 경우에는 만성적인 부신수질 호르몬의 분비로 혈압상승, 혈당량이 증가하는 부작용이 나타난다. 일상생활에서 스트레스를 능동적으로 해소하지 못하고 스트레스가 쌓이게 되면 본인도 모르게 체내에서는 면역 기능이 저하되어 질병에 걸릴 가능성이 커지게 된다. 부신피질은 다양한 스트레스에 대한 반응으로 코르티손이라는 호르몬을 분비한다. 코르티손은 면역계를 통솔 주역이며, 면역 세포들의 사이토카인(cytokine) 분비를 억제하므로 면역 기능을 약화시킨다. 그러므로 스트레스를 많이 받으면 살이 빠지고 질병을 앓게 되는 것이다.

TIP **Selye의 생리적 스트레스의 3가지 요소 증명**

① 방해를 시작하는 스트레스 인자
② 스테레스 인자를 만들어 낸 화학적 물리적 방해
③ 신체의 중화(적응) 반응

Hans Selye 박사는 스트레스에 대한 생체의 적응반응이 생체에 있어서는 이로운 것이지만, 이 적응반응 이상 시 뇌하수체와 부신계 호르몬의 분비이상으로 어떤 종류의 질환이 발생한다는 것을 지적했다. 이것을 적응실조성 질환(disease of adaptation)이라고 한다. 즉, 적응실조성 질환에서 가장 중요한 점은 스트레스에 대한 적응이상(maladaptation)에 의하여 여러 질환이 발병한다는 것이다.

3) 스트레스반응의 형태

세 가지 유형의 스트레스 반응으로 급성 스트레스 반응, 지연 스트레스 반응, 축적 스트레스 반응이 있다. 이것들은 강한 정서적 반응을 유발하는 위기적 사건의 결과로 나타난다.

급성 스트레스 반응(acute stress reaction)은 위기적 사건과 동시에 혹은 직후에 나타난다. 지연 스트레스 반응(delayed stress reaction, 외상 후 스트레스 장애)은 위기적 사건 이후 수일에서 수년 동안에 언제라도 발생한다. 축적 스트레스(cumulative stress reaction, 소진) 반응은 개인의 업무나 생활 속에서 지속적으로 반복되는 스트레스의 결과이다.

(1) 급성스트레스 반응

대규모의 자연재해, 비행기 추락, 업무 중 동료의 사망 혹은 손상과 같은 큰 재앙과 관련된다. 급성 스트레스 반응의 증상 및 징후는 위기적 사건과 동시에 또는 직후에 나타나며 신체적, 인지적, 정서적 또는 행동적 기능 문제를 수반한다. 이 증상들은 응급구조사 업무를 효과적인 대처와 수행하는 데 방해가 된다. 그러나 특수한 상황에 기인한 보통의 반응이라는 점을 명심하는 것이 중요하다. 급성스트레스 반응들은 시련에 대한 대처과정이다. 또한 지극히 정상적이며, 질병의 징후는 아니다.

급성 스트레스 증상과 징후의 일부는 의사나 다른 정신건강보건 전문가의 의학적 중재가 필요하나 대부분은 그렇지 않다. 대체로 급성 의학적 문제(흉통, 호흡곤란, 심계항진) 혹은 급성 심리적 문제(주체할 수 없는 통곡, 부적절한 행동, 비합리적 사고, 공황반응)는 신속한 중재가 필요하다. 예를 들어, 응급구조사의 지인에게 심폐소생술을 시행한 후 속이 메스껍고, 떨리며, 정신이 멍한 상태가 될 것이다. 피가 흥건한 교통사고 현장 또는 오랜 시간 동안의 구조를 경험한 후 혼란스럽고, 집중에 장애가 있으며, 수면 곤란과 식욕부진을 느낄 수도 있다. 위기적 사건 이후 이 같은 스트레스의 증상이나 징후가 보인다면 정신적인 문제가 생긴 것이 아님을 명심한다. 응급구조사는 단지 특별한 상황에 대처하는 것이다.

(2) 지연 스트레스 반응

외상 후 스트레스 장애(post traumatic stress disorder, PTSD)라고 불리는 지연 스트레스 반응은 급성 스트레스 반응처럼 특정한 사건에 의해 발생된다. 그러나 증상 및 징후는 사건을 경험한 이후 수일, 수개월, 심지어는 수년 후에 발생하기도 한다.

과거의 사건상황으로의 재경험, 악몽, 외부세계에 대한 관심 저하, 과명료감, 생존에 대한 죄의식, 사건 회상을 유발하는 행동 기피 등의 증상과 증후를 보인다. 외상 후 스트레스 장애로 고생하는 사람들이 약물이나 알코올에 의존하는 경향이 있다. 왜냐하면 유발 사건과 반응 간의 직접적인 관련성이 없는 것처럼 보이기 때문이다. 외상 후 스트레스 장애자들은 어떠한 문제가 이 같은 문제를 야기하는지 원인을 이해할 수 없기에 정신건강보건 전문가의 중재가 반드시 필요하다.

TIP 외상 후 스트레스 장애(Post traumatic stress disorder, PTSD)의 정의

외상 후 스트레스 장애는 사람이 전쟁, 고문, 자연재해, 사고 등의 심각한 사건을 경험한 후 그 사건에 공포감을 느끼고 사건 후에도 계속적인 재경험을 통해 고통을 느끼며 거기서 벗어나기 위해 에너지를 소비하게 되는 질환으로, 정상적인 사회생활에 부정적인 영향을 끼치게 된다.

(3) 축적 스트레스 반응

축적 스트레스 반응 혹은 소진(burn-out)은 다른 스트레스 반응과는 달리 단일사건에 의해 발생하지 않으며, 반복되는 가벼운 스트레스의 축척에 의한 것이다.

축적 스트레스 반응의 초기 증상은 가벼운 불안, 우울, 지루함, 무관심, 정신적 피로를 경험한다. 만일 이때 문제가 관리되지 않는다면 증상은 계속 진행이 된다. 즉, 신체적 문제(두통, 혹은 위경련), 수면 장애, 감정관리 실패, 쉽게 화냄, 사람들로부터 고립, 그리고 우울증의 악화를 겪는다. 만약, 적절한 중재가 되지 않는다면 응급구조사들은 편두통, 흡연, 알코올 의존, 성적 충동 상실, 대인관계 결여, 작업수행 능력 저하, 심각한 우울증과 같은 신체적, 정서적, 그리고 행동적 황폐를 겪게 된다. 심하면 신체적 질병, 극한 피로, 감정통제 불능, 심각한 고립감, 편집증, 자살로 진행된다. 이때에는 장기적인 심리치료가 필수적이다. 축적 스트레스 반응의 최상의 대안은 조기 중재를 통한 예방과 관리이다.

4) 스트레스 대처와 질병과의 상호관계

스트레스에 대처하는 능력이 관련 질병에 특수한 영향을 미친다고 조사되었다. 스트레스에 대해 긍정적으로 대처하는 사람은 질병발생 기회가 적고, 만약 질병에 걸린다면 더 빨리 회복될 것이다. 반대로, 스트레스를 부정적으로 대처하는 사람은 질병발생 기회가 많거나 질병이 오래 지속되거나 잘 낫지 않는다.

생리적 스트레스는 화상, 극한 혹은 기아와 같이 직접적으로 신체에 영향을 주는 사건에 의해 발생한다. 심리적 스트레스는 시험, 성적과 같이 불쾌한 삶의 사건 때문에 발생하고, 스트레스의 효과는 스트레스에 대처하는 개인의 능력에 따라 다르다. 어떤 사람은 다른 사람이 비교적 사소하게 느끼는 사건이나 손가락 열상 같은 일들에 너무 집착을 하고, 또 어떤 사람은 매우 심각하게 생각하는 실직이나 오랜 기간 동안의 불구와 같은 사건들을 한 걸음 더 나아갈 수 있는 진보적인 사건으로 받아들이기도 한다.

질병을 일으키거나 질병에 영향을 미칠 수 있는 정도의 스트레스는 원인에 대처할 수 있는 개인적 이해와 능력은 스트레스 인자의 유형, 지속기간, 심각성에 의해 조절된다. 면역 체계와 질환에 가장 부정적인 효과를 가질 것 같은 스트레스 원인은 불필요할 뿐만 아니라 통제되지 않으며, 인간의 대처능력을 넘어서는 것으로 특징지어진다.

효과적이고 비효과적인 대처는 잠재적으로 건강한 사람, 증상이 있는 사람, 의료적 치료를 받고 있는 사람에게 각각 다른 효과를 가진다.

■ 스트레스 대처에 따른 잠재적 효과

① 건강한 사람의 경우

㉠ 효과적 대처: 일시적 효과, 정상 기능으로 회복

㉡ 비효과적 대처: 과도한 스트레스, 질병

② 증상이 있는 사람의 경우

㉠ 효과적 대처: 증상에 적은 효과 혹은 효과 없음

㉡ 비효과적 대처: 증상의 악화, 질병

③ 의료적 치료를 받고 있는 사람의 경우

㉠ 효과적 대처: 치료를 스트레스로 인식하지 않음
치료가 증상과 질병의 과정에 긍정적 효과

㉡ 비효과적 대처: 치료를 스트레스로 인식
치료가 증상과 질병의 과정에 부정적 효과

스트레스와 질병 사이의 상호 작용에서 대처 능력의 중요성 때문에 아프거나 스트레스받는 상황에 있는 사람들을 돕기 위해 상담을 제공하거나 가족, 친구, 다른 지지관계의 사람들을 돕기 위해 상담을 제공하거나 가족, 친구, 다른 지지 관계의 사람들을 포함한 시스템을 제공하는 것에 주의가 집중되고 있다. 응급구조사가 환자의 대처능력을 지지하는 것도 의료적 치료에 중요한 인식이기 때문이다.

(1) 스트레스의 생리

스트레스에 대한 인체의 반응은 스트레스 반응이란 용어로 표현된다. 스트레스 반응은 복합적이며, 많은 인체계통을 포함한다. 스트레스원의 감지 후, 여러 감각으로부터 받아들이는 정보는 대뇌겉질(cerebral cortex)로 전달되어 해석된다. 대뇌 겉질은 보다 높은 정신기능 및 지능을 통제하는 뇌의 일부분이다.

변연(limbic)계는 중뇌에 위치하고 활성화되면 정신적 반응(두려움, 화남, 격노, 적의, 적개심 등 감정이나 본능적인 정서에 관계)을 일으키고, 이후 반응은 시상하부(hypothalamus)를 포함한 뇌 하부계로 전달된다.

시상하부는 자율신경계와 관련된 기능을 하고 내분비계를 조절한다. 시상하부의 위치에 따라 다음과 같은 기능을 한다.

① 앞 시상하부

㉠ 부교감신경계통에 대한 자극효과

㉡ 체온 조절하고 유지(앞 시상하부가 파괴되면 고열 발생)

② 뒤 시상하부

㉠ 교감신경계통에 대한 자극효과

㉡ 열을 발생시키고 보존(뒤 시상하부가 파괴되면 체온조절 장애 발생)

㉢ 항이뇨 호르몬을 통해 콩팥(신장)에서의 수분 배설을 조절하여 수분 균형 조절

③ 가쪽 시상하부

㉠ 기아중추 및 급식중추라 함

㉡ 음식물 섭취를 조절

또한 시상하부는 여러 가지 호르몬의 분비를 조절하여 체온 및 수면을 포함한 인체기능을 통제하는 역할을 한다. 시상하부가 자극을 받으면 내분비계는 스트레스에 대한 반응으로 에피네프린, 아드레날린, 노르에피네프린, 노르아드레날린과 같은 호르몬을 방출하게 된다. 에피네프린의 방출은 다음과 같은 반응이 있다.

① 뇌를 더 자극시켜, 빠르게 과명료 상태(소위 "비상반응" 또는 "경보반응"이라 부름)로 진입

② 인지된 위협으로부터 대처하기 위한 인체 준비

㉠ 과명료 상태(경보반응) 특징: 심박 및 혈압의 상승, 통증 확장과 발한, 근육긴장 증가, 혈당 증가, 불안감 등

TIP 시상하부의 기능

① 항이뇨 호르몬(ADH) 생성
② Oxytocin의 생성
③ 유리호르몬(호르몬방출인자)의 생성
④ 체온조절
⑤ 음식 섭취량의 조절
⑥ 자율신경계 기능의 통합
⑦ 감정적 상황에서 내장의 반응을 자극
⑧ 신체리듬 조절
(호르몬 분비, 수면주기, 기분, 24시간 리듬(circadian rhythm))

(2) 스트레스에 대한 인체의 반응

인체는 항상 다양한 수준의 스트레스에 놓여 있으나, 동일한 스트레스인자에 반복적인 노출 후, 인체는 전형적인 정신적 및 육체적 반응을 억압함으로써 적응하고 있다. 스트레스에 대한 인체의 반응은 경고, 저항 그리고 소진 등 3단계이며, 최종적으로 휴식과 회복의 시기가 있다. 다음 스트레스가 오기 전에 각 스트레스원을 회복의 시점으로 돌리도록 관리가 필요하지만 실제적으로는 그렇게 하지 못하고 있다. 전형적으로 사람들은 하나의 스트레스에 대처하는 동안 다른 추가적인 스트레스가 쌓이고, 결과적으로 스트레스 축적을 초래한다. 만일 대응책 없이 계속 스트레스가 쌓이면 결과는 매우 치명적인 상황이 벌어지게 될 것이다.

(가) 근무교대

응급구조사의 응급의료서비스 직장은 하루 24시간, 일주일을 책임지고 항상 누군가 있어야 하기 때문에 응급의료서비스에서는 항상 교대근무가 이루어진다. 교대근무를 하는 사람은 24시간 주기 리듬(circadian rhythms)과 수면박탈로 인체의 생체리듬(biorhythm)에 분열이 오며 매우 스트레스를 받게 된다. 24시간 리듬은 24시간을 주기로 발생하는 생리적 사이클이다. 이것들은 호르몬과 체온의 변동, 식욕과 수면 사이클, 다른 인체의 과정을 포함한다. 생활주기가 24시간 리듬(circadian rhythms)을 파괴하면, 스트레스를 주는 생물학적 결과가 따른다. 밤에 일하는 응급구조사에게는 수면 박탈은 아주 흔하며 그 위험성은 명백하다. 만약 낮 시간 동안 잠을 자야 한다면, 이 스트레스를 최소화할 방안이 다음과 같다.

① 밤과 비슷한 선선하고 어두운 곳(암막 이용 등)에서 잠을 자라.

② 비번일 때 앵커 타임(anchor time, 방해 받지 않고 쉴 수 있는 시간)에는 무조건 잠을 잔다.

③ 충분히 쉬기 위해 교대한 후에는 적절하게 긴장을 풀고 느긋하게 쉬어야 한다.

④ 집 대문에 "낮에 잠을 자는 사람"이란 표지판을 걸어 놓고, 전화벨 소리가 나지 않게 하고, 전화응답기의 볼륨을 줄인다.

(나) 스트레스의 증후

스트레스 대응을 어렵게 만드는 요인은 여러 가지가 있으며, 중요한 사항을 잊어버리는 것, 신체적 손상 또는 손상의 위기, 건강 및 영양 상태의 저하, 일반적인 좌절감, 그리고 비효과적인 적응 기전 등이 포함된다.

사람마다 스트레스 요인은 다르게 나타나며, 이에 따라 각기 다른 증상과 징후를 경험하게 된다. 이러한 증상과 징후는 스트레스 관리가 필요하다는 신체의 경고 신호일 수 있다.

초기에는 증상이 미미할 수 있지만, 이를 방치하면 점차 강도가 심해지고, 시간이 지나면서 응급구조사에게는 심각한 질병으로 발전할 가능성이 있다. 특히, 스트레스가 지속될 경우 심장마비와 같은 치명적인 상황으로 이어질 수 있기 때문에 초기부터 적극적인 관리와 주의가 필수적이다.

과도한 스트레스의 증상과 징후는 육체적, 정서적, 인지적 또는 행동으로 나타난다(표 5-4). 이것은 사람마다 다르게 나타나므로 각 개인은 자가 평가(self assessment)를 하여야 한다. 만일 과도한 스트레스의 증상을 일찍 알고 관리한다면 일반적응증후군(GAS)의 3단계인 소진(burn out)에 도달하지 않게 된다.

표 5-4. 심한 스트레스의 경고성 증후들

육체적	오심/구토, 위장의 뒤틀림, 설사(소화불량) 발한, 오한, 홍조 떨림, 근육과 관절의 통증, 경련(입술, 손) 수면 장애, 피로(만성피로감), 구강건조, 두통, 시력 장애 힘들고 빠른 호흡, 가슴의 답답함, 두근거림, 심장리듬 장애
인지적	혼란, 집중력 감소, 계산의 어려움, 기억력 문제, 의사 결정의 어려움 논리적 사고의 방해, 지남력 상실, 인식수준이 떨어짐, 사건의 지속적 반추 악몽, 남을 원망함
정서적	느낌의 불확실성, 미리 불안해함 부정, 공포, 죄책감 우울, 비애, 절망, 숨고 싶다, 죽고 싶다. 중압감, 상실감, 버림받은 느낌(무엇라고 표현할 수 없는 불편한 느낌) 마비된 느낌(일을 쉬고 싶은 생각) 경직된 사고 걱정, 분노 희생자와 동일시
행동적	행동의 변화, 과다 또는 과소 행동(사소한 일에 대한 흥분 또는 분노) 위축(사회활동 감소) 의심 의사소통의 변화, 지나친 유머, 지나친 침묵(무감동), 대인관계의 변화 식습관의 변화, 음주 섭취의 증가, 흡연의 증가, 약물 남용(약물 섭취의 증가) 주변을 과도하게 경계, 비정상적인 행위

05 응급구조사의 직업 스트레스

1) 응급구조사의 직업 스트레스

응급의료의 업무는 많은 스트레스가 포함되어 있고, 직업적인 스트레스 인자들은 다음과 같다.

① 복합적인 역할 책임: 응급구조사는 흔히 "소방의 꽃", "팔방미인"이라 부른다. 여러 가지 책임들로 압도될 수 있고, 또한 응급구조사는 소방관, 경찰관 또는 안전관리자로서 역할을 하는 것이 사실이다.

② 미완성 업무: 직업상 개인적인 일과 직장 일을 다 못한 채로 두는 경우가 흔하다. 예를 들면, 일단 응급환자를 병원에 인계하면, 응급구조사는 응급처치를 위해 큰 노력과 시간을 함께 보낸 환자의 소식이 끊어지게 된다. 계속되는 미완성 업무에서 응급구조사는 스트레스에 노출될 수 있다.

③ 분노 또는 화를 내거나 혼란스러운 군중: 응급구조사는 사회를 최선의 상태라고 보지 않는다. 응급구조사에게 도움을 요청하는 환자의 신체상태 또는 정신 반응의 결과에 따라 스트레스 요인이 될 수 있다.

④ 계속되는 시간 구속에 부딪힘: 응급의료는 다른 많은 직업과 마찬가지로 대원에 대한 시간적 구속을 하고 있다. 궁극적으로, 이들의 구속은 스트레스를 초래할 수 있으며, 흔히 구속(비번 활동)이 비합리적일 때 그러하다.

⑤ 도전의식 결핍: 응급의료가 비도전적이 될 수 있다는 것을 믿기 어렵다. 그러나 일상적으로 출동은 구식이 될 수 있다. 또한, 어떤 경우에는 관심이 있는 긴급출동은 아닌 경우가 많다.

⑥ 시간, 에너지, 능력 또는 감정의 과수요: 응급업무는 흔히 상당한 시간을 필요로 한다. 장시간 감정적이며, 신체적인 요구를 많이 받는다. 더하여, 초과업무는 육체적 그리고 정신적 건강에 스트레스를 초래할 수 있다.

⑦ 업무수행 시 제지: 업무수행 시의 제지로 인하여 응급구조사의 업무수행영역이 제한되었을 경우 응급구조사는 좌절할 수 있다. 이러한 좌절은 이미 의료적 경험이 있는 응급구조사의 경우 더 그러하다. 예를 들면, 병원에 있는 응급구조사는 현장에 있는 응급구조사보다 좀 더 많은 활동을 한다. 이러한 응급구조사들이 현장으로 들어오면, 병원에서 정상적으로 수행했던 응급처치 과정 수행이 허락되지 않을 때 흔히 좌절감을 느낀다.

⑧ 현장에서의 예견치 못한 변화: 응급의료의 업무는 매일 서로 다르게 작용한다는 것을 부인하는 사람은 없다. 그러나 안정감의 결핍은 스트레스로 이어질 수 있다.

⑨ 인식의 결여: 응급구조사는 많은 사람이 가치가 있는 것으로 인식하고 있는 것을 일상적으로 묵묵히 행하는 사람이다. 지속되는 인식의 결여는 스트레스 요인이 될 수 있다.

⑩ 제한된 경력 유용성: 많은 응급의료 조직들이 직업 이동의 기회를 많이 제공하지 않고 있다. 이러한 결핍 현상은 좌절 및 스트레스를 줄 수 있고, 발전성에 대한 제한된 기회로 인한 스트레스는 전문직 입사 전에 고려되어야 한다.

⑪ 난폭한 환자 및 위험한 상황: 응급의료는 위험한 경우가 있다. 환자들에 의한 언어적 그리고 신체적 혹사는 문제를 복잡하게 한다. 결코, 상황에 만족해서는 안 되지만, 또한 현장에서 환자 또는 내재적 위험으로부터의 혹사에 대해 과도하게 반응하지 않도록 조심해야 한다.

⑫ 중증환자 또는 죽음을 앞둔 환자: 비록 잘 적응하고 있다 하더라도, 중증환자 또는 죽음을 앞둔 환자를 돌보는 것은 스트레스를 유발한다. 너무 자주 하거나 의료중재가 너무 늦거나 죽음을 막지 못했을 때, 응급구조사들은 환자 치료 시 좌절감을 느낀다.

2) 응급구조사의 특수한 응급의료 스트레스

특수한 응급의료에서 3가지 유형의 응급의료 스트레스는 다음과 같다.

(1) 일상의 스트레스

대부분의 응급의료서비스 스트레스는 위급한 사고들과 재난과는 관련이 없고 오히려 보수급여, 근무상황, 군중들을 다루는 일, 행정적인 문제 그리고 하루하루 살아가는 고충들과 같은 일과 관련되어 나타난다. 이러한 일상의 스트레스를 잘 관리하기 위해 응급구조사는 동료, 가족, 성직자, 기타 지인들로 이루어진 개인의 지지체계와 같은 스트레스 관리 전략을 개발해야 한다.

(2) 작은 사고들

응급구조사의 손상이나 사망을 초래하는 사고를 포함하여 한 명 혹은 두 명의 환자가 포함된 사고들은 개인 혹은 소규모 단위의 유능한 정신건강의학 담당자에 의해 가장 잘 관리될 수 있다. 정신건강의학 담당자들은 응급의료서비스와 친밀하며 필요하면 도움을 줄 준비가 되어 있다. 그래서 정신건강의학 담당자는 스트레스를 받는 응급구조사들이 나타내는 스트레스에 대한 비정상적인 반응의 증상과 징후들을 지속해서 찾아내야 한다. 만약 증상과 징후가 발견된다면, 공인된 처치방법을 사용하고 있는 다른 유능한 정신건강의학과 전문의에게 의뢰해야 한다.

(3) 대량재해와 재난

대부분의 응급구조사는 재난상황을 흔히 만나지 않는다. 그러나 큰 재난 발생 사례에 대해 모든 준비를 하여야 한다. 큰 규모 재난의 스트레스는 잘 조정되고 조직된 대응으로 인해 경감될 수 있다. 대량재해와 재난 시 사고관리시스템(incident management system, IMS)이나 사고지휘체계(incident command system, ICS)는 스트레스에 직접 대응하고 있는 대원들에게 적절한 도움을 준다. 스트레스나 피로감의 증상을 보이는 대원들은 일시적으로 근무를 빼주고, 역시 정신건강의학적인 응급처치를 제공할 수 있는 유능한 정신건강의학 전문가의 역할이 필요하다.

3) 정신건강보건서비스

정신건강의학 전문가들은 응급구조사 및 대원들에게 외상의 정보를 제공하여 이해시키고, 기대되는 것이 무엇이며, 필요하다면 어디서 도움을 받을 수 있는지에 대해 적절한 정보를 제공하고 교육을 할 수 있다. 또한, 유능한 정신건강의학 전문가들은 대량재해 및 재난사고에서 응급구조사 및 피해자들에 대한 정신건강의학적인 치료를 제공할 수 있다.

(1) 정신과적 응급처치

① 경청하는 것
② 연민을 전달하는 것
③ 욕구를 평가하는 것
④ 기본적인 신체적 요구들이 있음을 확인하는 것
⑤ 응급구조사에게 말하도록 강요하지 말 것
⑥ 가족이나 중요한 사람들을 동원하거나 제공하는 것
⑦ 강요하지 않고 격려해주고 사회적 지지를 하는 것
⑧ 응급구조사 및 피해자들을 추가적인 손상으로부터 보호하는 것

정신건강의학적인 응급처치는 치료나 일괄적인 전문적 중재 방법은 아니다. 이는 사고 후 초기에 겪을 수 있는 정서적 반응을 다룰 수 있도록 준비되지 않은 사람들이 무엇을 원하는지 찾아내고 실제적인 신체적 도움을 제공하기 위한 시도이다. 즉, 편안함을 제공하고 만나는 사람들에게 실제로 도움이 되는 정서적 욕구에 대한 즉각적인 정보의 제공이다.

06 외상 후 스트레스 장애

외상 후 스트레스 장애(post-traumatic stress disorder)가 명확한 진단체계로 인정된 것은 미국 정신의학회의 진단분류인 DSM-Ⅲ[1)]가 발표된 1980년 이후이지만, 비슷한 증상이 알려진 지는 꽤 오래되었다.

미국의 남북전쟁 때에 군의관인 다 코스타(Da Costa)가 전쟁으로 인하여 스트레스 반응을 보인 군인들의 증상을 과민성 심장(irritable heart) 또는 Da Costa Syndrome[2)]으로 표현한 이래, 셸쇼크(shell shock)[3)], 전쟁 신경증(war neurosis), 외상 신경증(traumatic neurosis), 생리 신경증(physioneurosis) 등의 여러 가지 병명으로 알려져왔다. 그 후 월남전 참전자와 나치 수용소의 생존자들에 대한 사회적 관심이 높아짐에 따라 연구가 진행되어 외상 후 스트레스 장애의 개념이 정립되었고, 세계보건기구(WHO)의 공식분류인 질병코드(ICD-10)에서도 스트레스 장애에 포함되었다. 외상 후 스트레스 장애의 특징적 증상은 다음 3가지로 나타난다.

① 반복되는 사건의 회상과 악몽 및 플래시백 현상 등에 따른 외상사건의 재경험으로 인한 기억장애
② 외상과 관련된 자극의 회피(avoidance) 및 반응의 마비
③ 과각성(hyperarousal) 상태

외상 후 스트레스 장애에 대한 연구들은 그 동안 스트레스와 인지 및 평가 등에 관한 것을 비롯하여 정신역동요인에 관하여 탐구해왔으나, 최근에는 신경생물학적 기전에 관한 연구들이 시작되고 있다. 외상 후 스트레스 장애에 대한 연구는 아직은 초기단계이지만, 스트레스에 의하여 유발되는 정신과 질환을 연구하기 위한 가장 좋은 적용방법이 될 수 있으리라는 기대를 모으고 있다.

외상 후 스트레스 장애 환자에서 중립적인(neutral) 환경자극이 전에는 잊어버렸던 외상사건들을 불러일으키거나 자극하는 것을 흔히 보게 된다. 이렇게 회상된 기억은 불안을 동반한 여러 가지 생리적 반응, 즉 심장박동 증가, 호흡 증가 및 발한 등을 나타낸다. 외상 후 스트레스 장애에서 외상에 대한 기억은 반복되는 회상이나 악몽 또는 플래시백 형태로 나타나는 것이 특징이며, 이러한 현상이 현재로서는 심리 · 사회 · 생물학적 요인이 복합되어 나타난다고 생각되고 있으며, 특히 기억의 응고화(consolidation)

1) 물질사용장애
2) Da Costa's syndrome: 신경순환무력증 nerocirculatory asthenia과 동의어이며, 미국의 의사 Da Costa는 남북전쟁(1861~1865)시에 병사들 사이에 과민성 심장(irritablc heart)증상을 가진 환자가 다발하였다고 보고하였다. 이것은, 심계항진, 호흡곤란, 심장의 통증 호소. 또 과환기증후군에 대하여도 처음으로 언급하였다.
3) 전쟁신경증의 한 형이다. 병사가 전투라는 준엄한 상황 하에서 신체적 · 정신적으로 견딜 수 없는 한계까지 도달해 버렸을 때, 심한 불안상태로 되어 전투능력을 잃은 상태를 말한다. 불면, 신경과민, 떨림, 실신 등을 나타나고, 대부분의 경우 휴식을 취하면 회복된다.

에 관여하는 여러 가지 신경조절물질(neuromodulator)이 유리(release)되는 다양한 신경생물계(neurobiologic system)가 관여하리라고 생각되고 있다. 즉, 이러한 체계에는 에피네프린(epinephrine), 노르에피네프린(norepinephrine), 엔도르핀(endorphin), 펩타이드(peptide) 등이 관여하리라 생각되며, 이러한 기전이 발생하는 뇌의 부위로서는 해마(hippocampus)가 중요한 역할을 하고, 해마, 편도(amygdala) 및 전전두엽 피질(prefrontal cortex)을 포함하는 뇌 부위가 연결되어 기억의 응고화를 강화시키는 것으로 추측되고 있다(Southwick 등, 1994).

외상사건의 재경험은 자율신경계의 각성에 의해서 촉발되며(Rainey 등, 1987), 청반(locus ceruleus)에서 유래되는 노르에피네프린 회로에 의해서 중재되는 기억회로의 강화로 인해 나타난다. 즉, 자율신경계의 항진으로 인하여 청반은 해마와 편도체로 향하는 노르에피네프린 회로를 자극하여 기억의 잔재를 촉발시키게 됨으로써 악몽이나 플래시백 현상이 일어난다.

퍼트넘(Pitnam,1989)은, 외상사건은 신경조절물질들을 과잉 자극시키고, 기억을 과잉 응고화(over-consolidation) 및 과잉 조건화시킨다고 하였다. 위험신호를 보내준 상황을 기억하는 것은 생체가 자기 보존을 위하여 반드시 필요한 기전이라고 할 수 있다. 그러므로 기억의 고통스러운 재현, 악몽, 플래시백 등은 자기 보존을 위한 신경생물학적 기전의 부작용이라고 할 수 있다. 한 가지 사건이 기억으로 부호화될 때 그 사건에 동반되는 모든 감각적 · 정서적 잔영이 함께 부호화되기 때문에, 그 사건을 회상시킬 수 있는 한 가지 지엽적인 것만 회상되어도 사건 전체가 회상되어 강렬한 감정이 동반된다.

심각한 외상 경험자에서는 회피와 마비 증상이 나타나는데, 이와 관련하여서도 세로토닌(serotonin)과 엔도르핀(endorphin)에 대한 연구가 많이 있다. 서더랜드 데이비슨(Sutherland Davidson, 1994)에 의하면 세로토닌은 충동 조절 및 학습에 관여한다고 하며, 조셉(Joseph)과 케네트(Joseph and Kennette, 1983)에 의하면 성공적으로 스트레스에 적응하는 경우 세로토닌이 증가하고, 세로토닌이 감소되면 행동 억제체계가 적절히 작용하지 못한다고 한다.

사우스윅(Southwick, 1994) 등은 만성 외상 후 스트레스 장애 환자들에서는 엔도르핀 농도 및 통증 역치가 저하되어 있어 만성 통증에 대한 예민도가 증가된다고 보고하였다. 또한 외상 후 스트레스 장애 환자에서 알코올 중독이나 약물 남용이 많다는 사실도 엔도르핀 체계가 관여되어 있음을 추정하게 한다.

외상 후 스트레스 장애에서 나타나는 과각성(hyperarousal) 상태에 관련된 신경조절물질로 대표되는 것은 노르에피네프린, 코티솔(cortisol), 엔도르핀이다. 노르에피네프린은 선택적 주의(selective attention)를 할 수 있도록 하며, 과잉 경계와 자율신경계 항진 및 공포심을 일으킨다. 코티솔은 신체적 활동과 조직의 회복에 필요한 대사과정을 활성화시켜주며, 엔도르핀은 통증의 역치를 높여 준다. 각각의 신경조절물질들은 스트레스 시에 서로 피드백을 강화시켜준다.

청반(locus ceruleus)은 생리적인 각성상태를 유발시키는 중심 부위이다. 노르에피네프린은 뇌의 다른 부위에 응급상태를 준비하라고 알리는 전령역할을 하는데, 특히 시상하부를 자극하여 방어 상태를 준비시킨다. 스트레스 시 청반의 노르에피네프린 분비의 증가 및 뇌하수체 전엽의 부신피질자극호르몬(ACTH) 분비 증가가 뚜렷하지만, 그 외 부신피질자극호른몬 방출인자(CRF), 갑상샘자극호르몬 방출호르몬(TRH), 티록신(TSH), 바소프레신(vasopressin), 엔도르핀, cAMP 등의 분비도 일어나고, 교감신경 말단에서는 노프에피네프린, 에피네프린, 당류 코르티코이드(glucocorticoid) 분비가 증가하고, 면역기능이 활성화된다.

최근의 활발한 생물학적 연구가 외상 후 스트레스 장애에 관하여 많은 것을 밝혀내고 있으나, 연구결과가 아직 일치되지 않고 모순된 결과도 많으며 적절히 통제된 연구가 적고 주로 개별적인 분야의 연구여서 한계가 있다. 향후 언젠가는 생물학적 기술(technology)의 발전과 더불어 전체적으로 통합된 연구가 외상 후 스트레스 장애를 좀 더 명확하게 설명해줄 것으로 기대하고 있다.

07 스트레스 관리

1) 스트레스 관리

스트레스 관리(stress management)란 응급구조사가 업무를 수행하는 과정에서 경험하게 되는 많은 스트레스를 더욱 잘 조절하고 완화하며 상호작용하기 위한 의식적인 노력을 말하며, 부적절한 스트레스 관리는 응급구조사의 감정과 신체에 다양한 부정적 영향을 미친다. 응급구조사가 동료나 전문가들에게 감정을 표현함으로써 스트레스를 이해하고 더 잘 적응할 수 있고, 자신의 동료나 지지자와 활발한 대화를 하는 것은 스트레스를 효과적으로 관리할 수 있는 가치 있는 방법이다. 또한, 건설적 취미활동 등은 스트레스 완화에 긍정적 영향을 주는 중요한 요소이다. 구체적 스트레스 관리 능력은 다음의 4가지 방법으로 설명될 수 있다.

① 스트레스 노출 회피하거나 감소 방법: 시간 관리, 영양관리, 문제해결과 인지된 자극체 피하기

② 스트레스 자극체 재평가 혹은 재해석 방법: 스트레스 인지 재구성과 정신치료

③ 스트레스 유발억제 기술: 적절한 수면 취하기, 이완 요법(예: 명상, 심상 등) 사용하기, 처방된 항불안제 복용

④ 스트레스 환기 기술: 신체적 운동, 정화법(catharsis)

2) 응급구조사의 스트레스 극복 방안

응급의료서비스에서 생존하기 위해서는 스트레스를 관리하는 법을 배워야 한다. 불안의 조기 경고 징후를 인식해야 한다. 스트레스는 개인을 보호하고 업무 수행을 증진할 수 있다. 그러므로 응급구조사에게 적절한 정신적 긴장 수준을 파악하여 유지하려고 할 것이다. 스트레스에 관한 사건을 인식하기 위한 질문은 다음과 같다.

① 무슨 일이 일어났는지?

② 자신이 부당하게 비난을 받고 있는가?

③ 기대하는 것이 현실적인가?

다음으로 사건을 중요성, 긴급성 그리고 실제 절박한 정도의 업무로 분류하도록 한다. 스트레스에 대처하는 하나의 방법은 상황적 구성원을 찾아 이용하는 것이다. 가능한 빨리 누군가와 상황에 대해 대화하는 것이 단순하면서도 효과적인 대처방법이 될 수 있다. 다수의 응급구조사가 포함된 스트레스 원인을 가진 사람들은 특별한 스트레스적인 상황을 위기상황 스트레스 해소팀(그룹토의를 통해 해결하는

방법)을 활용한다. 또한, 스트레스 관리에 도움을 주기 위해 일상생활에 대한 조언들을 활용하여 스트레스를 해결하는 것이다.

스트레스 관리를 위한 방어 기전과 기법에는 유익한 것과 해로운 것 등 2가지 분류가 있다.

① 해로운 기법: 일시적으로 기분을 완화시키지만 문제를 치료하지 못하고, 더 악화시키는 기법은 다음과 같다.

㉠ 물질의존(음주, 흡연, 불법적 그리고 처방된 약물 등)

㉡ 과식 또는 다른 충동적 행위

㉢ 만성적 불평

㉣ 도피성 행위(다른 사람 또는 자신에게 관심을 두는 사람을 멀리하는 행위)

㉤ 자신의 실제 상태에 대해 정직하지 못한 것 등

② 유익한 기법: 축적된 스트레스를 분산시키고 실제적인 회복을 위해 유익하고 건설적인 기법에 자신의 에너지를 쏟아야 한다. 스트레스 대응에 대한 유익한 기법으로는 다음과 같다.

㉠ 절제된 호흡

자신의 호흡에 관심을 집중시킨다. 코로 깊이 숨을 들여 마신 후 힘을 주어서 천천히 입으로 내쉬어 공기가 나오는 소리를 들을 수 있도록 복부에 힘을 주어 호흡을 한다. 더 안정이 될 때까지 심호흡을 2–3회 한다. 이러한 호흡법은 인체의 아드레날린 분비를 줄이고 심박동수를 안정시켜 자기 업무를 적절하게 할 수 있다.

㉡ 긍정적인 사고

부정적인 사고 즉, "나는 할 수 없어"와 같은 이해가 상충하는 사고의 틀을 다시 짠다. 그렇지 않으면 업무수행을 계속 방해하게 된다.

㉢ 의학적으로 집중

환자 및 보호자를 사적으로 알지라도 사적관계를 떠나 응급처치 업무를 제공하는 사람으로서 의료적인 책임에 집중해야 한다.

스트레스를 효과적으로 대처하는 사람의 경우 감정적, 신체적, 정신적 질환 유발이 적은 것으로 나타났다. 스트레스를 잘 극복하는 사람들의 특징은 다음과 같다.

① 자기, 일, 가족 그리고 다른 가치 있는 일에 강한 실천력을 가지고 있다.

② 자신의 삶을 조절할 수 있다.

③ 일반적으로 스트레스를 위협보다는 도전으로 인식한다.

④ 창의력과 자애 개발을 증진할 수 있는 활동에 참여한다.

⑤ 강한 지지 그룹과 긴밀한 유대관계를 가지고 있다.

스트레스를 극복하는 가장 기본적인 자세는 위에서 열거한 5가지의 기본적 스트레스 극복 원칙을 유지하고 발전시키는 것이다. 장기적인 안녕을 위해 최고의 스트레스 관리기법은 신체적, 감정적 그리고 정신적으로 자기 자신을 돌보는 것이다. 스트레스 사건에 따른 아픔과 경험이 상처치유의 정상과정임을 기억한다. 응급구조사 자신을 '이상한 사람'이라 생각하지 않고, 스트레스의 해로운 요인을 최소화하도록 시도해야 한다. 구체적으로 스트레스 극복을 위한 방안을 감정적, 신체적, 정신적 측면에서 다음과 같이 구체화할 수 있다.

(1) 감정적 안녕의 유지

많은 사람은 스트레스를 만나면 정서적으로 반응한다. 스트레스를 받으면 정서적 안녕을 위해 과다한 스트레스로부터 보호가 되어야 한다. 감정적 안녕을 위해 4가지 방책이 있는데, 개개 방책은 때와 장소에 따라 유용성이 달라질 수 있다.

① 감정적 긴장감을 표출한다(운다: 실제적으로 카테콜아민류의 스트레스 호르몬 저하).
  ㉠ 사람들과 접촉한다(치료를 받을 수 있다).
  ㉡ 오래된 우정을 다시 찾고, 새로운 활동을 한다.
  ㉢ 사람들과 시간을 갖고 대화를 통하여 자신의 느낌을 표현한다.
  ㉣ 응급구조사의 인격 및 전문적 삶의 균형을 이루기 위해서는 응급의료 분야의 안팎으로 친구를 사귄다.

② 감정적으로 스트레스 장면에서 초월한다.
  ㉠ 음악 감상을 하고, 명상한다(이완반응과 마음 챙김, 명상을 중심으로 임상적 장면에서 스트레스 완화와 다양한 질환의 보완적 치료를 위해 사용한다).
  ㉡ 자신이 응급구조사 이상의 무엇을 가지고 있다는 것을 기억해야 한다.
  ㉢ 자기 생각을 기록(일기)으로 작성한다.

③ 감정적 지지자와의 만남(상담치료전문가, 상담전문가 등, 절대적 정서 지지자는 스트레스를 완화해주는 강력한 방법)을 가진다.

④ 감정적인 에너지의 소비 감소를 위한 정서 조절(호흡 조절하기: 호흡은 전신에 영향을 준다. 충분한 심호흡은 긴장을 줄이고 이완할 수 있는 좋은 방법이다)

(2) 신체적 안녕의 유지

신체적 안녕은 특히 정서적 안녕과 매우 밀접하게 관련되어 있다. 건강한 신체는 정서적으로 건강하게 하고 삶을 보다 적극적으로 살아가도록 해준다. 스트레스를 이겨내는 신체적 전략으로는 다음과 같다.

① 스트레스를 받는 시기에는 자신의 식이에 신경을 쓴다.

㉠ 적절한 음식을 섭취한다(음주, 폭식, 마약 등은 폭력적이 되거나, 해로운 부작용 발생).

㉡ 아픔을 잊기 위해 약물 또는 알코올을 과용하지 않는다.

㉢ 흡연을 한다면 금연을 목표로 정한다.

② 건강을 증진할 운동 프로그램 개발(규칙적 신체 활동은 기분을 증진하고, 스트레스 해소)

③ 육체적 반응을 완화하기 위해 첫 24-48시간 내에 심신을 이완시킨다.

㉠ 충분한 휴식과 이완(충분한 휴식은 정신적 신체적 긴장 정도를 이완시켜주는 확실한 방법)을 한다.

④ 적절한 수면과 휴식을 취한다.

㉠ 적절한 잠을 자고, 수면제와 같은 약물의 사용(질적 수면 감소)은 피한다.

⑤ 신체를 화학적으로 안정된 균형 유지(약물에 의존하지 않는 대체적 방법을 통해 자율신경계의 기본적 항상성 도모)

⑥ 깊은 이완을 취하는 프로그램 개발(구체적인 일상생활에서 실현 가능한 신체적, 정신적 이완법을 근무 특성을 고려하여 개발하는 노력 필요)

㉠ 업무와 오락(recreation)의 균형을 유지한다.

㉡ 무엇인가 즐거운 일을 하고 풀 수 있는 것을 찾는다.

⑦ 정열적인 신체적 운동(활동)을 하되, 지나치지 않게 한다.

(3) 정신적 안녕의 유지

정신적 안녕의 유지와 관련된 전략은 이른바 정신적 안녕을 유지하려는 것으로서 내적인 힘을 길러 스트레스에 대응하려 하는 기법이다. 정신적 안녕의 유지를 위한 기법으로는 다음과 같다.

① 자신의 삶에 대한 긍정적 생각과 긍정적인 일을 한다.

㉠ 활발한 사회관계망을 형성하는 것은 긍정적 삶의 자세를 유지하는 데 도움을 준다.

② 현실적 기대감을 받아들임으로써 내적 균형을 유지(요청받은 일에 대해서 이를 받아들일지 말지에 대한 선택 권리는 나에게 있으므로, 부당하거나 무리한 요구에 대해서 거절하는 것은 결코 무례하거나 잘못된 일이 아니다)한다.

㉠ 응급구조사 자신의 삶을 한쪽으로만 중시하거나 다른 것에 정신을 집중해서는 안 된다.

㉡ 교육훈련을 한다.

③ 삶에 대해 자기 관리적 입장을 취한다.

㉠ 불필요하게 자주 외부 상황을 스트레스로 인지하곤 한다. 본인의 의지에 따라 적절하게 외부 상황을 받아들이는 것은 스트레스를 최소화할 수 있다.

㉡ 어떤 것들은 응급구조사의 통제 밖에 있으며, 변화될 수 없는 것이라는 것을 수용한다.
㉢ 근무시간에만 업무를 한다.
㉣ 스트레스 사건을 잊기 위한 계획표를 작성하고 지키기 위해 노력한다.
㉤ 주요 인생 변화를 만들지 않도록 가능한 정상적인 삶을 유지한다.
㉥ 며칠 휴가를 받아 쉬어보고, 초과 근무의 요청을 거절한다.

응급구조사 동료의 느낌과 대화를 공유함으로써 동료에게 가능한 많은 부분을 도와준다. 그들 또한 많은 스트레스를 갖고 있음을 알아야 한다. 결코 추가적인 도움을 찾으려는 것을 두려워해서는 안 된다. 만일 필요하면, 위기사건 스트레스 보고과정(critical incident stress debriefing management)에 요청한다.

이상 모든 상황에서 어떤 대처와 방어기전이 응급구조사 자신에게 효과가 있고 스트레스를 관리할 수 있는지를 알아야 한다. 스트레스 관리를 위해 중요한 원칙은 자신을 위해 회복될 때까지 긍정적인 선택을 하고 밀고 나간다. 결국 응급구조사는 자신을 위해 많은 선택을 해야 한다.

TIP 스트레스와 친해지기

① 이완방법 익히기
② 규칙적인 생활하고 충분한 수면 취하기
③ 친한 사람들과 교류하는 시간 가지기
④ 많이 웃기
⑤ 긴장 풀어주기
⑥ 가능한 편안한 환경 만들기
⑦ 일과 관련 없는 취미 가지기
⑧ 자연을 즐길 기회를 많이 가지기
⑨ 적당한 운동하기
⑩ 스트레스 해소를 담배나 술에 의지하지 않기

3) 현장 상황과 응급구조사의 스트레스

(1) 응급구조사의 특수입장

각종 재난사고에서 직무를 수행하는 응급구조사들은 삶과 죽음의 극적인 상황을 체험하고 쉽게 충격을 받을 수 있기에 처치자인 동시에 육체적, 정신적 피해자가 되기 쉬운 특수한 입장이다. 이때 초기 정신건강 관리를 소홀히 다루면 정신장애까지 진행될 수 있다. 그뿐만 아니라 충격적 스트레스가 아니더라도 현장 활동 자체가 갖는 일반적인 응급구조사의 직업적 스트레스도 무시할 수 없을 것이다.

TIP 응급구조사의 일반적인 직업적 스트레스

① 처참한 광경과 위험상황에 노출
② 단순한 노무업무, 갖가지 잡무(multiple role responsibility)
③ 피해자 혹은 불특정 시민들의 원망과 언론의 비난
④ 현장업무 수행 시 장시간 요구되는 에너지
⑤ 수많은 지시사항 등

(2) 현장 활동 시 응급구조사의 심리적 특징

현장 활동 시 갖는 양면적 입장 때문에 심각한 정신적 스트레스를 받을 때는 다음과 같다.

① 자기 자신이 무능력하다고 느끼기 쉽다.

② 피해자의 정신적, 육체적 상태에 동적 관심과 감정적 몰입 등의 감정개입 여지가 있다.

③ 현장 활동 결과가 만족스럽지 못하거나 주변으로부터 부당한 비난을 받을 때 쉽게 좌절감을 느낄 수 있다.

이때 생길 수 있는 정신적 증상은 미국 정신의학회가 제정한 외상 후 스트레스 장애(post traumatic stress disorder, PTSD) 진단기준의 세부항목에서 잘 알 수 있다(표 5-5).

표 5-5. 미국 정신의학학회의 외상 후 스트레스장애 진단기준: DSM-Ⅲ

A. 거의 모든 사람에게 심각한 고통의 증상을 야기할 수 있는 것으로 인정될 만한 스트레스가 있다.
B. 다음 중 최소한 하나로서 증명되는 외상의 재경험 ① 사건에 대해 반복적이고 침범적인 환상 ② 사건에 대한 반복적인 꿈 ③ 환경적 또는 상상적 자극과 연관되어 그 외상적 사건이 재발되고 있는 것 같은 갑작스러운 활동이나 느낌
C. 외상이 발생하고 얼마 후 시작되거나, 신체외부에 대한 반응이 마비되거나, 참여 감퇴 (이 중 최소 한 가지로 나타남) ① 하나 또는 그 이상의 활동에 흥미가 현저히 감소됨 ② 타인과 멀어진 혹은 생소한 느낌 ③ 제한된 정동(표현된 감정 정도가 제한된 상태)
D. 외상 전에는 없었던 다음 증상 중 최소 2가지 ① 과민성, 과장되어 놀라는 반응 ② 수면장애 ③ 다른 사람은 죽고 혼자 살았음에 대한 또는 살려고 행동한 것에 대한 죄책감 ④ 기억장애 또는 주의집중장애 ⑤ 외상적 사건의 회상을 야기하는 활동의 기피 ⑥ 외상적 사건을 상징적으로 나타내거나 그와 유사한 사건에 반복 노출에 따른 증상 악화

4) 대응방안

스트레스에 대한 대응방안으로 우리나라에서는 초보 단계지만 미국에서는 위기상황 스트레스 해소법(critical incident stress debriefing, CISD)을 운영하고 있다. 이는 현장 활동 후 투입된 대원(응급구조사 등)은 상호 간에 토의와 구술을 통해서 받았던 스트레스를 최소화하여 1차적으로 외상 후 스트레스 장애(PTSD)와 같은 정신장애를 최소화 혹은 예방하기 위해 만든 것이다. 위 방법은 스트레스에 대해 각자의 경험을 털어놓는 이야기 방식을 따르고 있으며 절대 상담형식은 아니다.

(1) 위기상황 스트레스 해소팀

위기상황 스트레스 해소팀은 중증사건 후 응급구조사 및 구조대원 느낌 및 기타 반응에 대해 논의하도록 하는 조직화한 집단이다. 이것은 정신요법 및 정신치료가 아니다. 그러나 위기상황 스트레스 해소팀은 중증사건의 충격을 감소시켜 정상인으로의 회복하도록 설계되어 있다. 비정상적 사건에 대해 고통 반응을 보이는 것이 정상적임을 기억해야 한다. 비정상적 반응의 느낌들이 공유되지 않을 때 스트레스가 발생한다. 그러므로 응급의료체계에서는 중증사건에 직면한 응급구조사에게 경험이 공유되도록 중증사건 스트레스 보고회 또는 프로그램이 제공되어야 한다.

(2) 위기상황 스트레스 해소법

외상 후 스트레스 해소는 응급구조사뿐만 아니라, 소방공무원, 안전요원, 군인 그리고 재난사고 구조자들 같은 고위험 직업군 중에 생기는 외상 후 스트레스 자체와 외상 후 스트레스 증후군(PTSD)을 예방하기 위해 고안된 것이며, 전 세계적으로 확대 적용됐다. 스트레스 해소는 고도의 위험에 노출된 전문 직업인들이 경험에 대해 과거의 인지적인 과정에서 다루어 오던 것을 감정적인 과정을 거쳐 안전한 방법으로 구조화하려고 노력해 왔다. 위기상황 스트레스 해소법(CISD) 혹은 스트레스 해소과정은 하나의 외상 사건 혹은 연속된 외상 사건들에 대한 모임 혹은 토론으로 정의되기도 한다. 이는 사건의 정신적 충격을 완화하기 위해 고안되었고, 전문가의 치료를 필요로 하는 외상 후 증상을 조기 발견하여 의뢰하는 데 그 목적이 있다.

일반화된 위기상황 스트레스 해소법(CISD) 진행단계는 아래의 표 5-6과 같이 주로 7단계로 구성된다. 즉, 충격적 스트레스에 대한 해소(debriefing) 방식에는 7개의 주요 진행단계로 도입단계, 사실단계, 사고단계, 반응단계, 증상단계, 교육단계, 종결단계로 구성되어 있다(그림 5-7).

① 도입단계에서는 진행자가 위기상황 스트레스 해소법 과정의 취지와 의미 및 진행방식에 대하여 상호 간의 신뢰성에 바탕을 두어 설명하기로 되어 있다.

② 사실단계(2단계)부터 증상단계(5단계)까지는 진행자가 유도하는 대로 참석자 전원이 순서대로 돌아가며 당시 상황과 자기의 사고내용과 느낌 등을 말하게 되어 있다.

③ 과정을 통해 스트레스 해소의 최종목표는 구성원이 스트레스 상황 이전의 상태로 응급구조사 및 구조대원을 처음 상태로 되돌아오게 하는 데 있다.

표 5-6. 스트레스 분산(CISD)의 단계

단계	단계명	설명
1단계	도입단계	중재 팀원을 소개하고, 과정을 설명하며, 예상되는 결과를 설정한다.
2단계	사실단계	각 참여자들이 각자가 인지한 대로 사건을 기술한다.
3단계	사고단계	참여자들이 인지적인 반응을 서술하기 위함이며, 정서적인 반응으로 이행한다.
4단계	반응단계	참여자들에게 사건 중 가장 심리적으로 부담이 되었던 면을 확인한다.
5단계	증상단계	개인의 고통스러운 증상들을 확인하고 인지적인 수준으로 다시 돌아오기 위함이다.
6단계	교육단계	정상적인 반응과 바람직한 대처기전을 교육한다. 예: 스트레스 관리, 인지적인 목표를 제공한다.
7단계	종결단계	모호함을 명확히 하고 끝낼 준비를 한다.

출처: 연세대학교 원주의과대학 응급의학교실, 『응급구조와 응급처치』, 군자출판사(2007), pp565

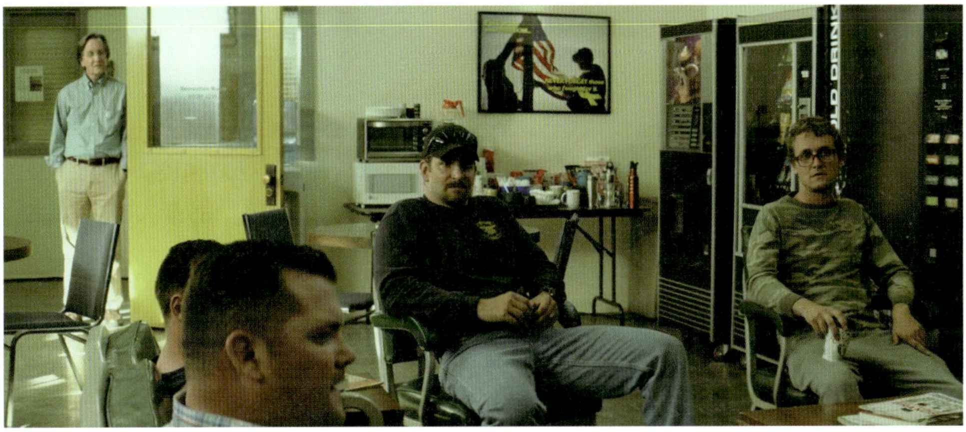

그림 5-7. 군 파병으로 충격적 스트레스를 받은 군인들의 위기상황스트레스해소법(CISD)

출처: <American sniper (2015)>

08 사망과 죽음의 과정

대부분의 응급구조사에게는 모든 병원 전 현장에서 사망과 심장정지(임종)가 개인적으로 가장 불편하고도 생명을 살리고자 하는 도전적인 마음가짐을 일으키는 과정일 것이다. 죽음은 이별이란 하나의 슬픈 사건이며 마지막으로는 피할 수 없는 일이다. 사람은 이별에 대한 예전 경험, 자신만의 대응방법, 종교적인 확신 그리고 다른 개인적 배경에 따라 죽음의 상황을 받아들일 것이다. 이것은 축적되는 업무로 느껴지며, 현명한 응급구조사는 슬픔에 적절히 대응하고, 스트레스를 관리하며 건강하게 대처할 것이다. 또한 친구나 가족의 사망에 대한 정서적 반응은 사람마다 다르고 문화마다 다르다. 어떤 사람은 침착하게 받아들이기도 하고 어떤 사람은 격한 감정으로 슬픔을 드러내기도 한다. 따라서 간단한 용어를 사용하고 돌려 말하는 것은 피해야 한다. 또한 사망과 죽음의 과정은 응급의료의 일부분이다. 그리고 응급구조사는 환자의 가족에 관한 것뿐 아니라 사망에 임박한 환자 및 사망자에 대한 적절한 인격적 태도를 개발하는 것도 중요하다.

1) 상실, 비애, 그리고 비통함(슬픔과정)

환자뿐만 아니라 임종을 앞둔 가족은 선각자인 엘리자베스 퀴브레르 로스(Elisabeth kubler Ross)가 임종을 앞둔 환자들과 함께 사망과 죽음에 대한 느낌을 나누며 깨닫게 되었다. 그 전에는 경험을 표현하고 싶어 하지 않는다고 간주했었다. 엘리자베스 퀴브레르 로스는 죽음에 대해 5단계가 있다는 것을 알았다.

(1) 부정과 격리(나는 아니야)

부정과 격리의 과정은 죽음이 임박한 대부분 사람이 이용하고, 건강한 표현이다. 이 단계는 전체 질병 상태를 통해 일어난다. 의사의 실수라 믿고 자신의 질병의 정확성에 대해 충분한 준비가 되지 않은 상태로 새로운 의술이나 기적이 일어나길 기다린다.

① 사건의 실체를 받아들이기 거부하는 방어기전으로 이해한다.

② 죽음에 대한 쇼크와 죽음을 다루는 사이의 정신적 완충제로 작용한다.

③ 흔히 수용의 길을 여는 일시적 단계이다.

④ 응급구조사는 현실적인 견해를 갖도록 도와주어야 한다.

(2) 분노(왜 나인가?)

환자와 그의 가족은 "왜 내가?"라는 분노의 질문을 던진다. 사람들은 의식 없이 분노하게 되며 그들의 노함을 어떤 것 그리고 누군가에 투사시킨다. 왜 내가 죽어야 하며 벌 받을 만한 일을 했는가에 대해 적개심을 갖게 된다. 이러한 분노는 특정인이나 특정한 것에 초점이 맞추어진다(왜 나인가?). 분노는 현장에 있는 사람 또는 사물과는 아무런 관계가 없다는 것을 기억하는 것이 중요하다.

① 응급구조사는 이러한 분노함에 두려워하지 말아야 한다.

㉠ 방어적 자세가 되지 말아야 한다.

② 분노는 상황을 통제할 수 없는 환자 자신의 능력에 대한 좌절감이다.

③ 환자의 활동에 관심과 인내로 이해하고 환자의 분노를 표현하게끔 도와준다.

④ 환자 및 그의 가족 말을 경청한다.

㉠ 응급구조사는 분노 속에 깔려있는 환자의 요구를 파악하여 도와준다.

(3) 협상(= 타협, 알았어! 그러나 나는 먼저)

죽음에 임박한 환자가 마음속에서 피할 수 없는 어떤 지연상태라는 일종의 "동의"를 구체화시키기 위하여 사용되는 방어기전이다.

① 환자는 잘못된 생활을 뉘우지는 기도, 독백을 한다.

㉠ 살아남을 수만 있다면 회개하기 위해 무슨 일이라도 할 것을 말한다.

② 환자는 예상되는 결과를 취소하거나 변경하는 협상으로 시간을 벌고 싶어 한다.

③ 응급구조사는 환자의 말을 주의 깊게 듣고, 죄의식과 분별없는 두려움에 대한 환자의 이야기를 하도록 지지해줌으로써 안정감을 갖도록 돕는다.

(4) 우울

우울은 협상이 불가능하다고 생각될 때 우울단계로 넘어가는데 이 시기에는 누구와도 만나기 싫어하고, 하루종일 아무하고도 이야기하지 않고, 온종일 혼자 있고 싶어라 한다. 일반적이고, 예상 가능한 현상이다. 크나큰 상실감에 대한 정상반응이다.

① 슬프고 절망적이고 종종 이루지 못한 꿈으로 슬픔에 빠진다.

② 환자 자신만의 세계로 위축되고 대화를 거부한다.

③ 우울의 종류는 다음과 같이 2가지가 있다.

㉠ 반응성 우울(reactive depression): 죽음에 임박한 환자는 생의 필요성에 대해 반응을 보인다.
예) 누가 아이들을 돌볼 것이며 누가 장례를 치러 줄 것인가이다.

㉡ 준비성 우울(preparatory depression): 환자는 침묵을 지키고, 환자 스스로 안심시키는 말을 한다.

④ 응급구조사는 환자에게 슬픔을 표현하도록 허용한다.

㉠ 대화를 기대하지 말고 조용히 앉아서 비언어적 소통을 한다.

㉡ 가족이나 친척들이 말없이 환자와 함께 해주는 것이 주요함을 이해시킨다.

(5) 수용

자신의 죽음을 인정하고 죽음을 기다리는 단계로 환자는 두려움 및 절망감이 없고, 감정이 결여되어 있는 상태를 말한다. 행복한 단계가 아니다.

① 자신의 운명을 받아들인다.

② 예상되는 결과에 대해 타당성이 있는 정도의 위안을 받는다.

③ 환자가 홀로 죽음에 대한 준비하기 때문에 다른 사람과 있는 경우가 줄어든다.

④ 환자보다는 환자의 가족이 더 지지가 필요로 한다.

㉠ 환자의 가족들은 환자에게 무엇을 말할지 또는 어떻게 행동을 해야 할지 몰라 당황하게 된다.

④ 응급구조사는 환자가 인간으로서의 위험을 가지고 평화롭게 임종을 맞이하도록 최선을 다해야 한다.

㉠ 환자의 가족과 친구들이 환자의 사회활동 참여요구 감소와 짧고 조용한 방문의 필요성을 이해시킨다.

명언

인생은 끊임없이 배우고, 준비해야 한다.
우리는 안주하지도, 안일하지도 않으면서 늘 준비하는 삶을 살아야 한다.

– 엘리자베스 퀴브레르 로스 –

사망 또는 죽음에 임박한 환자를 대할 때, 응급구조사는 환자의 욕구를 인식하는 것이 중요하다. 죽음에 임박한 환자는 위엄 및 존경, 공유, 의사존중, 소망, 사적인 일 그리고 통제가 필요하고 가족도 욕구를 가지고 있다는 것을 인지하여야 한다.

환자의 가족들은 흔히 환자와 비슷하게 슬픔의 과정을 겪는다. 이에 따라 응급구조사는 화냄, 분노, 그리고 절망감 등의 느낌을 표현할 수 있도록 도와줄 필요가 있다. 응급구조사도 어느 정도 슬픔의 단계를 거칠 수 있다. 응급구조사의 현장상황 대처는 감정을 누르는 데 상당한 에너지를 필요로 하고, 반영 및 논의를 위해서는 적절한 시간을 가져야 한다.

TIP 임종이 임박한 환자의 심리적인 요구

① 미완성된 일을 완성시키고자 한다.
② 존엄성을 유지하면서 익숙한 장소에서 임종을 맞이하고 싶어 한다.
③ 통증 경험을 적게 하고 싶어 한다.
④ 자신의 즐거웠던 과거를 회상한다.
⑤ 헤어질 가족에게 닥칠 계획을 세우고 싶어 한다.
⑥ 자신의 이야기를 들어주길 원한다.
⑦ 진실성 있는 태도를 원한다.
→ 죽기 전에 가장 좋은 것은 "나도 곧 따라 갑니다."라고 말하여 일체감을 조장함으로써 안심, 위안을 얻을 수 있도록 도와준다.

2) 죽음 또는 임종이 임박한 환자의 관리

응급구조사가 죽음 및 임종이 임박한 환자에게 반응을 보이는 방법은 응급구조사의 사고와 신념을 반영하는 것이다. 응급구조사가 현장에서 편치 못한 느낌이 드는 것은 당연한 일이고, 죽음 자체에 대해 거론하지 않고, 환자가 하는 대로 그대로 두어야 한다.

① 환자 또는 환자의 가족에게 거짓으로 안심을 시키지 말아야 한다.
② 환자에게 죽음이 임박해 있다고 말하는 것을 피하지 않는다.
③ 부드러운 목소리의 톤, 적절한 표정 그리고 위로적인 접촉과 같은 비언어적 의사소통을 사용한다.
④ 환자가 사망한 경우, 환자의 가족이 "환자"가 된다. 이웃, 가족 구성원 또는 성직자를 불러 환자를 편안하게 해준다. 환자의 가족은 "죽음"이란 단어를 들어야 할 필요가 있다. "돌아가셨다." 등의 완곡 표현[4]을 피한다. 항상 고인의 이름으로 사망한 환자를 부른다.

심각한 이별(상실)을 경험하는 사람은 충분한 시간을 두고, 여러 단계의 슬픔과정을 거쳐간다. 비록 한 단계에서 다음 단계로 진행한다고 해도 임종이 임박한 환자와 가족은 그들만의 독특한 방법으로 단계들을 경험한다. 단계를 건너뛸 수 있고, 단계를 이동하기도 한다. 또 이러한 단계를 마치지 않을 수도 있다. 환자를 돌보는 동안 응급구조사는 유연해야 하고, 어떤 방법이 가장 좋은 방법인지 결정해야 한다. 임종이 임박한 환자들을 종종 접하기 때문에 응급구조사가 잘 대처할 수 있다는 편견이 있다. 하지

4) 완곡한 표현: 듣는 사람의 감정이 상하지 않도록 모나지 않고 부드러운 말을 쓰는 표현법을 말한다. 직접적이고 노골적인 표현 대신 정중한 단어나 표현을 사용하는 것을 "완곡어법(euphemism)"이라고 한다.

만 응급구조사도 인간이다. 그래서 응급구조사는 사망한 환자나 죽어가는 환자를 만났을 때 잘 대처할 수 있어야 한다.

① 환자의 친구와 가족의 도움을 받으려고 하지 마라.

② 참고 견디려고 노력하지 마라.

③ 자신에게 충격을 준 애통함, 상실감을 통하여 건강한 방법으로 죽음이 진행되도록 한다.

㉠ 모든 기회를 활용한다.

이별은 비애(grief)와 슬픔(mourning)의 과정이고, 슬퍼하는 사람은 대부분 괴로워하고 번뇌 속에 있다. 슬퍼하는 사람은 행위로 드러내고 마지막 단계에서는 비애의 느낌을 소진해버린다. 상실감은 소식을 접한 즉시 가장 심각하게 다가온다. 슬퍼하는 과정에 대한 여러 유형이 있지만, 대체로 친한 친구나 친지가 죽고 나서 1년 정도는 정상으로 본다.

사망 소식은 사람들을 행동 불능의 비애, 전신이 마비되는 느낌을 경험한다. 이런 느낌은 5-15분 동안 지속된다. 죽은 사실을 통지할 때, 생존자(가족 또는 친척 등)는 극심한 비통함으로 아무 기능을 하지 못한다는 사실을 기억해야 한다.

① 생존자에게 사망소식을 전한 후에는 이런 심한 고통이 사라지고, 가족이 정보를 받고 결정을 내릴 준비가 될 때까지 기다린다.

② 극심한 비통함은 4-6주까지 지속된다.

㉠ 이 감정 속에는 죽음을 둘러싼 관계와 주변 환경에 따라 상실, 분노, 적개심, 슬픔 그리고 죄책감이 포함될 수 있다.

㉡ 점차 상실감의 강도와 긴급성은 사라지며 외로움이 지배하게 되어 6개월간 지속된다.

㉢ 마지막으로 회복기로 이어지며 생존한 가족은 이별을 더욱 객관적으로 여긴다.

– 삶에 대한 관심이 회복된다.

③ 비통함 속에서 회복의 열쇠는 생일, 휴가 그리고 가족을 보게 된다.

㉠ 기일(忌日)이나 기념일을 어떻게 지내는가에 달려 있다.

죽음에 대하여 사람들이 대응하는 방법은 다양하다. 만약 어린이를 다룬다면, 어린이의 인식은 어른과 다르다는 사실을 이해해야 하고, 노인은 다른 구성원의 죽음으로 인한 영향들, 노인들의 독립된 삶이 더욱 손상을 입고, 장례에 드는 비용 등에 대해 특히 관심을 둔다. 나라와 민족 그리고 문화에 따라 죽음의 대처방법은 다양하다.

3) 무엇을 해야 하는가?

"소생불가지시(Do not resuscitate)"란 병원 밖에선 죽는 사람이 증가하여 응급의료종사자들은 이제 누가 죽었다는 사실을 환자의 가족에게 말해 줘야 하는 위치에 놓이게 되었다. 이러한 곤란한 상황에서는 시나리오 같은 대본(script)을 갖는 것이 좋다. 그러나 현실적으로 슬픈 소식을 전달하기 위한 가장 안전하고 동정적인 방법을 결정하기 위해 현장 그리고 상황별 처한 사람들을 평가해야 할 필요가 있다.

안전의 관점에서 응급구조사가 당사자들을 안다고 해도 어떻게 그들이 반응할지는 절대 알지 못한다. 대부분의 사람은 소식을 조용하게 받아들이지만, 어떤 사람들은 육체적인 방법으로 매우 비통함을 표현하기도 한다. 예를 들면, 주위 물건을 집어 던지고, 자신의 주먹으로 벽을 치고, 소리를 지르는 등 다양하게 육체적으로 표현을 한다. 따라서 초기에 생존자(가족 등)의 비통함은 절정에 이른다는 사실과 응급구조사가 환자와 가족에게 할 수 있는 일이 별로 없음을 인지하고 있어야 한다.

① 자신의 이름과 역할을 소개한다.

㉠ "제 이름은 이재민입니다. 응급소방본부 신창119안전센터 paramedic입니다"

② 환자의 가족이 감정을 발산할 수 있는 안전한 자리를 마련해 주어야 한다.

③ 생존자 중에서 누가 누구인지 파악한다.

㉠ 사실을 가장 가까운 생존자에게 꾸미지 말고 위로의 말과 함께 알린다.

④ 안전을 고려하여 고인과 관계되는 생존자가 많은 곳에서 소식을 전하지 않는다.

㉠ 생존자 무리에서 4–5명이 넘지 않는 범위에서 일차적으로 나오도록 요청한다.

㉡ 소식을 전해 받은 4–5명이 다른 생존자에게 나름의 방법대로 전하도록 한다.

⑤ 생존자들 사이에 응급구조사가 서 있는 것을 피하고 앉아서 눈높이를 맞춘다.

⑥ 생존자가 혼자이면, 친구, 이웃, 성직자 또는 친척을 부른다.

㉠ 그들이 올 때까지 생존자에게 말하지 말고 기다린다.

⑦ 용어를 조심스럽게 선정한다.

㉠ 딱딱해 보일 수 있지만, 잘못 해석되거나, 잘못 이해될 수 있는 완곡한 표현(euphemism)은 피한다.

㉡ "사망" 그리고 "사망했다"라는 직설적인 표현을 한다.

⑧ 부드럽게 눈을 마주치고, 적절하다면 팔을 잡거나 손을 잡는 접촉을 한다.

㉠ 신의 뜻이라거나 고통의 위로와 같은 주관적인 언급은 삼가야 한다.

– 생존자(가족 등)의 종교적 선호를 충분히 알지 못하기 때문에 조심해야 한다.

㉡ 기본적인 메시지는 다음과 같다.

– 사랑하는 사람이 죽었습니다.

– 누구도 더 이상 아무것도 할 수 없었습니다.

- 필요하면 생존자를 도울 수 있는 응급의료서비스를 받을 수 있습니다.

⑨ 경찰에 의한 현장조사와 같은 병원 밖에서 사망자를 위한 절차에 관한 안내를 한다.

4) 응급구조사가 아는 사람인 경우

많은 응급구조사는 때로 작은 마을에서 근무하게 되며 신고(호출)한 사람을 잘 아는 경우가 있다. 이런 현장 상황들은 보람도 있지만 때로는 비통하고 슬픔이기도 한다. 일반 사람들은 구급차 및 병원에서 잘 아는 사람이 도착하면 자신이 가장 무서운 순간에 지지를 해주기 때문에 위안을 많이 받는다.

사람의 생명이 위급하거나 사망하면, 응급구조사 또한 심한 충격을 받을 것이다. 이러한 스트레스를 감당하기에 고통은 너무 크고, 종종 같이 비통해한다. 응급구조사의 안녕을 위해서 스트레스 관리가 필요하다.

CHAPTER 06

질병과 손상의 예방

Prevention of Illness and Injury

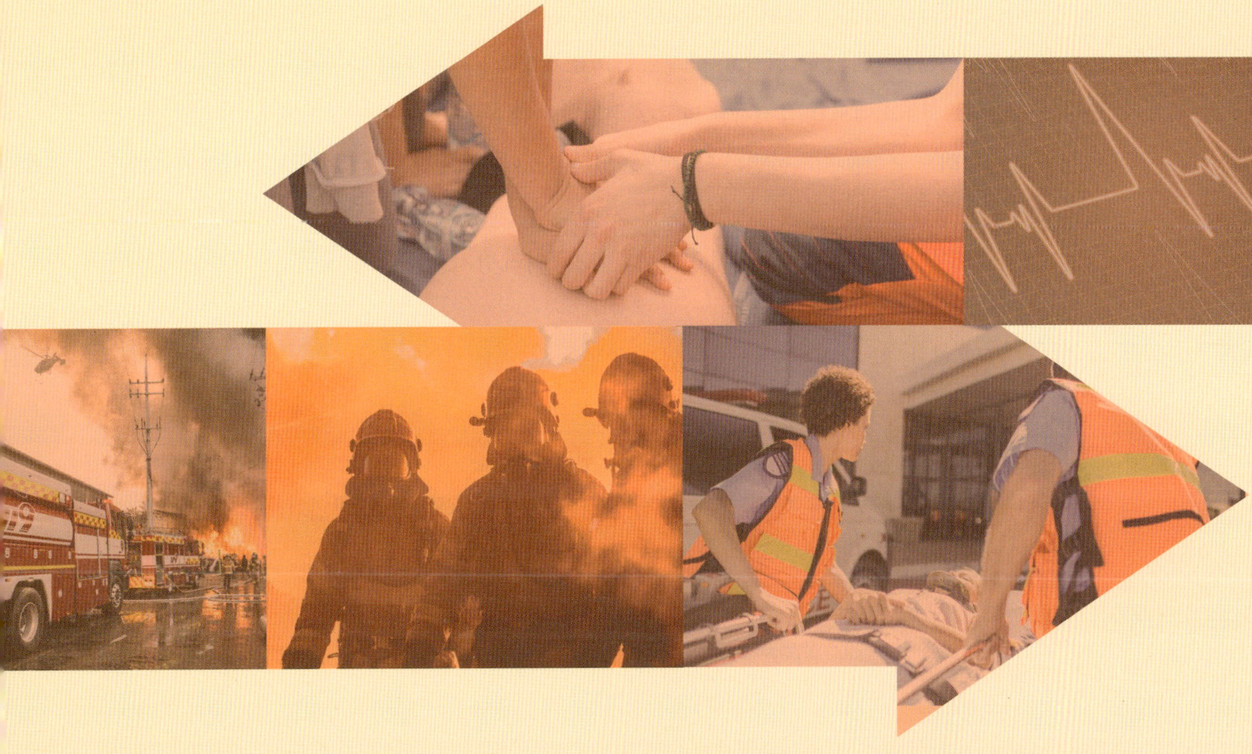

CHAPTER 06

질병과 손상의 예방

Prevention of Illness and Injury

학습목표

1. 질병과 손상의 범위, 병적상태 및 사망률, 인간, 환경, 의도적 및 비의도적으로 인정되는 손상의 사회경제적 충격을 설명할 수 있다.
2. 질병 예방을 위한 정보와 지침에 대한 환자의 요구를 평가하기 위해 조사되어야 할 일반적, 특수한 환경변수를 열거할 수 있다.
3. 모든 사람의 안전을 강화하기 위한 질병 및 손상예방프로그램을 확인할 수 있다.
4. 응급구조사가 예방책으로서 중재할 수 있는 상황의 환자를 확인할 수 있다.
5. 일차 및 이차 손상예방 자료를 보고할 수 있다.

01 개요

응급의료체계라 하면 가장 먼저 곤경에 처한 사람들에게 꼭 필요한 도움을 주는 응급의료서비스를 말한다. 응급구조사는 끊임없는 위기, 비극의 응급의료 현장과 반응을 주고받는다. 중증의 질병에 처한 환자가 응급의료서비스에서 응급처치를 받고 호전되었을 때 진정으로 흥미를 느끼게 된다. 그러나 이러한 순간의 흥미는 현실을 직시하면서 사라질 수 있다. 사고 후의 일반적인 표현들로는 다음과 같은 말들을 반문할 수 있을 것이다.

① 응급구조사가 얼마나 자주 사건에 접하여 "사고를 미리 방지할 수 있을까?"

② 사고현장에서 "정말 부끄럽다."

③ 응급구조사가 "할 수 있는 일이 뭐가 있을까?" 등

응급구조사로서의 다음과 같은 질문으로 초점을 전환해보자.

① 응급의료제공자, 책임자, 행정가로 사고발생 전 무엇을 생각해야만 할 것인가?

② 얼마나 많은 생명을 살려낼 수 있는가? 등

02 질병으로서의 손상

질병의 과정은 3가지 요인들이 존재하고 질병이 발생하는 데에는 동시 상호작용을 해야 한다.

① 질병유발인자

② 숙주(질병유발인자가 거주할 수 있는 곳)

③ 환경(질병유발인자와 숙주가 하나로 합쳐질 수 있는 적합한 조건)

위와 같은 3가지 요인을 '역학의 삼각구도'라고 한다. 이러한 역학의 삼각구도를 인지하고, 질병에 대한 대처 방법을 찾아야 한다(그림 6-1).

① 숙주에 대한 백신을 투여한다.

② 환경에 대한 위생을 개선한다.

③ 항생제로 질병유발인자를 파괴한다.

위 3가지 방법을 모두 조합하여 특정 질병이 발생할 수 있는 상황을 단절시킬 수 있게 되었다.

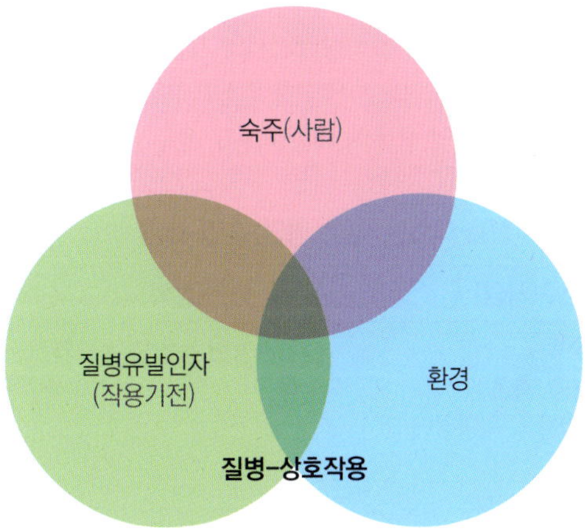

그림 6-1. 역학의 삼각구도

질병과 외상이 모두 3가지 요인이 있어야 질병이 발생한다.

① 손상이 발생하는 숙주(사람)가 존재하여야 한다.

㉠ 내부 및 외부요인에 의해 변화한다.

- 내부요인에는 지능, 성별 및 반응시간이 있다.
- 외부요인에는 중독, 분노 및 사회적 신념이 있다.
- 감수성은 동일 인물이라도 시간에 따라 변화한다.

② 손상의 요인으로 질병유발인자가 있다.

㉠ 손상 에너지(역학-안전띠, 화학, 열, 복사-방사선, 전기)가 있다.

㉡ 숙주의 허용한계를 압도하는가에 따라 속도, 모양, 물질 및 숙주에 대한 노출시간 등에서 에너지의 방출이 달라진다.

③ 숙주와 인자는 서로가 영향을 줄 수 있는 환경에서 하나로 합쳐진다.

㉠ 물리적 구성 및 사회적 구성요소로 나뉜다.

- 물리적 구성에는 눈으로 볼 수 있고 손으로 만질 수 있는 것이다.
- 사회적 구성에는 태도, 신념 및 판단이 포함된다.
- 숙주, 인자, 환경 변화의 특징이 함께 변화다.

TIP 하돈 매트릭스(William J. Haddon Matrix)

1968년 뉴욕주의 공중보건의사로 있던 William Haddon이 사고 예방을 위한 방안을 모색할 의도로 제시된 개념적 체계를 말한다. 흔히 사고에 관련된 요인들을 4가지로(host, agent, physical environment, social environment) 나누고 이를 사고 발생에 따른 3단계 과정(pre-event, event, post-event)에 따라 정리한 표를 말한다. 사고뿐 아니라 다양한 질병들의 서로 다른 요인들을 입체적으로 살펴보고 예방을 위한 개입을 설계하는 데 도움을 준다.

한편 Michael Eddleston은 2006년 이를 스리랑카에서의 자살목적 농약중독에 적용하여 다음과 같이 제시한 바 있으며 이는 농약 복용에 대한 위험요인 연구를 활성화하고 예방대책을 세우는 데 유용한 도구가 될 수 있다. 향후 자살뿐 아니라 직업성 농약 중독에 대한 적용도 요구된다.

■ **농약 복용으로 인한 사망에 영향을 미치는 숙주, 병인, 환경 요인**

시간 단계	숙주(사람)	병인(농약)	환경(지역사회)
중독 전 (손상 발생 전)	• 알코올중독 • 성별, 체중, 충동성 • 개별 농약들의 치명성에 대한 인식 • 복용 전 식사 여부	• 접근가능한 농약의 농도와 수량	• 농약의 안전한 보관 • 농약의 금지와 사용/판매 제한 • 독성 농약의 접근성
중독 시 (손상)	• 알코올 중독 • 의도성 수준	• 섭취량 • 농약의 독성 • 흡수 및 맛에 영향을 주는 첨가제	• 복용 시 다른 사람과의 거리
중독 후 (손상 여파 발생-이차손상)	• 도움을 청하는 행동 • 건강상태, 나이 • 만성 알코올복용 및 의존성 • 농약대사에 영향을 미치는 유전적 요인	• 중독발병속도 • 치료의 효과 • 해독제와 인공호흡기 사용 가능성	• 응급처치 • 도움을 청하는 행동 • 병원이송/접근성 • 1, 2차 병원에서의 의료서비스 가능성과 수준

03 손상 역학

손상이란 가장 중요한 건강문제 중의 하나이다. 다음의 내용을 생각해보자.

① 사망원인 중 3번째이며, 1–44세의 연령대에 걸친 주요 사망원인이다.

② 매년 7만 명 정도 사망하고, 치명적이지 않은 손상은 100만 명 정도 이르고 있다.

㉠ 주요 사망원인은 자동차 충돌사고, 화재, 화상, 낙상, 익사, 약물중독 등이 있다.

③ 전체 손상에 대한 예상 치료비용은 약 135조 원을 초과하고, 사망자 1인당 입원 기간은 약 19일이며, 응급실 방문은 254회 정도이다.

손상이란 "우연히 발생하는 사고"이다. 하지만, 증거에 따르면 손상은 잠재적으로 위험한 환경에서 발생하는 것으로 조사되어진다.

TIP 다음 질문에 답해보세요!

자동차사고 중 음주운전, 시속 120 Km 이상의 과속운전, 난폭운전은 '손상'일까?
① 손상이다.
② 손상이 아니다.
※ 답은 2번이다. 손상이 아닌 이유는 우연히 발생하는 사고가 아니기 때문이다.

역학(epidemiology)은 인구집단 빈도, 분포, 손상의 원인, 질병, 다른 건강관련 사건 등에 영향을 미치는 요인에 관한 연구를 말한다. 우리들이 알고 있는 역학과 개념은 생산적 삶의 기간(years of production life)과 관계가 있다.

TIP 생산적 삶의 기간이란?

생산적 삶의 기간이란? 65에서 사망 시의 나이를 뺀 기간늘 말한다.
(예: 35세에 사망한 책임소송에 있어서 배심원은 사망자의 임금수입을 30년으로 간주하여 손해배상을 평가한다.)

손상은 열, 기계, 전기, 화학 에너지에 심하게 노출되거나, 또는 보온, 산소 등과 같은 생명유지에 본질적인 요소가 부족하여 사람에게 의도적(intentional) 또는 비의도적(unintentional)으로 손상을 입히는 것을 말한다.

(1) 의도적인 손상

일반적으로 사람 간 혹은 자기 주도적 폭력행위와 연관되어 있다. 모든 손상의 사망원인 중 1/3 정도를 차지한다.

① 살인(타살), 강간, 자살, 자살시도, 구타, 여성 폭행(강간) 및 가정 학대(배우자 학대), 노인 및 아동 학대, 전쟁 등이 있다.

② 의도적인 폭력의 위험요인(risk factors): 총기 접근, 알코올 남용, 아동학대 경력, 정신질환, 가난, 질병, 남자, 질병이나 손상의 기회 증가 특성

* 응급구조사의 역할

① 현장에서의 면밀한 보고서 자료와 위험요소를 기록하는 것이다.

② 손상과 위험요인을 식별하는 것을 배우고, 적당한 경로를 통하여 보고할 수 있어야 한다.

③ 양심적인 관찰자가 되어야 한다.

* 의도적 손상의 예방

① 사법제도 및 정신건강시스템의 책임이 될 것이다.

㉠ 끔찍한 죽음, 의도적인 손상을 줄이는 데 필수적이다.

② 최고의 의사를 포함한 종합적인 접근을 통해 예방할 수 있다.

(2) 비의도적 손상

미리 생각할 수 없는 사고이고 의도하지 않은 손상을 말한다. 흔히 '사고'라 한다. 대부분 예방이 가능하다.

① 10대 사망원인이 된다.

② 교통사고가 대부분의 비의도적 사망 40% 차지한다.

③ 총기류에 의한 자살, 비의도적 추락사고, 비의도적 독극물 사고(중독), 총기류에 의한 타살, 질식과 비의도적 화재와 화상, 익수 사고 등이 있다.

이들의 손상의 2가지 분류 사이에 중복이 있을 수 있으므로 주의하는 것이 중요하다. 예를 들면, 자동차충돌이 자살을 시도하는 운전자 때문에 일어날 수 있다. 혼자 발생한 자동차충돌 자체는 아무런 의도가 없다는 것을 의미하지만, 운전자가 자살할 생각을 가지고 충돌했다면, 충돌을 일으킨 의도가 있다는 것을 의미한다.

TIP **10대 사망원인**

- 비의도적 자동차 교통사고
- 총기류에 의한 자살
- 비의도적 추락
- 비의도적 중독
- 총기류에 의한 타살
- 분류되지 않은 비의도적 손상
- 질식에 의한 자살
- 비의도적 질식
- 중독에 의한 자살
- 비의도적 화재와 화상

TIP **총 1억 7,820만 명의 환자가 외래 방문 중 총 166,269명 환자가 외상으로 사망**

① 비의도적 손상: 106, 742명, 의도적 손상: 54,537명이 사망(자살 31,655명, 살인 17,638명, 미상 5,234명)
② 응급실 약 4,292,000명이 교통사고와 관련되어 방문, 약 44,065명이 교통사고 관련되어 사망
③ 1-44세 비의도적 손상: 심장질환, 암, 뇌혈관질환, 기관지염, 허파기종, 천식 등

TIP **손상예방의 목적**

1. 예방의 4E - 손상위험(injury risk)
   ① 교육(Education)
   ② 기술(Engineering): 공학/환경(약병 뚜껑, 도로의 환경으로 의식변화 등)
   ③ 관리(Enforcement): 규제 강화
   ④ 장비(Equipment): 경제적 보상(건강보험 비용 절약, 운전자보험금 감면, 보조금을 지급하는 안전제품: 헬멧, 소화기, 안전장치 등)
2. 자동보호장비의 중요성
   ① 안전벨트
   ② 판매자에게 안전벨트와 에어백장치 요구
3. 손상예방 모형
4. 손상감시

역학과 관련된 다른 개념은 '손상위험'을 들 수 있다. 이는 사람들이 계속 손상의 위험에 처해 있는 실제적 또는 잠재적인 위험 상황을 말한다.

① 모든 사고현장과 상황에 손상위험 여부를 평가한다.
   ㉠ 손상-감독 프로그램 일부로써 통계를 알아보아야 한다.
② 손상자료에 대한 지속적이고 체계적으로 자료를 수집하고, 분석하며, 해석하여야 한다.
   ㉠ 손상자료는 일반 대중의 건강프로그램에 대한 계획, 실행, 평가 등에 필수적이다.
③ 손상-감독 프로그램에는 알 필요가 있는 사람들에게 자료를 적절히 제공하여야 한다.
④ 프로그램의 최종적인 목표는 자료를 예방과 통제의 방법에 적용하는 것이다.

교훈기회(teachable moments)는 손상 직후 발생한다. 환자 및 주변 사람은 무슨 일이 일어났는지를 알게 되어 이와 유사한 손상이나 질병이 발생할 경우 예방방법을 더 쉽게 배우게 된다. 이처럼 교육기회에 따른 손상예방 프로그램은 모든 손상에 대한 일차적인 예방 또는 관리 등에 초점을 맞출 수 있다. 그리고 다음에 발생한 예방을 위한 응급처치는 2차 예방이며, 재활활동은 3차 예방으로 표현된다.

① 1차 예방: 사고 발생 시 손상으로부터 보호하는 것이다.
   ㉠ 목적: 손상이 발생하지 않게 한다.
   ㉡ 예방활동의 형태는 위험한 행동들을 최소화한다.
      - 보호 장비를 사용하는 데 도움을 줄 수 있도록 안전교육 프로그램을 운영한다.
         • 헬멧, 어린이 안전시트와 차량 안전장치시스템 등 포함한다.

② 2차 예방: 질병 또는 손상 후의 의료처치로써 추후 발생할 문제점을 예방하는 것이다.
   ㉠ 급성 손상의 진행을 방지하기 위해 취해진 일련의 활동을 말한다.
   ㉡ 외상성 뇌 손상 후 저산소증 또는 저혈압이 발생하는 것을 방지한다.
      - 저산소증 또는 저혈압이 있는 경우에는 가능한 빨리 교정한다.

③ 3차 예방: 질병 또는 손상 후의 재활 활동으로써 추후 발생할 문제점을 예방하는 것이다.
   ㉠ 사망과 손상(또는 질병)의 장기적 장애를 최소화하는 것을 말한다.
   ㉡ 유효한 재활 프로그램을 말한다.

TIP 하돈 매트릭스 개념(손상예방)

손상은 의도적/비의도적으로 신체가 다치는 것이다. 우리나라의 경우 손상으로 인해 1명이 사망할 때 117.03명이 외래를 방문하고, 28.41명이 입원하였으며, 2015년 전체 장애보정생존연수(disability-adjusted life year, DALY) 중 손상이 차지하는 비율은 10.1%였다. 또한 손상은 전체 사망으로 인한 수명손실(years of life lost, YLL)의 25%, 전체 장애로 인해 손실된 건강한 수명(years lived with disability, YLD)의 8%를 차지했다.

2015년 자해로 인한 경제적 부담은 83억 달러, 낙상으로 인한 경제적 손실은 43억 달러로 나타났다. 이와 같은 국가의 사회적·경제적 손실을 줄이고자 도입된 개념이 '손상예방'이다. 사고와 유사한 단어라 생각할 수 있으나 사고와 손상은 차이가 있다. 사고(accident)의 정의는 '우연히' 발생하는 것으로 예방할 수 없다는 의미를 내포하고 있으며, 손상(injury)의 정의에는 "예방가능"하다는 의미를 내포하고 있다. 즉 모든 사고는 예방할 수 있는 요소를 포함한다. 대표적인 것이 우리가 흔히 교통사고(traffic accident, TA)라 부르는 도로교통손상(road traffic injury, RTI)이다. 외국의 경우에서도 TA보다는 RTI란 단어를 더 많이 사용하고 있다. 이러한 손상을 유발하는 요소들은 해든매트릭스라는 개념을 통해 정리할 수 있으며, 이 요소들은 모두정책 개선, 교육 및 적절한 물리적 안전시스템 개발 등으로 해결할 수 있다.

손상예방 분야에서 응급구조사는 일지작성 등을 통해 정책 개발 근거를 제시할 수 있으며, 정책 개발이나 안전장비개발에 직접적으로 참여할 수 있다. 또한 일반인 등에게 손상예방을 위한 교육을 시행할 수 있어야 한다.

04 응급의료체계 내에서의 손상예방

사고 후, 생존자나 생존자의 가족 외에는 누구도 응급구조사보다 더 직접 손상 후의 영향을 경험해 본 사람은 없다. 응급구조사는 예방 가능한 손상문제를 매일 목격하는데, 좋은 장비와 기술력을 갖추고 있다 할지라도 모든 생명을 구할 수는 없다. 그럼에도 불구하고 응급구조사는 응급현장에 가장 먼저 도착하여 손상예방하기 위해 노력하고 선봉에 서는 사람이다.

① 일반적으로 응급상황에서 심폐소생술(CPR) 및 응급처치를 수행한다.

② 대중의 건강과 안전을 위한 파수꾼이다.

㉠ 질병과 손상의 예방을 위해 상호협동적인 임무를 수행한다.

㉡ 질병과 손상을 예방하기 위해 여러 가지의 노력을 기울여야 한다.

③ 대중 속에 널리 파묻혀 있으면서 지역사회를 구성하고 있다.

㉠ 환자를 위한 옹호자로 대변자가 되기도 한다.

④ 일반인 손상 감소에 지대한 영향을 미칠 수 있는 좋은 역할모델 활동을 하고 있다.

⑤ 외곽지역의 응급구조사들은 응급의료교육을 가장 잘 받은 사람들이다.

㉠ 일반인은 응급구조사에게 충고와 조언을 구하기도 한다.

1) 응급의료체계의 조직

응급의료서비스의 조직체계는 모든 예방활동의 발전에 힘이 되고 있다. 지역사회 내에서 응급구조사들은 질병과 손상예방을 위해 지원 가능한 단체를 파악하고 응급구조사의 책임을 잘 알고 있어야 한다.

(1) 응급구조사의 보호

응급의료서비스 권한 위임의 장은 출동을 포함한 반응, 현장, 이송 등에 있어서 안전을 확보하는 정책들이 잘 활용되는지 확인하여야 한다. 적절한 감염차단장비 및 혈액감염이나 공기감염뿐만 아니라 환경적 위험요소 등에 대비해 개인보호장비가 준비되어야 한다. 그리고 응급구조사의 안전과 안녕에 대한 모든 절차는 강조되어야 하고, 지원되어야 한다.

(2) 응급구조사의 교육

응급의료서비스 관리자는 초기훈련과 계속교육(보수교육)과정에서 일차적인 예방의 기초 작업으로서 응급구조사들을 교육할 책임이 있다. 일반인들과 개인 영역의 몇몇 특수집단은 특수응급의료서비스

교육 및 훈련을 받기도 한다(그림 6-2). 응급구조사는 난폭한 환자나 다른 적대시하는 행위자를 대처할 기술과 훈련이 필요하다.

(3) 자료수집

질병과 손상에 대한 환자의 기록은 응급의료서비스를 검토하고 유지하며 예방프로그램을 성공적으로 발전시킬 수 있다.

(4) 재정지원

응급의료서비스의 응급구조사는 예방활동에 있어서 재정의 필요성을 이해해야만 한다. 위임기관의 내부예산은 예방전략 사업에 먼저 반영되어야 하고, 지원되어야 한다. 필요하면 지원은 조직 외부에서도 찾아보아야 한다. 예를 들면 아래와 같다.

① 대기업들은 가끔 기업행사 개최를 통해 예비자금을 마련하여 지역사회 및 예방활동에 기부하기 때문이다.

② 고속도로 안전책임자는 어린이의 안전좌석 확보, 안전띠, 음주운전 등과 같은 교통관련 용역사업에 자금을 지원받을 수 있다(그림 6-3).

③ 지역의 병원과 협력하여 소식지 등에 안전과 관련된 표어를 만들어 광고효과를 낼 수도 있다.

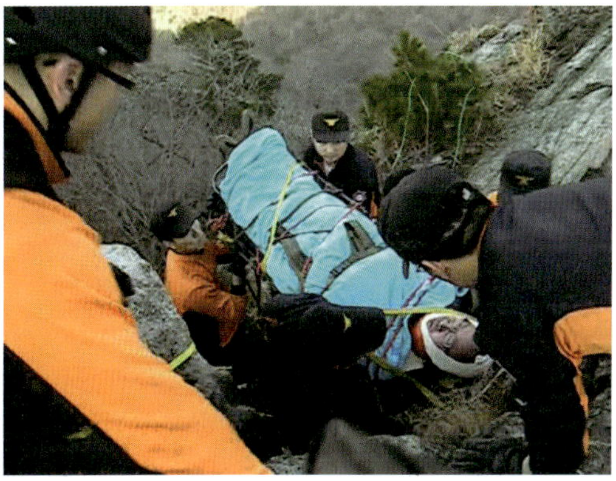

그림 6-2. 특별안전절차에 따른 적절하고 특수한 분야에 대한 교육과 훈련 필요

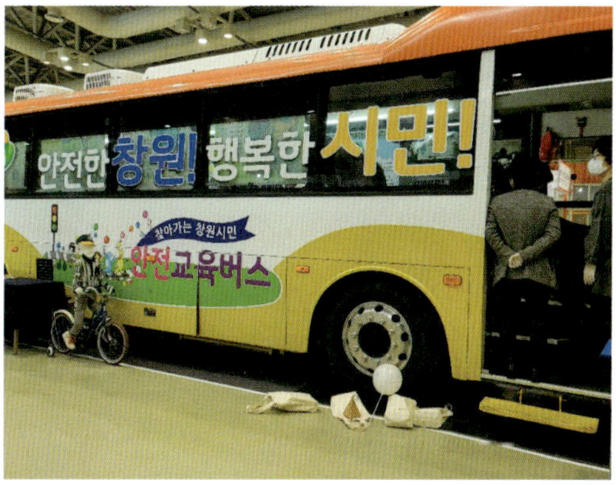

그림 6-3. 지역사회 안전교육

(5) 응급구조사의 권한 이임

예방프로그램을 성사시키기 위한 궁극적인 요인은 응급현장에 최일선 응급구조사들의 손에 달려 있다. 각종 사고 사실을 확인하고, 팀원을 격려하고 보호하며, 응급의료책임자는 관심을 가지고 지원하며 참여한다. 이로써 최고의 응급의료책임자가 인정하여 보상한다.

2) 응급구조사가 지켜야 할 사항

질병과 손상예방은 기본적으로 가정에서 시작되어 근무 현장으로 확대되어진다. 응급구조사에 있어서 최우선 순위는 자기 자신의 안전이다. 응급구조사가 구급차에서 안전띠를 사용하는 것은 안전의 첫 번째 단계이다. 따라서 응급구조사를 고용하는 기관이나 산업체는 안전한 환경을 제공할 의무가 있다. 다음과 같이 제시된 지침과 정책들은 응급구조사를 안전하게 만들 것이다.

(1) 신체분비물격리와 개인보호장비

119구조 · 구급에 관한 법률 제23조의 2(감염병환자등의 이송), 3(감염병환자등의 통보) 및 감염병의 예방 및 관리에 관한 법률 제34조~41조와 119구급대원 현장응급처치 표준지침(표 6-1)을 살펴보면, 감염차단장비(body substance isolation, BSI)는 혈액이나 다른 신체물질로부터의 감염예방에 도움이 된다. 장갑, 보호 안경 등과 같은 감염차단장비 및 개인보호장비(personal protective equipment, PPE)는 응급의료서비스 진행 과정에서 중요한 역할을 하며, 기본적인 방어방법 중의 하나이다(그림 6-4).

(2) 체력유지

응급구조사는 열정적이고도 교대근무 등 혼란스러운 생활 때문에 항상 정상적이며 건강한 일상생활을 유지하기가 힘들다.

① 계속적으로 운동으로 체력을 기른다.

② 손상의 위험을 최소화시키기 위한 생활을 하여 건강한 마음의 자세를 유지해야 한다.

③ 모든 삶의 질을 개선하기 위한 노력하며, 동료 대원들을 격려하여야 한다.

④ 건강한 삶을 위한 다양한 프로그램에 참여한다.

㉠ 적절한 다이어트, 심혈관계통의 증진을 위한 운동, 근력훈련 프로그램 등

응급구조사는 건강한 체력유지로 신진 대사율을 높이고, 면역력을 길러주며, 질병과 손상의 위험을 줄여줄 수 있다. 환자 손상부위 견인법과 환자 이동법, 척추보호 방법 등은 병원 전에 응급구조사가 일상적으로 사용하는 방법이다. 또한, 주요 손상이 척추손상임을 기억하고, 신체의 손상, 경직, 통증 등을 예방하기 위한 적절한 견인기술을 익히기 위해서는 노력을 해야 한다.

표 6-1. 상황별 개인보호장구 착용지침

	장갑	마스크	보호안경	기타
기도확보				
도수조작	멸균	○	x	x
기도유지기	멸균	○	x	x
후두마스크	멸균	○	○	x
기도삽관	멸균	○	○	x
흡인기	멸균	○	○	가운
기도폐쇄처치	멸균	○	○	x
구조호흡	멸균	○	x	x
산소투여				
비관	1회용	○	x	x
포켓마스크	1회용	○	x	x
안면마스크	1회용	○	x	x
백밸브마스크	1회용	○	x	x
산소소생기	1회용	○	x	x
CPR	멸균	○	○	x
ECG	1회용	○	x	x
AED	1회용	○	x	x
IV catheter 삽입	멸균	○	x	x
고정	1회용	○	x	x
상처처치				
지혈	멸균	○	○	위생모, 가운
상처드레싱	멸균	○	x	신발덮개 x
분만	멸균	○	○	위생모, 가운, 신발덮개
혈당체크	멸균	○	x	x
장비세척, 소독 시	멸균 (깨끗한 1회용 장갑 가능)	○	○	위생모, 가운, 신발덮개
구급차세척, 소독 시	멸균(상동)	○	○	위생모, 가운, 신발덮개

(3) 개인, 가족, 직장생활에서의 스트레스 관리

응급구조사는 자신의 생활 가운데 스트레스를 조절하거나 통제할 줄 알아야 한다. 아무리 건강한 개인이라 할지라도 개인, 가정, 직장생활에서 균형을 이루기는 어렵다. 따라서 스트레스를 관리할 수 있도록 다음과 같이 노력하여야 한다.

① 자신의 한계를 알아야 한다.

② 적절한 시간을 내어 긴장을 풀고, 취미 생활로 스트레스를 줄여나간다.

③ 스트레스로 가득 차면 관리자에게 말해 탈진이나 갈등상태를 해소한다.

④ 적절한 운동, 영양, 건강한 활동으로 생활의 균형을 유지한다.

(4) 직업적인 상담(도움)의 추구

응급구조사는 직업적인 상담이나 필요성에 대해 부끄럽게 생각하지 말아야 한다. 하루 24시간 중 가장 취약한 시간에도 환자를 다루고 업무를 한다. 그러면서 비극적인 상황, 질병, 사망상황, 낙담 등을 경험하게 되는데, 이는 응급구조사들의 일상적인 삶의 일부분이다.

① 스트레스, 감정, 질병 및 손상 등에 있어서 모든 사람처럼 나약하다는 사실을 잊어서는 안 된다.

② 직업이나 생활 때문에 자신이 압박받으면 전문가와 상담을 나눠 해결해 본다.

③ 상담, 스트레스 관리, 영양, 건강 생활법 등의 프로그램에 참여한다.

㉠ 스트레스를 푸는 기회로 활용한다.

(5) 안전운전

현장 활동에 따른 구급차 안전운전은 응급의료서비스 반응의 본질적인 영역이다.

① 구급차 운전자로서 교통법규를 잘 알고 실천한다.

㉠ 음주운전을 절대로 해서는 안 된다.

② 구급차를 다루는 능력과 한계점을 인식한다.

㉠ 도로 상태나 날씨 등을 정확히 파악한다.

㉡ 모든 교통상황에 정확하고 신속하게 대처한다.

③ 구급차를 안전하게 다루려면 경보장치를 적절히 사용한다.

④ 구급차 운전할 때에는 방어운전을 한다(그림 6-5).

(6) 현장안전의 평가 및 유지(현장안전)

구급차 출동의 요청을 받으면 도착하기 전에 출동에 따른 정보를 파악하여 출동의 전 과정과 필요한 장비에 관심을 기울여야 하고 이때 응급구조사의 최우선 순위는 자신의 안전이다.

① 현장에 도착한 경우에는 도착하자마자 안전을 확인한다.

㉠ 교통상황, 도로상태, 가능한 모든 위험요인을 고려한다.

㉡ 심한 자동차 충돌사고 시 교통사고를 통제하기 위한 가장 안전한 방법은 모든 교통을 정지시키고 다른 길로 우회하도록 하는 것이다. 이는 환자, 주변 사람, 구조대원 등의 안전에 필요한 방법이다.

② 환자를 싣고 떠나기에 가장 편리한 장소에 주차한다.

③ 위험 가능성이 있는 현장, 화학물질 공장의 산업공원, 범죄율이 높은 지역 등에 출동할 경우는 조심스럽게 현장에 접근한다.

㉠ 자신을 적절히 잘 보호하도록 한다.

㉡ 특수상황을 통제할 구조대원이 없으면 위험지역에 절대 들어가서는 안 된다.

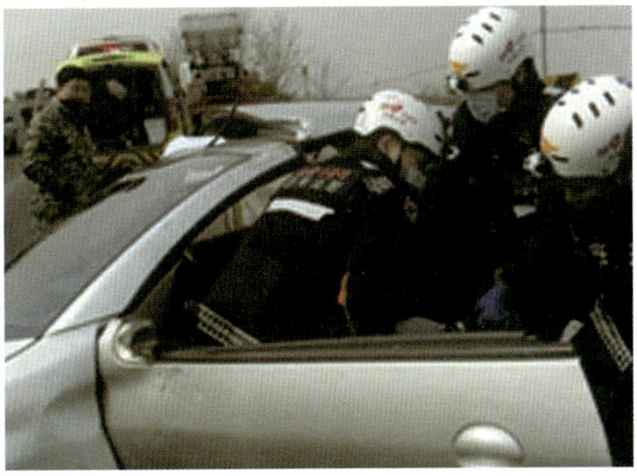

그림 6-4. 병원 전 현장에서 응급구조사는 BSI를 착용한 후 응급처치를 실시한다.

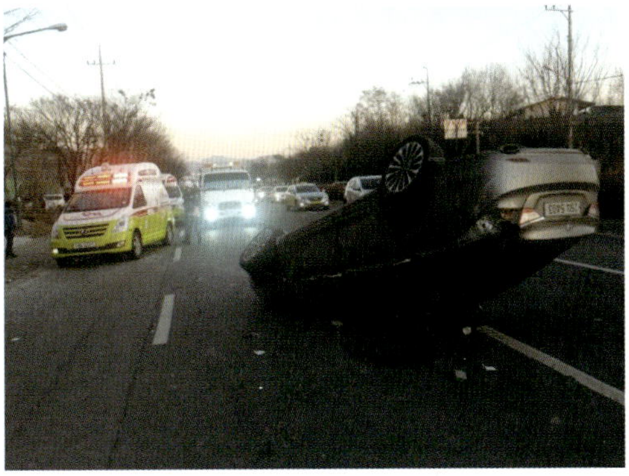

그림 6-5. 사고 현장에서 안전하게 도착하여야 하며, 적절한 주차는 2차 사고를 예방할 수 있다.

㉢ 위험물질 대책반과 같은 특수팀의 지원을 요청한다.

㉣ 폭력 상황, 잠재적인 폭력 상황, 위험한 현장, 가족 학대 또는 다른 범죄 등의 현장인 경우에는 경찰에게 연락하도록 한다.

④ 현장이 안전하다면 현장 상황에 맞는 복장을 착용하고, 침착하게 접근한다.

㉠ 감염차단장비 및 개인보호장비를 착용한다.

⑤ 손상기전 및 질병의 본질을 파악하고 응급구조사 지침에 따라 응급처치를 실시한다.

⑥ 환자의 응급처치가 끝나고 이송이 결정되면 출발 전 안전을 확인한다.

㉠ 동료대원은 차량 주변과 모든 문이 잠겼는지 확인한다.

⑦ 환자는 구급용 들것에 최소 3군데 이상 고정한다.

㉠ 필요시에는 어깨를 끈으로 고정해야 한다(그림 6-6).

⑧ 가족 구성원 등 보호자가 환자와 같이 가기를 원하면 동승하게 한다.

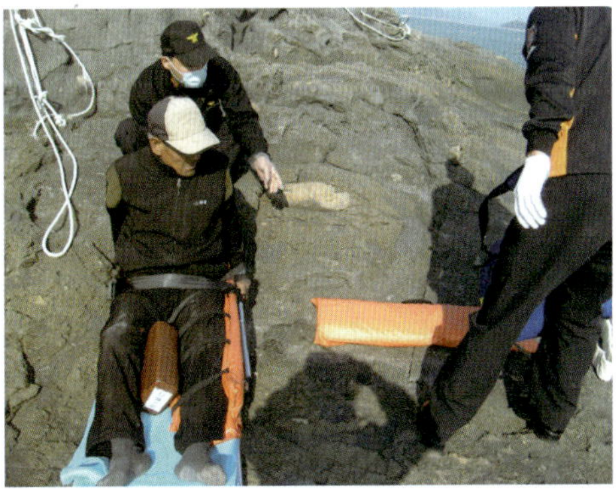

그림 6-6. 응급구조사가 들것에 옮겨 환자를 안정화시키고 있는 중이다.

TIP **응급의료서비스 제공자가 지켜야 할 일**

① 감염차단장비 착용하기
② 체력유지
③ 적절한 견인방법, 이동기술 이용하기
④ 개인, 가족, 직장생활에서의 스트레스 관리
⑤ 필요시 전문적인 처치의 추구
⑥ 안전운전
⑦ 현장안전의 평가 및 유지

05 지역사회에서의 예방

응급의료체계 내에서 건강문제를 다루는 응급구조사는 근무자의 질병 및 손상의 예방뿐만 아니라 일반인의 건강증진에 대한 책임도 있다(그림 6-7). 이에 응급구조사는 여러 상황에서 적절하고 효과적인 수단으로 지역사회에서의 예방 활동에 참여하여야 한다.

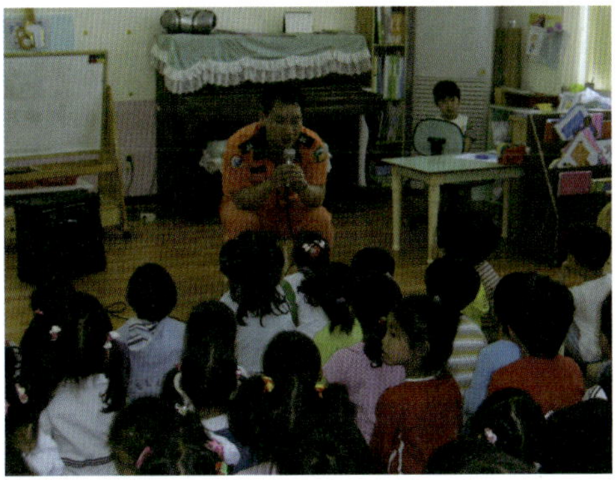

그림 6-7. 지역사회증진을 위해 응급구조사는 어린이집방문교육을 실시하고 있다.

1) 필요영역

(1) 영아와 소아

① 저체중

2.5 kg 이하의 영아는 매년 29만 명 정도 태어난다. 이는 출생 전의 적절치 못한 치료가 원인이 되고 있다. 신생아의 저체중은 출생 시 건강에 다음과 같은 나쁜 표시를 암시한다.

㉠ 너무 적게 또는 너무 빨리 태어난 신생아는 태어난 첫해 사망할 가능성이 훨씬 높다.

- 매년 저체중과 조산아 중 4천 명 이상이 사망한다.
- 사망하지 않고 생존하는 신생아 중 약 2–5% 정도는 불구가 된다.
- 1.5 kg 이하의 생존자 중 25%는 정신박약, 뇌성마비, 간질, 시각장애자 등의 불구가 된다.

② 손상

어린이 사망자 3명당 1명은 사고로 인한 손상으로 인해 발생한다. 따라서 손상을 당한 어린이의 수는 사망자보다 훨씬 더 많다. 어린이의 치명적인 손상의 가장 일반적인 원인은 자동차 충돌사고, 보행자 또는 자전거 손상, 화상, 낙상, 화재 등을 들 수 있다. 일반적으로 손상은 의도적 사고(총기사고나 폭행), 준 비의도적 사고(학대가 의심되는 손상) 등으로 분류할 수 있다.

㉠ 자동차 사고

자동차 사고 시 어린이는 충격에 의해 쉽게 쓰러지게 된다. 어린이의 자동차 사고는 다음과 같은 특징이 있다.

- 어린이의 머리는 몸통보다 상대적으로 더 크기 때문에 사고가 발생하면 머리는 차의 앞 유리나 차의 외벽에 부딪힐 수 있다. 이에 12세 이하의 어린이는 뒷좌석이 가장 적합하다.
  - 뒷좌석은 자동차가 충돌하면 손상을 최소로 줄일 수 있기 때문이다.
- 차량의 안전좌석과 안전띠는 정확하게만 이용된다면 모든 사람의 심한 손상을 예방할 수 있다. 에어백은 좌석벨트와 같이 사용될 때 사람의 생명을 구할 수 있다.
  - 차량의 안전좌석과 안전띠를 정확하게 잘 착용한 운전자와 동승자는 보호를 받을 수 있다.
- 영아와 유아(생후 36개월 이하)는 일반적으로 도로나 주차공간에서의 후진하는 차에 의해 손상을 입게 된다.
- 5–9세의 소아는 전형적으로 교통신호등 정면의 어두운 곳에서 충돌사고를 당하게 된다.
- 자전거를 타고 있는 어린이는 차나 다른 고정물질과 충돌하거나 자전거에서 튕겨 나갈 때 손상을 입게 된다.
  - 자전거와 관련된 가장 심한 손상은 두부 손상으로써 사망 또는 영구적인 뇌 손상을 입게 된다.
- 추락은 16세 이하의 청소년에게 가장 빈번하게 발생하는 손상 유형으로써, 약 200명의 청소년이 매년 추락으로 사망한다.
- 화재와 화상에 의한 손상은 어린 시기에 가장 많이 발생한다.
  - 대부분 뜨거운 물(열탕 화상)을 엎질러 사고가 발생한다.

③ 스트레스

현대의 매스컴과 인터넷 시대에서 소아 및 청소년은 엄청난 양의 정보에 둘러싸여 있으며, 성인과 비슷한 스트레스 요인에 자주 직면하고 있다. 가끔 이러한 스트레스 요인은 커다란 압박요인으로 발생한다.

④ 폭력

최근의 가장 골치 아픈 문제 중의 하나는 젊은이들 간의 폭력 행위가 많아진다는 것이다. 이는 자기 파괴적인 행동, 폭력집단의 폭력(학교폭력 등), 묻지마 폭행 등의 형태로 나타나고 있다.

⑤ 기타

우리나라에서도 총기관련 사고가 늘어나고 있다. 실제로 우리나라 총기관련 사고의 추이를 보면 매년 늘어나는 추세이며, 이는 부주의한 취급과 안전에 대한 이해 부족 등으로 발생하고 있다.

(2) 자동차사고

경찰과 산업관련 단체는 수년 동안 응급의료체계에서 자동차와 트럭간의 충돌을 자동차 충돌이란 용어로 사용해 왔다. 그러나 이 용어는 사고의 본질을 정확히 표현한 말이 아니다. '자동차 간의 충돌'이란 용어는 어떤 충돌도 "우연한 사고"는 아니라는 사실을 더 정확히 반영한다고 볼 수 있다. 이때의 "사고"란, 무엇인가가 돌진하여 발생한 것을 말한다. 이와 같은 돌진은 비의도적인 손상 시 모든 사망자의 절반 이상과 관련이 있다. 또한, 음주운전 등과 같은 충동사고인 의도적인 손상이 절반을 차지하고 있다(그림 6-8).

(3) 노인환자

75세 이상 노인들의 경우, 낙상은 다양한 손상의 원인이 되고 있다. 낙상의 원인으로는 느린 반사작용, 나빠져 가는 시력과 청력, 관절염 등이며, 이러한 원인으로 노인들은 더 위험에 노출된다. 나이가 들어감에 따라 뼈는 더 약해지고, 부서지기 쉬워 가벼운 낙상으로 더 자주 골절을 초래한다(그림 6-9).

또한, 나이가 들어감에 따라 노인들은 심한 두부손상 및 또 다른 손상의 위험이 더 많으며, 치매로도 고통을 겪을 수 있다. 알츠하이머병과 관련된 증상으로 집이나 도로의 위에서 헤매어 돌아다니는 위험한 행동을 할 수 있다. 이러한 노인환자들은 손상의 위험이 더 높아진다.

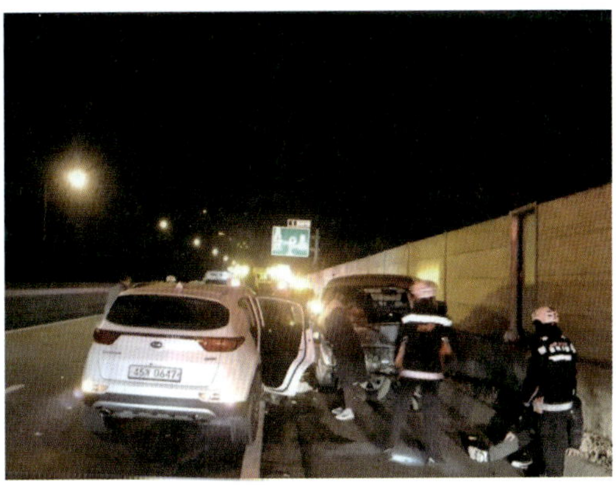

그림 6-8. 심야시간 자동차사고의 원인으로 음주운전이 절반 이상을 차지하고 있다.

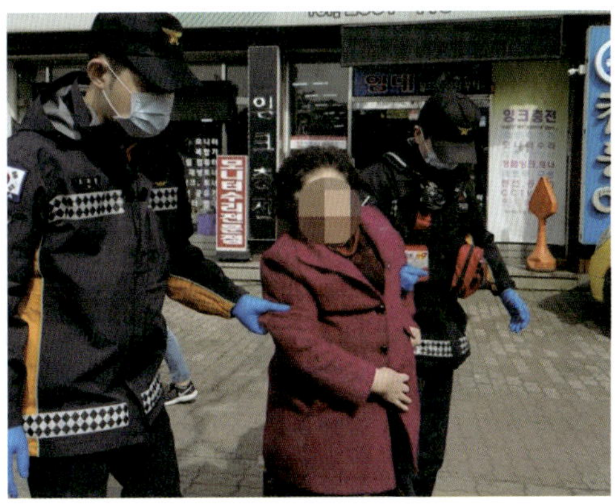

그림 6-9. 노인은 항상 낙상에 노출되기 쉽다.

TIP 노인, 빈곤층

119신고 및 요청 건수는 노인층과 빈곤층에서 훨씬 더 많은 응급출동을 요청하고 있다. 따라서 응급구조사는 이러한 사실이 근무의 핵심적인 사항임을 인지하고 있어야 한다.

(4) 직장과 여가선용 시의 위험

① 직장에서의 위험

안전하다고 생각되는 직장에서의 잠재적 위험 가능성을 과소평가해서는 안 된다. 많은 작업장과 직장에서는 잠재적인 위험요인이 있다.

㉠ 사무기기, 복사기, 전기코드, 얽힌 전선, 낡은 건물 등을 들 수 있다.

- 직장에서의 손상에서 척추손상은 모든 불구손상자의 22%를 차지한다.
- 눈, 손, 손가락 등의 손상은 약 22% 정도이다.

② 여가선용 시의 위험

일반적으로 주5일제 근무 및 여가활동이 늘어남에 따라 모든 연령대에서 스포츠 손상이 발생하고 있다.

㉠ 등산, 조깅, 축구, 야구, 자전거 등의 여가활동 및 스포츠는 손상을 일으킨다.

- 탈구, 염좌, 골절, 근육장애 등이 발생한다.

(5) 약물

질병 또는 손상으로 처치를 하고자 할 때 보통의 약물사용은 응급치료의 일부분이 되고 있다. 이와 같은 약물사용은 가끔 너무 많거나 적게 사용되고 있으며, 가끔은 심각한 의료문제를 일으키는 원인이 된다. 이에 약물은 의사 또는 약사의 지시에 의한 복용 방법을 반드시 지킨다.

① 어떤 약물은 처방받은 사람만 복용한다.

② 약물은 의사와 약사의 지시에 따라 보관한다.

② 처방이 끝날 때까지 복용 방법을 지킨다.

(6) 조기 퇴원

보험회사 등 기관에서는 가끔 입원기간, 다른 외부 의료시설 등으로부터의 조기 퇴원을 요구하기도 한다. 이러한 정책은 가끔 치료가 끝나지 않은 환자를 집으로 조기 퇴원시키게 된다. 이에 따라 보조 치료나 다른 치료가 필요한 환자들의 경우에는 현장으로 출동을 요청하게 된다.

2) 예방 전략의 실행

예방 전략은 다음과 같이 실행해 볼 수 있다.

(1) 출동팀의 안전 확보

응급구조사는 출동팀의 안전을 확보하기 위해 다음과 같이 행동한다.

① 최우선적으로 자신과 동료의 안전임을 항상 기억한다.

㉠ 다음 순위는 환자, 마지막으로는 주변 사람들의 안전을 확보한다.

㉡ 안전을 위해 실행할 수 있는 것을 실시하고, 작업장의 안전을 확보한다.

② 현장에 위험요소가 있으면, 신속하고 적절하게 그 상황을 처리한다.

㉠ 필요하다면 추가 지원 및 경찰과 접촉한다.

(2) 현장위험의 인지

응급구조사는 현장 위험을 인지하기 위해 다음과 같은 행동을 실행한다.

① 현장에 들어가기 전 환자의 질병이나 손상을 예방하기 위해 현장안전 상태를 확인한다.

② 주변을 살펴보고 자신이나 동료 대원, 또는 환자에게 해로운 사람이나 물건 등이 있는지 확인한다.

③ 환자가 여전히 위험한 상태로 있는지 확인한다.

㉠ 위험물질은 없는지, 어떤 다른 범죄행위가 있는지 확인한다.

㉡ 건물이나 다른 물건에 구조적인 문제가 있는지 확인한다.

㉢ 예상치도 못한 곳에 문제가 있는지 등을 살펴본다.

④ 현장이 안전하지 못하고, 즉각적이며 절박한 위험이 있을 경우는 즉각 철수하고, 적절한 도움을 요청한다.

(3) 응급처치의 기록

모든 출동의 마무리 단계는 환자에 대한 처치를 기록하는 일이다. 환자의 기록은 손상예방을 위한 특수 자료로 이용된다. 연구자와 미래의 예방프로그램 실행에 사용된다. 다음과 이와 같은 보고서에서는 다음과 같은 내용을 기록한다(그림 6-10).

① 응급구조사의 도착시간

② 현장 상황(의도적, 비의도적 손상 여부 결정)

③ 손상 기전(현장에서의 처치 결정요인)

④ 출동 시 위험했던 곳

⑤ 응급출동이 이루어지고 있는 동안 보호 장비를 착용(또는 미착용) 등

■ 119구조·구급에 관한 법률 시행규칙 [별지 제5호서식] <개정 2024. 10. 4.>

구급활동일지

소방서 119구급대(안전센터) 전화) -	결재	119구급대장(센터장)

차량번호		구분	[ ]특수일반 [ ]특수특별 [ ]항공구급

구급출동

신고 일시	. . . :	신고자	전화번호		신고방법	[ ]일반전화 [ ]휴대전화 [ ]기타( )
출동 시각	:	환자 인적 사항	성명	나이 세	성별 [ ]남 [ ]여	생년월일
현장 도착	:		주소	(Tel)		
				[ ]외국인(국적:)		
환자 접촉	:	보호자 등	성명	관 계	전화번호	
거리	km	환자발생 위치				
현장 출발	:	환자 발생 장소(택일)	[ ]집 [ ]집단거주시설 [ ]도로 [ ]도로외 교통지역 [ ]오락/문화/공공시설 [ ]학교/교육시설 [ ]운동시설 [ ]상업시설 [ ]의료관련시설 [ ]공장/산업/건설시설 [ ]일차산업장 [ ]바다/강/산/논밭 [ ]기타( )			
병원 도착	:	환자 증상 (복수 선택 가능)	■ 통증([ ]두통 [ ]흉통 [ ]복통 [ ]요통 [ ]분만진통 [ ]그 밖의 통증( ))			
귀소 시각	:		■ 외상([ ]골절 [ ]탈구 [ ]삠 [ ]열상 [ ]찰과상 [ ]타박상 [ ]절단 [ ]압궤손상 [ ]화상)			
출동 유형	[ ]정상[ ]오인 [ ]거짓[ ]취소 [ ]기타		[ ]의식장애 [ ]기도이물 [ ]기침 [ ]호흡곤란 [ ]호흡정지 [ ]두근거림 [ ]가슴불편감 [ ]심정지 [ ]경련/발작 [ ]실신 [ ]오심 [ ]구토 [ ]설사 [ ]변비 [ ]배뇨장애 [ ]객혈 [ ]토혈 [ ]혈변 [ ]비출혈 [ ]질출혈 [ ]그 밖의 출혈 [ ]고열 [ ]저체온증 [ ]어지러움 [ ]마비 [ ]전신쇠약 [ ]정신장애 [ ]그 밖의 이물질 [ ]기타( )			

환자 발생 유형

[ ]질 병	병 력 ([ ]없음 [ ]미상)	[ ]고혈압 [ ]당뇨 [ ]뇌혈관질환 [ ]심장질환 [ ]폐질환 [ ]결핵 [ ]간염 [ ]간경화 [ ]알레르기 [ ]암(종류:) [ ]신부전(투석여부 :) [ ]감염병(종류 :) [ ]기타( )
[ ]질병외	[ ]교통사고 / 사상자	[ ]운전자 [ ]동승자 [ ]보행자 [ ]자전거 [ ]오토바이 [ ]개인형 이동장치 [ ]그 밖의 탈 것( ) [ ]미상
	[ ]그 외 외상 (택일)	[ ]낙상 [ ]추락 [ ]그 밖의 둔상 [ ]관통상 [ ]기계 [ ]농기계
	[ ]비외상성 손상 (택일)	■ 호흡위험 ([ ]익수 [ ]외력에 의한 압박 [ ]이물질에 의한 기도막힘) ■ 화상([ ]화염 [ ]고온체 [ ]전기 [ ]물) [ ]연기흡입 [ ]중독 [ ]화학물질 [ ]동물/곤충( ) [ ]온열손상 [ ]한랭손상 [ ]성폭행 [ ]상해 [ ]기타( )
[ ]기타	[ ]자연재해 [ ]임산부 [ ]신생아 [ ]단순주취 [ ]기타( )	

환자 평가

의식상태	1차	(:)[ ]A [ ]V [ ]P [ ]U	2차	(:)[ ]A [ ]V [ ]P [ ]U
동공반응	좌	[ ]정상 [ ]축동 [ ]산동 [ ]측정불가		[ ]반응 [ ]무반응 [ ]측정불가
	우	[ ]정상 [ ]축동 [ ]산동 [ ]측정불가		[ ]반응 [ ]무반응 [ ]측정불가

활력 징후 [ ]불가 [ ]거부	시각	혈압	맥박	호흡	체온	SpO_2	혈당체크
	:	/ mmHg	회/min	회/min	℃	%	mg/dL
	:	/ mmHg	회/min	회/min	℃	%	mg/dL

환자분류: [ ] LEVEL 1 [ ]LEVEL 2 [ ]LEVEL 3 [ ]LEVEL 4 [ ]LEVEL 5([ ]사망추정)

사고부위(복수선택 가능)

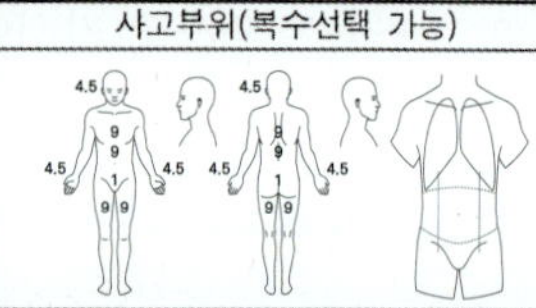

구급대원 평가소견: ·주 호소: ·발생시간([ ]추정): :

응급처치 (복수 선택 가능)

■ 기도확보:[ ]도수조작 [ ]기도유지기(airway) [ ]기관삽관(Intubation) [ ]성문외 기도유지기(extraglottic airway) [ ]흡인기 [ ]기도폐쇄처치
■ 산소투여: L/min([ ]비관 [ ]안면마스크 [ ]비재호흡마스크 [ ]BVM [ ]산소소생기 [ ]네뷸라이저 [ ]기타)
■ CPR([ ]실시 [ ]거부 [ ]DNR [ ]유보) [ ]ECG ■ AED([ ]Shock [ ]Monitoring) [ ]기타( )
■ 순환보조([ ]정맥로 확보 [ ]수액공급(cc) 확보) [ ]약물투여( ) ■ 고정([ ]목뼈 [ ]척추 [ ]부목 [ ]머리)
■ 상처처치([ ]지혈 [ ]상처 소독 처치) [ ]분만(출산 시간[:]) [ ]보온([ ]온 [ ]냉)

의료지도

의료지도	[ ]연결 [ ]미연결	요청시간	:	요청방법	[ ]일반전화 [ ]휴대전화([ ]음성 [ ]화상) [ ]무전기 [ ]기타( )
의료지도 기관	[ ]소방 [ ]병원 [ ]기타( )	의료 지도 내용	[ ]응급처치:[ ]기관삽관 [ ]성문외 기도유지기 [ ]12유도 심전도 [ ]정맥로확보 [ ]인공호흡기 [ ]기타( )		
의료지도 의사	성명		[ ]약물투여:[ ]N/S [ ]D/W [ ]NTG [ ]기관지확장제 [ ]에피네프린 [ ]아미오다론 [ ]기타( ) [ ]병원선정 [ ]환자평가 [ ]CPR유보·중단 [ ]이송거절 [ ]이송거부 [ ]기타( )		

환자 이송

	이송 기관명		도착시간 (거리)	의료기관 선정자 등	재이송 사유	환자 인수자
1차		[ ]관할 [ ]타시·도	: (km)	[ ]구급대 [ ]119상황실 [ ]구급상황센터 [ ]환자/보호자 [ ]병원 수용곤란 등 [ ]기타( )	■ 병상 부족([ ]응급실 [ ]수술실 [ ]입원실 [ ]중환자실) [ ]전문의 부재 [ ]의료장비 고장 [ ]주취자 등 [ ]환자/보호자의 변심 [ ]1차 응급처치 [ ]기타( )	[ ]의 사 [ ]간호사 [ ]응급구조사 [ ]기 타
2차		[ ]관할 [ ]타시·도	: (km)	[ ]구급대 [ ]119상황실 [ ]구급상황센터 [ ]환자/보호자 [ ]기타( )	■ 병상 부족([ ]응급실 [ ]수술실 [ ]입원실 [ ]중환자실) [ ]전문의 부재 [ ]의료장비 고장 [ ]주취자 등 [ ]환자/보호자의 변심 [ ]1차 응급처치 [ ]기타( )	[ ]의 사 [ ]간호사 [ ]응급구조사 [ ]기 타

공동대응	[ ]헬기 [ ]펌뷸런스 [ ]경찰 [ ]구급차 [ ]기타( )	소방활동	[ ]	※ 본 구급대는 환자의 추가 손상 및 악화(사망 등) 방지를 위해 응급처치에 적합하고 최단시간 이내에 이송이 가능한 ____ 병원으로 이송을 권유 하였으나 ____ 씨가 원하는 ____ 병원으로 이송함에 따라 발생하는 민사·형사상 책임을 지지 않습니다. 위 내용을 고지합니다. (서명 또는 인)

미이송: []취소 ■ 타차량([]병원차 []경찰차 []자가용 []택시 []헬기) []환자 없음 []현장처치 []이송거부 []이송거절 []경찰인계 []이송 불필요 []사망 []기타( )

출동 인원

의 사	소속: 성명: (서명 또는 인)				
구급대원(1)	[ ]1급 [ ]2급 [ ]간호사 [ ]구급교육 [ ]기타	계급	소방	성명	(서명 또는 인)
구급대원(2)	[ ]1급 [ ]2급 [ ]간호사 [ ]구급교육 [ ]기타	계급	소방	성명	(서명 또는 인)
운전요원	[ ]1급 [ ]2급 [ ]간호사 [ ]구급교육 [ ]기타	계급	소방	성명	(서명 또는 인)
기 타	[ ]1급 [ ]2급 [ ]간호사 [ ]구급교육 [ ]기타			성명	(서명 또는 인)

장애요인: [ ]없음 [ ]장거리 이송 [ ]보호자 요구 [ ]원거리 병원 [ ]원거리 출동 [ ]만취자 [ ]폭행 [ ]언어폭력 [ ]환자 과체중 [ ]기관협조 미흡 [ ]환자위치 불명확 [ ]교통정체 [ ]폭우 [ ]폭설 [ ]기타( )

일련번호		재난번호		연계번호	

뒷장이 동시에 기록되도록 제작

그림 6-10. 구급활동일지에 응급처치의 기록

(4) 현장교육의 참여

현장 교육기회를 활용하면 차후의 응급출동을 줄일 수 있다. 교육 시 자신의 실력을 믿고 효과적인 교육이 되도록 하고 다음과 같은 내용을 지도한다(그림 6-11).

① 비슷한 응급상황의 발생 시 예방요령

② 필요하면 보호 장비의 사용법 등

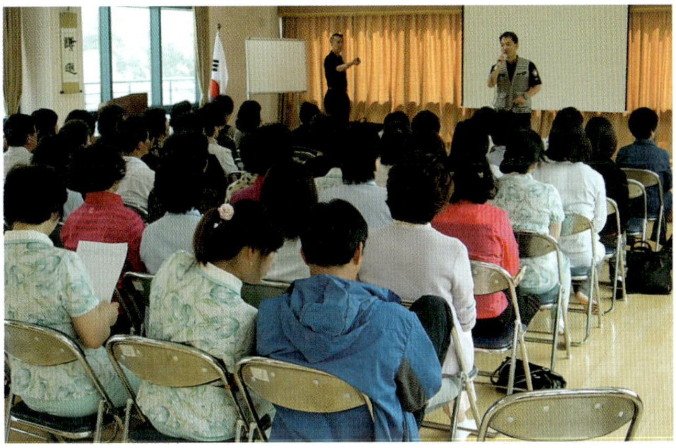

그림 6-11. 현장 종사자들에게 응급처치 및 신고요령 교육에 참여

(5) 지원 단체의 파악

어떤 환자에게는 응급의료 처치로만으로는 불충분할 때가 있다. 이러한 경우에는 환자에게 정서적 · 사회적인 도움이 필요한지 알아보고 지원할 수 있어야 한다. 필요한 경우 환자를 소비자로 생각하고 환자가 필요한 것이 무엇인지, 환자에게 어떤 도움을 줄 수 있는지 등을 확인해야 한다. 환자는 산부인과, 사회복지기관, 음식, 휴식처, 옷, 건강검진 단체 또는 상담실 등 다른 사회서비스 기관을 찾을 수도 있다. 이러한 경우 의료기관, 보건소, 경찰서, 사회복지기관 등으로 이송해야 할 상황도 발생할 수 있다.

지역사회의 요구평가를 수행한다. 각 지역사회에서는 예방을 위해 특수한 접근방법을 정해 놓고 있다.

① 보건소(독감 예방접종)

② 산부인과

③ 노인치료병원 및 요양원

④ 안전운전교실

⑤ 작업장 안전교실

⑥ 건강클리닉(지역의 병원이나 건강-치료기관 협조)

⑦ 인터넷상의 예방정보

이와 같은 것은 필요한 것 중 일부분이고, 그 외 윤리적, 문화적, 종교적인 필요에 의해 만들어진 곳이 있으므로 응급구조사는 환자를 위해 지원 단체를 파악하고 있어야 한다.

TIP 예방법

지역사회 봉사 차원에서 면역법을 제공하기 위해 출동하기도 하고, 건강검진센터에 가지 않은 사람들에게 의료정보를 제공하기도 한다. 따라서 응급의료체계에서 신뢰할 만한 이미지를 이용하여 응급구조사들은 위험한 처지에 있는 사람들에게 면역법을 시행하여 도움을 줄 수 있다.

TIP 최우선의 처치방법

많은 상황에서 최우선의 처치방법은 예방이라는 사실을 기억한다.

TIP 감염방지 목적

감염방지 프로그램은 응급구조사 및 환자를 최대한 보호하기 위한 포괄적인 감염방지 체계를 제공하는 것을 그 목적으로 한다.

TIP 응급구조사의 법적인 감염방지의 근거

1. 119구조·구급에 관한 법률 제23조(구조·구급대원에 대한 안전사고방지대책등 수립·시행)
2. 감염병의 예방 및 관리에 관한 법률 제34조-41조

CHAPTER 07

응급의료 통신

EMS Communications

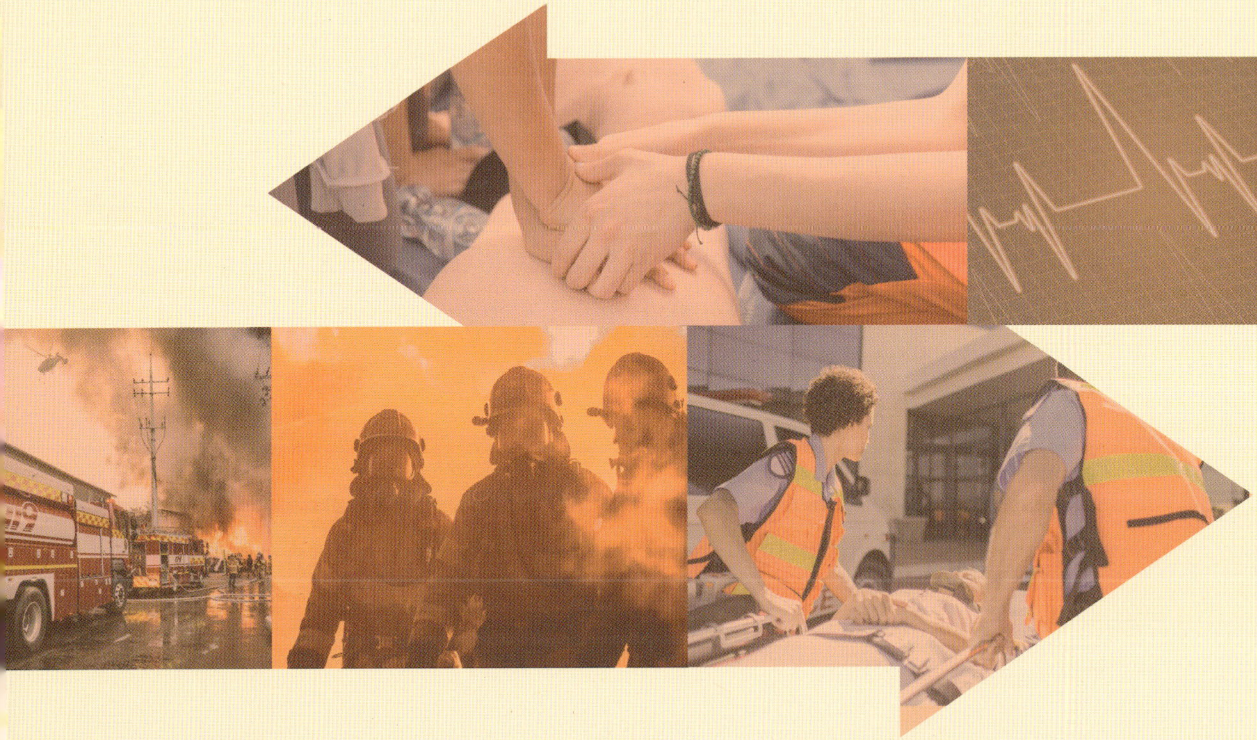

CHAPTER 07

응급의료 통신

EMS Communications

학습목표

1. 무전기 작동을 시작하고 마무리할 수 있는 적절한 방법을 기술할 수 있다.
2. 환자 정보를 전달하는 일련의 과정을 설명할 수 있다.
3. 구두보고(Verbal report)의 필수적인 구성요소를 설명할 수 있다.
4. 환자와 상호의사소통을 하는 방법을 설명할 수 있다.
5. 효율적이고 효과적인 무선통신방법을 알고 응급의료통신을 사용할 수 있다.
6. 통신체계의 구성요소를 설명할 수 있다.
7. 통신체계를 이용하여 의료지도를 받을 수 있다.

01 응급의료 통신

1) 응급구조사에 의한 환자 정보 통신

응급환자 정보를 병원이나 의사에게 알리는 통신은 응급의료체계의 기본적 구성요소이다. 유무선을 통한 통신은 환자의 응급처치 관리준비를 위하여 정보를 충분히 병원에 제공한다. 게다가 현장은 유무선 통신을 통하여 환자의 응급처치에 대한 의학적 의료지도를 받는 것이 필요한 때이다. 환자평가의 정보 전송을 위한 표준양식이 제공하는 여러 가지 중요한 기능은 다음과 같다.

① 응급의료통신을 효율적으로(유용하게) 이용할 수 있게 한다.

② 지도의사가 신속하게 환자 정보를 파악할 수 있다.

③ 환자의 의료정보를 완벽하게 확보하여 제공할 수 있다.

응급의료센터에 도착하자마자, 앞으로 계속 치료할 담당 의사에게 필요한 환자의 정보를 전달한다. 이러한 전달은 간략한 병력과 관련된 환자평가, 응급처치 그리고 그 응급처치에 대한 반응이 포함된다.

TIP 현장에서 의료지도의사와 의사소통해야 할 내용

119구급팀 소속과 응급구조사의 등급과 신원, 현장 상황, 환자의 나이(체중-약물), 성별, 환자의 주호소(chief complaint)와 중증도, 현재 질병이나 손상과 관련된 정보, 과거병력, 약물 복용, 알레르기(SAMPLE), 신체검사, 의료지도를 위한 지금까지 제공된 응급처치 또는 요구되는 응급처치, 병원 도착예정 시간 등

2) 사건의 지시체계

응급의료 사건의 일련 과정(sequence)을 이해하는 것으로 병원 전 환자관리에서 통신의 중요성을 파악할 수 있다. 사건의 지시체계는 보통 다음과 같은 것을 포함한다(그림 7-1).

- 사건발생 → 발견 → 신고와 출동 → 응급처치와 이송준비 → 이송 → 다음 출동 준비

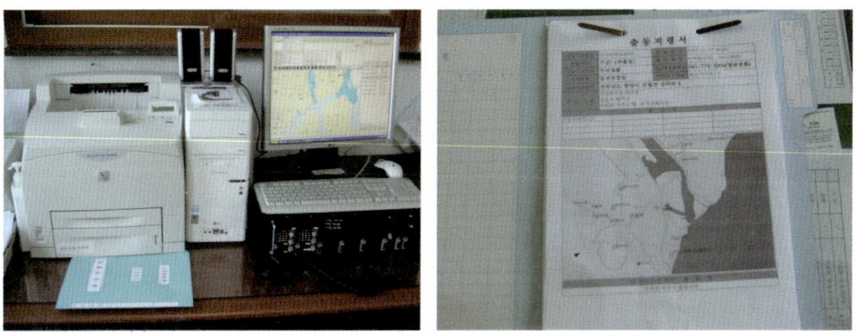

그림 7-1. 출동지령 단말기 및 출동지령서

3) 응급의료체계

(1) 응급의료체계에 신고(1단계)

– 119

(2) 응급의료종사자의 신고(2단계)

– 직접적인 전화망

– 무선통신체계(radio dispatch system)

– 호출기(pagers)

– 컴퓨터의 도움을 받는 통신장비

(3) 응급구조사와 응급의료센터와의 통신(3단계)

① 생물원격측정송수신기

일부 응급의료체계에서는 생물원격측정송수신기(biotelemetry)를 사용한다. 심전도(ECG)와 같은 환자의 정보가 "생물원격측정송수신기"를 통하여 무선전파에 의해 송신된다.

구급차 내에서 심전도의 전압은 변조기(modulator)를 거쳐 전기적 충격이 음파로 바뀌며, 이 음파는 무선송수신기에 의해 병원으로 전달된다(그림 7-2).

무전기로 전송하거나 혹은 병원에 도착한 후에라도 응급처치하면서 항상 심전도를 확인하여야 한다. 보통 15-30초 정도의 원격 송수신기의 프린트지(스트립)면 충분하다.

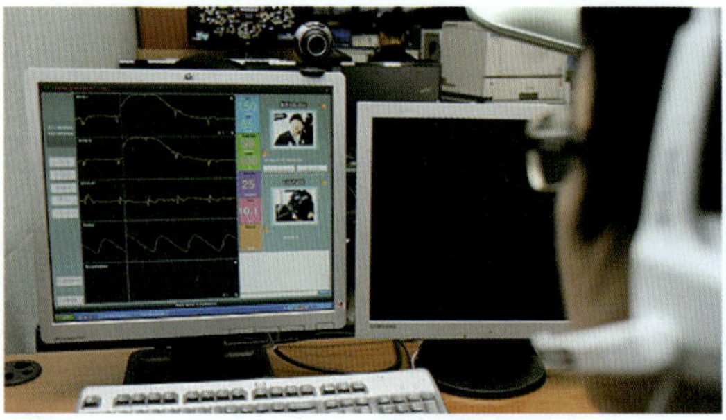

그림 7-2. 원격화상장비

TIP 변조기

전기적 에너지를 음파로 변조하여 송신하는 장치

TIP 생물원격측정송신기의 방해요인

① 근육의 경련
② 전극(electrodes)의 떨어짐(느슨함)
③ 60Hz의 간섭파(예: 변압기, 전선, 전기장치)
④ 송신출력의 진동
⑤ 송수신 중에 언어적 통신 등
⑥ 배터리 부족
⑦ 송신기의 범위를 넘어선 전송으로 인한 송신기 전압의 감소

(4) 응급의료센터에 도착하여 응급의학전문의 혹은 의사와 직접적인 통신(문서로 만든 의무기록, 4단계)

(5) 응급의료체계의 연계로서는 응급의료센터에 서비스하고 돌아와서 다음의 응급의료서비스에 반응할 수 있는지를 응급통신관리자에게 재비축(restocked), 세척(cleaned), 연료 재비축 등을 보고하는 일이다(5단계).

TIP **응급의료체계의 각 단계별**

① 1단계: 응급의료체계 시고(응급상황을 신고하고 지원받음)
② 2단계: 신고자와 119구급상황관리자 연계(직접통신망, 무선통신체계, 호출기, 컴퓨터 등의 통신장비)
③ 3단계: 응급구조사와 응급의료센터와 통신(환자평가 후 환자상태 통보, ECG의 생물원격측정 통신)
④ 4단계: 응급센터 도착하여 EM과의 직접적인 의사소통
⑤ 5단계: 귀소하여 다음 응급의료서비스에 대응할 수 있는지 119구급상황관리자에게 보고

TIP **통신시스템의 구성**

통신시스템의 구성요소는 송신기, 수신기, 전송 채널(전파)의 3가지로 크게 구분된다. 송신측에서 보내고자 하는 정보 신호를 송신기를 통해 변조시킨 후 이른바 반송파라고 하는 높은 주파수에 실어 전송한다. 이렇게 변조된 전송신호는 진공·공기·전선·광섬유 등의 매질로 이루어진 다양한 경로의 전송 채널을 통해 수신측으로 전달된다. 수신측에서는 송신측과 반대로 반송파에 실려 온 정보 신호를 수신기에서 복조해 원하는 정보 신호로 다시 복원시킨다.

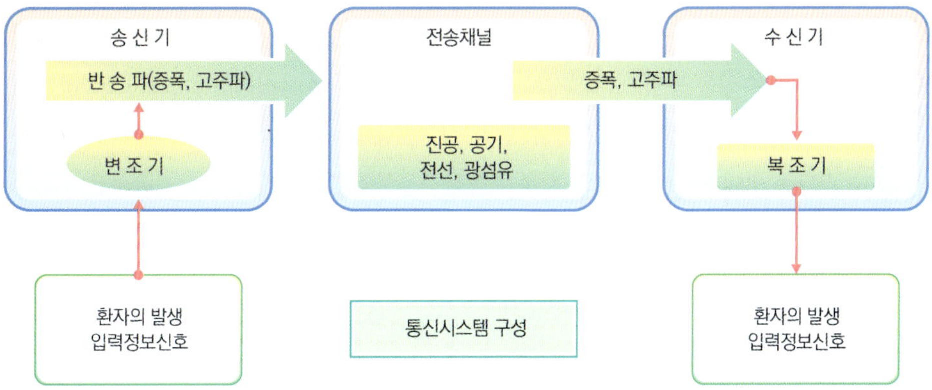

4) 전송형태

(1) 단신송신

가장 기본적인 통신방식이며, 송수신 모두가 동일한 주파수로 이용하고 송신과 수신을 동시에 할 수 없다(쌍방향 통신 불가능). 한 사람이 버튼을 누르고 메시지를 전달한 후 응답을 기다려야 한다. 대부분 응급의료 통신체계 또는 소방 119구급차량에서 이용되는 방식이다. 동시다발적인 대화를 방지하면서 대화 내용을 더욱 공식적으로 만드는 장점이 있다. 사고지휘자 또는 응급의료통신자가 중간에 방해받지 않고 명령이나 지침을 내려야 하는 응급의료 현장에서 가장 효과적이다.

TIP 단방향 통신방식

① 양쪽 방향으로 무선송신은 가능하나, 동시에 송수신을 할 수는 없는 통신방식
② 한쪽이 송신을 하면 상대방은 수신하는 방식
③ 단일 주파수로 통신하는 방식
④ 일반 휴대용 무전기

(2) 복신송신

두 개의 주파수(각 사용자가 서로 다른 주파수를 이용)를 사용해서 쌍방 통신을 동시에 할 수 있다. 이 방법은 전화와 같은 통신체계이다. 신호의 힘을 증폭하여 이용하는 재생중계기는 또 다른 형태의 복신 송수신기이다. 하나의 주파수로 수신을 할 수 있고, 다른 곳으로 같은 송신을 보낼 수 있는 능력이 있다. 응급구조사는 같은 채널을 통해 양방향으로 통신을 할 수도 있다. 사용방법은 단신송신 방법처럼 사용하면 된다. 송신과 수신을 동시에 메시지로 받을 수 있기 때문에 복신송신(duplex transmission)이라 불리고, 전화기 통신과 작동 원리는 유사하다. 장점으로는 상대방이 송신을 마칠 때까지 기다리지 않고 송신을 할 수 있다는 것이다. 이러한 장점 때문에 응급구조사와 지도의사는 더욱 자유로운 토론과 상의를 할 수 있다. 반면 응급구조사와 지도의사 간의 말을 지나치게 무시할 경우 문제가 발생할 수 있다.

TIP 양(쌍)방 통신방식

① 특정 주파수를 이용하여 신호를 수신과 송신을 동시에 할 수 있는 통신방식

(3) 다신통신

다신통신(multiplex communication) 체계는 같은 시간에 원격 송수신기로 송신하고 의사와 통신을 하여 응급처치에 관하여 대화할 수 있다. 다신통신은 다신주파수를 이용하여 동시에 음(tones)과 자료를 실시간 송수신할 수 있는 무선 송수신 방법이다. 지도의사와의 대화를 하면서 심전도 수치 데이터를 전송할 수 있는 반면에 데이터를 전송하면서 말을 할 경우 심전도 수치에 상당한 방해가 발생할 수 있다.

(4) 디지털통신

무선통신기술과 컴퓨터기술을 접목시키는 추세에 힘입어 아날로그통신에서 디지털통신(digital communication)으로 대전환이 가속화되고 있다. 디지털통신 장비는 소리를 송신할 수 있는 디지털 코드로 변환시키고, 아날로그 통신보다 더 신속하고 정확하다. 메시지가 응축된 형태로 전송되기 때문에 무선주파수의 병목현상이 쉽게 발생하지 않는다.

구급차에 구비된 모바일데이터단말기(mobile data unit, MDU)는 협소한 대역폭으로 인해 적용범위가 제한되는 무선기반 장비를 대체하고 있다. 하지만 MDU는 긴급전화통신소의 지령과 여타정보를 수신하고 "이동 중", "도착", "병원으로 이송 중"과 같은 상태정보를 송신하는 데 사용될 수 있을 뿐만 아니라 PCR (prehospital care report, 병원전처치기록) 전자데이터를 병원이나 본부로 전송하는 데 사용될 수 있다.

TIP 병목현상(Bottleneck)

시스템의 전체 성능이나 용량이 하나 혹은 소수 개의 구성 요소나 자원에 의해 제한받는 현상을 말한다.

① 통신 네트워크에서의 병목현상은 네트워크 상의 한 노드(네트워크에서 연결 포인트 혹은 데이터 전송의 종점 혹은 재분배점)로 처리할 수 있는 대역폭 이상의 데이터 양이 전송되거나, 데이터가 특정 노드로 집중되는 경우 발생한다. 이 경우 한 지점에서의 처리 속도에 의해 전체 네트워크의 속도가 저하되는 현상이 일어나게 된다.

※ 구급차량 상태를 '현장 출동'이라고 변경하면 다른 현장 출동이 호출되는 것을 방지할 수 있다. 이 외에도 현장으로 가는 도중이라는 뜻으로 '이동 중' 그리고 차를 타고 움직이고 있으며 다른 긴급한 현장에 출동할 수 있다는 뜻의 '귀소 중 편성가', '이동 대기 중', '업무운행'이 있으며, 차량의 의약품 및 소모품을 채우고 정리된 상태로'본소출동대기', 기타로는 '훈련지원 편성가능', '고장수리 중', '기타 편성가능'이라는 상태 표시가 있다.

5) 응급의료 통신체계

응급출동 지시와 구급차(그림 7-3), 병원을 연결하는 무선통신은 응급의료체계에 없어서는 안 될 중요한 요소이다. 구급차에 무선통신장치가 없다면 지금처럼 병원에 환자가 도착할 때까지 현장 응급처치와 이송 중 정보의 제공은 불가능할 것이다. 응급의료 통신체계의 구성요소(그림 7-4)로는 기지국, 이동국, 휴대국, 재생중계기, 핸드폰 및 기타 장비들이 있다. 무전기의 출력강도를 측정하기 위한 단위는 W (watt)이다.

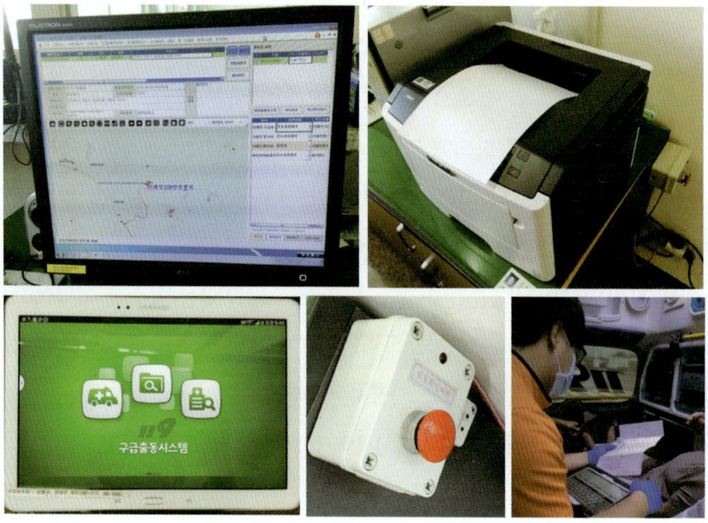

그림 7-3. 병원 전 응급출동 지시 및 응급의료시스템

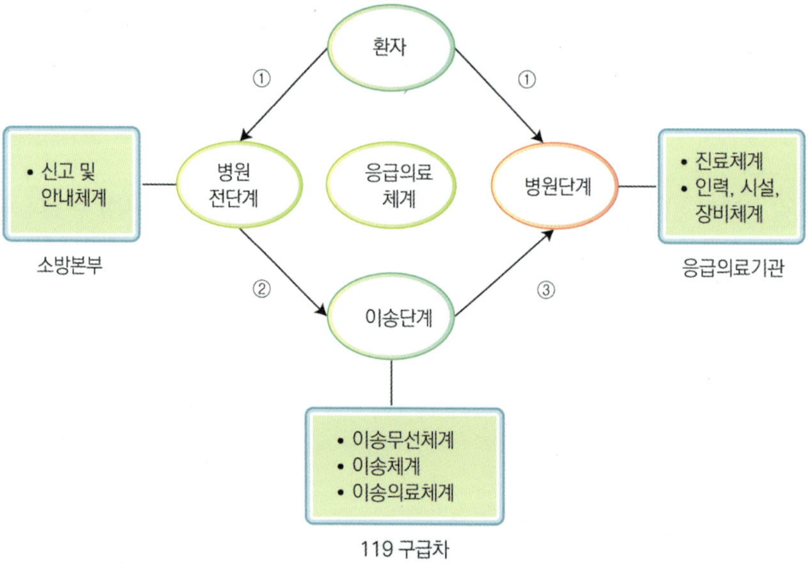

그림 7-4. 전형적인 응급의료통신 시스템

(1) 기지국

육상 이동국과의 통신 또는 이동중계국의 중계에 의한 통신을 하기 위하여 육상에 개설하고 이동하지 아니하는 무선국을 말한다.

① 병원이나 응급출동 지령센터와 같은 고정된 장소에 있는 쌍방향 무전기이다(그림 7-5).

② 기지국(base station)은 응급의료통신체계의 주요한 송수신기기를 가진 곳을 의미한다.

③ 체계에서 가장 강력한 무전기가 있으며, 원거리 송수신 장치를 조정 관리할 수 있다.

④ 출력은 전형적으로 45–275W이다.

(2) 이동국

이동 중 또는 특정하지 아니하는 지점에서 정지 중에 이동 업무를 행하는 무선국으로서 선박국, 육상 이동국, 항공기국, 휴대국 및 선상통신국에 해당하지 아니하는 무선국을 말한다.

① 긴급차량에 장착 또는 사용되는 쌍방향 무전기(mobile two-way radios)로 대개 차 안에 장착(그림 7-6)되어 있다.

② 기지국보다 출력이 낮은 20–25 W를 출력하고 변조 증폭기 없이 정상범위는 1.6–2.4 km이다.

③ 이동국은 단일 혹은 다양한 채널의 원거리 송수신기 능력이 있다.

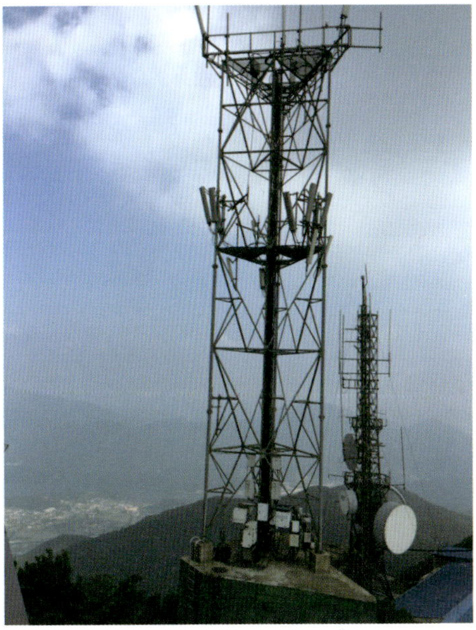

그림 7-5. 쌍방향으로 통신이 되는 기지국

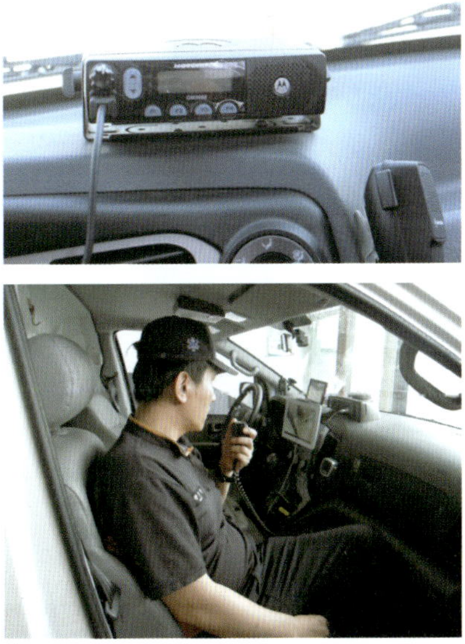

그림 7-6. 119구급대의 차량용(고정용)무전기

TIP 용어 정리

① 고정국: 고정업무를 행하는 무선국
② 육상국: 이동 중의 운용을 목적으로 하지 아니하는 이동업무를 행하는 무선국으로서 해안국, 기지국, 항공국, 휴대기지국 및 이동 중계국에 해당하지 아니하는 무선국

(3) 휴대국

응급구조사의 손에 휴대 가능한 쌍방향 무전기(portable radios)로 출력은 1–5 W이다(그림 7-7). 육상(하천 또는 기타 이에 따르는 수역 포함), 해상 또는 상공 중 이상에 걸쳐 휴대하여 이동 중에 또는 특정하지 아니하는 지점에서 정지 중에 운용하는 무선국(육상이동국 포함 안 함)을 말한다.

① 범위는 제한적이다.
② 구급차에서 떨어져 있는 경우에 응급통신관리자, 지도의사, 기타 응급의료종사자와 통신할 수 있게 해준다.
③ 재생중계기(repeater system)와 함께 사용되어야 한다.

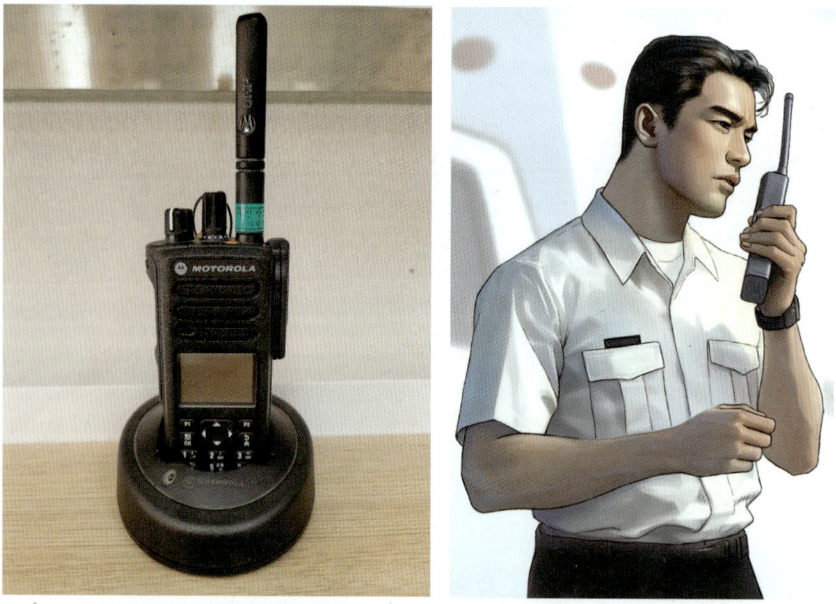

그림 7-7. 응급구조사는 응급현장에서 휴대국을 이용하여 무선통신을 한다.

(4) 재생중계기(Repeaters)

전파를 장거리로 보내야 할 때 이용되는 장치이다. 재생중계기는 구급차에 장착되거나 응급의료체계 주변의 여러 지역에 설치될 것이다. 전파방송범위를 늘릴 수 있도록 전파방송을 재송신할 수 있는 개선된 무선기지국, '자동송수신계'라고도 한다. 재생중계기는 이동국이나 휴대용 무전기 등 저출력 장비에서 신호를 수신하여 고출력으로 재전송해주는 것이다. 재전송은 다른 주파수로 한다(재생중계기가 없는 구급차내의 송신기는 대략 16–24 Km 통신할 수 있다).

① 하나의 주파를 갖는 낮은 출력의 송신을 수신하는 장치이며, 대규모 지역에서 매우 중요하다.

② 휴대용 무전기나 이동 무전기는 응급의료통신이나 응급통신을 위한 충분한 범위를 가지지 못하기 때문에 재생중계기는 낮은 출력의 전파를 수신하기 위한 탑형의 안테나 설치가 필요하다. 동시에 전파송신을 하지 않는다면 이러한 변조 증폭기를 이용한 낮은 출력의 무전기로 두 명의 사용자가 각기 서로 들을 수 있게 한다.

③ 응급의료체계에선 단일 재생중계기보다 다량의 재생중계기를 이용하고, 이동국에서는 송신 시 전파를 수신하기 위해서 다량의 증폭기를 사용한다.

④ 송신한 메시지를 아주 강력하게 수신하기 위하여 고안된 것을 "송수신공중선계(voting)"라 한다. 몇 시스템에서는 재생중계기가 차량에 탑재되어 있다.

⑤ 재생중계기는 낮은 출력의 휴대용 무전을 수신하여 출력을 올려서(boost) 기지국으로 송신한다.

TIP **재생중계기(Repeaters)**

전파방송범위를 늘릴 수 있도록 전파방송을 재송신할 수 있는 개선된 무선기지국이다. 자동송수신계라고도 한다.

TIP **무선공중선계(Voting)**

가장 강한 신호를 수신한 재생중계국이 그 신호를 재전파방송하도록 선택되는 과정을 말한다.

(5) 휴대전화(개인 휴대 전화기)

전선을 통해서가 아니라 공중을 통해 전송하는 전화기로, 넓은 지역에 걸쳐 사용할 수 있다. 휴대전화(cellular telephone system)는 전국적으로 널리 사용 가능하여 많은 인기를 얻고 있으며 전통적으로 사용되는 무전기보다 훨씬 큰 개념의 전화라고 본다. 전통적인 응급의료 무선통신 체계를 구축하기 위한 거리와 비용이 많이 드는 지역에서 휴대전화를 이용하면 이미 수립된 상업적 체계를 통해 응급의료통신이 가능하다.

휴대전화 서비스는 셀(cells)이라는 지역 단위로 구분되고 셀은 이동전화와 통신하는 무선 기지국이다. 송신신호가 기지국의 범위를 벗어나도 이를 놓치지 않고 다른 기지국이 수신할 수 있다. 또 심장 모니터로부터 측정된 심전도 수치와 같은 제한적인 수준의 데이터를 전송할 수도 있다.

요즘 널리 사용되고 있는 스마트 폰(smart phone) 통신은 휴대전화의 음성기능과 사진/영상 전송, 이메일, 문자 전송 같은 다양한 데이터 메시지 기능, 인터넷 접속, 다양한 통신 기능이 추가된 기기이다.

휴대전화는 복식무선 통신처럼 사용되고, 통신의 격식을 완화하고 소통을 촉진하고, 송수신 시간을 줄이는 장점이 있으며 지도의사가 환자와 직접 통화를 할 수 있다. 여러 수신자에게 음성 메시지를 전하고 싶다면 각 수신자에게 개별적으로 통화를 해야 한다. 음성 통신의 단점으로는 다음과 같다.

① 각 기지국에서 수용 가능한 통화량이 제한된다.
   ㉠ 대도시 지역의 기지국은 특별 시간대에 통화량 초과로 인해 과부하에 걸릴 수 있다.
   ㉡ 재난 시 기지국 혼잡 현상이 빈번하게 발생할 수 있다.
② 단순한 음성 통신의 신뢰도가 항상 높은 것은 아니다.
③ 휴대전화는 무전기처럼 1대 다(one-to-many) 통신 기능이 없다.

의료지침에 따른 핸드폰 및 스마트폰을 사용하는 경우에는 통신 내용이 녹화가 되는 회선을 사용하여 119구급상황관리센터에 근무 중인 소속 지도의사와 통신하는 것이 중요하다. 이러한 녹음된 내용은 응급구조사의 자료(법적, 교육 등)로 이용될 수 있다.

(6) 원격장치

일반적으로 기지국은 가장 넓은 범위를 수용할 수 있는 장소에 자리 잡아야 한다. 기지국에서 응급의료통신센터로 하는 것이 바람직하지만 항시 그렇게 되지는 못한다. 그러므로 기지국에서는 원격장치(remote consoles)에 의하여 통제받기도 한다. 이처럼 다른 지역 기지에서 기지국의 운영을 원격장치에 의하여 완벽하게 조정할 수 있다. 이것은 전화선이나 극초단파 송신연계를 이용한다. 대부분의 경우에는 하나의 원격보다 더 다량의 원격장치로 구성되어 있다.

(7) 위성 수신기

위성 송신(satellite receivers)은 대규모 지역에 이용한다. 종종 재생중계기는 전략적으로 낮은 출력의 송신을 받기 위해서이지만, 위성과 정보를 교환하고 원격기지국으로 다시 정보를 주게 된다.

(8) 약부호입력기와 약부호해독기(변호기 & 복호기)

대부분의 기지국에서는 한 주파수를 가지며, 보통 병원에서 응급환자의 정보를 전달하기 위해 사용되는 채널이다. 여러 병원에서 같은 주파수로 송신과 수신을 한다. 이처럼 병원 간의 수신기는 약부호입력기(변호기, encoders)로서 활성화된다. 약부호입력기는 전화기의 키패드와 유사한 장치이다. 버튼을 눌러 작동하면 무전으로 보내진다. 원격 기지국에서 보내온 송신파 혹은 송신음을 인식하는 약부호해독기(복호기, decoders)를 수신기마다 가지고 있다. 대부분의 호출기는 같은 원리로 작동된다.

6) 무선통신

(1) 무선통신 기능

음파송신을 무선주파수로 만들어 준다.

(2) 무선통신 형태

① AM 송신

지구의 표면을 따라서 나아가기 때문에 굉장히 넓은 지역으로 퍼지게 되어 일반적으로 응급의료서비스에서는 수용하기가 어렵다.

② FM 송신

정확하게 "시선(line of sight)"인데 지구의 지표를 따르지 않고 직선으로 나아가기 때문에 AM 송신보다는 훨씬 깨끗하고 쉽게 방해받지 않는다. 대부분 응급의료체계에서는 FM을 이용한 통신을 한다.

FM (88–108 MHz)은 파장이 짧아서 전파의 직진성과 지구상층부 전리층(ionosphere)의 반사파를 이용하여 원거리까지 전파한다. 지하 공간에서 작업 중인 응급구조사와 지상의 지휘본부와 무선통신이 소통되는 원리 또한 직접파가 아닌 반사, 굴절, 회절, 투과 때문에 이루어진다고 볼 수 있다.

TIP

지구상의 상층대기를 구성하고 있는 분자나 원자는 태양으로부터 오는 자외선, X선에 의해 전리된다. 이 분자, 원자 이온과 전자가 혼재하는 영역을 말한다. 이 영역은 계절과 기후에 따라 생겼다 없어지므로 지구 빈대편과 통화하기 위해 아마추어 HAM들은 전리층 예보에 귀를 기울인다.

7) 무선통신 사용원칙

상황관리자가 의사소통을 위해서 표준화된 무선통신 운영절차를 이용할 경우에는 송신하는 내용이 잘못 이해될 가능성을 줄일 수 있도록 설계되어 있다. 응급구조사들은 무선통신 절차를 잘 익히고, 평소 익숙한 용어를 사용하여 정확하게 의사소통을 할 수 있어야 한다. 사고현장에서 사고현장의 의사전달은 대면, 무전, 휴대전화, 정보시스템(예: 안전지도 등) 활용 등을 통하여 이루어지고, 무선 통신의 우선순위는 대원 안전, 구조대상자, 재난현장 주요요소, 전략 및 전술 등 순으로 이루어진다.

무선통신의 사용원칙은 다음과 같이 이루어지므로 숙지하여야 한다.

① 무전기 전원을 켜고, 볼륨을 조절하고, 가능하다면 구급차 창문을 닫아서 차 밖의 소음을 줄인다.

② 송수신하기 전에 사용할 채널이 사용되고 있는지 채널을 경청(항상 귀 기울임)하며 감도가 깨끗한지 확인 및 타인이 교신 중일 때는 송신 버튼을 누르지 않아야 하고 혼선을 피한다.

㉠ 현장에서 항상 무전이 가능한 상태를 유지한다.

③ 송신하고자 하는 무선국 호출 전에 교신 내용을 미리 머릿속에 간단히 정리한 후, 마이크 키를 누르고 한 호흡 쉬었다가 상대국을 호출하고 기지국을 알린다(송신을 짧고 정확하게 한다).

④ 단식 방식이므로 수신 시에 즉시 마이크 버튼을 놓는다.

⑤ 무전기의 PTT (press to talk) 버튼을 누르고, 말하기 전에 1−2초간 기다렸다가 말한다. 이는 전송 시에 응급구조사의 처음 몇 마디 말이 잘리는 것을 막아준다.

⑥ 다른 구급차나 기지국을 호출할 때, 상대방의 구급차 번호나 이름을 대고 나서, 항상 자신의 구급차 번호를 말해야 한다.

⑦ 마이크에 대고 말할 때 접근범위는 대략 5−8 cm (2−3 inch)의 거리를 두고 하거나, 얼굴 옆에 대고 말을 한다.

⑧ 효과적인 의사전달을 위한 무선통신 방식은 다음과 같다.

㉠ 필요한 내용을 명확 · 정확 · 신속 · 간결하며 전문적인 내용으로 전달한다.

− 효율적이고 전문적인 통신은 무선전파의 적절한 이용에 의한 것이다.

㉡ 송신할 내용을 완전히 이해하고 전달한다.

− 정보를 충분히 파악하고 적절하게 정보를 전달한다.

− 객관적이고 공정한 말로 의사소통을 한다.

㉢ 감정이 없는 목소리, 보통 음높이를 유지한다.

㉣ 평소음성, 일정한 속도, 명확한 송신을 한다.

− 너무 낮은 음성은 말소리를 정확하게 들을 수 없다.

− 너무 높은 소리는 목소리만 들리고 말소리는 알아들을 수 없다(고함을 치지 않는다).

− 침착하게 흥분하지 않고 교신내용을 전달한다.

− 속어나 불경스러운 말은 사용하지 않는다.

− 상대방이 알아들을 수 있도록 적당한 속도로 말한다.

㉥ 표준 언어를 사용하고 또박또박 정보를 전달한다.

㉦ 여러 가지 내용을 한 번에 송신할 때에는 중요한 내용부터 우선 송신한다.

㉧ 통신의 목표, 내용, 위치에서 임무를 특정하여 구체적으로 지시한다.

㉨ 수신 내용을 확인하고 특히 중요사항은 복명복창한다.

㉺ 이해하기 어려운 단어는 피하고, 분명한 각각의 단어로 발음한다.

– 복잡한 부호나 약호보다는 일반적인 언어로 교신한다.

㉻ 숫자를 말할 때는 반복하여 각 숫자를 한 번 더 불러준다.

⑨ 전송은 짧게 하고, 30초 이상 길게 된다고 여겨지면, 30초에서 멈추고 몇 초간 쉬었다가 필요하다면 다시 통신을 이용할 수 있도록 한다.

⑩ 송신할 사항을 즉각 처리하고, 다른 상황이 발생하여 송신을 중단해야 할 상황에는"대기 요망(Stand by)"이라고 알린다.

⑪ 응급의료체계의 일원이 아니면 약부호는 피한다.

㉠ 평범한 말을 사용하고, 암호는 피한다.

⑫ 송신할 때는 화를 내거나 짜증스러운 감정 등은 피하고 예의 있는 말투를 사용한다.

㉠ 예절 용어는 표현은 하지 않는다.

– "감사합니다", "미안합니다만", "부탁합니다", "천만에요" 등 불필요한 말은 하지 않는다.

⑬ 무전 시 환자의 이름을 사용하지 않도록 한다.

㉠ 일반인 또는 사업자들이 무전내용을 도청할 수 있음을 유의한다.

⑭ 응급구조사 업무는 홀로 수행하는 것이 아니므로 '나' 내신에 '우리'라고 한다.

⑮ 환자에 대한 평가정보를 제공하는데 있어 환자 문제에 대해 분석을 하도록 해서는 안 된다.

㉠ "호흡곤란 같다"라고 해서는 안 되고, "환자가 호흡곤란을 호소한다."로 해야 한다.

⑯ 송신 후에 "이상"이라고 말한다.

㉠ 상대방에게 보낸 메시지가 끝났다는 것을 확인하기 위해 기다린다.

⑰ 저속한 속어나 공인되지 않은 약어를 피한다.

⑱ 공인된 응급의료통신을 위해서만 응급의료용 주파수를 이용한다.

⑲ 과도한 호출은 금한다.

㉠ 불필요한 정보를 가지고 무선전파낭비를 하지 말아야 한다.

㉡ 상황실의 정보수집과 신속한 상황 전파를 위해 출동 중인 각 출동대의 장은 불필요한 무전을 삼가야 한다.

– 예를 들면 "현장 안전, 감염방지" 등은 가장 기본적인 안전 수칙이므로 지휘관이 출동 중에 이 내용을 송신하는 것은 자제한다.

⑳ 정보 송신 시

㉠ 환자의 사생활을 보호한다.

– 무전 전화기보다는 일반 전화기를 사용한다.

– 외부 스피커나 무선 전화기는 끈다.

– 환자의 이름을 사용하지 않는다.

㉡ 적당한 팀 단위(unit), 병원번호, 정확한 이름이나 제목 등을 사용한다.

㉢ 송신을 위한 표준형식을 사용한다.

㉑ 응급통신관리자로부터 지시를 받거나 의사에게 지시를 받을 때는 "반복(복창, echo)"을 한다.

㉠ 즉시 반복을 하는 것이 정확한 이해와 뜻을 명확히 하는 데 도움을 줄 수 있다.

㉒ 반드시 호출명칭을 사용하여야 하며, 기관명이나 인명을 사용하여서는 안 된다.

㉠ 상대국의 응답이 있으면 교신한다.

㉡ 송신 종료 시에는 송신 완료의 말("이상" 등)을 넣어 종료를 나타낸다(호출 시).

㉢ 상대국의 호출명칭 3회 이상

㉣ 여기는 1회

㉤ 자국의 호출명칭 1회

㉓ 항상 주호소(chief complaint), 중요한 통신내용, 그리고 의료지도의사의 의료지도를 기록한다.

㉔ 송신이 완료되면 응급구조사의 메시지를 받았는지, 이해하였는지를 확인하여야 한다.

TIP 119구조 · 구급에 관한 법률 제22조의2 이송환자에 대한 정보 수집 및 응급의료정보통신망의 이용

① 소방청장등은 구급대가 응급환자를 의료기관으로 이송한 경우 환자 이송 정보의 파악 및 응급처치의 적절성을 자체적으로 평가하기 위하여 필요한 범위에서 해당 의료기관의 장에게 다음 각 호의 어느 하나에 해당하는 정보를 요청할 수 있다. 이 경우 요청을 받은 의료기관의 장은 정당한 사유가 없으면 이에 따라야 한다. 〈개정 2017. 7. 26., 2024. 12. 3.〉

1. 응급환자의 성명, 연락처, 주소 등 응급환자의 신원을 파악할 수 있는 정보로서 행정안전부령으로 정하는 정보
2. 주된 증상, 사망 여부 및 상해의 경중 등 응급환자의 진단 및 상태에 관한 정보

② 소방청장은 「응급의료에 관한 법률」 제15조에 따른 응급의료정보통신망을 통하여 보건복지부장관에게 제1항에 따른 정보 및 제10조의2제2항(제3호 및 제4호는 제외한다)의 업무 수행을 위하여 필요한 정보를 요청할 수 있다. 〈신설 2024. 12. 3.〉

[본조신설 2015. 12. 15.][제목개정 2024. 12. 3.]

8) 무선 의료보고

① 구급차 번호와 응급구조사의 자격

00대학교병원, 여기는 광주보건 1구급차, 귀 병원으로 가고 있다…….

수신처에서 답신 연락이 오면 송신자의 소속과 성명을 밝힌다.

② 도착예정시간

…… 도착예정시간 20분

③ 환자의 연령과 성별

45세 남자 환자를 이송하고 있다…….

④ 주호소

…… 흉통을 호소하고 있다.

⑤ 간략하고 적절한 환자의 현병력

통증은 두 시간 전에 시작, 가벼운 호흡곤란 동반

⑥ 중요한 과거 병력

환자의 병력은 협심증과 당뇨

⑦ 의식수준

의식은 명료하고 의식소실은 전혀 없다.

⑧ 생체징후

생체징후는 맥박 120회/분으로 규칙적이고, 호흡은 30회/분으로 충분하며 조금 힘들어하고, 정상적인 피부, 그리고 혈압은 134/88이다.

⑨ 적절한 신체검사 소견

신체검사 소견상 양쪽 상복부에 압통이 있지만, 강직은 없다.

⑩ 제공한 응급처치

응급처치를 위하여 산소공급 및 편안한 자세를 유지했다.

⑪ 응급처치에 대한 반응

통증의 수준은 응급처치하는 동안에 변화가 없었고, 의식상태의 변화를 보이지 않았다. 생체징후도 변화가 없다.

⑫ 기타 요구되거나 질문이 있으면 지도의사와 통신

TIP 표준양식은 다음의 내용을 포함하여야 한다.

① 팀 호출 이름(Unit call name)과 응급구조사의 이름이나 번호
② 현장 기술(Description)
③ 환자의 연령, 성별, 체중
④ 환자의 주호소(Chief complaint)
⑤ 환자의 일차문제(Primary problem)
⑥ 정신상태
⑦ 현재 앓고 있는 간략한 병력/관련된 증상들
⑧ 주요한 과거 병력 - 수술과 복용 약물, 약물 알르레기
⑨ 신체검진
  ㉠ 의식 수준(level of consciousness: AVPU system)
  ㉡ 활력징후
  ㉢ 신경학적 검사
  ㉣ 일반적인 외모와 스트레스 정도
  ㉤ ECG
  ㉥ 외상지표(TS score, trauma index)와 글라스고우 혼수 척도(Glasgow coma scale)
  ㉦ 기타 관련된 중요한 검사의 양반응 및 음반응을 포함하는 관찰내용
⑩ 수행한 응급처치 및 반응
⑪ 병원도착 예정시간
⑫ 기타 요구되는 의료지도 및 질문(개인 의사 성명)

TIP 의료지도의 노하우

좀 더 나은 정보를 송신한다면, 응급의료관리 의사는 좀 더 나은 질문과 의료지도를 하게 될 것이다.

9) 지도의사와 의사소통

응급구조사는 구급차에서 지도의사와 직접 통신할 수 있어야 한다. 이동식 혹은 휴대용 무선기를 이용하여 지도의사에게 문의하고 조언을 들을 수 있어야 하고, 환자 상태를 통보할 수 있어야 한다.

① 환자 상태를 통보 시에는 다음과 같은 사항들이 포함되도록 한다.
  ㉠ 환자의 연령과 성별(서류 양식에 표시), 환자의 중증도
  ㉡ 환자의 주증상, 응급구조사가 판단한 환자의 문제점과 중증도
  ㉢ 간단한 환자의 과거력: 약물 알레르기, 당뇨병, 심장질환, 임신 등
  ㉣ 생체징후(vital sign), 의식상태, 전신상태, 손상 정도 등을 포함한 진찰소견(이학적 검사)

ⓜ 환자에게 시행한 응급처치 내용과 응급처치 후의 환자 상태

ⓑ 병원 도착 예정시간

② 지도의사에게 명확하고, 정확한 정보를 제공하여야 한다.

㉠ 의료지도는 응급구조사가 문의한 내용을 토대로 이루어질 것이다.

③ 투약이나 절차에 대한 의료지도를 받은 후에 그 의료지도를 한 단어씩 다시 반복(복창)한다.

㉠ 약물투여 절차를 다시 물어볼 수 있다.

㉡ 의료지도에 따른 약물투여 하거나 투여하지 않도록 지시받을 수 있다.

④ 의료지도가 불명확하거나, 명확하게 수신하지 않았다면 지도의사에게 다시 질문할 수 있다.

⑤ 지도의사의 의료지도가 부적절하다면, 다시 질문한다.

㉠ 오해가 있을 수 있다.

㉡ 부적절한 약물투여라면 문의하여 잘못된 약물투여를 막아야 한다.

㉢ 지도의사가 의료지도 내용을 확인한 후 응급구조사에게 의료지도 대하여 투약 이유를 설명할 것이다.

TIP 현장에서 의사와 통신을 할 때

① 정확하고 완벽해야 한다.
② 필요한 어떤 정보라도 제공한다.
③ 의사의 의료지도를 "반복(echo)" 한다.
④ 질문이 명확하지 않으면 부적절한 의료지도가 되므로 다시 질문해야 한다.
⑤ 의료지도를 수행하고 나서, 환자의 반응을 설명할 수 있도록 다시 통신한다.
⑥ 환자의 상태에 어떤 변화가 있다면 계속하여 항상 알 수 있도록 통신한다.
⑦ 환자의 개인적 비밀을 보호한다.
⑧ 환자이송이 불필요하다고 생각되면, 지도의사에게 문의(consult)한다.
⑨ 수행할 어떤 방침을 정할 때 조언이 필요하면 응급의료지도의사에게 문의(consult)한다.

TIP **수용능력 확인 등**

1) 응급의료에 관한 법률 제48조의2

① 응급환자 등을 이송하는 자(구급차등의 운전자와 제48조에 따라 구급차등에 동승하는 응급구조사, 의사 또는 간호사를 말한다)는 특별한 사유가 없는 한 보건복지부령으로 정하는 방법에 따라 이송하고자 하는 응급의료기관의 응급환자 수용 능력을 확인하고 응급환자의 상태와 이송 중 응급처치의 내용 등을 미리 통보하여야 한다. 〈개정 2017. 10. 24.〉

② 응급의료기관의 장은 제1항에 따른 응급환자 수용능력 확인을 요청받은 경우 정당한 사유 없이 응급의료를 거부 또는 기피할 수 없으며 응급환자를 수용할 수 없는 경우에는 제2조제7호의 응급의료기관 등에 지체 없이 관련 내용을 통보하여야 한다. 〈개정 2015. 1. 28., 2021. 12. 21.〉

③ 제1항 및 제2항과 관련된 구체적인 기준, 방법, 절차 등 필요한 사항은 보건복지부령으로 정한다. 〈신설 2021. 12. 21.〉

[본조신설 2011. 8. 4.]

2) 응급의료에 관한 법률 시행규칙 제39조의2

① 법 제48조의2제1항에 따라 응급환자 등을 이송하는 자는 전화, 무선통신, 그 밖의 전산망 등을 이용하여 응급의료기관의 수용능력을 확인하고, 다음 각 호의 사항을 통보하여야 한다.

1. 환자의 발생 경위(확인된 경우만 해당한다)
2. 환자의 연령, 성별 및 상태(활력 징후 및 의식 수준을 말한다)
3. 현장 및 이송 중 응급처치의 내용
4. 도착 예정 시각

② 제1항에 따른 확인 및 통보는 특별한 사유가 없으면 이송을 시작한 즉시 하여야 한다.

[본조신설 2012. 8. 3.]

02 구두인계

응급구조사는 응급의료센터에 도착해서 담당의사에게 환자에 관한 병원전처치기록 서류를 인계할 것이다. 그러나 그 서류를 인계를 하는 것은 어느 정도 시간이 걸리므로, 우선 응급환자에 관한 사항을 구두로 먼저 인계하게 될 것이다.

응급의료센터에서 응급환자를 처치하는 담당의사에게 인계할 때에는 다음과 같은 사항을 서류인계보다 먼저 구두인계를 한다.

① 환자의 이름을 알려준다.

② 무전으로 보내준 정보를 요약하여 알려준다.

③ 새로운 내용이나 마지막 무선보고 내용과 다른 점을 알려준다.

④ 구두 인계에 포함되는 것은 다음과 같다.

㉠ 주호소

㉡ 이전에 보고하지 못했던 병력

㉢ 이송 중의 추가 처치

㉣ 이송 중 측정한 활력징후

03 상호 간 의사소통

환자나 위기에 처한 사람들과의 의사소통은 매우 어렵다. 상호 간의 의사소통은 하나의 교육과정으로 볼 때, 다음의 지침은 환자, 가족, 친구 그리고 목격자들과 의사소통을 할 때 도움을 줄 것이다.

(1) 눈 맞춤(eye contact)을 이용한다.

환자와의 시선을 빈번히 응시하도록 한다. 눈 맞춤은 응급구조사가 환자에게 관심을 보여주는 것이 된다. 환자와의 시선 마주침에 실패를 하면, 환자에 대한 응급구조사의 불안감을 보이는 것이 된다.

(2) 응급구조사의 자세와 신체 언어(body language)를 인식한다.

환자를 대하는 응급구조사의 자세는 매우 중요하다. 환자보다 위에 있으면 위협하는 것 같으므로, 가능한 환자의 눈높이 또는 약간 눈높이 아래에 있는 것이 좋다(그림 7-8). 환자가 위협을 덜 느끼게 될 것이다. 신체 언어에는 다음과 같은 사항이 있다.

① 팔짱을 낀 채로 서서 있거나 환자를 직접 대면하지 않는 자세는 환자에게 관심이 없다는 표현(그림 7-9)

② 팔을 아래로 하고, 환자를 직접 대면하면서 좀 더 개방적인 자세는 안전하고 따뜻한 태도의 표현

③ 정숙이 필요하거나 행객을 대할 때는 비개방적이거나 좀 더 심각한 자세로 표현

④ 환자보다 위에 선 자세는 권위를 표현하거나 필요한 통제를 할 때의 표현

환자와의 의사소통을 잘 진행하기 위해서는 환자의 신체 언어를 자세히 관찰하여야 하고, 환자가 비개방적으로 나오면 응급구조사의 의사소통 노력이 잘 안 될 수 있다.

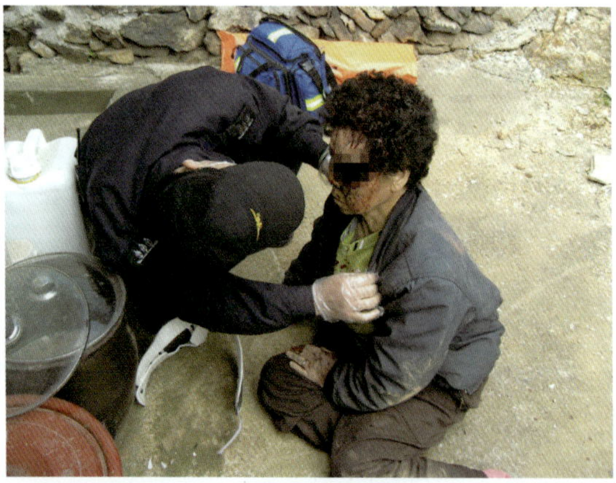

그림 7-8. 환자와 원활한 의사소통을 위해 환자 눈높이 위치에서 문진을 진행한다.

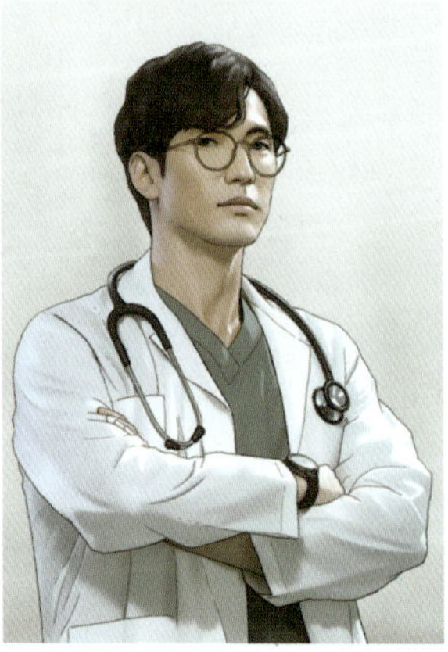

그림 7-9. 신체 언어를 인식한다.

(3) 환자가 이해할 수 있는 언어를 사용한다.

- 말을 천천히 또박또박한다.
- 의학용어나 환자가 이해하기 어려운 전문 용어의 사용을 지양하고, 쉬운 표현으로 설명해야 한다.
- 일을 수행하기 전에 응급처치 과정을 설명하면 환자의 불안을 예방할 수 있을 것이다.

(4) 정직하라. 정직은 중요하다.

(사례) "내 다리가 부러졌습니까?", "친구에게 심장마비가 왔습니까?" 등의 답변하지 못할 질문을 받을 때가 빈번히 있을 것이다. 어떤 때에는 질문에 답을 아는 경우라도 흔쾌한 답변이 아닐 수 있다. "부목을 댄다는 것은 다쳤다는 것이지요?"라는 물음에 답이 "예"이면, 응급구조사는 진실을 말한다.

따뜻하고 부드럽게 설명하면서 최대한 통증을 줄이려는 것이라고 말하고, 어느 정도는 통증을 경험할 것이라고 설명한다. 환자에게 거짓을 말할수록 환자는 응급구조사를 신뢰하지 않을 것이다. 만약 신뢰를 얻지 못한다면 차후 다른 응급구조사에게 영향을 미칠 것이다.

(5) 환자의 적절한 이름을 사용한다.

노인들이나 몇몇 성인들에게는 접근하거나 허물없이 하기 어려울 것이다. 일반적으로 환자가 응급구조사에게 스스로 소개하게 하는 것이 좋다. 예를 들어, 연세가 많은 환자가 본인을 "이영희"라고 소개하면, "이영희 선생님"이라고 존칭을 사용하여 부르는 것이 가장 적절하다. 이를 통해 환자에게 존중과 배려를 표현할 수 있다.

(6) 경청한다.

응급구조사는 환자에게 질문하고, 답변을 주의 깊게 들은 후 추가 질문을 해야 한다. 환자의 말을 진심으로 경청하고 있다는 모습을 보여주는 것이 중요하다. 만약 응급구조사가 환자의 말을 제대로 듣지 않는다면, 환자는 자신의 상태에 대한 관심이 부족하다고 느낄 수 있다. 따라서, 질문한 후에는 충분한 시간을 두고 환자의 답변을 기다려야 하며, 중요한 내용은 잊지 않도록 기록하는 것이 필요하다.

TIP 상호 간 의사소통

① 눈을 마주친다.
② 응급구조사의 자세와 신체 언어에 유의한다.
③ 환자가 이해할 수 있는 언어를 사용한다.
④ 정직하라.
⑤ 환자의 적절한 이름을 사용한다.
⑥ 환자에게 경청한다.
⑦ 소아의 경우 항상 어린이 눈높이로 자세를 낮추도록 한다.
⑧ 소아는 종종 어른보다 거짓말을 빨리 알아챌 수 있다.

04 무선통신

1) 주파수 불일치

재난 발생 시, 전화 통신은 신뢰성이 극히 제한적이므로 조직 간 통신은 쌍방향 무선통신망을 활용하는 것이 효과적이다. 그러나 공공안전 무선통신 주파수는 효율적인 운영을 어렵게 만드는 방식으로 할당되어 있어 통신에 많은 제약이 따른다. 이러한 문제는 다양한 주파수 대역(bands)을 사용함으로써 발생하는 무선주파수 운영상의 복잡성에서 비롯된다. 같은 주파수 대역 내에서 다른 무선주파수를 활용하면 여러 조직 간 무선교신이 가능하지만, 서로 다른 주파수 대역을 사용할 경우에는 완전히 다른 무선 전자회로와 안테나가 필요하기 때문에 상호 교신이 불가능해진다.

우리나라의 경우, 경찰은 VHF(very high frequency)를, 소방은 UHF(ultra high frequency)를 사용하는 등 조직별로 주파수 대역이 상이하여 재난 시 무선교신에 근본적인 장애가 발생하는 실정이다.

TIP 대역(Bands)은 이웃하는 주파수들의 집합이다.

우리나라의 경우 소방은 UHF를 사용하고 경찰은 VHF를 사용하는 등 재난 시 무선교신에 근본적인 장애가 있다.

2) 통신사용 주파수

주파수란? 전파가 움직이면서 보이지 않는 길이며, 전파의 특성을 통신, 의학에 이용하기 위해 파장 또는 진동수를 기준으로 정한 이용자의 약속이다. 단위는 “헤르츠(Hertz, Hz)"를 사용하며 1 Hz는 1초 동안 1번 진동한 것을 말한다(그림 7-10).

① KHz = 초당 1,000주기

② MHz = 초당 1,000,000주기

③ GHz = 초당 1,000,000,000주기

무선 주파수 범위는 전형적으로 100 KHz에서 3,000 GHz까지로 되어 있다(주파수대).

예를 들면 소방주파수 400 MHz 대는 1초에 4억 번 진동을 한다. 어떤 방송국에서 50–60 MHz를 이용해 방송한다고 가정한다면, 주파수 대역(band)은 50–60 MHz이며 주파수 대역폭(bandwidth, 두 주파수 간의 간격)은 10 MHz이다.

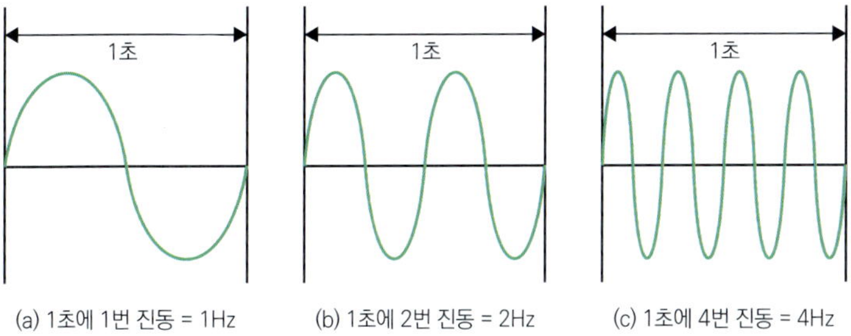

그림 7-10. 주파수의 개념

TIP 주요통신 용어

① 전파: 3,000GHz 이하의 주파수를 이용하는 전자파를 말한다.
② 무선전신: 전파를 이용하여 부호를 보내거나 받는 통신방식(모스 부호 이용)을 말한다.
③ 무선전화: 전파를 이용하여 음성 기타 음향을 보내거나 받는 통신방식 시설(휴대폰, 무전기)을 말한다.
④ 무선국: 무선설비와 무선설비를 조작하는 총체. 다만 방송청취를 위하여 수신만을 목적으로 하는 것은 포함하지 아니한다.
⑤ 반송파(Carrier): 음성신호나 정보를 전달하기 위해 무선장비에 의하여 발생하는 무선 파형을 말한다.
⑥ 무선통신: 전파를 이용하여 모든 종류의 기호, 신호, 문언, 영상 또는 음향 등의 정보를 송신하거나 수신 행위를 말한다.
⑦ 팩시밀리: 전파를 이용하여 영구적인 형으로 수신하기 위하여 정지영상을 송신하거나 수신하는 것을 말한다.
⑧ 다중 송신방식(Multiplex): 단방향(simplex) 또는 양방향(duplex) 통신방식보다 향상된 방식으로, 2가지나 혹은 더 많은 다른 형태의 정보를 동시적으로 송신할 수 있는 능력을 갖추고 있다.
⑨ 단방향 통신방식(Simplex): 양쪽으로 무선송신은 가능하지만 동시에 송수신할 수는 없는 통신방식이다. 한 쪽이 송신하면 상대방은 수신하는데, 단일 주파수는 이러한 방법으로 통신하게 된다(무전기).

(1) 800 MHz 주파수대

지금까지 대부분의 소방 및 재난관련 기관들은 낮은 영역(30–50 MHz)과 높은 영역(155 MHz)의 VHF (very high frequency) 주파수대, 450 MHz 영역의 UHF (ultra high frequency) 주파수를 사용했다. 그러나 안전 분야 통신수요의 급격한 증가와 제한된 주파수 때문에 각각의 기관들은 채널을 지역별로 나누어 공유하고 있다.

(2) 주파수 공용통신

대부분 안전관련 기관들은 조직 내외의 다른 기관과 공유한 하나 또는 둘 이상의 주파수를 할당받고 있다. 이들 주파수의 무선통신 횟수가 기관에 따라 다르다 하더라도 대부분의 경우에는 아주 적다.

주파수 공용통신 기술은 처음에 주파수가 이용되지 않는 시간을 활용하기 위하여 전화통신 분야에서 개발되었다. 주파수 공용통신 시스템은 같은 주파수대(VHF, UHF, 또는 800 MHz)의 20에서 50까지 무선주파수 모두를 이용한다.

3) 전파의 종류와 주파수 범위

(1) 장파(Low frequency): 30 KHz 초과~300 KHz 이하

주로 지표파에 의해 전파되며, 먼 거리에서는 지표파와 전리층을 통해 통신이 이루어진다.이 주파수 대역은 주 · 야간 및 사계절의 변화에 영향을 거의 받지 않으며, 선박 통신 등에서 널리 사용된다(그림 7-11).

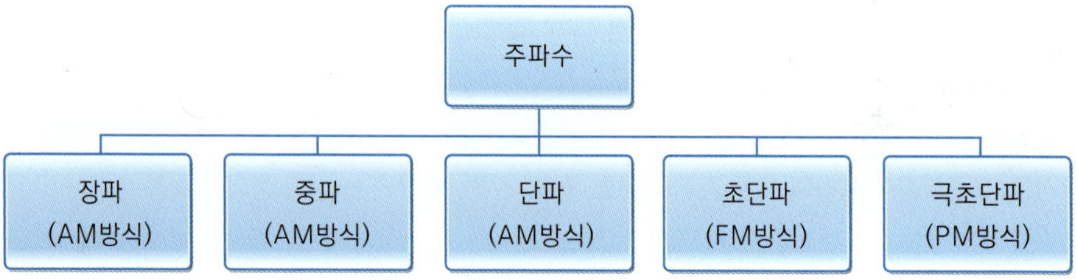

그림 7-11. 전파형식에 따른 분류

(2) 중파(Medium frequency): 300 KHz 초과~3,000 KHz 이하

지상파 중에서는 지표파, 전리층파로서는 E층 반사파에 의하여 전파하는데 장파보다 파장이 짧으므로 지표파 및 전리층 전파특성이 약간 다르며 라디오 방송 등에 사용된다.

(3) 단파(High frequency): 3 MHz 초과~30 MHz 이하

공간파에 의하여 전파되는 것이 특징이며, 전리층의 영향력이 큰 편이다. 200 km 이상의 원거리 통신에 적합하고, 단파통신 등에 사용된다.

(4) 초단파(Very high frequency, VHF): 30 MHz초과~300 MHz 이하

초단파는 높은 주파수의 전파로써 전리층을 뚫고 직진 진행하여 다시 지상에 돌아오지 않는다. 따라서 송신안테나로부터 수신안테나로 직진하므로 극초단파처럼 지구를 둘러싼 전리층에서 반사되지 않고 통과해 버리므로 초단파를 이용한 통신은 대상물이 일직선 범위 내로 한정된다. 가시거리 내 통신으로 텔레비전 등에 사용된다.

TIP 초단파

- 30 MHz 초과-300 MHz 사이의 파장
- 고주파와 저주파로 나누어진다.
- 대상물이 일직선 범위 내로 한정된다.

(5) 극초단파(Ultra high frequency, UHF): 300 MHz 초과~3,000 MHz 이하

극초단파는 직접파를 이용하여 역시 초단파와 마찬가지로 가시거리 통신으로 이동통신에 사용되며 차량용, 휴대용에 적합하다. 소방통신으로 허가되어 사용하는 주파수대는 UHF 440-450 MHz 이다. 차량에 있는 대부분 무전기의 출력은 100 W이다. VHF(초단파)보다 파장이 짧고 지향성(직진성)이 강하기 때문에 도달범위는 제한되나 보다 많은 채널을 가질 수 있다.

TIP 극초단파

- 300 MHz 초과-3,000 MHz 사이의 파장
- 초단파(VHF)보다 파장이 짧고 지향성(직진성)이 강하다.
- 도달범위가 제한적이나 보다 많은 채널을 가질 수 있다.
- 지구를 둘러싼 전리층에 반사되지 않고 통과해버린다.

TIP 주파수에 의한 전파의 분류

<table>
<tr><th colspan="2">명칭</th><th>주파수대역</th><th>약칭</th><th>이용분야</th><th></th></tr>
<tr><td colspan="2">장파(10 Km)</td><td>30-300 Khz</td><td>LF
(low frequency)</td><td>해상통신
무선항행</td><td></td></tr>
<tr><td colspan="2">중파(1 Km)</td><td>300-3,000 Khz</td><td>MF
(medium frequency)</td><td>라디오 방송</td><td>주파수가 낮을수록
전리층 반사가 잘되나
복사력이 약하여 흡수가
잘된다.</td></tr>
<tr><td colspan="2">단파(10 m)</td><td>3-30 Khz</td><td>HF
(high frequency)</td><td>AM 통신
아마추어 국제방송
선박, 항공통신</td><td></td></tr>
<tr><td>초단파(1 m)</td><td rowspan="2">극
초
단
파</td><td>30-300 MHz</td><td>VHF
(very high frequency)</td><td>FM방송
TV방송
이동통신
무선호출
재난통신</td><td>주파수가 높을수록
전리층 투과가 잘되나
복사력이 강하다
(장거리 전달).</td></tr>
<tr><td>극초단파</td><td>300-3,000 MHz</td><td>UHF
(ultra high frequency)</td><td>TV방송</td><td></td></tr>
</table>

※ 주파수는 낮을수록 잘 반사되고 높을수록 잘 투과되며, 근거리 통신에서 높은 주파수를 장거리 통신에서는 낮은 주파수를 사용한다.

우리의 음성은 주로 전파의 종류 중 초장파(VLF)에 속하며, 장파(LF)는 선박, 항공기의 통신으로 이용된다. 중파(MF), 단파(HF)는 주로 AM/FM 등의 라디오 방송으로 활용되며, 초단파(VHF)와 마이크로파는 TV 방송, 이동전화, M/W 위성통신, 우주통신 등에 사용되는데 마이크로파 중에서도 30 GHz가 넘는 밀리미터파와 데시밀리미터파는 차세대 통신 분야에 활용될 수 있는 무한한 개발가능 자원으로 포함하고 있다.

4) 전리층

(1) 정의

지상 50–400 km 상공에 형성되는 일종의 이온화된 가스층으로 산소나 질소 원자들이 태양광선(자외선, 전자)을 받아 양이온화 됨으로써 형성된다. 전파는 전리층의 밀도가 높을수록 잘 반사되고 낮을수록 잘 투과된다.

(2) 전리층의 형성 및 특성

① F층: 전자밀도가 가장 높으며 단파(HF) 반사, 야간에도 F1, F2 구분이 없고 전자 밀도가 약해진다(200–400 km 상공에 존재).

② E층: 전자밀도 중간 정도 단파(HF) 투과, 중파 반사(100 km 상공에 존재)

③ D층: 전자밀도가 가장 낮고 단파(HF) 투과 시 낮은 주파수 흡수(50–90 km 상공에 존재)

④ 일출 · 일몰 때에는 전리층의 변화가 심하여 통신이 어려워진다.

05 유선통신

유선통신은 전화(전용) 선로를 이용하여 음성, 데이터 등의 정보를 전달하는 통신장비이며, 소방 유선통신 장비로는 전자식 교환기, 119 수보대(신고 접수 · 출동 명령 · 관계기관을 연결하는 시스템), 출동 예고방송장치, 모사전송기(FAX) 등이 있다.

1) 전화교환기

전화교환기란 전화회선을 전부 교환기에 집중시켜 가입자의 접속희망에 따라 교환 접속으로써 전화통화를 하는 것을 말한다. 전화교환기는 가입자가 분포된 중심 위치에 설치하여 가입자 상호 간을 접속시키는 교환업무를 행한다.

① 수동식 전화교환: 교환접속이 사람에 의하여 이루어지는 것을 말한다.

② 자동식 전화교환: 사람에 의하지 않고 기계적으로 이루어지는 것을 말한다.

소방에서도 본부 및 소방서에 각 1대씩 전화교환기를 연계 설치하여 구내가입자 또는 전용회선을 이용한 원거리 가입자 간의 통화를 목적으로 운영하고 있다.

2) 119 수보대 및 일제 지령대

① 119 수보대: 재해발생 시 119신고 전화를 접수하기 위한 통신장비이다.

② 일제 지령대: 119 수보 후 해당(출동) 소방대를 별도의 중계조작 없이 즉시 유선 지령하여 신속하게 출동시키는 장비이다.

일반 업무시설에도 일제 호출을 함으로써 소방업무의 능률을 향상하기 위한 특수 장비(그림 7-12)이다. 구성 및 기능은 다음과 같다.

(1) 119 수보대

(가) 구성

① 주장치: 주수보대, 예비수보대

② 보조장치: 선로감시장치, 자동응답장치, 안내방송, 계수기, 녹음기, 시간, 표시장치, 전원부

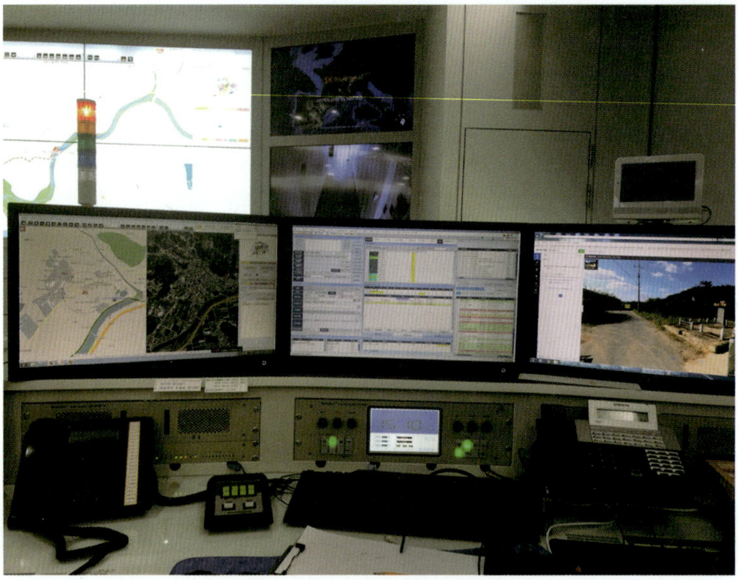

그림 7-12. 119구급상황관리센터 수보대

(나) 기능 및 운영

① 주수보대

㉠ 수보신호 착신 시 부저가 울리면 해당회선 램프가 점등된다.

㉡ 동시에 "응급소방서입니다."라는 응답 메시지가 신고자에게 송출된다.
(이때 녹음기가 작동하기 시작한다).

㉢ 수신 모니터 스피커에서 신고자의 음성이 들리면 송화마이크 또는 송화기로 통화한다.

㉣ 신고내용을 접수한다.

㉤ 2차 신고가 계속될 경우 우측 송화기를 사용하여 통화한다.

㉥ 이때 제3, 제4의 신고자에게는 안내방송 버튼 조작으로 "지금 구급출동 신고를 접수 중이오니 잠시만 기다려 주십시오."라는 안내방송이 송출된다.

㉦ 신고자와 통화가 끝나면 복구 스위치를 누른다.

㉧ 선로감시 장치는 주수보대와 연계 구성되며 119회선에 이상이 생겼을 때는 램프가 점등되고 경보음이 발생한다.

㉨ 수보대에 램프가 점등될 때마다 계수기(119신고 접속횟수 기록)에 기록된다.

㉩ 녹음기는 119 수보통화 내용과 시간이 기록되며 재생 시에는 스피커로 통화내용이 들리고 시간은 디지털로 표시된다.

② 예비수보대

㉠ 예비수보대는 주수보대 고장 시 비상용으로 사용된다.

㉡ 주수보대와 병렬운영 또는 단독운영도 가능하다.

(2) 일제 지령대

① 일제 지령대 전화기를 든다.

② 개별지령 시 해당(파출소) 선택 스위치를 누른다. 이때 램프가 깜박거린다.

③ 신호 스위치를 눌러 호출 신호를 보낸다.

④ 상대방이 전화기를 들면 램프가 계속 점등되고 통화가 가능하다.

⑤ 통화가 끝나면 선택 및 통화 스위치를 복구시킨다.

(3) 출동예고 방송장치

119 화재신고 접수 시 지령실의 접수자와 신고자 간의 통화내용이 방송시설을 통해 활용, 소방서 및 119안전센터의 근무자들이 동시에 청취함으로써 출동에 신속하게 대응하기 위한 원칙이다.

(가) 구성

① 일제방송 송신기

② 일제방송 수신기: 필요한 대상 수만큼 설치

③ 방송분류장치

④ 앰프 및 마이크

(나) 기능 및 운영

① 소방서 지령대에 송신기, 방송분류장치, 앰프를 설치하고 파출소에 수신기를 설치한다.

② 예고방송은 필요상황에 따라 일제송신 또는 파출소별로 개별송신이 되어야 한다.

③ 출동 예고방송뿐만 아니라 출동지령, 행정지시, 공지사항 전달 등으로 활용할 수 있다.

④ 수신기에 마이크를 부착 지령실과 쌍방통화가 가능하다.

06 무전기의 종류 및 사용법

1) 휴대용 무전기

소방에서 가장 많이 사용하는 무전기로서 재해 현장 활동(화재 · 구조 · 구급) 및 순찰활동 등 소방활동에 휴대하여 사용하는 무전기이다.

2) 무전기 사용 시 위치 선정

(1) 좋은 위치

① 직선상에 장애물이 없는 곳

② 높은 언덕

③ 평지

(2) 나쁜 위치

① 철근콘크리트 건물 내

② 높은 건물 밀집 지역

③ 고압선 및 전주 주변

④ 철탑 및 각종 교량 밑

⑤ 산골짜기

⑥ 터널 안 등 불감 지대

TIP 통신장비가 적절한 기능을 하지 않는 경우

① 응급구조사가 기지국에서 멀리 떨어져 있을 때, 휴대용 무선전화기를 가지고 있으면, 송수신하기가 쉬운 고지역으로 가보도록 한다.

② 철근이나 콘크리트를 포함하는 건축물은 전파를 방해할 수도 있다. 건물 밖으로 이동하거나 창가 가까이 가면 통신이 좋아질 수 있다. 그래도 통신이 안 되면, 전화 연락을 시도해야 한다.

3) 고정용 무전기

소방본부, 소방서 지령실 등 고정된 장소에 설치하여 소방본부와 소방서 간, 소방서와 소방서 간, 또는 차량 및 휴대용 무전기와 통신을 하는 무전기이다(그림 7-13).

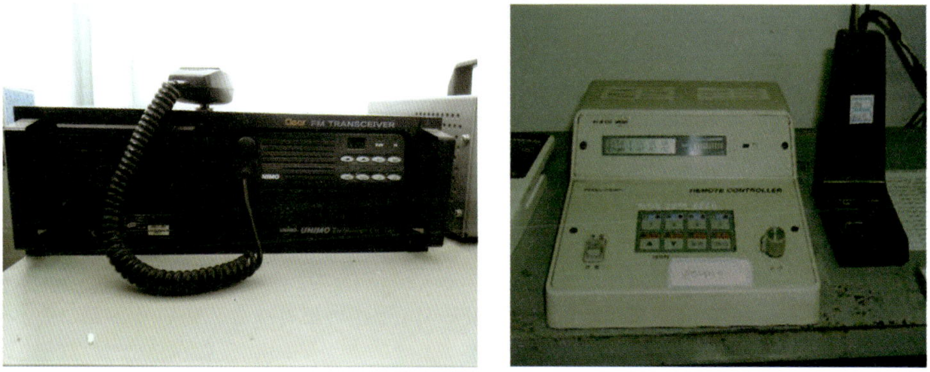

그림 7-13. 119 안전센터 내에 비치된 고정용 무전기

4) 차량용 무전기

차량용 무전기는 고정용 무전기와 같은 재원으로 구성되어 있으며 전기적 특성, 각부의 명칭과 기능, 운영 및 조작은 동일하다(그림 7-14).

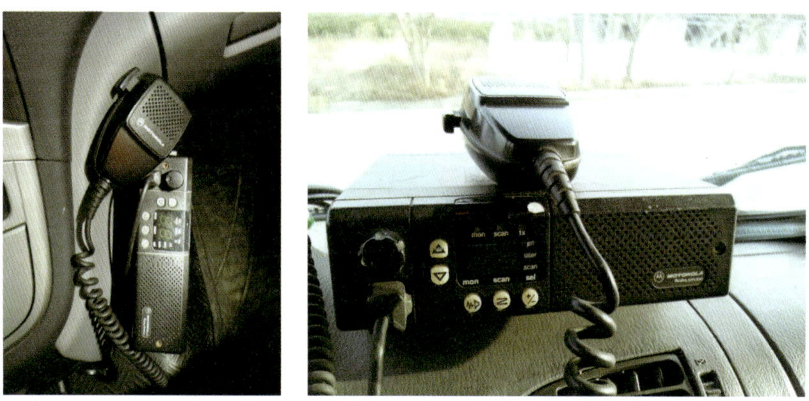

그림 7-14. 119 구급대의 차량용(고정용) 무전기

(1) 차량 내 설치

(가) 설치 위치

① 차량의 dash board 하단, console box의 옆 등 운용조작으로 적당한 위치에 설치한다.

② 난방 및 냉방기의 통풍 출구 근처는 설치하지 않는다.

③ 도난방지를 위하여 조임 나사 등을 견고히 한다.

(나) 전원연결

① 전원 배선은 DC 13.6 V(최고전압)로 한다.

② DC 24 V 배터리 2개의 직렬로 연결되어 있으므로 무전기 전원은 마이너스 접지용 12 V 배터리를 사용한다.

③ 배터리부터 직접 연결한다.

④ 배터리 코드로 엔진 키와 연동시키면 키 OFF 시 CPU 메모리가 초기화되어 프로그램이 지워진다.

(다) 안테나의 설치

① 안테나는 자석식으로 되어 있으며 차량 지붕의 중앙에 고정한다.

② 안테나 케이블은 지붕에 밀착 고정한다.

③ 본체와의 연결 커넥터 작업은 쇼트 또는 단선되지 않도록 주의한다.

5) 무전기 조작 및 취급요령

(1) 기기의 동작

① 운용하기 전에 안테나의 설치 및 전원이 정상으로 연결된 것을 확인한다.

② 차량의 시동을 건 후 엔진이 안정되면 무전기의 전원스위치를 ON 한다.
무전기 전면의 전원 스위치를 시계방향으로 돌리면 "찰칵" 하는 소리가 나면서 수신부에 전원이 공급(전원 램프 점등)되면서 무전기가 동작하게 된다.

③ 음향 및 스켈치를 적당한 상태로 지정한다.

④ 스켈치 스위치를 최대한 시계 반대 방향(우측)으로 돌려 "쏴" 하는 잡음이 날 때 다시 시계방향으로 돌리면 "쏴" 하는 잡음이 멈추는 지점에서 고정한다. 잡음이 멈춘 후에도 시계방향으로 돌리게 되면 수신감도가 저하되어 미약한 전파는 수신을 못 하게 된다. 또한, 수신 상태가 좋지 못한 경우에는 이 조절기를 잡음이 들리는 상태로 하여 수신하도록 한다.

⑤ 스켈치 손잡이를 과도하게 우측으로 돌리면 수신이 잘 안 된다.

⑥ 채널 조정은 응급구조사가 교신하고자 하는 채널에 맞추고, 교신 상대측도 같은 채널에 있어야 한다.

(2) 무전기 끄기

음량조정 스위치를 시계 반대 방향으로 "찰칵" 소리가 날 때까지 돌린다.

(3) 무전기 사용과 관리 유의사항

① 무전기는 유동성이 없이 고정되어 있는지를 확인한다.

② 전면 조작판의 수입 상태를 확인한다.

③ 안테나의 수입상태 및 배선은 잘 연결되어 있는지를 확인한다.

④ 전면 조작판의 부품 이상 여부를 확인한다.

⑤ 채널은 규정대로 맞춰져 있는지를 확인한다.

⑥ 음향 및 스켈치 조정은 잘되는지 아닌지를 확인한다.

⑦ 램프의 동작은 잘되는지 여부를 확인한다.

⑧ 자동차의 배터리 청소 또는 교체 시 정비공장에서 출고 전원 배선(12 V)을 꼭 확인 후 연결한다.

⑨ 통신장비는 비싸고, 부서지기 쉽다.

⑩ 거친 환경과 먼지 또는 습기로부터 보호(기기 부식 또는 고장의 원인)가 필요하다.

⑪ 무전기를 떨어뜨리는 것은 장비 손상의 원인이 되므로 취급 시 주의를 필요로 한다.

⑫ 규칙적인 무선장비의 세척은 무전기의 물리적 외관과 수명을 향상시킬 수 있다.

⑬ 약간 부드럽고 축축한 헝겊과 매우 부드러운 세척제로 외부 표면을 세척한다.

⑭ 용제(solvents) 세척은 하지 않는다.

  – 물질을 용해하는 데 쓰는 액체로 알코올, 가솔린 따위가 있다.

⑮ 고장 난 무전 장비는 자격이 있는 기술자의 수리가 필요하다.

⑯ 무전기를 개방할 때 차량의 시동을 먼저 건 후에 무전기 스위치를 켠다. 절대로 무전기를 켠 상태에서 차의 시동을 걸지 않는다.

⑰ 무전기를 개방한 상태에서는 자국을 호출한다는 정신으로 항상 신경을 쓴다.

⑱ 무선교신 중 주변의 불필요한 잡음을 최대한 제거하고 잡담이나 사담을 금한다.

⑲ 교신이 안 되거나 잡음이 날 때는 주변의 고압선이나 산, 또는 고층건물이 밀집되어 있는가를 확인하여 위치를 바꿔서 교신한다.

(4) 응급조치

(가) 물이 들어갔을 때

① 마이크 송신키를 누르지 않는다.

② 전원 스위치를 끄고 상황실에 연락한다.

(나) 송신 불능일 때

① 마이크 송신키가 제대로 작동되면서 송신 램프가 들어오는지 확인한다.

② 안테나 콘택트 연결 상태 및 케이블 단선 여부를 확인한다.

(다) 수신 불능일 때

① 음향을 조절한다.

② 스켈치를 조정하여본다.

③ 안테나 콘택트 연결 상태 및 케이블 단선 여부 확인한다.

TIP 무전기의 스켈치

무전기의 스켈치(Squelch)는 수신되는 소리 신호의 크기가 작을 때는 소리를 차단하고 일정 이상의 크기가 수신 될 때만 소리를 출력하는 장치이다(그림 7-15).

1. 스켈치 기능

① 무전기에서 신호가 없을 때는 "쉬" 하는 소리가 나는데 스켈치 기능은 신호가 없을 때 소리가 나지 않고 신호가 수신될 때만 소리가 나도록 하는 기능이다.

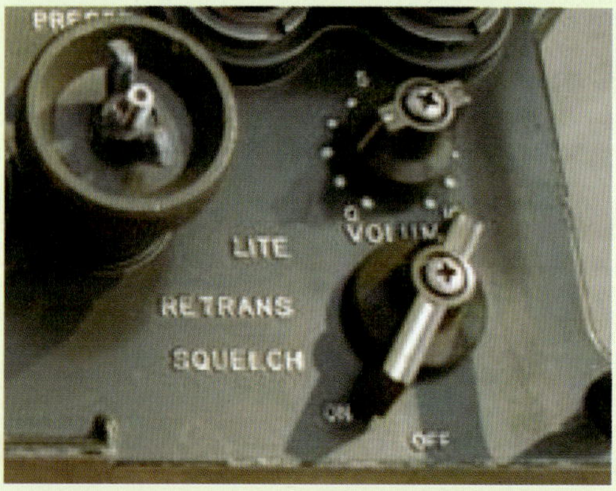

그림 7-15. PRC-77의 스켈치 스위치

CHAPTER 08

기록과 보고

Records and Report

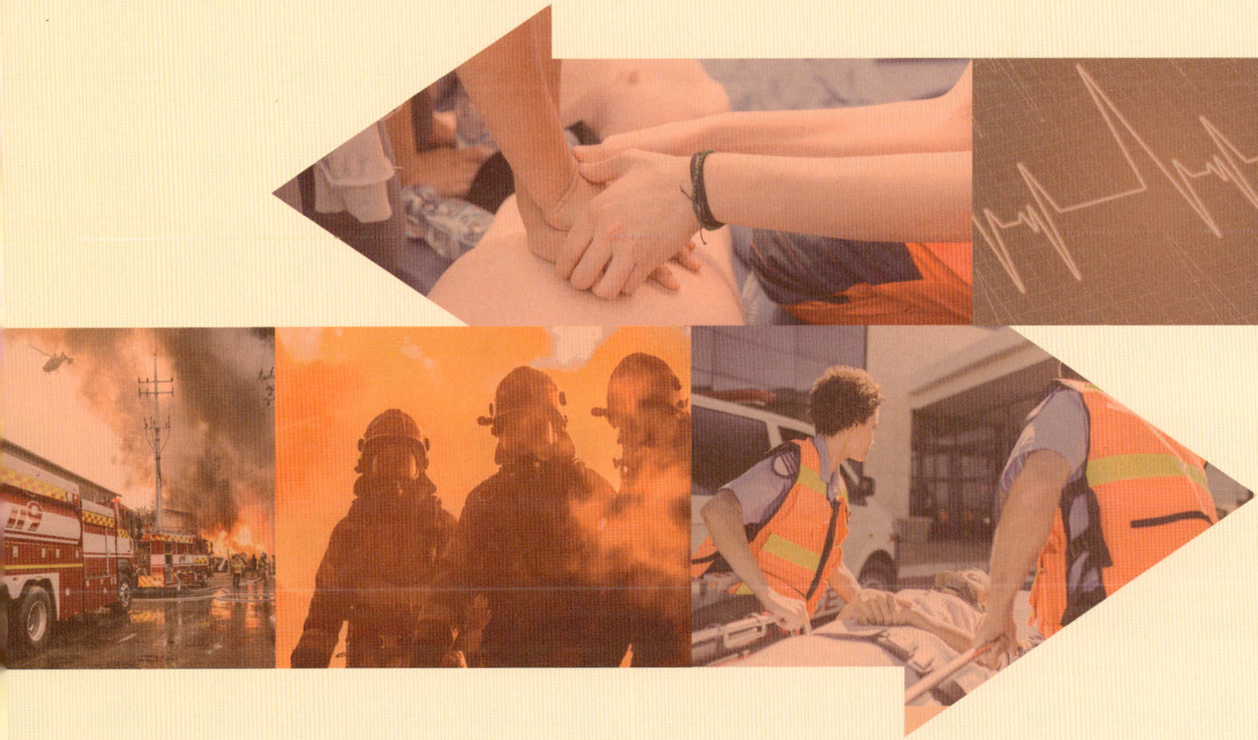

CHAPTER 08

기록과 보고

Records and Report

학습목표

1. 기록과 보고서의 개념을 설명할 수 있다.
2. 기록의 기능 및 목적에 관해 서술할 수 있다.
3. 응급의료서비스를 입증하는 구두 혹은 서면의 정확한 문서작성의 중요성을 설명할 수 있다.
4. 기록 및 출동보고서에 작성할 수 있다.
5. 효과적인 법적 문서가 되기 위해 요구되는 응급처치보고서의 특성을 설명할 수 있다.
6. 응급처치보고서를 검토하고 법적 책임의 취지를 설명할 수 있다.
7. 현장의 과실 주장으로부터 응급구조사를 보호할 수 있는 방어수단을 설명할 수 있다.
8. 응급처치하는 동안 보고할 만한 문제나 상황을 기록하고, 보고할 수 있다.
9. 환자가 이송을 거절하는 경우 응급구조사에게 미치는 영향을 예측할 수 있다.

01 기록과 보고서의 의의

1) 기록과 보고서의 개념

응급구조사의 의무기록과 병원전처치기록(prehospital care report, PCR)의 작성은 쉬운 것이 아니다. 적절한 보고와 정확한 기록의 보관은 다음과 같은 사항에 따라 필요하다.

① 현장에서 응급의료센터로 이어지는 환자의 응급처치

② 응급처치 법적 책임소재

③ 응급의료서비스의 요구에 따른 응급구조사 교육

④ 응급의료서비스 평가 및 질 개선

⑤ 행적적인 관리상의 필요

⑥ 통계작업에 따른 응급의료서비스 개선(연구기능)

병원전처치기록(PCR)이란 현장에 출동하여 환자에게 제공한 모든 응급처치 사항을 기록한 문서이다. 병원전처치기록 초기기록은 환자에 관한 기억을 유지하기 위한 메모 정도의 의미를 가졌었다. 그러나 내용이 복잡해지고 응급환자가 다양해지면서 환자의 손상이나 질병, 건강상태 및 응급처치상황에 대한 병원전처치기록(PCR)을 "운행일지, 구급활동일지, 출동 및 처치기록"이라고 불리며, 다양한 양식으로 구성되어 있다.

응급구조사의 병원전처치기록(PCR)은 기록의 형식과 갖추어야 하는 사항은 관계하는 기관마다 얻고자 하는 정보가 다르고 차이가 있지만 일반적으로 필요한 사항들을 구분하고 있다. 응급의료에 관한 법률 제40조(비밀 준수 의무)에서는 "응급구조사는 직무상 알게 된 비밀을 누설하거나 공개하여서는 아니 된다."라고 하여 환자의 사생활 보호 및 노출 방지를 제정하여 보호하는 한편 합법적 공개인 경우에는 내용 및 작성, 보관에 관한 사항을 명시하고 있고 비밀 준수 의무를 위반한 사람은 벌칙으로 3년 이하의 징역 또는 3천만 원 이하의 벌금에 처한다(응급의료법 제60조).

TIP 병원전처치기록(PCR) 작성은 신중하고 정확하게 작성한다(의료사고 등 법적 자료).

응급처치를 시행할 때는 당시의 환자 상태, 증상 및 징후의 변화, 시행한 처치 내용, 그리고 처치가 이루어진 시간 등을 의료기관 도착 전까지 지속적으로 기록해야 한다. 이러한 기록은 응급의료종사자가 환자의 상태를 신속하고 정확하게 파악하는 데 필수적이며, 원활한 치료와 적절한 처치 연계를 위해 반드시 철저하게 작성해야 한다.

2) 서면 통신과 기록의 작성

응급구조사는 무선통신, 구두보고와 함께 병원을 떠나기 전에 환자에 대한 공식적인 병원전처치기록을 작성하여야 한다.

① 이송시간이 아주 길고 환자가 최소한의 응급처치만을 필요하면 이송 중에 병원전처치기록을 작성할 수도 있다.

② 이송시간이 짧거나 응급처치를 해야 한다면 응급처치를 먼저 시행하고 병원전처치기록을 작성한다.

(1) 최소한의 자료수집

최소한의 자료 수집은 환자에 관한 정보와 행정적인 정보를 포함한다(그림 8-1).

(가) 환자에 관한 사항

① 환자의 인적사항
② 환자 발생 장소
③ 출동 요청 시각
④ 손상의 원인과 종류
⑤ 발견 당시의 환자 위치(교통사고나 범죄사고 시 특히 중요하다.)
⑥ 최초반응자(First responder)가 시행한 구조와 처치내용
⑦ 1, 2차에 걸친 평가에서 발견된 징후나 증상
⑧ 현장이나 이송 중에 실시한 응급처치 내용과 시각
⑨ 이송 중의 환자 상태(Vital sign) 및 변동사항
⑩ 환자가 복용하고 있는 약물
⑪ 알레르기 유무
⑫ 과거 병력

(나) 관리상의 사항

① 신고자
② 신고방법
③ 출동을 지시받은 시각
④ 출동한 시각
⑤ 현장 도착 시각
⑥ 병원 도착 시각
⑦ 사무실로 돌아온 시각
⑧ 응급환자가 이송된 의료기관
⑨ 현장 출동 유형: 긴급/응급/비응급/지연
⑩ 병원 이송 유형: 긴급/응급/비응급/지연
⑪ 특이사항

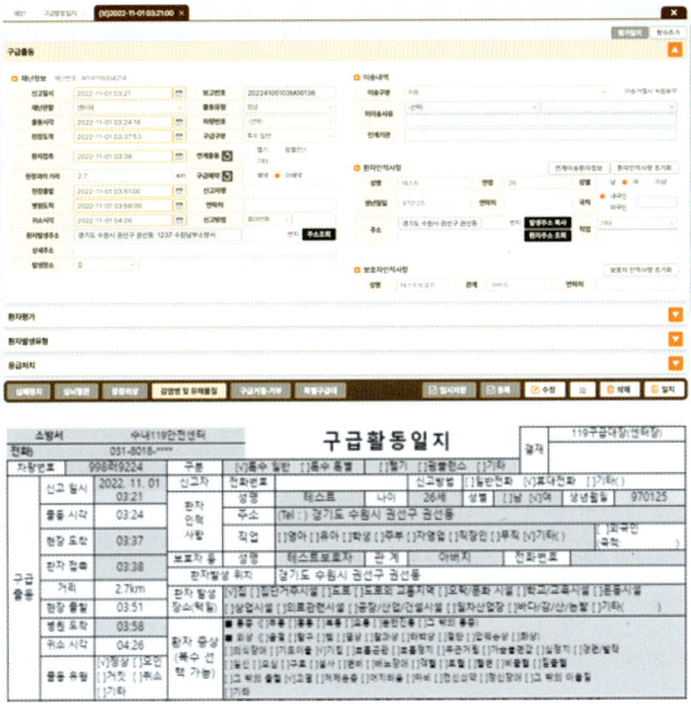

그림 8-1. 기록 관리상의 사항

TIP 최소한의 환자 정보

① 주호소
② 의식수준(AVPU) 또는 정신적 상태
③ 3세 이상의 환자에 대한 수축기 혈압
④ 6세 이하의 환자에 대한 모세혈관재충혈
⑤ 피부색과 체온
⑥ 맥박
⑦ 호흡과 상태

TIP 최소한의 행정적 정보

① 사고가 보고된 시간
② 응급의료체계에 고지된 시간
③ 응급의료체계가 현장에 도착한 시간
④ 응급의료체계가 현장을 떠난 시간
⑤ 응급의료체계가 의료기관에 도착한 시간
⑥ 환자처치가 인계된 시간

3) 병원전처치기록의 기능

병원전처치기록(prehospital care report, PCR), 즉 기록은 일관된 환자의 응급처치가 될 수 있도록 도와준다. 기록은 현장에서 환자의 손상 및 질병과 응급구조사가 제공하는 초기 처치에 대한 것을 설명해준다. 비록 응급구조사의 병원전처치기록이 병원에서 즉각적으로 활용되지 않더라도 차후에 아주 중요한 자료로 이용될 수도 있다. 병원전처치기록(PCR)은 다음의 6가지 기능을 제공해준다.

(1) 응급처치의 계속성

병원전처치기록(PCR)에는 병원 전 단계에서 응급처치 및 이송 중에 환자 정보, 응급환자의 손상이나 질병의 상태 그리고 응급구조사가 시행한 초기의 응급처치 항목 등이 기록된다. 초기의 응급처치 항목과 연계성 있는 응급처치가 가능하므로 응급의료종사자 간의 의사전달 도구가 된다. 병원 내 응급의료종사가 전문 처치할 때 중요한 자료로 활용되어 응급처치의 계속성을 갖게 한다. 병원전처치기록(PCR)은 지속적인 처치를 필요로 하는 질환, 손상의 종류, 원인 등의 자료를 제공해준다.

(2) 법적인 문서

구급활동일지에 기록된 모든 사항은 분쟁의 소지가 발생하였을 때 응급구조사의 응급처치가 적법하고 적절한 응급의료 행위를 판단하게 하는 법률적 자료로 활용되기 때문에 환자에게 제공한 모든 응급처치 사항과 결과를 완전하고 정확하게 기록하여야 한다.

(3) 교육

구급활동일지상의 빠진 부분이나 개정사항 및 통계자료 등은 응급구조사의 지속적인 교육에 활용할 수 있다.

(4) 행정 목적

병원 전 응급구조사는 주로 구급차 등을 운영하는 국가 · 지방자치단체에 소속된 직원 및 공무원이다. 병원전처치기록지(PCR)상에 기록된 행정적 정보(환자에 관한 관리상의 정보)는 책임의 소재와 적법성을 판단하는 기초자료가 된다.

(5) 연구의 기능

최근 응급의료에 있어 병원전처치기록(구급활동일지)을 주기적으로 검토하여 문제점을 파악하고 새로운 대안을 개발하는 연구의 기능으로 적극적으로 활용할 수 있고, 최근에는 컴퓨터 활용 확대에 따른 응급의료 통신체계에서 컴퓨터는 시스템의 관리와 데이터 수집을 하고 있다. 응급구조사는 이제 더 이상 볼펜으로 환자정보 등을 쓰지 않고 있다. 병원전처치기록(PCR) 기록은 거의 모두 서면상이 아닌 전자상으로 입력되어 응급구조사가 얻고자 하는 정보유형을 가공하여 얻어낼 수 있으며, 이러한 체계를 통해 연구를 수행할 때 후향적(과거의 자료) 연구를 수행할 수 있다.

(6) 평가와 지속적인 질 개선

응급구조사의 현장 활동을 통제하고 평가할 수 있는 유일한 수단은 병원전처치기록에 보고된 내용이다. 아직 우리나라는 좀 더 체계적인 보강이 필요하지만 가장 중요한 기능으로 지속적인 서비스의 질을 개선하기 위해서 병원전처치기록(일지)에 대한 반응시간, 적절한 응급처치, 장비 이용도 등 평가에 이용된다.

TIP 병원전처치기록(PCR)의 목적

① 치료 내용을 바탕으로 연계성 있는 치료가 가능하다.
② 의료인 사이의 의사전달 도구가 된다.
③ 의학연구 및 임상 교육 자료가 된다.
④ 환자에게 제공된 응급의료의 질 검토와 평가 자료가 된다.
⑤ 법적 문제 발생 시 진료행위를 입증해 주는 증거자료가 된다.
⑥ 진료비 산정의 근거자료가 된다.
⑦ 통계자료로 보건행정에 기여한다.

02 병원전처치기록과 보고서의 일반원칙

1) 병원전처치기록과 보고서의 유형

(1) 병원전처치기록 보고서

병원 전 단계에서의 응급처치 보고서는 각 기관마다 필요로 하는 정보가 다양하므로 외국에서도 공통적인 사항 외에 세부사항은 다르게 정하고 있다. 예를 들면, 현행 119안전센터에서 근무하는 응급구조사가 사용하고 있는 구급활동일지가 병원전처치기록(현장 및 이송 중 응급처치) 보고서가 될 수 있다. 일반적으로 병원전처치기록은 3가지로 분류하는데 구급활동일지(운행기록지), 특별보고서, 임시기록지이다.

(가) 병원전처치기록(운행기록지)

환자에 대한 응급처치 후 병원으로 이송하는 도중에 운행보고서를 작성하면서 응급의료종사자에게 인계할 환자 상태의 심각한 변화 등을 기록해 둔 일지(임시기록지 사항 추가사항 기재)를 말한다.

(나) 특별보고서

국가는 주민의 보호를 위해 법에서 제정하여 시행하고 있다. 관련법령에서는 사건을 보고하도록 정해 놓고 있다.

① 응급의료종사자에게 배우자나 아동학대와 경시, 노인학대가 의심되는 경우
  ㉠ 경찰에 신고해야 한다.
② 성범죄(성폭행), 총기(총상환자)나 칼(자상)에 의한 손상과 같은 폭력범죄 사건
  ㉠ 경찰에 신고해야 한다.
③ 동물에 의한 물린 상처(교상)나 감염병과 같은 공중보건을 위협하는 경우
  ㉠ 관계 당국에 신고한다.
④ 응급환자가 감염병 및 정신질환을 앓고 있다고 판단되는 경우
  ㉠ 시 · 군 · 구 보건소의 관계 공무원 등에게 필요한 협조를 요청할 수 있다.
⑤ 응급처치 거부 등의 환자에 대한 사항을 별도로 자세히 기록한다.

이러한 특별보고서를 작성하지 않은 경우에는 범죄사실을 방조하거나 감염병 확산을 일으키는 결과를 초래할 수 있다. 특별 보고서는 병원전처치기록(PCR)의 일부가 되어 기록될 수 있다. 이러한 보고의 내용과 그것들이 누구에게 보고되어야 하는지는 법령, 규칙, 지침에 의해 명시되어 있다. 응급구조사는 보고해야 하는 상황에 익숙해져야 한다. 만약 보고하지 못한다면 그러한 부주의로 인한 결과에 형사상, 민사상으로 책임져야 할 것이다.

TIP **특수 상황 기록**

응급구조사가 접하게 되는 대부분의 환자는 협조적이다. 그러나 뜻하지 않는 문제가 발생할 수 있으므로 항상 어떠한 상황에서도 언행을 조심해야 한다.

현장에서 이송요청을 거절할 수밖에 없는 경우 또는 환자가 이송을 거부하는 경우, 아동학대·성폭력 등 특수한 상황인 경우에는 정확성과 객관성을 유지하며 동의서 및 확인서를 기록해 놓도록 한다. 이는 도덕적, 의학적 및 법률적 측면에서 응급구조사의 현장상황 판단 여부에 도움이 될 것이다.

TIP **특수상황 관련 법규**

- 의료법 제15조 진료의 거부금지
  ② 의료인은 응급환자에게 「응급의료에 관한 법률」에서 정하는 바에 따라 최선의 처치를 하여야 한다.
- 응급의료에 관한 법률 제6조 응급의료의 거부금지
  ② 응급의료종사자는 업무 중에 응급의료를 요청받거나 응급환자를 발견하면 즉시 응급의료를 하여야 하며 정당한 사유 없이 이를 거부하거나 기피하지 못한다.
- 응급의료에 관한 법률 제7조 응급환자가 아닌 자에 대한 조치
  ① 의료인은 응급환자가 아닌 사람을 응급실이 아닌 의료시설에 진료를 의뢰하거나 다른 의료기관에 이송할 수 있다.
  ② 진료의뢰·환자이송의 기준 및 절차 등에 관하여 필요한 사항은 대통령령으로 정한다.
- 119구조·구급에 관한 법률 시행규칙 제11조 구조·구급요청의 거절
  ① 영 세20소세1항에 따라 구조요청을 거절한 구조대원은 벌지 제1호서식의 구조 거절 확인서를 작성하여 소속 소방관서장에게 보고하고, 소속 소방관서에 3년간 보관하여야 한다.
  ② 영 제20조제2항에 따라 구급요청을 거절한 구급대원은 별지 제2호서식의 구급 거절·거부 확인서(이하 "구급 거절·거부 확인서"라 한다)를 작성하여 소속 소방관서장에게 보고하고, 소속 소방관서에 3년간 보관하여야 한다.
- 119구조·구급에 관한 법률 시행규칙 제12조 응급환자 등의 이송 거부
  ① 구급대원은 영 제21조제1항에 따라 응급환자를 이송하지 아니하는 경우 구급 거절·거부 확인서를 작성하여 이송을 거부한 응급환자 또는 그 보호자(이하 "이송거부자"라 한다)에게 서명을 받아야 한다. 다만, 이송거부자가 2회에 걸쳐 서명을 거부한 경우에는 구급 거절·거부 확인서에 그 사실을 표시하여야 한다.
  ② 구급대원은 이송거부자가 제1항 단서에 따라 서명을 거부한 경우에는 이를 목격한 사람에게 관련 내용을 알리고 구급 거절·거부 확인서에 목격자의 성명과 연락처를 기재한 후 목격자에게 서명을 받아야 한다.
  ③ 제1항 및 제2항의 규정에 따라 구급 거절·거부 확인서를 작성한 구급대원은 소속 소방관서장에게 보고하고, 구급 거절·거부 확인서를 소속 소방관서에 3년간 보관하여야 한다.
- 119구조·구급에 관한 법률 제23조의3 감염병환자등의 이송 등
- 119구조·구급에 관한 법률 시행령 제12 응급환자의 이송 등

(다) 임시기록지

응급구조사가 출동하면서 응급처치를 시행하는 사항까지 간략하게 기록하는 것이다.

(2) 응급의료에 관한 설명 · 동의서

응급구조사는 응급환자가 의식이 있는 성인, 의사결정 능력이 없는 경우 또는 미성년자인 경우에는 법정대리인이 동행했을 경우, 응급의료에 관하여 설명하고 동의를 얻어야 한다. 법정대리인이 동행하지 아니한 경우에는 동행한 자에게 설명한 후 응급처치를 실시한다. 또한, 응급구조사는 의학적 판단에 따라 응급처치를 할 수 있다. 이러한 일련의 동의와 설명 등에 대한 절차를 규정한 것이 응급의료에 관한 법률 제9조(응급의료의 설명 · 동의), 동법 시행령 제2조(응급환자가 아닌 자에 대한 이송기준 및 절차), 동법 시행규칙 제3조 응급의료에 관한 설명 · 동의의 내용 및 절차 등이 있다.

(3) 응급처치 및 거부 확인서

의사결정 능력이 있는 성인이라면 누구나 응급구조사의 응급처치 또는 이송에 대하여 거부권을 행사할 수 있다. 병원 전 응급구조사가 판단하기에 응급처치의 필요함에도 불구하고 응급처치 및 이송(응급처치) 거부 등으로 인하여 법적 분쟁을 일으킬 수 있다면 기록과 보고서의 작성을 위한 응급처치 및 이송거부 확인서의 양식이 필요하다.

TIP 응급의료에 관한 법률 제9조 응급의료의 설명 · 동의

① 응급의료종사자는 다음 각 호의 어느 하나에 해당하는 경우를 제외하고는 응급환자에게 응급의료에 관하여 설명하고 그 동의를 받아야 한다.

1. 응급환자가 의사결정능력이 없는 경우
2. 설명 및 동의 절차로 인하여 응급의료가 지체되면 환자의 생명이 위험하여지거나 심신상의 중대한 장애를 가져오는 경우

② 응급의료종사자는 응급환자가 의사결정능력이 없는 경우 법정대리인이 동행하였을 때에는 그 법정대리인에게 응급의료에 관하여 설명하고 그 동의를 받아야 하며, 법정대리인이 동행하지 아니한 경우에는 동행한 사람에게 설명한 후 응급처치를 하고 의사의 의학적 판단에 따라 응급진료를 할 수 있다.

③ 응급의료에 관한 설명·동의의 내용 및 절차 등에 관하여 필요한 사항은 보건복지부령으로 정한다.

[전문개정 2011. 8. 4.]

TIP 응급의료에 관한 법률 시행령 제2조 응급환자가 아닌 자에 대한 이송기준 및 절차

① 의료인은 응급의료기관에 내원한 환자가 응급환자에 해당하지 아니하나 진료가 필요하다고 인정되는 경우에는 「응급의료에 관한 법률」(이하 "법"이라 한다) 제7조의 규정에 따라 본인 또는 법정대리인의 동의를 얻어 응급실이 아닌 의료시설에 진료를 의뢰하거나 다른 의료기관에 이송할 수 있다. 〈개정 2008. 6. 11.〉

② 의료인은 제1항의 규정에 따라 응급환자에 해당하지 아니하는 환자를 응급실이 아닌 의료시설에 진료를 의뢰하거나 다른 의료기관에 이송하는 경우에는 당해 환자가 응급환자에 해당하지 아니하는 이유를 설명하고, 그에 필요한 진료내용 및 진료과목 등을 추천하여야 한다.

③ 의료기관의 장은 제1항의 규정에 따라 응급환자에 해당하지 아니하는 환자를 다른 의료기관으로 이송한 경우 그 이송받은 의료기관, 환자 또는 그 법정대리인이 진료에 필요한 의무기록을 요구하는 경우에는 이를 즉시 제공하여야 한다.

TIP **응급의료에 관한 법률 시행규칙 제3조 응급의료에 관한 설명 · 동의의 내용 및 절차**

① 법 제9조에 따라 응급환자 또는 그 법정대리인에게 응급의료에 관하여 설명하고 동의를 얻어야 할 내용은 다음 각 호와 같다. 〈개정 2008. 6. 13.〉

1. 환자에게 발생하거나 발생 가능한 증상의 진단명
2. 응급검사의 내용
3. 응급처치의 내용
4. 응급의료를 받지 아니하는 경우의 예상결과 또는 예후
5. 그 밖에 응급환자가 설명을 요구하는 사항

② 제1항의 규정에 의한 설명·동의는 별지 제1호서식의 응급의료에 관한 설명·동의서에 의한다.

③ 응급의료종사자가 의사결정능력이 없는 응급환자의 법정대리인으로부터 제1항에 따른 동의를 얻지 못하였으나 응급환자에게 반드시 응급의료가 필요하다고 판단되는 때에는 의료인 1명 이상의 동의를 얻어 응급의료를 할 수 있다. 〈개정 2008. 6. 13.〉

2) 병원전처치기록의 작성원칙

병원 전 단계에서의 병원전처치기록(PCR)은 환자의 상태와 응급처치 내용을 기록하여야 한다. 또한, 병원에 도착할 때까지 환자의 변화 상태를 기록하여 나타낸다. 병원전처치기록 일지에 기록된 정보는 응급구조사가 적절한 응급처치를 수행했다는 것을 증명해준다. 병원전처치기록의 작성은 가능한 가장 명확한 방법으로 모든 것을 기재해야 한다. 병원전처치기록을 작성하는 일반적 원칙은 다음과 같다.

① 병원전처치기록 일지를 작성하기 위하여 환자 응급처치 및 이송이 지연되어서는 안 된다.
  ㉠ 병원전처치기록(보고서)은 신중하고 정확하게 기술되어야 한다.
  ㉡ 응급처치가 병원전처치기록 일지의 작성보다 중요하다.

② 병원전처치기록 상의 기록은 각종 분야의 법적 자료가 될 수 있다.

③ 병원전처치기록의 작성 시에는 될 수 있는 데로 의학용어를 사용하여야 한다.

④ 응급구조사의 병원전처치기록은 법에 정해진 형식에 의해 기록하여야 한다.

⑤ 출동 지령을 받고 환자를 응급처치를 한 경우에는 반드시 일지를 작성해야 한다.
  ㉠ 이송 또는 미이송한 경우에도 병원전처치기록은 작성되어야 한다.

⑥ 정확한 진단명을 맞추기보다는 응급처치에 충실해야 한다.
  ㉠ 추정진단명이 높은 질환이나 손상을 추정하는 데에 있다.
  ㉡ 의사의 진단과 같지 않더라도 수정하여 기록해서는 안 된다.

응급의료에 관한 법률 시행규칙 제3조에 따른 [별지 제1호서식]

응급의료에 관한 설명 · 동의서

1. 환자에게 발생하거나 발생 가능한 증상의 진단명은 ________ 입니다.

2. 환자의 질병을 치료하기 위하여 아래와 같은 방법으로 응급의료를 실시할 예정입니다.

3. 위 방법으로 응급의료를 하였을 때의 환자의 예상결과(예후)는 다음과 같습니다.

4. 위의 응급의료를 받지 아니하는 경우의 환자의 예상결과(예후)는 다음과 같습니다.

5. 이 환자의 경우는 다음과 같은 사항을 더 고려하여야 합니다.

6. 환자인 저(또는 법정대리인)는 위 사항을 충분히 이해하였고 저(또는 법정대리인)의 자율적 의사에 따라 위의 응급의료에 동의합니다.

년 월 일

환자 또는 법정대리인 ______________ (서명 또는 인)

응급의료종사자 ______________ (서명 또는 인)

210mm×297mm
(신문용지 54g/㎡)

TIP 병원전처치기록(PCR)을 위한 지침

정확하고 사실적이며 간결한 관찰결과에 대한 내용을 기록한다.
'좋다', '정상이다' 등과 같이 읽는 사람에 따라 다른 뜻을 의미할 수 있는 중의적인 표현이나 '오늘은 불편한 것 같다'와 같이 일반화된 말은 피한다. '발 통증이 1-10까지 나타내는 통증 측정 도구상에서 어제는 4-5, 오늘은 7-9이고 활력징후의 변화는 없다'고 적는 것이 더 좋다.

① 사실성
응급구조사가 보고 듣고 느끼고 맡은 냄새를 객관적인 정보를 서술적으로 기록한다. 예를 들면 "호흡수는 1분당 16회, 규칙적임, 양쪽 호흡음 모두 깨끗함" 등이다.

② 정확성
환자의 정보는 구체적으로 정확히 기록한다. "팔에 상처가 있으나, 잘 낫고 있음"보다 "아래팔 부위(전완 부위)에 5 cm 정도의 상처가 있음, 발적이나 부종은 없음" 등이다. 의학 약어와 기호는 간편성과 시간 단축에 쉬우나, 혼동을 일으킬 수 있는 약어는 정확한 맞춤법으로 정확히 기록한다(그림 8-2).

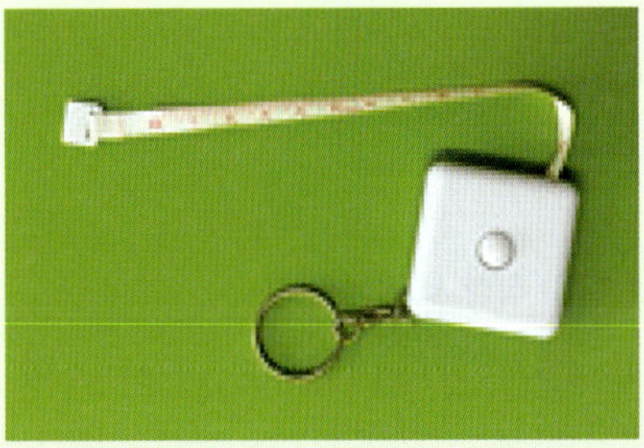

그림 8-2. 줄자를 이용하여 정확성을 확보한다.

③ 간결성
논리적 형식과 체계로 불필요한 단어나 부적절한 세부설명을 피하고 간결하고 간단하게 정리한다.

④ 현재성
응급처치와 관찰을 시행한 정확한 시각을 기록한다. 활력징후와 약물투여 환자의 상태변화 및 반응 등을 발생할 때마다 24시간제로 기록한다.
지도의사의 의료지도나 보고내용, 응급처치에 대한 환자 또는 의사의 반응에 대해 사실적으로 시간과 날짜를 정확히 기록한다. 만약, 전화로 보고가 이루어졌으면 정확성을 확인하고 기록한다.

TIP 병원전처치기록(PCR) 작성의 유의사항

① 환자의 처치내용 및 환자의 정보를 공유하는 문서로 알아보기 쉽고 사실적으로 기록하여야 한다.
② 의료정보 업무상 과실(malpractice) 문제가 발생했을 때 처치 내용의 누락은 처치 사실 등이 없었다고 추정될 수 있으며 부주의에 대한 정황 근거가 될 수 있다. 그러므로 현장 상황 및 처치에 대한 기록은 기록 시 유의사항을 준수해야 한다.
③ 수정이나 삭제 등은 기록의 진실성 및 성실성을 의심받을 수 있어 함부로 고치지 않는 것이 원칙이다.
④ 기록 일부분을 삭제 또는 수정할 때는 원안의 글자를 알아볼 수 있도록 글자의 중앙에 가로로 (두)줄을 긋고 'error'나 '기록상 실수'라고 줄 위나 옆에 적고 서명 또는 도장을 찍는다(절대 실수를 감추려고 하지 않는다).
⑤ 중요한 내용을 삭제·수정할 때는 문서의 여백에 수정한 자수를 표시하고 서명 또는 날인 한다.
⑥ 한 면 전체의 수정 시에는 사선을 긋고 'error'라고 쓰고 새로운 기록지인 수정본 뒤에 원본을 첨부한다(수정본=부록).
⑦ 보통은 검정이나 청색을 사용하나 연필로는 기재하지 않으며 공란을 남기지 않는다.
　㉠ 공간이 발생했을 때는 횡으로 줄을 긋고 서명한다.
⑧ 한쪽 전체가 남으면 '여백'이라고 쓴다.

TIP 병원전처치기록(PCR) 작성 시 기억할 점

못 쓴 글씨와 읽기 힘든 글씨는 구급활동일지를 뒤떨어지고 나쁘게 만든다. "내가 작성했고 내가 읽을 수 있으면 된다"는 완전히 틀린 말이다. 병원전처치기록 일지는 수많은 다른 사람들이 일지를 읽고 이해할 수 있도록 깔끔하게 작성되어야 한다.

① 기억 속에서 사건이 지워진 후에도 스스로가 읽고 이해할 수 있도록 작성되어야 한다.
② 복사 시에도 내용이 모두 복사될 수 있도록 작성되어야 한다.
③ 다른 응급의료종사자가 의료 정보, 연구 또는 질 향상을 위해 병원전처치기록을 사용한다는 것을 기억하며 작성한다.
④ 병원전처치기록 일지는 전문적인 방식으로 작성되어야 한다.
⑤ 병원전처치기록은 언젠가 병원 직원, 질 향상 위원회, 관리자, 변호사 그리고 뉴스 미디어에 의해 면밀히 조사될 수도 있다는 사실을 기억하며 작성한다.

TIP 환자 이송 시에 구급차 안에서 구급활동일지를 일반적으로 작성하지 않는 이유

① 달리는 차 안에서는 깔끔하게 구급활동일지를 작성할 수 없다.
② 환자와 의사소통하고 평가를 진행하는 업무가 더 중요하다.

이러한 이유로 응급구조사들은 응급환자를 병원으로 이송한 후에 앉아서 또는 서서 서류를 작성한다. 이상적인 구급활동일지 작성은 응급출동을 완료한 직후에 작성한다.

① 응급구조사 머릿속에 생생히 남아 있고 어떤 것에 의문이 있을 경우 동료나 환자에게 확인하여 작성할 수 있기 때문이다.
② 바쁜 경우에는 메모용지에 메모를 하고 나중에 완벽하고 정확하게 작성한다.

TIP 좋은 기록의 요소

① 완전한 문장 & 정확한 글자 ② 가독성 ③ 작성 시기 ④ 수정 부재 ⑤ 전문성

TIP 응급의료에 관한 법률 제49조 출동 및 처치 기록 등

① 응급구조사가 출동한 때에는 보건복지부령으로 정하는 바에 따라 지체 없이 출동 사항, 제31조의4에 따른 응급환자의 중증도 분류 결과, 처치 내용 등을 기록하고 이를 소속 구급차등의 운용자와 해당 응급환자의 진료의사에게 제출하여야 한다. 다만, 응급구조사를 갈음하여 의사나 간호사가 탑승한 경우에는 탑승한 의사(간호사만 탑승한 경우에는 탑승 간호사)가 출동 및 처치 기록과 관련한 응급구조사의 임무를 수행하여야 한다. 〈개정 2016. 12. 2., 2021. 12. 21.〉

② 구급차등의 운용자는 구급차등의 운행과 관련하여 보건복지부령으로 정하는 바에 따라 운행기록대장을 작성하여야 한다. 〈신설 2016. 12. 2.〉

③ 제1항에 따른 기록을 제출받은 구급차등의 운용자는 그 기록을 보건복지부령으로 정하는 바에 따라 그 소재지를 관할하는 응급의료지원센터에 제출하여야 한다. 〈개정 2015. 1. 28., 2016. 12. 2.〉

④ 구급차등의 운용자는 제1항에 따라 제출받은 기록 및 제2항에 따라 작성한 운행기록대장을, 응급환자의 진료의사가 소속된 의료기관의 장은 제1항에 따라 제출받은 기록을 각각 보건복지부령으로 정하는 기간 동안 보존하여야 한다. 〈신설 2016. 12. 2.〉

⑤ 출동 및 처치 기록의 내용 및 방법 등에 관하여 필요한 사항은 보건복지부령으로 정한다. 〈개정 2016. 12. 2.〉

[전문개정 2011. 8. 4.][제목개정 2016. 12. 2.]

TIP 119구조 · 구급에 관한 법률 시행규칙 제18조 구급활동상황의 기록유지

① 구급대원은 법 제22조에 따라 별지 제5호서식의 구급활동일지(이하 "구급활동일지"라 한다)에 구급활동 상황을 상세히 기록하고, 소속 소방관서에 3년간 보관해야 한다. 〈개정 2020. 8. 5.〉

② 구급대원이 응급환자를 의사에게 인계하는 경우에는 구급활동일지(제18조의2에 따라 이동단말기로 작성하는 경우를 포함한다)에 환자를 인계받은 의사의 서명을 받고, 구급활동일지(이동단말기에 작성한 경우에는 전자적 파일이나 인쇄물을 말한다) 1부를 그 의사에게 제출해야 한다. 〈개정 2020. 8. 5.〉

③ 구급대원은 구급출동하여 심폐정지환자를 발견한 경우 또는 중증외상환자, 심혈관질환자 및 뇌혈관질환자를 의료기관으로 이송한 경우에는 소방청장이 정하는 바에 따라 구급활동에 관한 세부 상황표를 작성하고, 소속 소방관서에 3년간 보관해야 한다. 〈개정 2020. 8. 5.〉

④ 소방본부장은 구급활동상황을 종합하여 연 2회 소방청장에게 보고하여야 한다. 〈개정 2014. 11. 19., 2017. 7. 26.〉

3) 전자기록

최근에는 기록 시간을 단축할 수 있는 구조화된 자료입력과 동시 다수 접근 용이성 등 응급처치에 대한 정보습득의 편리함 등으로 전자기록을 이용하는 기관이 늘고 있다. 즉 비전문 업무를 줄이고 질적 서비스에 대한 확충으로 경쟁력 강화와 업무 만족도를 높일 수 있다(그림 8-3). 그러나 개인의 프라이버시 침해하고 보안상 환자 정보와 관련된 기록이 침해될 수 있으므로 사생활 보호 및 자료보안을 위한 제도의 정착과 진료내용의 분류에 따른 접근 통제를 위한 자료의 암호화 등 감시 프로그램 및 정보의 분산 배치 등의 대책이 요구된다.

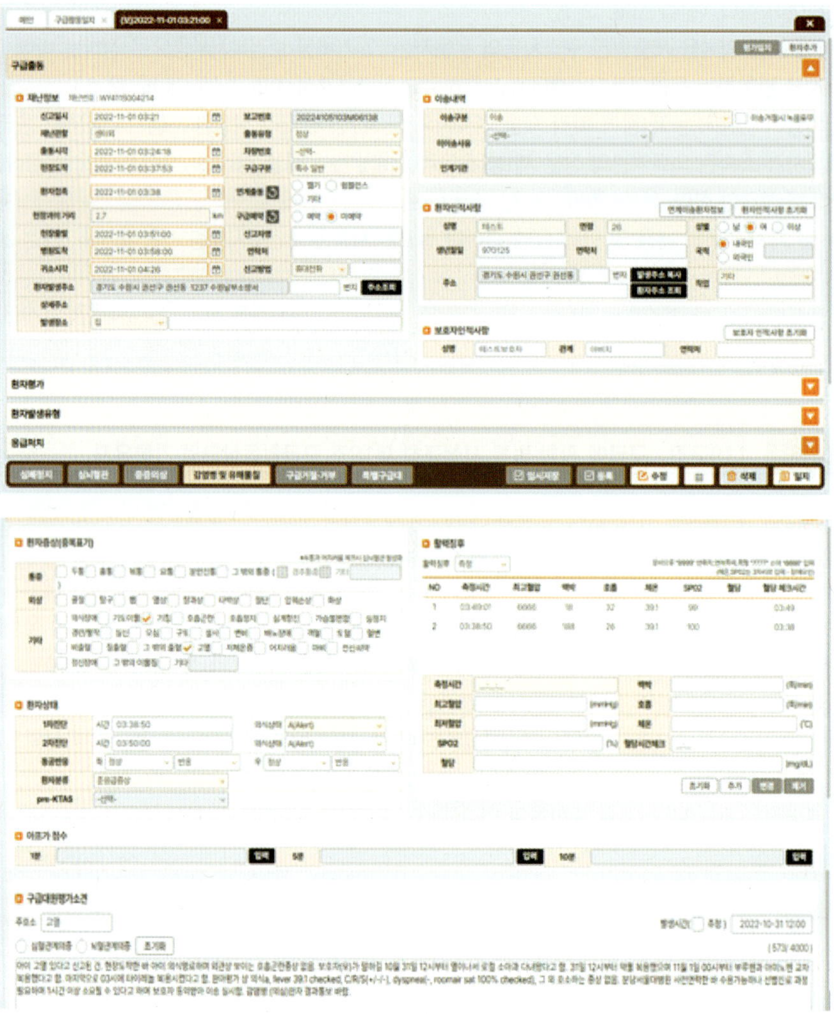

그림 8-3. 전자기록

전자기록은 키보드나 감광 펜을 사용하여 정보를 입력하고 검색한다. 전자기록은 다음과 같은 시스템이 되어 있어야 한다.

① 저장된 자료가 삭제되지 않도록 한다.

② 전자기록의 오류는 수정할 수 있도록 한다.

③ 전자기록 부정확한 정보가 실수로 저장되었다면 수정할 수 있어야 한다.

㉠ 수정날짜와 시각은 물론 수정자의 서명도 입력할 수 있도록 되어 있어야 한다.

TIP 119구조 · 구급에 관한 법률 시행규칙 제18조의2 이동단말기의 활용

구조·구급대원은 구조차 또는 구급차에 이동단말기가 설치되어 있는 경우에는 구조·구급활동과 관련하여 작성하는 확인서, 일지 및 상황표 등을 이동단말기로 작성할 수 있다. [본조신설 2020. 8. 5.]

4) 서술적 기록

서술은 응급출동에 대한 내용을 상세히 문서 또는 서면으로 작성하는 부분이다. 서술적 기록은 기록의 구조적이지 않기 때문에 구체적으로 자유롭게 평가 결과를 작성하여야 한다. 다른 응급의료종사자가 기록을 읽을 때 보통 가장 관련 있는 정보에 대한 서면기술에 의지하게 된다. 예를 들면, 응급의료센터로 환자를 이송하였을 때 응급구조사는 환자의 병력, 활력징후, 건강 진단에 대한 정보를 구하기 위해 병원전처치기록(구급활동일지)을 활용할 것이다. 모든 환자는 주관적 서술, 객관적 서술, 평가 및 응급처치의 3가지 부분이 포함되어 있다.

(1) 주관적 서술

주관적 서술(subjective)은 일반적으로 병력에서 이끌어 나온 정보를 말한다.

① 주호소(chief complaints, C/C): “숨을 쉬기가 어려워요”

② 현병력(history of present illness, P/I): 호흡곤란이 3시간 동안 지속하였고, 흉부압박감(−), 현기증(−)

③ 과거 병력(past history, P/H): 3년 동안 심장질환과 심부전, 수술(−)

④ 현재 건강 상태(current health status, CHS): 약 복용, 약물 알레르기, 흡연량, 음주 여부 등

⑤ 계통검사(review of system, ROS): 호흡질환(−), 천명음(−), 천식(−), 심계항진(−) 등

⑥ 외상인 경우: 환자나 목격자에게 들은 손상기전(mechanism of injury, MOI)

TIP **주관적 서술의 예를 들면 다음과 같다.**

① 환자의 의식수준(level of consciousness)은 명료(A, alert)함
② 운전석에 앉아 있지만 안전벨트를 착용한 상태임
③ 교통사고는 차대 차량이며, 측면 충돌하였음
④ 환자는 "핸드폰 문자를 확인 후, 앞을 보았을 때 옆 차량 측면이 앞에 있었다."고 진술함
⑤ 교통사고 전과 후의 세부사항에 대해 기억할 수 있음
⑥ 환자는 사고로 머리, 목, 어깨, 가슴부위에 통증 호소함

(2) 객관적 서술

객관적 서술(objective)은 전반적인 인상 및 검사, 촉진, 청진, 타진 및 진단검사에서 얻어진 정보를 말한다.

① 활력징후(vital sign, V/S)
② 신체검사(physical examination, P/E)

신체검사를 문서로 만들기 위해 전신(head-to-toe) 또는 신체계통(body system)의 2가지 방법 중 하나를 선택하여 사용할 수 있다. 일반적인 병원 내 상황에서는 2가지 방법 모두를 채택하여 사용하지만, 응급의료 및 병원 전 상황에서는 전신방법을 더 많이 사용하고 있다.
① 전신 방법: 머리에서 발까지의 순서대로 결과를 작성하는 방법, 중증외상 및 심각한 응급 상황에서 적절한 방법이다.
② 신체계통 방법: 신체부위보다 신체계통에 더 중점을 두고 현재 질병 또는 손상에 관계된 기관에만 중점을 두고 심층 평가를 실시하는 방법이다. 신체 계통 방법은 문서화를 위한 가장 종합적인 방법 중 하나이다.

③ 심전도 모니터링(ECG monitoring)
④ 맥박산소측정 및 혈당검사(pulse oximeter, SpO_2 and blood sugar, BST)

TIP **객관적 서술의 예를 들면 다음과 같다.**

① 환자의 차량 앞좌석에 위치하고 안전벨트를 착용한 상태
② 전두부(forehead) 2 cm × 2 cm 타박상(contusion)
③ 좌측 광대부위(zygomatic region)에 3 cm 열상(laceration)이 있음
④ 좌측 정강이(shin) 부분에 타박상(contusion)
⑤ 브레이크 페달 아래에 좌측 발이 끼어 있음

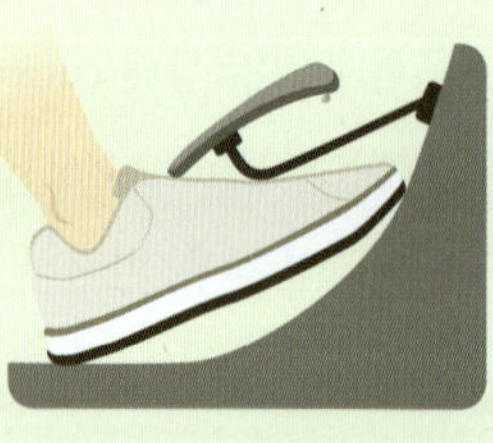

(3) 평가

평가(assessment)는 환자평가에 따른 응급처치를 할 수 있도록 하여야 한다. 이때 응급구조사가 판단하는 환자의 문제점을 기록하고 응급구조사의 현장진단(field diagnosis), 전반적인 인상(impression)이라고 한다. 예를 들면, 응급구조사의 현장 진단(field diagnosis)은 '심근경색 가능성, 뇌졸중 의증(rule out, R/O)'라고 기록하면 된다.

① 정확한 진단은 필요하지 않다.

② 확실하지 않을 때에는 일반적인 문제점으로 간주하는 것을 쓰면 된다.

③ '의증(rule out)'라고 작성된 부분은 담당의사가 반드시 확인했으면 하는 것을 의미한다.

(4) 계획

계획(plan)은 완전한 관리계획을 시작부터 끝까지 잘 기록하는 것이다.

① 현장 상황: 구출, 기도, 호흡, 순환

② 이송: 방법(긴 척추고정판에 바로 누운 자세로 이송 중), 도착예정시간(ETA)

예) 응급구조사가 어떤 방법으로 이송할 환자를 구급차로 이동했는지를 기록한다.
① 계단식 들것으로 앉아서 이동
② 긴 척추고정판에 고정되어 이동
③ 환자 스스로 걸어서 이동

③ 이송 중: 환자의 상태(불안하고 초조, V/S, 피부 창백하고 차가움 등), 지도의사의 의료지도(정맥로 확보 16 Gauge; 지도의사 000 지시) 사항 등

예) 응급구조사가 전문응급처치하기 전, 지도의사에게 연락하기 전 실시한 모든 응급처치를 기록해야 한다.
① 지도의사의 의료지도 사항 그리고 의료지도의사의 이름
② 환자를 어떻게 이송하였고, 약물투여 또는 침습적 응급처치
③ 응급처치 중인 평가와 환자 상태의 변화
④ 환자 인계할 당시 환자의 상태

④ 도착: 응급의료종사자에게 인계

TIP **주관적인 정보와 객관적 정보로 나누어 사용할 수 있는 2가지 양식**

1) SOAP 서식

① 주관적(Subjective)

㉠ 주호소, 현병력, 과거병력, 현재건강상태, 가족력, 정신사회력, 계통검사(ROS)

② 객관적(Objective)

㉠ 활력징후, 전반적 인상, 신체검사, 진단검사

③ 평가(Assessment)

㉠ 현장진단

④ 계획(Plan)

㉠ 정규처방, 의사 지시, 중재의 효과, 이송 방법, 이송 중 평가

2) CHART 서식

① 주호소(Chief complaint)

㉠ 일차적 문제 또는 호소

② 병력(History)

㉠ 현병력, 과거병력, 현 건강상태, 계통검사(ROS)

③ 평가(Assessment)

㉠ 활력징후, 전반적인 인상, 신체검사, 진단검사, 현장진단

④ 처치(Rx)

㉠ 정규처방, 의료지시

⑤ 이송(Transport)

㉠ 중재의 효과, 이송 방법, 이송 중 평가

5) 주요 구성항목에 대한 정의

응급구조사가 기록하는 의무기록지는 외상환자, 내과 환자, 소아청소년과 환자 등 질환의 종류에 따라 기록하는 내용이 조금씩은 달라질 수 있으나 일반적인 사항은 다음과 같다.

① 환자 정보

환자의 성명, 나이, 성별, 처음 발견 시의 환자 위치, 최초반응자의 처치내용, 손상의 종류와 원인 등 1, 2차 평가 내용 등을 발견 및 처치시각과 함께 기록한다.

② 출동 사항

신고일시, 출동시각, 현장 도착 및 출발시각, 병원 도착시각, 귀소 시각, 신고자의 이름 및 전화번호, 처치자의 이름 등을 기록한다.

(1) 손상의 기전

손상을 유발하게 된 과정을 말하며, 각종 사고 현장에서 손상의 기전을 신속히 파악하는 것은 환자 평가를 하는데 결정적 역할을 하며 응급처치의 우선순위를 정하는 데 도움이 된다.

(2) 증상과 징후

① 증상

환자가 호소하는 것으로서 "팔이 아프다" 혹은 "어지럽다"라고 말하는 등의 환자가 느끼고 호소하는 사실이다.

② 징후

응급구조사가 환자를 관찰하거나 검사를 통해 확인할 수 있는 의료 정보를 의미한다. 예를 들어, 혈압, 맥박, 호흡수, 체온, 모세혈관 재충혈, 피부색, 동공 반응 등이 이에 해당한다.

TIP 주증상 및 병력의 기록

① 주증상: 환자 호소하는 주된 임상 증상
  - 어디가 불편하십니까? 라고 물어 환자가 호소하는 증상에서 중요한 증상을 3가지 이내로 기록한다.

② 과거병력(Past Hx., past medical history): 어릴 때부터 현재까지의 건강문제나 건강관리에 대한 정보를 기록한다.
  예) 간염을 앓은 적이 있다.
  - 고혈압, 당뇨병, 알레르기, 천식, 심장질환, 폐질환, 약물 복용력 등 중요한 내용만을 질문하여 해당란 표기

③ 현병력: 현재의 주증상을 일으킨 경위를 시간 경과에 따라 간략하게 기록

(3) 활력징후

생명 유지에 필수적인 생체징후(활력징후)는 환자의 상태를 즉각적으로 파악할 수 있는 중요한 지표로, 『체온(body temperature, BT), 맥박(pulse rate, PR), 호흡(respiratory rate, RR), 혈압(blood pressure, BP)』을 포함한다. 이러한 지표들은 환자 상태를 신속하게 평가할 수 있도록 기록지의 앞부분에 위치하며, 측정 시간과 함께 정확히 기록해야 한다.

활력징후는 환자 평가 시 반드시 확인해야 하며, 주기적이고 지속적인 평가가 이루어져야 한다.

(4) 병력

주호소(chief complaint, C.C)에 대한 기록으로 발생상황(setting), 발생 시기(onset), 동통의 성질(quality), 증상에 대한 기술(symptom), 통증 위치(location), 지속시간(duration) 등을 기록하며 특히, 동통에 대한 양상의 질문으로 'OPQRST'라는 단어의 이용으로 쉽게 기억할 수 있다. 병력에는 현병력과 과거병력으로 병력 확인방법으로는 'SAMPL'을 활용한다.

TIP SAMPLE 병력수집

① S (Sign/symptom): 증상/징후	- 다른 증상이 있습니까?
② A (Allergies): 알레르기, 과민반응	- 어떤 것에 대하여 알레르기 반응이 있습니까?
③ M (Medications): 현재 투약 중인 약물	- 어떤 약을 가지고 있습니까? 어떤 약을 복용하십니까? 복용해야 할 다른 약을 가지고 있습니까? 하지만 드시지 않으셨죠?
④ P (Past history): 관련된 과거병력/다른 동반 질환?	- 다른 의학적 문제들을 가지고 있습니까? 이전에 이러한 유형의 문제점을 경험했습니까?
⑤ L (Last oral intake): 마지막 섭취한 음식(고체 또는 액체)	- 언제 마지막으로 음료나 음식을 섭취했습니까? 무엇을 마시거나 드셨습니까?
⑥ E (Events leading to the injury or illness): 질병의 원인이 되는 사건/왜 이런 사고가 발생하였는가?	- 오늘 기분이 어떻습니까? 평소와 다른 점이 있습니까?

TIP OPQRST 병력수집

① O (Onset): 발병상황	- 상황이 발생했을 때 당신은 무엇을 하고 있었습니까?
② P (Provoke): 유발원인	- 통증이 유발된 원인이 무엇이라고 생각하는가?
③ Q (Quality): 통증의 질	- 나에게 설명할 수 있겠습니까?
④ R (Radiation): 방사, 전달	- 정확히 어디가 아프십니까? 그 통증이 다른 곳으로 퍼져 나가는지 아니면 제자리에 머물러 있습니까?
⑤ S (Severity): 심각성	- 통증이 얼마나 심합니까? 통증이 없는 것을 0으로, 가장 아픈 통증의 정도를 10으로 가정한다면 지금 통증은 몇 번으로 나타낼 수 있습니까?
⑥ T (Time): 시간	- 언제 통증이 시작되었습니까? 통증이 시작된 이후에 변화가 전혀 없습니까?

(5) 의식수준

의식수준(level of consciousness, LOC)은 AVPU에 따른 평가와 개안반사, 언어반사, 운동반사에 따른 GCS (Glasgow coma scale)나 수축기 혈압, 분당 호흡수를 측정하는 R. T. S (revised trauma score) 등을 기록한다.

① A (Alert)	깨어있고 지남력이 있음
② V (Verbal response)	언어 자극에 반응이 있음
③ P (Painful response)	통증 자극에 반응이 있음
④ U (Unresponse)	어떠한 자극에도 반응하지 않음

TIP 기록일지

현장 출동부터 사무실 귀소까지 응급처치 사항을 신속 간결하게 기록한다.

① 119구급대 응급구조사등이 사용하는 '구급활동일지'는 점검박스(check boxes) 형식으로 주로 사용한다.

② 사설 및 병원 구급차에서 사용하고 있는 '출동 및 처치 기록지'는 서술형식이다.

㉠ 서술 시 정확하고 타당한 응급의료정보를 논리적 순서 SOAP를 활용하여 작성한다.

■ 119구조 · 구급에 관한 법률 시행규칙 [별지 제5호서식] <개정 2024. 10. 4.>

소방서	119구급대(안전센터)
전화)	-

구급활동일지

결재	119구급대장(센터장)

차량번호		구분	[ ]특수일반 [ ]특수특별 [ ]항공구급

구급출동

신고 일시	:
출동 시각	:
현장 도착	:
환자 접촉	:
거리	km
현장 출발	:
병원 도착	:
귀소 시각	:
출동 유형	[ ]정상[ ]오인 [ ]거짓[ ]취소 [ ]기타

신고자	전화번호	신고방법 [ ]일반전화 [ ]휴대전화 [ ]기타( )
환자 인적 사항	성명	나이 세 성별 [ ]남 [ ]여 생년월일
	주소	(Tel) [ ]외국인(국적:)
보호자 등	성명	관 계 전화번호
환자발생 위치		
환자 발생 장소(택일)		[ ]집 [ ]집단거주시설 [ ]도로 [ ]도로외 교통지역 [ ]오락/문화/공공시설 [ ]학교/교육시설 [ ]운동시설 [ ]상업시설 [ ]의료관련시설 [ ]공장/산업/건설시설 [ ]일차산업장 [ ]바다/강/산/논밭 [ ]기타( )
환자 증상 (복수 선택 가능)		■ 통증([ ]두통 [ ]흉통 [ ]복통 [ ]요통 [ ]분만진통 [ ]그 밖의 통증( ))
		■ 외상([ ]골절 [ ]탈구 [ ]삠 [ ]열상 [ ]찰과상 [ ]타박상 [ ]절단 [ ]압궤손상 [ ]화상)
		[ ]의식장애 [ ]기도이물 [ ]기침 [ ]호흡곤란 [ ]호흡정지 [ ]두근거림 [ ]가슴불편감 [ ]심정지 [ ]경련/발작 [ ]실신 [ ]오심 [ ]구토 [ ]설사 [ ]변비 [ ]배뇨장애 [ ]객혈 [ ]토혈 [ ]혈변 [ ]비출혈 [ ]질출혈 [ ]그 밖의 출혈 [ ]고열 [ ]저체온증 [ ]어지러움 [ ]마비 [ ]전신쇠약 [ ]정신장애 [ ]그 밖의 이물질 [ ]기타( )

환자발생유형

[ ]질 병	병 력 ([ ]없음 [ ]미상)	[ ]고혈압 [ ]당뇨 [ ]뇌혈관질환 [ ]심장질환 [ ]폐질환 [ ]결핵 [ ]간염 [ ]간경화 [ ]알레르기 [ ]암(종류:) [ ]신부전(투석여부 :) [ ]감염병(종류 :) [ ]기타( )
[ ]질병외	[ ]교통사고 사상자	[ ]운전자 [ ]동승자 [ ]보행자 [ ]자전거 [ ]오토바이 [ ]개인형 이동장치 [ ]그 밖의 탈 것( ) [ ]미상
	[ ]그 외 외상 (택일)	[ ]낙상 [ ]추락 [ ]그 밖의 둔상 [ ]관통상 [ ]기계 [ ]농기계
	[ ]비외상성 손상 (택일)	■ 호흡위험 ([ ]익수 [ ]외력에 의한 압박 [ ]이물질에 의한 기도막힘) ■ 화상([ ]화염 [ ]고온체 [ ]전기 [ ]물) [ ]연기흡입 [ ]중독 [ ]화학물질 [ ]동물/곤충( ) [ ]온열손상 [ ]한랭손상 [ ]성폭행 [ ]상해 [ ]기타( )
[ ]기타	[ ]자연재해 [ ]임산부 [ ]신생아 [ ]단순주취 [ ]기타( )	

환자평가

의식상태	1차 (:)[ ]A [ ]V [ ]P [ ]U	2차 (:)[ ]A [ ]V [ ]P [ ]U
동공반응 좌	[ ]정상 [ ]축동 [ ]산동 [ ]측정불가	[ ]반응 [ ]무반응 [ ]측정불가
동공반응 우	[ ]정상 [ ]축동 [ ]산동 [ ]측정불가	[ ]반응 [ ]무반응 [ ]측정불가

활력 징후 [ ]불가 [ ]거부	시각	혈압	맥박	호흡	체온	SpO_2	혈당체크
	:	/ mmHg	회/min	회/min	℃	%	mg/dL
	:	/ mmHg	회/min	회/min	℃	%	mg/dL

환자분류 [ ] LEVEL 1 [ ]LEVEL 2 [ ]LEVEL 3 [ ]LEVEL 4 [ ]LEVEL 5([ ]사망추정)

사고부위(복수선택 가능)

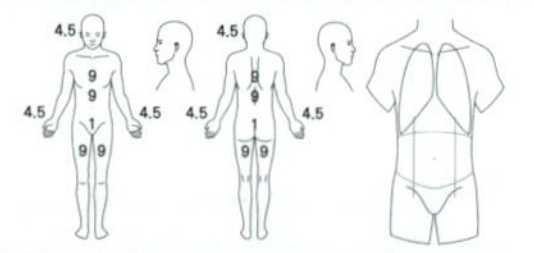

구급대원 평가소견
· 주 호소: · 발생시간([ ]추정): :

응급처치 (복수 선택 가능)
■ 기도확보:[ ]도수조작 [ ]기도유지기(airway) [ ]기관삽관(Intubation) [ ]성문외 기도유지기(extraglottic airway) [ ]흡인기 [ ]기도폐쇄처치
■ 산소투여: L/min([ ]비관 [ ]안면마스크 [ ]비재호흡마스크 [ ]BVM [ ]산소소생기 [ ]네뷸라이저 [ ]기타)
■ CPR([ ]실시 [ ]거부 [ ]DNR [ ]유보) [ ]ECG ■ AED([ ]Shock [ ]Monitoring) [ ]기타( )
■ 순환보조([ ]정맥로 확보 [ ]수액공급(cc) 확보) [ ]약물투여( ) ■ 고정([ ]목뼈 [ ]척추 [ ]부목 [ ]머리)
■ 상처처치([ ]지혈 [ ]상처 소독 처치) [ ]분만(출산 시간[:]) [ ]보온([ ]온 [ ]냉)

의료지도

의료지도	[ ]연결 [ ]미연결	요청시간	:	요청방법	[ ]일반전화 [ ]휴대전화([ ]음성 [ ]화상) [ ]무전기 [ ]기타( )
의료지도 기관	[ ]소방 [ ]병원 [ ]기타( )	의료 지도 내용	[ ]응급처치:[ ]기관삽관 [ ]성문외 기도유지기 [ ]12유도 심전도 [ ]정맥로확보 [ ]인공호흡기 [ ]기타( ) [ ]약물투여:[ ]N/S [ ]D/W [ ]NTG [ ]기관지확장제 [ ]에피네프린 [ ]아미오다론 [ ]기타( ) [ ]병원선정 [ ]환자평가 [ ]CPR유보·중단 [ ]이송거절 [ ]이송거부 [ ]기타( )		
의료지도 의사	성명				

환자이송

	이송 기관명		도착시간 (거리)	의료기관 선정자 등	재이송 사유	환자 인수자
1차		[ ]관할 [ ]타시·도	: (km)	[ ]구급대 [ ]119상황실 [ ]구급상황센터 [ ]환자/보호자 [ ]병원 수용곤란 등 [ ]기타( )	■ 병상 부족([ ]응급실 [ ]수술실 [ ]입원실 [ ]중환자실) [ ]전문의 부재 [ ]의료장비 고장 [ ]주취자 등 [ ]환자/보호자의 변심 [ ]1차 응급처치 [ ]기타( )	[ ]의 사 [ ]간호사 [ ]응급구조사 [ ]기 타
2차		[ ]관할 [ ]타시·도	: (km)	[ ]구급대 [ ]119상황실 [ ]구급상황센터 [ ]환자/보호자 [ ]기타( )	■ 병상 부족([ ]응급실 [ ]수술실 [ ]입원실 [ ]중환자실) [ ]전문의 부재 [ ]의료장비 고장 [ ]주취자 등 [ ]환자/보호자의 변심 [ ]1차 응급처치 [ ]기타( )	[ ]의 사 [ ]간호사 [ ]응급구조사 [ ]기 타

공동 대응	[ ]헬기 [ ]펌뷸런스 [ ]경찰 [ ]구급차 [ ]기타( )	소방 활동	[ ]	※ 본 구급대는 환자의 추가 손상 및 악화(사망 등) 방지를 위해 응급처치에 적합하고 최단시간 이내에 이송이 가능한 병원으로 이송을 권유 하였으나 씨가 원하는 병원으로 이송함에 따라 발생하는 민사·형사상 책임을 지지 않습니다. 위 내용을 고지합니다. (서명 또는 인)

미이송 []취소 ■ 타차량([]병원차 []경찰차 []자가용 []택시 []헬기) []환자 없음 []현장처치 []이송거부 []이송거절 []경찰인계 []이송 불필요 []사망 []기타( )

출동인원

의 사	소속: 성명: (서명 또는 인)				
구급대원(1)	[ ]1급 [ ]2급 [ ]간호사 [ ]구급교육 [ ]기타	계급	소방	성명	(서명 또는 인)
구급대원(2)	[ ]1급 [ ]2급 [ ]간호사 [ ]구급교육 [ ]기타	계급	소방	성명	(서명 또는 인)
운전요원	[ ]1급 [ ]2급 [ ]간호사 [ ]구급교육 [ ]기타	계급	소방	성명	(서명 또는 인)
기 타	[ ]1급 [ ]2급 [ ]간호사 [ ]구급교육 [ ]기타			성명	(서명 또는 인)

장애요인 [ ]없음 [ ]장거리 이송 [ ]보호자 요구 [ ]원거리 병원 [ ]원거리 출동 [ ]다수환자 [ ]폭행 [ ]언어폭력 [ ]환자 과체중 [ ]기관협조 미흡 [ ]환자위치 불명확 [ ]교통정체 [ ]폭우 [ ]폭설 [ ]기타( )

일련 번호		재난 번호		연계 번호		뒷장이 동시에 기록되도록 제작

210mm×297mm[백상지(80g/㎡) 또는 중질지(80g/㎡)]

■ 응급의료에 관한 법률 시행규칙 [별지 제16호서식] <개정 2019. 9. 27.>

출동 및 처치 기록지

1. 요청 및 출동에 관한 사항 (앞쪽)

요청 연월일*	년	월	일	시	분	요청자(기관)*		연락처
출동 연월일*	년	월	일	시	분	이송의 종류*	1현장 이송 2의료기관간 이송 9기타	
현장도착 연월일*	년	월	일	시	분	출발지 주소*		
이송개시 연월일*	년	월	일	시	분	출발지 명칭*		
이송종료 연월일*	년	월	일	시	분	도착기관 명칭*		이송거리 km

환자인계의사	면허번호		성명	(서명)	환자인수의사*	면허번호		성명 (서명)
이송지도의사*	소속		성명		의사통신방법*	1전화번호( ) 2TRS 9기타( )		
의료기관 선정자*	1환자/보호자 2의사 3구급대(이송자) 9기타( )	선정 이유*	1치료받던 병원 2전문진료 가능 3근거리 4환자/보호자원함 9기타:( )		선정 방법*	1이송정보체계 2 직접 연락 3구급상황관리센터 4 자체 판단 9기타 ( )		

2. 인적사항

환자	성명* ([ ]확인불가)		생년월일*	년 월 일 [ ]확인불가		보호자	성명	연락처
	성별* 1남 2여 ([ ]확인불가)		주소* ([ ] 확인불가)		연락처 ([ ] 확인불가)		관계	1없음 2부모 3자녀 4친척 5친지 9기타( )

3. 출발시 환자상태에 관한 사항

중증도*	1 응급 2 비응급 3 사망	분류*	1 질병 2 질병외	의심질환명*				
의식수준*	1A 2V 3P 4U	생체 징후	혈압 / mmHg	맥박수 회/분	호흡수 회/분	체온 ℃		

출발시 처치상태*	1 기도: ① 없음 ② 기도기 ③ LMA ④ 기관내삽관 ⑤ 기관절개 ⑨ 기타: 2 호흡: ① 없음 ② BVM ③ 인공호흡기 ④ 비관 ⑤ 마스크 ⑥ 산소투여: 리터/분) 3 순환: ① 없음 ② 모니터링 ③정맥로1(수액명/잔여량): / ④ 정맥로2: / 4 약품: ① 없음 ② 약품1(품명/잔여량) : / ③약품2: / 5 고정: ① 없음 ② 경추 ③ 척추 ④ 상지 ⑤하지 ⑨ 기타: 6 기타: ① 없음 ② 비위관(鼻胃管, L-tube) ③ 도뇨관 ④ 중심정맥 ⑨ 기타:
기타 소견 및 처치	

4. 이송 중 경과 및 처치에 관한 사항

의식수준*	1A 2V 3P 4U	생체 징후	혈압 / mmHg	맥박수 회/분	호흡수 회/분	체온 ℃

이송/도착시 처치상태*	1 기도: ① 없음 ② 기도기 ③ LMA ④ 기관내삽관 ⑤ 기관절개 ⑨ 기타: 2 호흡: ① 없음 ② BVM ③ 인공호흡기 ④ 비관 ⑤ 안면마스크 ⑥ 산소투여: 리터/분 3 순환: ① 없음 ② 모니터링 ③정맥로1(수액명/잔여량): / ④ 정맥로2: / 4 약품: ① 없음 ② 약품1(품명/잔여량) : / ③약품2: / 5 고정: ① 없음 ② 경추 ③ 척추 ④ 상지 ⑤하지 ⑨ 기타: 6 기타: ① 없음 ② 비위관 ③ 도뇨관 ④ 중심정맥 ⑨ 기타:
기타 소견 및 처치	

5. 이송차량 및 이송자 등에 관한 사항

	소속기관명*	종별(차량, 자격, 면허)*	번호(등록, 자격, 면허)*	성명*
이송차량*		1특수구급차 2 일반구급차 3 헬기 9 기타		
운전자*				(서명)
동승자*		1 1급 응급구조사 2 2급 응급구조사 3 간호사 4 의사 8없음 9기타( )		(서명)

비고 1. 전자문서로 작성하는 경우 「전자서명법」 제2조제2호의 '전자서명'으로 환자인계·인수의사, 운전자 및 구급대의 서명을 갈음할 수 있습니다.
2. '*' 표시는 반드시 적습니다.

210mm×297mm[백상지 80g/㎡(재활용품)]

(뒷쪽)

작성방법

1. 요청 및 출동에 관한 사항

① 요청일시는 구급차 출동 요청을 받은 연월일 및 시각을 적습니다.
② 요청자(기관)는 최초 구급차를 요청한 성명(기관명)과 전화번호를 적습니다.
③ 출동일시는 구급차가 출동을 시작한 연월일 및 시각을 적습니다.
④ 이송의 종류는 현장이송, 의료기관간 이송, 기타로 구분하여 표기합니다.
⑤ 현장도착시간은 출동 장소에 도착한 연월일 및 시각을 적습니다.
⑥ 출발지의 주소 및 명칭은 이송을 위해 구급차가 도착한 현장의 주소 및 의료기관명을 적습니다. 다만, 주소를 정확히 알 수 없을 경우에는 주요 도로 및 건물명 등을 적습니다.
⑦ 이송개시일시는 현장(보내는 기관)에서 구급차가 출발한 연원일 및 시각을 적습니다.
⑧ 이송종료일시는 기관(시설)에 구급차가 도착하여 환자를 인계한 연원일 및 시각을 적습니다.
⑨ 도착기관 명칭은 환자가 이송된 기관(시설)의 명칭을 적습니다.
⑩ 이송거리는 구급차에 이송 환자 탑승 후부터 도착 기관(시설)까지의 거리를 Km 단위로 적습니다.
⑪ 환자인계의사 및 환자인수의사는 환자를 인계 및 인수한 의사의 면허번호와 성명을 각각 적어야 하며, 이때 서명은 필하여 합니다. 환자 인계 · 인수의사가 없을 시에는 적지 않습니다.
⑫ 이송지도의사의 소속은 이송지도를 한 의사가 실제 의료지도를 수행한 장소의 기관명을 기준으로 하며, 의사통신방법은 전화, TRS, 기타로 구분합니다. 전화를 이용하였을 경우에는 전화번호를 적습니다.
⑬ 의료기관 선정과 관련하여 이송 의료기관의 선정자 및 선정이유, 선정방법으로 구분하여 표기합니다.

2. 인적 사항

① 환자의 인적사항은 성명, 생년월일, 주소 및 연락처를 적습니다. 인적사항을 확인할 수 없는 경우에는 확인불가에 표기합니다.
② 보호자 인적사항은 성명, 연락처를 적으며, 환자와의 관계를 표기합니다.

3. 출발시 환자상태에 관한 사항

① 중증도는 환자의 응급증상 해당 유무를 나타내며 응급, 비응급, 사망으로 구분하여 표기합니다.
② 응급상황의 분류는 질병에 의한 경우와 질병외로 구분하여 표기합니다. 각종 사고에 의한 경우는 질병외에 해당됩니다.
③ 의심 질환명은 이송 당시의 환자의 병명 또는 주증상을 적습니다.
④ 의식수준은 A(명료), V(목소리에 반응), P(통증자극에 반응), U(반응없음)로 구분하여 표기합니다.
⑤ 생체징후는 환자의 혈압(수축기, 이완기), 맥박수(분당), 호흡수(분당), 체온을 측정하여 적습니다.
⑥ 출발시 처치상태는 출발할 당시 현장 또는 의료기관에서 이미 실시한 처치 및 투약 상태 등을 확인하여 표기합니다.
⑦ 환자와 관련된 기타 소견 및 처치가 있을 경우에 그 내용을 적습니다.

4. 이송 중 경과 및 처치에 관한 사항

이송 중 경과 및 처치에 관한 사항은 이송 중의 환자 상태변화와 처치 및 투약 등의 내용을 표기합니다.

5. 이송차량 및 이송차 등에 관한 사항

① 이송차량은 소속기관명, 차량의 구분(특수구급차, 일반구급차, 헬기, 기타), 차량등록번호를 적습니다.
② 이송차 운전자의 소속기관, 성명을 적고, 서명을 반드시 하여야 합니다.
③ 이송차 동승자의 소속기관, 성명, 자격 · 면허의 구분과 그 번호를 적고, 서명을 반드시 하여야 합니다.

TIP 외상점수 & Glasgow coma scale

호흡횟수	10-29/min	4
	>29/min	3
	6-9/min	2
	1-5/min	1
	없다.	0
호흡기 팽창	정상	1
	견인성	0
수축기압	>89 mmHg 또는 그 이상	4
	76-89 mmHg	3
	50-75 mmHg	2
	0-49 mmHg	1
	맥박 없음	0
모세혈관 재충혈	정상	2
	지연	1
	없다	0
심폐 평가		

눈뜨기 (Eye opening, E)	자발적으로(spontaneous)	4
	음성을 이용하여(to verbal)	3
	동증으로(to pain)	2
	반응이 없다(none)	1
	평가할 수 없음	NT
언어적 반응 (Verbal re-sponse, V)	똑바로 안다(oriented) 옹앙이, 분명치 않은 소리(영아)	5
	혼동된다(confused conversation) 대화가능하지만 부정확(소아) 예민하게 운다(영아)	4
	부적절한 단어 사용(inappropriated words) 질문과 관계없는 말을 한다(소아) 통증을 주면 운다(영아)	3
	불완전한 단어 사용(incomprohensive sound) 문장이 되지 않은 괴성을 지른다(소아) 통증을 주면 신음한다(영아)	2
	반응이 없다(none)	1
	평가할 수 없음	NT
운동반응 (Best moter response, M)	명령에 순종한다 (obey commend) 자발적인 움직임이 보인다(영아)	6
	국소화된 동통(localize to pain) 통증 자극을 준 곳을 파악(소아 · 영아)	5
	위축(동통)(withdraw to pain) 통증자극을 회피(소아) 통증자극에 움츠린다(영아)	4
	통증에 구부림(굴곡)-겉질제거자세 (abnormal flexion)	3
	통증에 신전(대뇌제거자세) (abnormal extension)	2
	반응이 없다(이완) (none)	1
	평가할 수 없음	NT
Glasgow coma scale Total		
총 Glasgow coma scale 점수 14-15 = 5 11-13 = 4 8-10 = 3 5-7 = 2 3-4 = 1		전환 = 대략 총점 수의 1/3
신경학적 평가		

총외상 점수 = 심폐평가 + 신경학적 검사

※ 0점에서 16점까지
※ 외상지수 12점 이상이면 비교적 양호한 예후
10점 미만이면 예후가 불량
4-12점일 때 적극적인 치료
※ GCS 13-15점: 가벼운 외상성 뇌손상
9-12점: 중증도의 외상성 뇌손상
3-8점: 심각한 외상성 뇌손상
※ Glasgow coma scale (GCS)의 개정사항
① 통증을 압력(압력을 가하는 위치는 손가락 끝, 목 삼각근, 눈확위패임)으로 변경하여 보다 간결하고 명료한 기준을 제시
② 점수의 구성요서를 사용할 수 없을 때 사용할 새로운 명칭인 NT (non testable, 테스트 불가)를 추가함
③ GCS score =(E[4] + V[5] + M[6]) = 최고 15, 최소 3
※ 만약 한 영역에서 평가할 수 없다면, NT를 부여하며, 이는 "평가할 수 없음"을 의미

손가락 끝의 압력 (Finer tip pressure)	승모근 꼬집기 (Trapezius Pinch)	눈확위패임 (Supraorbital notch)
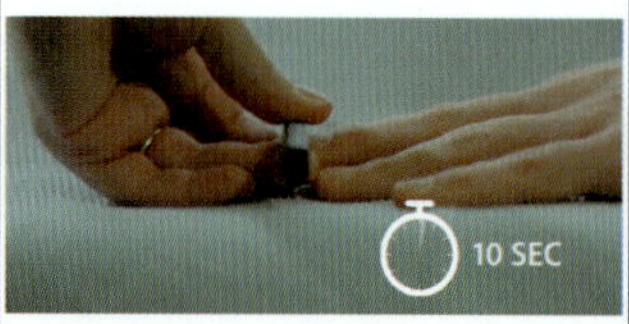	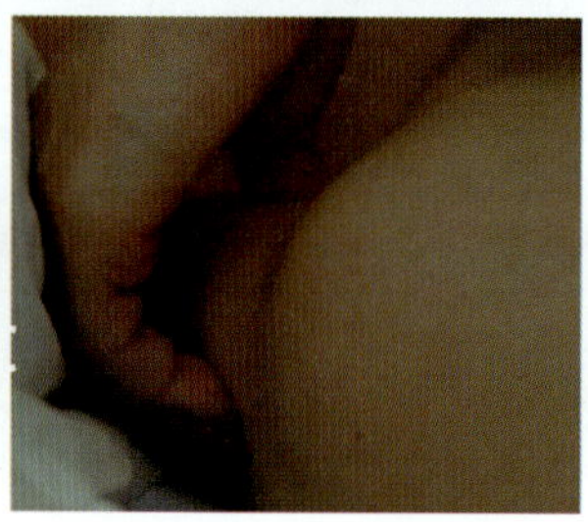	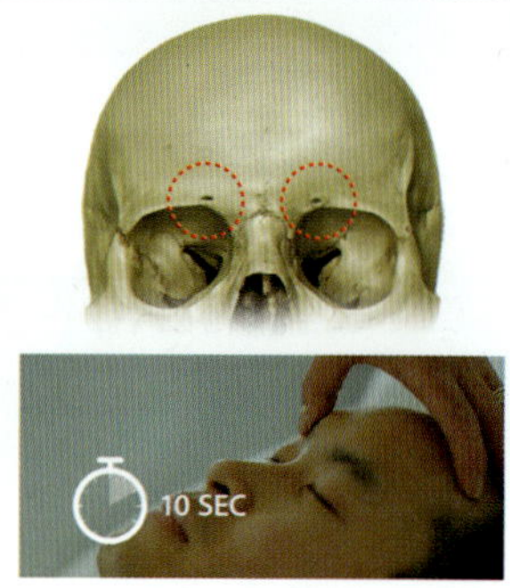

출처: htts://www.glagowcomascale.org

※ 외상점수는 환자 상태의 중증도를 나타내는 객관적인 점수이다. 의사에게 미리 얘기해줌으로써 의사가 환자 도착 시에 필요한 처치에 대한 계획을 세우는 데 이용된다. 또한 응급구조사에게 전달되는 의료지시에서 전문소생술의 필요성을 결정하기 위하여 혹은 연구목적이나 의료의 질을 향상하기 위한 목적으로 사용될 수 있다.

TIP Revised trauma score (RTS)

Glasgow coma scale	수축기 혈압	분당호흡수	점수
13-15	> 90 mmHg	10-29회/분	4
9-12	76-89 mmHg	> 29회/분	3
6-8	50-75 mmHg	6-9회/분	2
4-5	1-49 mmHg	1-5회/분	1
3	0	0	0

* RTS 8점 이하: 외상센터로 이송

(6) 주호소

응급구조학에서 주호소(chief complaint, CC)는 응급의료체계의 출동 사유가 되고 통상 환자가 스스로 하는 말이다. 환자가 가장 먼저 답변하는 주증상의 내용을 구술적으로 기록한다.

(7) 환자분류

환자분류는 크게 긴급환자, 응급환자, 비응급환자, 지연환자로 분류된다.

① 긴급환자(우선순위 1)는 호흡장애, 기도폐쇄, 경추손상, 심장마비의 순간이 관찰된 환자, 중증의 출혈, 중증의 두부손상, 중증의 내과환자, 심장질환, 개방성 흉부손상, 개방성 복부손상 및 쇼크의 증상과 징후를 말한다.

② 응급환자(우선순위 2)는 화상, 중증 혹은 다발성 골절이나 척추손상 환자 등이다.

③ 비응급환자(우선순위 3)는 경미한 골절이나 단순한 열상 및 찰과상 환자를 말한다.

④ 지연환자(우선순위 4)는 불가역적 손상으로 사망이 예견되거나 사망한 환자에 해당한다.

(8) 응급구조사의 소견

응급구조사가 현장 도착부터 환자에 대한 평가와 응급처치 및 이송 중에 발견한 징후나 추정진단의 내용을 비교적 상세히 기록하는 것이다. 법적 분쟁의 소지가 우려되는 부분에 대한 자세한 기록은 면책의 증거가 될 수도 있으므로 필수 항목이다.

(9) 개인 신상력

개인 신상력(personal Hx)은 특이체질 약물부작용 등 특이사항을 기록하는 것이다.

(10) 가족력

가족력(family Hx)은 유전병 및 만성질환인 경우 가족력을 통하여 많은 정보를 얻을 수 있다.

(11) 전신기관증상평가

전신기관증상평가(systemic review)는 환자의 주관적 증상을 환자의 말을 토대로 머리부터 가슴, 배, 사지의 증상을 기록한 것이다.

(12) 이학적 검사

이학적 검사(physical examination)는 환자의 전신에 대한 객관적 징후(sign)로 시진, 촉진, 청진, 타진 등을 통해 얻은 정보를 기록한 것이다. 비정상 소견뿐만 아니라 정상소견도 기록한다.

03 현행법상의 근거

1) 구급활동일지

(1) 응급의료에 관한 법률 제49조(출동 및 처치기록)

① 응급구조사가 출동한 때에는 보건복지부령으로 정하는 바에 따라 지체 없이 출동 사항, 제31조의4에 따른 응급환자의 중증도 분류 결과, 처치 내용 등을 기록하고 이를 소속 구급차등의 운용자와 해당 응급환자의 진료의사에게 제출하여야 한다. 다만, 응급구조사를 갈음하여 의사나 간호사가 탑승한 경우에는 탑승한 의사(간호사만 탑승한 경우에는 탑승 간호사)가 출동 및 처치 기록과 관련한 응급구조사의 임무를 수행하여야 한다.

② 구급차등의 운용자는 구급차등의 운행과 관련하여 보건복지부령으로 정하는 바에 따라 운행기록대장을 작성하여야 한다.

③ ①에 따른 기록을 제출받은 구급차등의 운용자는 그 기록을 보건복지부령으로 정하는 바에 따라 그 소재지를 관할하는 응급의료지원센터에 제출하여야 한다.

④ 구급차등의 운용자는 ①에 따라 제출받은 기록 및 ②에 따라 작성한 운행기록대장을, 응급환자의 진료의사가 소속된 의료기관의 장은 ①에 따라 제출받은 기록을 각각 보건복지부령으로 정하는 기간 동안 보존하여야 한다.

⑤ 출동 및 처치 기록의 내용 및 방법 등에 관하여 필요한 사항은 보건복지부령으로 정한다.

(2) 응급의료에 관한 법률 시행규칙 제40조(출동 및 처치기록의 내용 및 방법)

① 의사, 간호사 또는 응급구조사(이하 "응급구조사등"이라 한다)는 법 제49조제1항에 따라 출동 사항, 응급환자의 중증도 분류 결과와 응급처치의 내용을 별지 제16호서식의 출동 및 처치 기록지에 기록해야 한다.

② 응급구조사등은 제1항에 따라 출동 사항, 응급환자의 중증도 분류 결과와 응급처치의 내용에 관한 기록을 3부 작성하여 그 응급환자를 인수한 의사의 서명을 얻은 뒤 1부는 보관하고, 1부는 해당 응급환자의 진료의사에게 제출하며, 1부는 이송처치료징수용으로 환자 또는 그 보호자에게 발급한다.

③ 구급차등의 운용자와 의료기관의 장은 제2항에 따라 응급구조사등이 작성하여 제출한 출동 사항, 응급환자의 중증도 분류 결과와 응급처치의 내용에 관한 기록을 3년간 보존해야 한다.

④ 구급차등의 운용자는 법 제49조제3항에 따라 출동 사항, 응급환자의 중증도 분류 결과와 응급처치의 내용에 관한 기록(전자문서를 포함한다)을 응급의료지원센터로 다음달 10일까지 매월 제

출해야 한다.

⑤ 구급차등의 운용자는 별지 제16호의2서식의 구급차등 운행기록대장을 작성하여 3년간 보존해야 한다.

(3) 119구조 · 구급에 관한 법률 시행규칙 제18조(구급활동상황의 기록유지)

① 구급대원은 법 제22조에 따라 별지 제5호서식의 구급활동일지(이하 "구급활동일지"라 한다)에 구급활동상황을 상세히 기록하고, 소속 소방관서에 3년간 보관해야 한다.

② 구급대원이 응급환자를 의사에게 인계하는 경우에는 구급활동일지(제18조의2에 따라 이동단말기로 작성하는 경우를 포함한다)에 환자를 인계받은 의사의 서명을 받고, 구급활동일지(이동단말기에 작성한 경우에는 전자적 파일이나 인쇄물을 말한다) 1부를 그 의사에게 제출해야 한다.

③ 구급대원은 구급출동하여 심폐정지환자를 발견한 경우 또는 중증외상환자, 심혈관질환자 및 뇌혈관질환자를 의료기관으로 이송한 경우에는 소방청장이 정하는 바에 따라 구급활동에 관한 세부 상황표를 작성하고, 소속 소방관서에 3년간 보관해야 한다.

④ 소방본부장은 구급활동상황을 종합하여 연 2회 소방청장에게 보고하여야 한다.

TIP **119구조 · 구급에 관한 법률 시행규칙(약칭: 119법 시행규칙) 제18조의2 이동단말기의 활용**

구조·구급대원은 구조차 또는 구급차에 이동단말기가 설치되어 있는 경우에는 구조·구급활동과 관련하여 작성하는 확인서, 일지 및 상황표 등을 이동단말기로 작성할 수 있다.

TIP **기록의 내용**

응급구조사가 출동하여 응급처치를 행한 출동사항과 처치내용에 대한 기록 규정은 119구급대가 쓰는 '구급활동 일지'와 응급환자 이송업자 등이 기록하는 '출동 및 처치 기록지'와 특수 상황에서 기록하는 특수보고서가 있다.

출동부터 귀소까지의 응급처치 사항의 신속하고 간결한 기록법을 위해 구급대원의 '구급활동일지'는 점검박스(check boxes)형식을 주로 사용하고 있으며 '출동 및 처치 기록지'는 서술형식으로 되어 있다.

서술 시 정확하고 타당성 있는 정보제공을 위해 논리적 순서 즉, SOAP; S (subjective data, 주관적 자료) O (objective Data, 객관적 자료) A (assessment, 평가) P (plan, 계획)순으로 적는다.

TIP **기록 작성**

응급구조사의 응급처치는 환자와의 계약에 의한 법률행위로 환자의 인적사항, 처치내용, 일시 및 처치자의 서명이 반드시 있어야 한다. 서명은 자필로 자신의 성명을 다른 사람이 알아볼 수 있도록 한글로 표시하는 것이다.

■ 응급의료에 관한 법률 시행규칙 [별지 제16호의2서식] <신설 2017. 12. 1.>

구급차등 운행기록대장

구급차 등 구분		[ ] 일반 구급차 [ ] 특수 구급차 [ ] 항공기 [ ] 선박 [ ] 기타			
공통	운용기관명				
	통보(신고)번호				
	제작 연월일				
구급차	차대번호			등록번호	
	자동차 최초등록일				
	운행연한	최초 운행연한			
		1차 연장 운행연한			
		2차 연장 운행연한			
		3차 연장 운행연한			
		4차 연장 운행연한			

운 행 기 록

운행일	운 행 내 역							환 자 내 역		응 급 구 조 사 및 처 치 기 록				기 타	
	출발지	출발시간	도착지	도착시간	운행거리 (km)	누적 주행거리 (km)	운행목적 (번호)	환자성명	환자를 제외한 탑승자 수	응급구조사 성명	응급구조사 자격번호	출동 및 처치 기록 작성 유무	미작성 사유	운전자 성명	서명

297㎜×210㎜[백상지(80g/㎡) 또는 중질지(80g/㎡)]

TIP 기록보관

의무기록은 환자 처치에 적절히 사용되도록 환자 건강 상태의 내용이 치료의 타당성을 입증해 주며 치료 과정을 명백히 나타내주는 정확하고 논리적인 정보가 빠짐없이 기록된 비밀문서이므로 일정기간 안전하고 효율적인 보관이 필요하다.

TIP 의료법 시행규칙 제18조 진료에 관한 기록의 보존

① 10년: 진료기록부, 수술기록
② 5년: 환자의 명부, 검사소견기록 5년, 방사선사진 및 그 소견서 5년, 조산기록부 5년, 간호기록부
③ 3년: 진단서등 부본(진단서·사망서 및 시체검안서 등 별도 구분하여 보존할 것)
④ 2년: 처방전

TIP 구급활동일지운행보고서 작성

① 신고접수 후 현장에 출동, 환자를 응급처치 이송한 경우
  ㉠ 구급대운영규칙 2부, 응급법률 3부 작성(보존기간: 각각 3년)
② 기록 작성 따른 응급처치 지연 엄금

2) 응급의료에 관한 설명 · 동의서

응급의료에 관한 설명 · 동의서에 관한 규정은 응급의료에 관한 법률에서만 동의서 양식을 규정하고 있으며 소방법규 상에는 구체적인 기록 양식이 없다.

제공하는 의료서비스에 대한 자세한 설명 후 환자(또는 직계가족)가 처치 내용에 대한 설명을 이해하고 동의하였다는 확인기록을 남기도록 한다. 환자의 동의 없이 시행한 의료는 '진단적 의료행위'로 의료과실이 없어도 법의 제재 대상이 된다.

(1) 응급의료에 관한 법률 제9조(응급의료의 설명 · 동의)

① 응급의료종사자는 다음 각 호의 1에 해당하는 경우를 제외하고는 응급환자에게 응급의료에 관하여 설명하고 그 동의를 얻어야 한다.
  ㉠ 응급환자가 의사결정능력이 없는 경우
  ㉡ 설명 및 동의절차로 인하여 응급의료가 지체되어 환자의 생명에 위험 또는 심신상의 중대한 장애를 초래하는 경우

② 응급의료종사자는 응급환자가 의사결정능력이 없는 경우 법정대리인이 동행한 때에는 그 법정대리인에게 응급의료에 관하여 설명하고 그 동의를 얻어야 하며, 법정대리인이 동행하지 아니한 경우에는 동행한 자에게 설명한 후 응급처치를 하고, 의사의 의학적 판단에 따라 응급진료를 행할 수 있다.

③ 응급의료에 관한 설명 · 동의의 내용 · 절차 등에 관하여 필요한 사항은 보건복지부령으로 정한다.

(2) 응급의료에 관한 법률 시행규칙 제3조(응급의료에 관한 설명 · 동의의 내용 및 절차)

① 응급환자 또는 그 법정대리인에게 응급의료에 관하여 설명하고 동의를 얻어야 할 내용은 다음 각 호와 같다.

㉠ 환자에게 발생하거나 발생 가능한 증상의 진단명

㉡ 응급검사의 내용

㉢ 응급처치의 내용

㉣ 응급의료를 받지 아니하는 경우의 예상결과 또는 예후

㉤ 그 밖에 응급환자가 설명을 요구하는 사항

② 설명 · 동의는 별지 제1호서식의 응급의료에 관한 설명 · 동의서에 의한다.

③ 응급의료종사자가 의사결정능력이 없는 응급환자의 법정대리인으로부터 제1항의 규정에 의한 동의를 얻지 못하였으나 응급환자에게 반드시 응급의료가 필요하다고 판단되는 때에는 의료인 1인 이상의 동의를 얻어 응급의료를 할 수 있다.

TIP 비밀유지

환자의 인적사항은 비밀 내용이 아니라 할지라도 불필요하게 노출됨이 없어야 하며 정신과 환자의 경우에는 인적사항 모두가 비밀로 보장되어야 한다.

TIP 관련법규

1) 의료법 제19조 정보 누설 금지

① 의료인이나 의료기관 종사자는 이 법이나 다른 법령에 특별히 규정된 경우 외에는 의료·조산 또는 간호업무나 제17조에 따른 진단서·검안서·증명서 작성·교부 업무, 제18조에 따른 처방전 작성·교부 업무, 제21조에 따른 진료기록 열람·사본 교부 업무, 제22조제2항에 따른 진료기록부등 보존 업무 및 제23조에 따른 전자의무기록 작성·보관·관리 업무를 하면서 알게 된 다른 사람의 정보를 누설하거나 발표하지 못한다. 〈개정 2016. 5. 29.〉

② 제58조제2항에 따라 의료기관 인증에 관한 업무에 종사하는 자 또는 종사하였던 자는 그 업무를 하면서 알게 된 정보를 다른 사람에게 누설하거나 부당한 목적으로 사용하여서는 아니 된다. 〈신설 2016. 5. 29.〉 [제목개정 2016. 5. 29.]

2) 의료법 제21조 기록 열람 등

① 환자는 의료인, 의료기관의 장 및 의료기관 종사자에게 본인에 관한 기록(추가기재·수정된 경우 추가기재·수정된 기록 및 추가기재·수정 전의 원본을 모두 포함한다. 이하 같다)의 전부 또는 일부에 대하여 열람 또는 그 사본의 발급 등 내용의 확인을 요청할 수 있다. 이 경우 의료인, 의료기관의 장 및 의료기관 종사자는 정당한 사유가 없으면 이를 거부하여서는 아니 된다. 〈신설 2016. 12. 20., 2018. 3. 27.〉

② 의료인, 의료기관의 장 및 의료기관 종사자는 환자가 아닌 다른 사람에게 환자에 관한 기록을 열람하게 하거나 그 사본을 내주는 등 내용을 확인할 수 있게 하여서는 아니 된다. 〈개정 2009. 1. 30., 2016. 12. 20.〉

③ 제2항에도 불구하고 의료인, 의료기관의 장 및 의료기관 종사자는 다음 각 호의 어느 하나에 해당하면 그 기록을 열람하게 하거나 그 사본을 교부하는 등 그 내용을 확인할 수 있게 하여야 한다. 다만, 의사·치과의사 또는 한의사가 환자의 진료를 위하여 불가피하다고 인정한 경우에는 그러하지 아니하다. 〈개정 2023. 10. 31.〉

3) 의료법 제23조의2 전자의무기록의 표준화 등

① 보건복지부장관은 전자의무기록이 효율적이고 통일적으로 관리·활용될 수 있도록 기록의 작성, 관리 및 보존에 필요한 전산정보처리시스템(이하 이 조에서 "전자의무기록시스템"이라 한다), 시설, 장비 및 기록 서식 등에 관한 표준을 정하여 고시하고 전자의무기록시스템을 제조·공급하는 자, 의료인 또는 의료기관 개설자에게 그 준수를 권고할 수 있다.

② 보건복지부장관은 전자의무기록시스템이 제1항에 따른 표준, 전자의무기록시스템 간 호환성, 정보 보안 등 대통령령으로 정하는 인증 기준에 적합한 경우에는 인증을 할 수 있다.

③ 제2항에 따라 인증을 받은 자는 대통령령으로 정하는 바에 따라 인증의 내용을 표시할 수 있다. 이 경우 인증을 받지 아니한 자는 인증의 표시 또는 이와 유사한 표시를 하여서는 아니 된다.

④ 보건복지부장관은 다음 각 호의 어느 하나에 해당하는 경우에는 제2항에 따른 인증을 취소할 수 있다. 다만, 제1호에 해당하는 경우에는 인증을 취소하여야 한다.

1. 거짓이나 그 밖의 부정한 방법으로 인증을 받은 경우
2. 제2항에 따른 인증 기준에 미달하게 된 경우

⑤ 보건복지부장관은 전자의무기록시스템의 기술 개발 및 활용을 촉진하기 위한 사업을 할 수 있다.

⑥ 제1항에 따른 표준의 대상, 제2항에 따른 인증의 방법·절차 등에 필요한 사항은 대통령령으로 정한다. [본조신설 2016. 12. 20.]

(계속)

4) 의료법 제88조 벌칙

다음 각 호의 어느 하나에 해당하는 자는 3년 이하의 징역이나 3천만원 이하의 벌금에 처한다. 〈개정 2021. 9. 24.〉

1. 제19조, 제21조제2항(제40조의2제4항에서 준용하는 경우를 포함한다), 제22조제3항, 제27조제3항·제4항, 제33조제4항, 제35조제1항 단서, 제38조제3항, 제47조제11항, 제59조제3항, 제64조제2항(제82조제3항에서 준용하는 경우를 포함한다), 제69조제3항을 위반한 자. 다만, 제19조, 제21조제2항(제40조의2제4항에서 준용하는 경우를 포함한다) 또는 제69조제3항을 위반한 자에 대한 공소는 고소가 있어야 한다.
2. 제23조의5를 위반한 자. 이 경우 취득한 경제적 이익등은 몰수하고, 몰수할 수 없을 때에는 그 가액을 추징한다.
3. 제38조의2제2항에 따른 절차에 따르지 아니하고 같은 조 제1항에 따른 폐쇄회로 텔레비전으로 의료행위를 하는 장면을 임의로 촬영한 자
4. 제82조제1항에 따른 안마사의 자격인정을 받지 아니하고 영리를 목적으로 안마를 한 자

[전문개정 2016. 12. 20.]

5) 응급의료에 관한 법률 제40조 비밀준수의 의무

응급구조사는 직무상 알게 된 비밀을 누설하거나 공개하여서는 아니 된다.

6) 응급의료에 관한 법률 제60조 벌칙

③ 다음 각 호의 어느 하나에 해당하는 사람은 3년 이하의 징역 또는 3천만원 이하의 벌금에 처한다. 〈개정 2020. 4. 7.〉

1. 제6조제2항을 위반하여 응급의료를 거부 또는 기피한 응급의료종사자

 1의2. 제36조의2제3항을 위반하여 다른 사람에게 자기의 성명을 사용하여 제41조에 따른 응급구조사의 업무를 수행하게 한 자

 1의3. 제36조의2제5항을 위반하여 다른 사람에게 자격증을 빌려주거나 빌린 자

 1의4. 제36조의2제6항을 위반하여 자격증을 빌려주거나 빌리는 것을 알선한 자

2. 제40조의 비밀 준수 의무를 위반한 사람. 다만, 고소가 있어야 공소를 제기할 수 있다.
3. 제42조를 위반하여 의사로부터 구체적인 지시를 받지 아니하고 응급처치를 한 응급구조사

단, 이러한 비밀유지 규정 위반자에 대한 공소는 고소가 있어야 한다.

[별지 제1호서식]

응급의료에 관한 설명 · 동의서

1. 환자에게 발생하거나 발생 가능한 증상의 진단명은 ______ 입니다.

2. 환자의 질병을 치료하기 위하여 아래와 같은 방법으로 응급의료를 실시할 예정입니다.

3. 위 방법으로 응급의료를 하였을 때의 환자의 예상결과(예후)는 다음과 같습니다.

4. 위의 응급의료를 받지 아니하는 경우의 환자의 예상결과(예후)는 다음과 같습니다.

5. 이 환자의 경우는 다음과 같은 사항을 더 고려하여야 합니다.

6. 환자인 저(또는 법정대리인)는 위 사항을 충분히 이해하였고 저(또는 법정대리인)의 자율적 의사에 따라 위의 응급의료에 동의합니다.

년 월 일

환자 또는 법정대리인 ______________ (서명 또는 인)

응급의료종사자 ______________ (서명 또는 인)

210mm×297mm
(신문용지 54g/㎡)

3) 응급처치 및 이송거절 · 거부 확인서

환자나 보호자가 응급처치나 이송을 거부하거나, 출동한 구급대원이 이송요청을 거절하는 경우에는 구조대 및 구급대의 편성 · 운영 등에 관한 규칙 별지 4호 서식의 이송거절 · 거부 확인서를 작성하여야 한다(그림 8-3). 모든 출동은 병원전처치기록지(prehospital care report, PCR)가 작성되어야 한다.

(1) 환자거부

① 환자를 병원으로 이송하기 위해 설득한 행동들이 기록되어야 한다.

② 환자가 어떤 이유에서든지 즉, 나이, 중독(알코올, 약물), 정신능력 또는 환자의 의학적 상태의 결과로 환자가 결정을 내릴 수 없었다면, 환자를 보호하기 위해 취했던 행동을 기록해야 한다.

③ 응급구조사가 발견한 사실들과 시행한 응급처치를 모두 병원 전 응급처치 보고서에 기록한다.

④ 환자가 응급처치나 이송을 받아들이도록 최선을 다해 설득했지만, 여전히 계속 거부하는 경우에는 환자의 응급처치 및 이송거부에 대한 서류양식을 사용한다.

⑤ 환자가 확실히 응급처치 및 이송거절 · 거부 확인서를 읽고 서명하게 해야 한다.

⑥ 서명을 거부한다면, 이 사실을 기록하고, 증인의 이름을 적는다.

⑦ 응급처치나 이송을 거부한 환자에게서 떠나기 전에 응급처치 및 치료를 받도록 권유하는 것처럼 어떠한 대안적인 제안을 제시하고, 그 내용을 기록하도록 한다.

⑧ 환자 곁에 책임 있는 가족이나 친구가 확실히 남아 있도록 해주고, 환자가 응급처치를 받아야 하는 이유를 확실히 이해시킨다.

TIP 응급의료에 관한 법률 제6조 응급의료의 거부금지 등

① 응급의료기관등에서 근무하는 응급의료종사자는 응급환자를 항상 진료할 수 있도록 응급의료업무에 성실히 종사하여야 한다.

② 응급의료종사자는 업무 중에 응급의료를 요청받거나 응급환자를 발견하면 즉시 응급의료를 하여야 하며 정당한 사유 없이 이를 거부하거나 기피하지 못한다.

TIP **119구조 · 구급에 관한 법률 시행령 제21조 응급환자 등의 이송 거부**

① 구급대원은 응급환자 또는 그 보호자[응급환자의 의사(意思)를 확인할 수 없는 경우만 해당한다]가 의료기관으로의 이송을 거부하는 경우에는 이송하지 아니할 수 있다. 다만, 응급환자의 병력·증상 및 주변 상황을 종합적으로 평가하여 즉시 필요한 응급처치를 받지 아니하면 생명을 보존할 수 없거나 심신상의 중대한 위해를 입을 가능성이 있다고 인정할 만한 상당한 이유가 있는 경우에는 환자의 이송을 위하여 최대한 노력하여야 한다.

② 구급대원은 제1항에 따라 응급환자를 이송하지 아니하는 경우 행정안전부령으로 정하는 바에 따라 그 내용을 기록·관리하여야 한다.

TIP **119구조 · 구급에 관한 법률 시행규칙 제11조 구조 · 구급요청의 거절**

① 구급대원은 영 제21조제1항에 따라 응급환자를 이송하지 아니하는 경우 구급 거절·거부 확인서를 작성하여 이송을 거부한 응급환자 또는 그 보호자(이하 "이송거부자"라 한다)에게 서명을 받아야 한다. 다만, 이송거부자가 2회에 걸쳐 서명을 거부한 경우에는 구급 거절·거부 확인서에 그 사실을 표시하여야 한다.

② 구급대원은 이송거부자가 제1항 단서에 따라 서명을 거부한 경우에는 이를 목격한 사람에게 관련 내용을 알리고 구급 거절·거부 확인서에 목격자의 성명과 연락처를 기재한 후 목격자에게 서명을 받아야 한다.

③ 제1항 및 제2항의 규정에 따라 구급 거절·거부 확인서를 작성한 구급대원은 소속 소방관서장에게 보고하고, 구급 거절·거부 확인서를 소속 소방관서에 3년간 보관하여야 한다.

TIP **119구조 · 구급에 관한 법률 시행규칙 제12조 응급환자 등의 이송 거부**

① 영 제20조제1항에 따라 구조요청을 거절한 구조대원은 별지 제1호서식의 구조 거절 확인서를 작성하여 소속 소방관서장에게 보고하고, 소속 소방관서에 3년간 보관하여야 한다.

② 영 제20조제2항에 따라 구급요청을 거절한 구급대원은 별지 제2호서식의 구급 거절·거부 확인서(이하 "구급 거절·거부 확인서"라 한다)를 작성하여 소속 소방관서장에게 보고하고, 소속 소방관서에 3년간 보관하여야 한다.

■ 119구조·구급에 관한 법률 시행규칙 [별지 제5호서식] <개정 2024. 10. 4.>

소방서 119구급대(안전센터) 전화) -	구급활동일지	결재	119구급대장(센터장)

차량번호		구분	[ ]특수일반 [ ]특수특별 [ ]항공구급

구급 출동						
	신고 일시	. . . :	신고자	전화번호		신고방법 [ ]일반전화 [ ]휴대전화 [ ]기타( )
	출동 시각	:	환자 인적 사항	성명	나이 세	성별 [ ]남 [ ]여 생년월일
	현장 도착	:		주소	(Tel)	
	환자 접촉	:			[ ]외국인(국적:)	
	거리	km	보호자 등	성명	관 계	전화번호
	현장 출발	:	환자발생 위치			
	병원 도착	:	환자 발생 장소(택일)	[ ]집 [ ]집단거주시설 [ ]도로 [ ]도로외 교통지역 [ ]오락/문화/공공시설 [ ]학교/교육시설 [ ]운동시설 [ ]상업시설 [ ]의료관련시설 [ ]공장/산업/건설시설 [ ]일차산업장 [ ]바다/강/산/논밭 [ ]기타( )		
	귀소 시각	:	환자 증상 (복수 선택 가능)	■ 통증([ ]두통 [ ]흉통 [ ]복통 [ ]요통 [ ]분만진통 [ ]그 밖의 통증( ))		
	출동 유형	[ ]정상[ ]오인 [ ]거짓[ ]취소 [ ]기타		■ 외상([ ]골절 [ ]탈구 [ ]삠 [ ]열상 [ ]찰과상 [ ]타박상 [ ]절단 [ ]압궤손상 [ ]화상)		
				[ ]의식장애 [ ]기도이물 [ ]기침 [ ]호흡곤란 [ ]호흡정지 [ ]두근거림 [ ]가슴불편감 [ ]심정지 [ ]경련/발작 [ ]실신 [ ]오심 [ ]구토 [ ]설사 [ ]변비 [ ]배뇨장애 [ ]객혈 [ ]토혈 [ ]혈변 [ ]비출혈 [ ]질출혈 [ ]그 밖의 출혈 [ ]고열 [ ]저체온증 [ ]어지러움 [ ]마비 [ ]전신쇠약 [ ]정신장애 [ ]그 밖의 이물질 [ ]기타( )		

환자 발생 유형			
[ ]질 병	병 력 ([ ]없음 [ ]미상)		[ ]고혈압 [ ]당뇨 [ ]뇌혈관질환 [ ]심장질환 [ ]폐질환 [ ]결핵 [ ]간염 [ ]간경화 [ ]알레르기 [ ]암(종류:) [ ]신부전(투석여부 :) [ ]감염병(종류 :) [ ]기타( )
[ ]질병외	[ ]교통사고	사상자	[ ]운전자 [ ]동승자 [ ]보행자 [ ]자전거 [ ]오토바이 [ ]개인형 이동장치 [ ]그 밖의 탈 것( ) [ ]미상
	[ ]그 외 외상 (택일)		[ ]낙상 [ ]추락 [ ]그 밖의 둔상 [ ]관통상 [ ]기계 [ ]농기계
	[ ]비외상성 손상 (택일)		■ 호흡위험([ ]익수 [ ]외력에 의한 압박 [ ]이물질에 의한 기도막힘) ■ 화상([ ]화염 [ ]고온체 [ ]전기 [ ]물) [ ]연기흡입 [ ]중독 [ ]화학물질 [ ]동물/곤충( ) [ ]온열손상 [ ]한랭손상 [ ]성폭행 [ ]상해 [ ]기타( )
[ ]기타	[ ]자연재해 [ ]임산부 [ ]신생아 [ ]단순주취 [ ]기타( )		

환자 평가								
의식상태	1차 (:)[ ]A [ ]V [ ]P [ ]U			2차 (:)[ ]A [ ]V [ ]P [ ]U				사고부위(복수선택 가능)
동공반응	좌	[ ]정상 [ ]축동 [ ]산동 [ ]측정불가		[ ]반응 [ ]무반응 [ ]측정불가				
	우	[ ]정상 [ ]축동 [ ]산동 [ ]측정불가		[ ]반응 [ ]무반응 [ ]측정불가				
활력 징후 [ ]불가 [ ]거부	시각	혈압	맥박	호흡	체온	SpO_2	혈당체크	
	:	/ mmHg	회/min	회/min	℃	%	mg/dL	
	:	/ mmHg	회/min	회/min	℃	%	mg/dL	
환자분류	[ ] LEVEL 1 [ ]LEVEL 2 [ ]LEVEL 3 [ ]LEVEL 4 [ ]LEVEL 5 ([ ]사망추정)							
구급대원 평가소견	· 주 호소: · 발생시간([ ]추정): :							

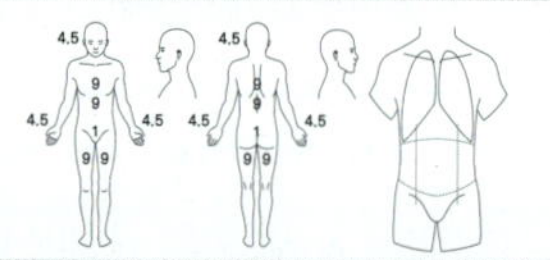

응급처치 (복수 선택 가능)	
	■ 기도확보:[ ]도수조작 [ ]기도유지기(airway) [ ]기관삽관(Intubation) [ ]성문외 기도유지기(extraglottic airway) [ ]흡인기 [ ]기도폐쇄처치
	■ 산소투여: L/min([ ]비관 [ ]안면마스크 [ ]비재호흡마스크 [ ]BVM [ ]산소소생기 [ ]네뷸라이저 [ ]기타)
	■ CPR([ ]실시 [ ]거부 [ ]DNR [ ]유보) [ ]ECG ■ AED([ ]Shock [ ]Monitoring) [ ]기타( )
	■ 순환보조([ ]정맥로 확보 [ ]수액공급(cc) 확보) [ ]약물투여( ) ■ 고정([ ]목뼈 [ ]척추 [ ]부목 [ ]머리)
	■ 상처처치([ ]지혈 [ ]상처 소독 처치) [ ]분만(출산 시간[:]) [ ]보온([ ]온 [ ]냉)

의료 지도						
의료지도	[ ]연결 [ ]미연결		요청시간	:	요청방법	[ ]일반전화 [ ]휴대전화([ ]음성 [ ]화상) [ ]무전기 [ ]기타( )
의료지도 기관	[ ]소방 [ ]병원 [ ]기타( )		의료 지도 내용	[ ]응급처치:[ ]기관삽관 [ ]성문외 기도유지기 [ ]12유도 심전도 [ ]정맥로확보 [ ]인공호흡기 [ ]기타( )		
의료지도 의사	성명			[ ]약물투여:[ ]N/S [ ]D/W [ ]NTG [ ]기관지확장제 [ ]에피네프린 [ ]아미오다론 [ ]기타( ) [ ]병원선정 [ ]환자평가 [ ]CPR유보·중단 [ ]이송거절 [ ]이송거부 [ ]기타( )		

환자 이송	이송 기관명			도착시간 (거리)	의료기관 선정자 등	재이송 사유	환자 인수자	
	1차		[ ]관할 [ ]타시·도	: (km)	[ ]구급대 [ ]119상황실 [ ]구급상황센터 [ ]환자/보호자 [ ]병원 수용곤란 등 [ ]기타( )	■ 병상 부족([ ]응급실 [ ]수술실 [ ]입원실 [ ]중환자실) [ ]전문의 부재 [ ]의료장비 고장 [ ]주취자 등 [ ]환자/보호자의 변심 [ ]1차 응급처치 [ ]기타( )	[ ]의 사 [ ]간호사 [ ]응급구조사 [ ]기 타	
	2차		[ ]관할 [ ]타시·도	: (km)	[ ]구급대 [ ]119상황실 [ ]구급상황센터 [ ]환자/보호자 [ ]기타( )	■ 병상 부족([ ]응급실 [ ]수술실 [ ]입원실 [ ]중환자실) [ ]전문의 부재 [ ]의료장비 고장 [ ]주취자 등 [ ]환자/보호자의 변심 [ ]1차 응급처치 [ ]기타( )	[ ]의 사 [ ]간호사 [ ]응급구조사 [ ]기 타	

공동 대응	[ ]헬기 [ ]펌뷸런스 [ ]경찰 [ ]구급차 [ ]기타( )	소방 활동	[ ]	※ 본 구급대는 환자의 추가 손상 및 악화(사망 등) 방지를 위해 응급처치에 적합하고 최단시간 이내에 이송이 가능한 ______ 병원으로 이송을 권유 하였으나 ______ 씨가 원하는 ______ 병원으로 이송함에 따라 발생하는 민사·형사상 책임을 지지 않습니다. 위 내용을 고지합니다. (서명 또는 인)
미이송	[]취소 ■ 타차량([]병원차 []경찰차 []자가용 []택시 []헬기) []환자 없음 []현장처치 []이송거부 []이송거절 []경찰인계 []이송 불필요 []사망 []기타( )			

출동 인원							
	의 사	소속: 성명: (서명 또는 인)					
	구급대원(1)	[ ]1급 [ ]2급 [ ]간호사 [ ]구급교육 [ ]기타	계급	소방	성명	(서명 또는 인)	
	구급대원(2)	[ ]1급 [ ]2급 [ ]간호사 [ ]구급교육 [ ]기타	계급	소방	성명	(서명 또는 인)	
	운전요원	[ ]1급 [ ]2급 [ ]간호사 [ ]구급교육 [ ]기타	계급	소방	성명	(서명 또는 인)	
	기 타	[ ]1급 [ ]2급 [ ]간호사 [ ]구급교육 [ ]기타			성명	(서명 또는 인)	

장애 요인	[ ]없음 [ ]장거리 이송 [ ]보호자 요구 [ ]원거리 병원 [ ]원거리 출동 [ ]만취자 [ ]폭행 [ ]언어폭력 [ ]환자 과체중 [ ]기관협조 미흡 [ ]환자위치 불명확 [ ]교통정체 [ ]폭우 [ ]폭설 [ ]기타( )

일련 번호		재난 번호		연계 번호	

뒷장이 동시에 기록되도록 제작

210mm×297mm[백상지(80g/㎡) 또는 중질지(80g/㎡)]

■ 119구조·구급에 관한 법률 시행규칙 [별지 제2호서식] <개정 2020. 8. 5.>

<table>
<tr><td colspan="2">소방서
구급대·안전센터</td><td colspan="2">구급 거절 · 거부 확인서</td><td rowspan="2">결재</td><td>119구급대장(센터장)</td></tr>
<tr><td colspan="2">구급일지 일련번호</td><td colspan="2">-</td><td></td></tr>
<tr><td colspan="2">구분</td><td colspan="4">[ ] 이송 거절(구급대원)　　　　[ ] 이송 거부(환자/보호자)</td></tr>
<tr><td rowspan="8">환자평가

※ ■ 부분에 체크한 경우 의료지도에 따를 것.</td><td colspan="3">환자의 병력·증상 및 주변상황, 발병 또는 손상의 상태를 종합적으로 평가한 결과 환자의 상태가 심각한가?</td><td colspan="2">[ ] 예　[ ] 아니요</td></tr>
<tr><td rowspan="6">세부 항목

[ ] 평가 거부</td><td colspan="2">▶자살시도</td><td colspan="2">[ ] 예　[ ] 아니요</td></tr>
<tr><td colspan="2">▶머리 손상</td><td colspan="2">[ ] 예　[ ] 아니요</td></tr>
<tr><td colspan="2">▶약물중독(intoxication)</td><td colspan="2">[ ] 예　[ ] 아니요</td></tr>
<tr><td colspan="2">▶흉통 또는 복통</td><td colspan="2">[ ] 예　[ ] 아니요</td></tr>
<tr><td colspan="2">▶호흡곤란</td><td colspan="2">[ ] 예　[ ] 아니요</td></tr>
<tr><td colspan="2">▶실신(syncope)</td><td colspan="2">[ ] 예　[ ] 아니요</td></tr>
<tr><td>생체징후
[ ] 정상
[ ] 측정 거부</td><td colspan="4">[ ] 맥박수 비정상　[ ] 혈압 비정상　[ ] 호흡수 비정상
[ ] 의식상태 이상(異常) 또는 당뇨인 경우 혈당치 비정상(Chemstrip/Glucometer)
[ ] 흉통, 호흡곤란 또는 의식상태 이상인 경우 SpO2 비정상(가능한 경우)
<정상 범위>
맥박수 60~100회, 수축기 혈압 100~140 mmHg, 이완기 혈압 60~90 mmHg,
호흡수 12~20회, 혈당치 60 mg/dl 이상, SpO_2 95% 이상</td></tr>
<tr><td></td><td colspan="5">※ 비응급 환자로 추정되는 상황에서 세부 항목의 평가거부 또는 생체징후의 측정 거부 시에는 이송거절을 원칙으로 함.</td></tr>
<tr><td rowspan="3">이송 거절 확인</td><td>거절 사유</td><td colspan="4">[ ] 단순 치통환자
[ ] 단순 감기환자(38 ℃ 이상의 고열 또는 호흡곤란이 있는 경우는 제외)
[ ] 혈압 등 생체징후가 안정된 타박상 환자
[ ] 술에 취한 사람(강한 자극에도 의식이 회복되지 아니하거나 외상이 있는 경우는 제외)
[ ] 만성질환자로서 검진 또는 입원 목적의 이송 요청자
[ ] 단순 열상(熱傷) 또는 찰과상(擦過傷)으로 지속적인 출혈이 없는 외상환자
[ ] 병원 간 이송(의사가 동승한 응급환자 제외) 또는 자택으로의 이송 요청자
[ ] 구급대원에게 폭력을 행사하는 등 구급활동을 방해하는 경우</td></tr>
<tr><td>구두 확인</td><td colspan="4">[ ] 이송을 요청한 사람　　　　[ ] 목격자</td></tr>
<tr><td>환자 고지</td><td colspan="4">[ ] 상태가 악화되면 119에 다시 신고　[ ] 다른 이동수단의 종류 및 이용방법
[ ] 이송 거절의 이유, 구급대원의 소속·성명·전화번호 및 이의제기방법</td></tr>
<tr><td rowspan="4">이송 거부 확인</td><td>이송 거부</td><td colspan="4">이송 거부로 인하여 환자에게 미친 영향에 대해서는 본인이 책임을 지겠습니다.
환자/보호자　　　　(서명 또는 인)
전화번호 :</td></tr>
<tr><td>서명 거부</td><td colspan="4">[ ] 구두 확인 1차　　　　[ ] 구두 확인 2차</td></tr>
<tr><td>목격자</td><td colspan="4">본인은 환자 또는 보호자가 119구급대의 이송을 거부하는 것을 목격하였습니다.
목격자　　　　(서명 또는 인)
전화번호 :</td></tr>
<tr><td>환자 고지</td><td colspan="4">[ ] 상태가 악화되면 119에 다시 신고　　　[ ] 병원진료가 필요함을 고지</td></tr>
<tr><td>녹음 등 유무</td><td colspan="5">[ ]녹음/녹화 자료 있음　　[ ]녹음/녹화 자료 없음　　[ ]그 밖의 자료 있음</td></tr>
<tr><td colspan="6">본인은 구급업무와 관련된 본인의 교육·자격 및 경험 등에 따라 환자의 상태를 성실히 평가하였으며, 그 결과에 따라 해당 환자에게 필요한 조치를 하고, 환자를 이송하지 아니하였습니다.
20　.　.　.　:　구급대원　　　(서명 또는 인)</td></tr>
</table>

그림 8-3. 구급 거절·거부 확인서

04 문서화

서면보고는 언어적 통신만큼 중요하다. 법적인 관점에서 보면 더 중요할 수도 있다. 대부분 응급의료체계에서는 병원 전 응급처치의 기록을 표준화한 문서의 양식을 취하며 그 양식의 여러 가지 목적은 다음과 같다.

① 응급구조사가 떠난 후에 병원에서의 환자의 초기 상태와 응급처치에 대한 기록이다.

② 환자의 병원 전 법률적 문서 기록이다.

③ 보통 환자의 영구적인 의무기록 일부분이 된다.

④ 응급처치에 대한 환자의 이송거부나 이송거절을 문서화할 수 있다.

환자의 기록은 다음과 같은 항목에 필요하다.

① 의학적 검사(medical examination)

② 질 관리(quality control, QC)

③ 자료수집(data collection)

④ 치료비 계산(billing)

완벽하고 정확한 환자의 응급처치 및 관리기록은 의료과오에 대한 최상의 방어가 된다.

응급의료체계의 문서양식은 다음사항이 기록, 첨부되어야 한다. 또 모든 정보는 법적인 효력이 발생하고, 기록지에는 서명이 있어야 한다.

① 반응시간

② 차량번호

③ 사람

④ 날씨

⑤ 환자정보

⑥ 기타 약물투여 기록지와 심전도 프린트(EKG strip)

의료 책임에 대한 응급구조사의 최상 방어는

① 교육 ② 충분한 처치 ③ 고도로 숙련된 기술 ④ 철저한 문서화

훌륭한 응급의료서비스를 제공하는 것 다음으로 성실하게 기록된 문서는 소송에 대한 최선의 보호책이 될 수 있다.

① 대부분의 의학계와 법조계 전문인은 응급의료상황에 대한 완전하고 정확한 기록이 법적인 분쟁에 대한 중요한 보호막이라고 믿고 있다.

② 완전한 기록이 없거나 기록이 불완전하다면, 응급구조사가 그 사건을 증언해야 할 때, 당시 현장 상황이나 활동을 기억에만 의존해야 한다.

㉠ 사람의 기억에 대한 신뢰도가 낮으므로 법적인 피해를 보게 될 수 있다.

③ 모든 사고와 환자에 대하여 정확한 기록과 보고서를 작성하여 보관함으로써 법적문제로부터 보호받을 수 있다.

TIP 기록과 보고에 관련한 2가지 중요한 원칙

① 보고서로 기록되어 있지 않은 행위는 행해진 것이 아니다.
② 불완전하고 정확하지 않은 기록은 불완전하거나 비전문적인 의료의 증거라는 것이다.

기록 작성의 습관을 유지하고 발전시키는 것은 항상 강조해도 지나치지 않는다. 응급구조사로서 환자에 대한 응급처치는 처음 반응으로부터 의료기관의 응급실 의사에게 환자를 인계하고 전체 사건을 적절하게 문서화 할 때까지 끝나지 않는다는 것을 알아야 한다.

완벽하고 잘 작성된 환자기록은 과실에 대한 최고의 보호수단이다.

① 잘 작성된 기록은 처음 과실사건으로 인한 소송을 제기한 원고를 단념하게 할 수도 있다.

㉠ 원고의 변호사는 소송을 제기하기 전에 응급구조사의 기록을 포함하여 모든 의무기록 및 구급활동일지 사본을 요구할 것이다.

② 응급구조사의 기록이 부실하고 불완전하거나 잘 작성되지 않았다면 응급구조사의 행동에 과실이 없었다 할지라도 원고가 소송을 제기하게 될 것이다.

응급구조사의 병원전처치기록 및 보고서가 잘 작성되었다면 다음과 같은 요소를 가진다.

(1) 환자와의 접촉 후에 즉시 작성(시기의 적절성)

사건 발생 이후 오랜 시간이 지나서가 아니라 응급처치 과정에서 만들어져야 한다. 시간의 지연은 중요한 관찰이나 응급처치를 잊어버리게 하는 원인이 될 수 있다(그림 8-4). 가능하다면, 응급구조사는 의료기관을 떠나기 전에 완성된 기록의 사본을 응급실 인계 의사에게 남겨지도록 해야 한다. 이 사본은 환자의 연속적인 응급처치 및 의무기록 일부분이 될 것이다. 적절한 문서화는 너무나 중요해서 응급의료체계에서는 응급구조사에게 즉시 구두로 환자기록을 하도록 하고, 구술 후에 문자화되어 보존된다.

* 주의사항: 구급활동일지에 기록하는 것을 절대 지연시키지 않는다.

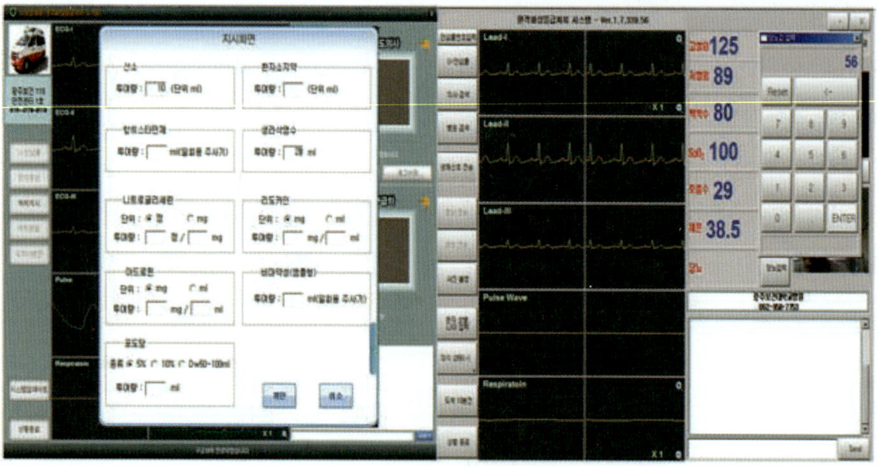

그림 8-4. 특수구급차의 원격화상응급처치시스템.
응급구조사가 즉시 구두로 환자 기록을 하고 후에 문자로 문서화한다.

(2) 완전한 기록

환자의 상태와 제공된 응급처치에 대하여 명확하고 완전하게 묘사되어 있어야 한다. 기록의 주요목적은 단순히 환자 자료를 기록하는 것뿐만 아니라 환자에게 제공했던 추정진단과 응급처치 행위를 뒷받침하기 위한 것이다. 모든 행동, 절차, 투여된 약 또한 기록되어야 한다.

* 기록지에 "기록되지 않는 응급처치 등 행위는 수행하지 않은 것으로 간주된다."는 것을 명심한다.

(3) 객관적 작성

감정적이고 과장된 단어의 사용을 피한다. 환자의 응급처치와 관련이 없을 뿐만 아니라 명예훼손의 원인이 될 수도 있다.

(4) 정확한 기록

일반적으로 이해되지 않은 생략이나 뜻을 알 수 없는 용어의 사용을 피한다. 또한 응급구조사가 사적으로 보고 들은 정보를 기록해서는 안 된다.

① 개인적인 지식이 없는 것을 기록할 필요가 있다면 정보의 근원을 밝힌다.

② 가정(假定)이나 추측이 아닌 관찰을 기록하고 확신하지 못하는 의학적 결정은 내리지 않도록 해야 한다.

㉠ 응급구조사는 환자가 결핵(tuberculosis)을 가지고 있다고 진단할 수는 없다.

– 결핵에 대한 의심을 보고하고, 결핵 증상(symptom)과 일치하는 상태를 기록할 수 있다.

(5) 비밀유지

응급구조사의 조직은 환자 정보누출에 대하여 제한된 규정을 가져야 한다. 가능한 언제라도 환자의 정보를 누출하기 전에 반드시 환자 동의를 얻어야 한다. 응급의료에 관한 법률 제40조 비밀 준수 의무에서 보면『응급구조사는 직무상 알게 된 비밀을 누설하거나 공개하여서는 아니 된다.』라고 되어 있으며, 동법 제60조 벌칙에서는 제40조의 비밀 준수 의무를 위반한 사람(다만, 고소가 있어야 공소를 제기할 수 있다.)은 3년 이하의 징역 또는 3천만 원 이하의 벌금에 처할 수 있다.

(6) 수정 부재

고의적인 변경은 응급구조사를 유죄로 몰아넣을 것이다. 만약, 환자의 기록 및 구급활동일지에 불완전하고 부정확한 것이 발견되면 수정보고서가 첨부되어야 한다. 원래 보고서의 날짜가 아닌 수정된 보고서의 날짜와 시간을 부록에 적어야 한다. 또한 부록(addendum)의 사본이 병원에 보내져서 환자의 의무기록의 일부분이 됨을 명심해야 한다.

(7) 일정기간 동안 보관

병원의 의무기록은 10년, 구급활동일지는 3년 동안 보관해야 한다.

TIP 부적절한 기록의 결과

부적절한 기록은 의학적 및 법적, 전문성에 대해 문제를 초래할 수 있다.

① 의학적으로 심각한 문제를 초래한다.
   ㉠ 병원 내 응급의료종사자는 응급구조사가 작성한 구급활동일지를 참고하여 치료할 것이다.

② 기록이 엉성하여 아무도 알아볼 수 없다면 중요한 내용을 담고 있다 하더라도 전혀 쓸모가 없을 것이다.

③ 잠재적으로 많은 법적 문제를 초래할 수 있다.
   ㉠ 형편없는 기록이 적절치 않은 처리로 이어지는 경우, 응급구조사가 책임을 지게 되는 경우도 있다.
   ㉡ 환자 이송을 거부한 경우 그에 따른 위험성이 명료하게 나타나지 않으면 환자에게 일어날 수 있는 모든 나쁜 결과에 대해 응급구조사가 법적 책임을 지게 될 수 있다.
   ㉢ 사소한 트집, 법적 공방을 시작하려는 사람들에게 좋은 미끼가 될 수 있다.

④ 부정확한, 미완성, 판독 불가능한 기록은 구급활동일지 작성하는 응급구조사의 자질을 반영하기도 한다. 잘 작성된 좋은 기록은 응급구조사의 전문성을 높여준다.

CHAPTER 09

병원 전 응급처치의 의료법적 고찰

Medical-Legal Aspects Considerations of Prehospital Emergency Care

01 개요
02 업무 범위
03 법의 일반원칙
04 응급의료체계에서 응급구조사에게 영향을 미치는 법
05 응급구조사의 응급의료행위로 인한 처벌과 형의 감면
06 응급구조사와 환자관계
07 환자의 동의와 거부
08 소생문제
09 범죄와 사고 현장
10 치료기준
11 의료면책

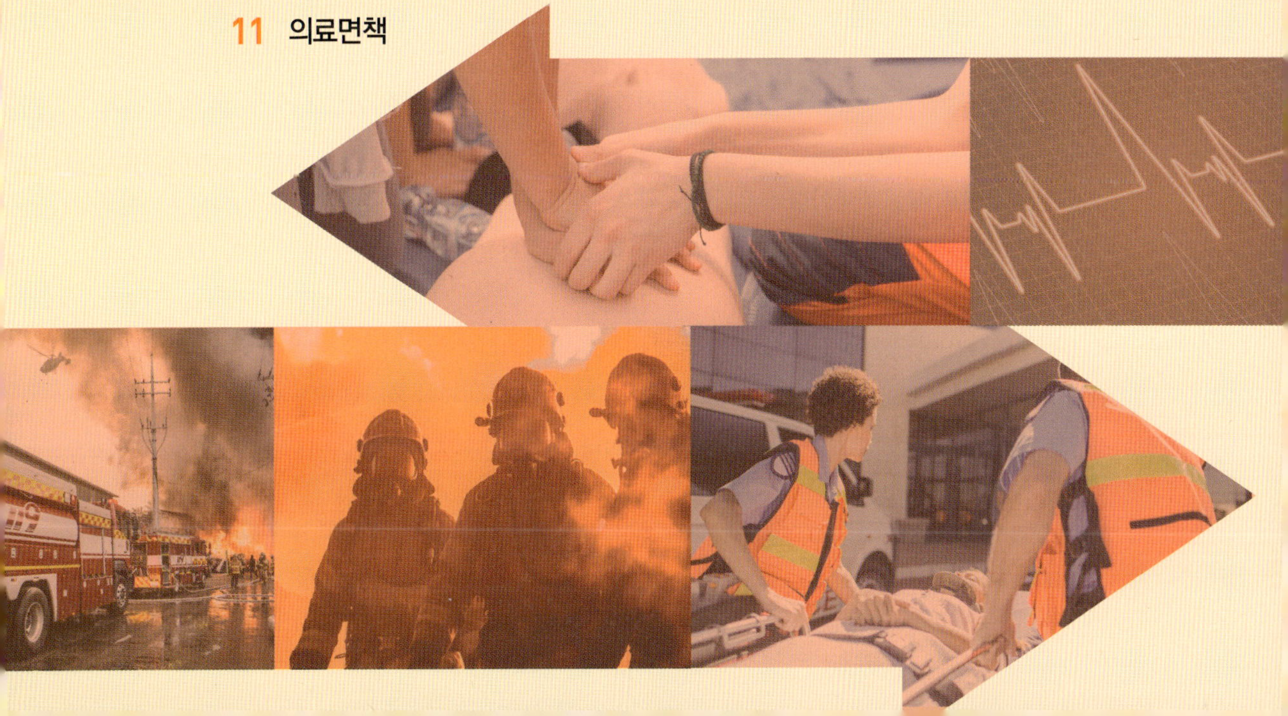

CHAPTER 09

병원 전 응급처치의 의료법적 고찰

Medical-Legal Aspects Considerations of Prehospital Emergency Care

학습목표

1. 응급구조사의 업무 범위를 정의할 수 있다.
2. 응급구조사의 법적 책임과 도덕적 책임을 구분할 수 있다.
3. 법률 체계의 기본구조를 기술하고, 민법과 형법을 구분할 수 있다.
4. 동의를 정의하고 동의를 얻는 방법에 대하여 설명할 수 있다.
5. 명시적 동의와 묵시적 동의의 차이점을 구분할 수 있다.
6. 미성년자의 응급처치에서 동의의 역할을 설명할 수 있다.
7. 유기, 태만, 폭행의 문제가 응급구조사에게 미치는 영향을 설명할 수 있다.
8. 응급구조사로서 보고해야 할 상황을 설명할 수 있다.
9. 소생문제를 다루는 데 있어서 응급의료체계와 응급구조사의 역할을 설명할 수 있다.

01 개요

응급구조사는 출동 요청을 받거나 의료 시설에서 응급환자에게 응급의료서비스를 제공할 때마다 의료적, 법적, 윤리적 문제에 직면하게 된다. 이는 응급환자가 응급처치나 구조를 받아들일 것인지 확인하는 단순한 문제일 수도 있지만, 모든 응급처치를 거부하는 말기 암 환자와 같은 복잡한 상황일 수도 있다.

또한 응급구조사는 "비번이나 휴무일에도 환자에게 도움을 줄 것인가?"와 같은 딜레마에 놓이기도 한다. 따라서 준비된 응급구조사로서 최선의 의학적 판단과 적절한 법적 결정을 내릴 수 있도록 철저히 대비해야 한다.

응급구조사가 이러한 문제를 이해한다는 것은 모든 응급처치에 있어서 필수적인 기초가 된다. 준비된 응급구조사로서 당신은 출동 또는 현장에서 의료적, 법적, 윤리적인 지식과 실무능력을 갖춤으로써 직면할 법적인 문제를 줄이거나 예방할 수 있을 것이다.

02 업무 범위

응급구조사는 의학적, 법적, 윤리적 지침 등에 의해 규제를 받는다. 이런 규정과 윤리적 고려사항들을 종합하여 업무 범위라 하고, 응급구조사의 업무와 한계를 정해준다. 응급구조사가 환자를 돕기 위해 시행하는 의학적 처치와 술기는 법으로 정해져 있다. 응급구조사의 의무는 법에서 정한 범위 안에서 환자의 안녕을 위하여 필요하고 법적으로 허용된 응급처치를 제공하는 것이다.

응급구조사의 업무 범위 내에서는 윤리적인 책임이 따른다. 일차적인 윤리적 고려사항은 환자의 안녕과 관리가 우선되어야 하고, 이를 위해서는 응급구조사의 개인 희생까지도 요구된다.

TIP 응급구조사 직업윤리 사례

① 무더운 날씨임에도 불구하고 환자가 추위를 느끼는 경우 응급구조사는 구급차 내에 에어컨을 작동시키고 싶지만 환자 상태를 고려하여 히터를 켜야 할 것이다.

② 2018년 7월 2일 11:02분경 한 교차로에서 환자를 이송하던 중 오른쪽에서 달려오던 승합차와 구급차 간 충돌사고가 발생하였다. 당시 사고 충격으로 119구급대원은 구급차에서 튕겨 나간 상태였으나 엉금엉금 기여가 환자의 상태를 살피고 응급처치를 실시하였다. 이는 직업적 책임의식과 소명의식을 갖춘 직업윤리임을 알 수 있다(그림 9-1).

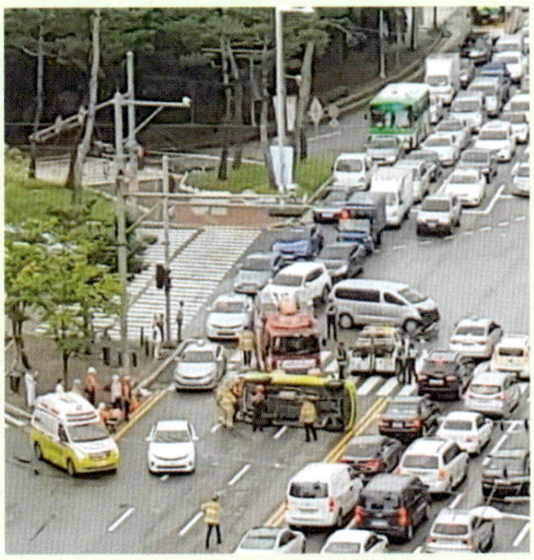

그림 9-1. 직업윤리의 사례

유능하고 준비된 응급구조사가 되기 위해서는 충분한 지식과 술기를 갖추는 것이 필수적이며, 여기에 자신감을 더하고 술기를 숙달할 때까지 꾸준한 노력과 연습이 필요하다. 그 후에는 보수교육과 같은 지속적인 교육 프로그램에 적극적으로 참여해야 한다.

응급구조사는 모든 환자에게 최상의 응급처치를 제공할 수 있는 능력을 갖춰야 하며, 이를 위해 계속적인 학습과 훈련이 필수적이다. 이러한 교육 프로그램 참여는 개인적인 역량 향상뿐만 아니라 동료 및 조직 전체의 응급처치 수준을 높이는 데에도 기여할 것이다.

출동 후에는 자신과 동료들에게 건설적인 비평의 시간을 가져야 한다. 응급구조사의 응급처치, 의사소통 그리고 환자의 결과를 향상시키기 위하여 다른 사람의 제안을 받아들여야 한다. 이런 종류의 다양한 평가에 참여하는 것은 응급구조사의 응급처치 질 향상을 위한 과정의 한 부분이다. 응급구조사 자신이나 가족 중 누군가가 아팠을 때 받아야 한다고 생각되는 수준의 처치표준을 유지하려는 목표를 가지고 업무에 임해야 할 것이다.

03 법의 일반원칙

1) 법적 의무와 윤리적 책임

응급구조사로서 환자, 동료, 상사, 일반 대중에 대한 특별한 법적의무를 가지고 있다(그림 9-2).

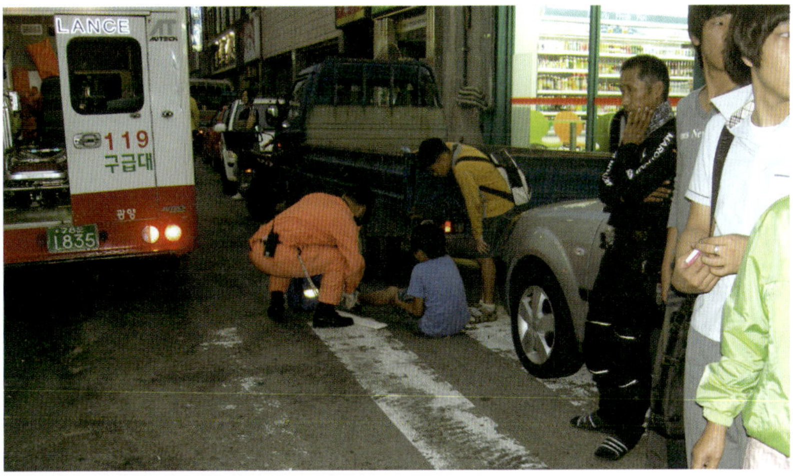

그림 9-2. 응급구조사는 응급의료서비스 업무 중 법적으로 연루될 가능성이 높다.

응급구조사가 업무를 적절히 처리하지 못하는 것은 민법이나 형법에 저촉될 수 있다. 법적 책임으로부터 최선의 보호책으로는 다음과 같다.

① 환자평가를 규칙적인 수행

② 적절한 응급처치 제공

③ 정확하고 완벽한 기록 유지

응급구조사는 전문적인 응급의료제공자로서 기대되는 윤리적 기준을 충족해야 할 책임이 있다. 윤리적 기준은 법이 아니지만, 특별한 집단의 구성원에 의해 바람직한 행동을 정의하는 원칙이다. 윤리적 책임은 다음을 포함한다.

① 육체적, 정신적인 요구에 즉시 응답

② 정중함과 존경심을 가지고 환자와 환자의 가족 응대

③ 응급처치 술기와 의학지식을 완벽하게 유지

④ 계속 교육 프로그램(세미나) 참여

⑤ 임무수행을 비판적으로 검토 및 끊임없이 개선

⑥ 정직한 보고 및 환자 비밀유지

⑦ 다른 응급의료종사자에 대한 존경심과 협동적으로 업무 종사

응급구조사는 법적의무 외에도 매일 도덕적인 문제에 직면할 수 있다. 법적의무와 달리 도덕성은 개인 양심에 의해 옳고 그름의 원리이다. 응급구조사로서 환자를 돌볼 때는 최고의 법적 그리고 윤리적 기준을 충족시키기 위해 노력해야 한다는 것을 꼭 기억해야 한다.

2) 법률체계

(1) 법의 원천

법의 주요한 법 원천은 4가지가 있다. 이는 헌법, 관습법, 입법, 행정법이다.

① 헌법

국가의 설립 근거이며 국가의 통치조직과 통치작용의 기본원리 및 국민의 기본권을 보장하는 근본규범이다. 이는 행정부(대통령), 입법부(국회), 사법부(대법원)를 포함한 기본적인 정부 구조에서 출발한다. 또한, 헌법은 정부의 남용에 대해서 국민을 보호한다. 예를 들어 정부에 의한 불합리한 수색이나, 압류로부터 국민을 보호한다.

② 관습법

관습법은 사회에서 오랫동안 무의식적으로 반복되어 형성된 행동 양식을 바탕으로 발전한 법이다. 다시 말해, 사회생활 속에서 자연스럽게 자리 잡은 관습이 법으로 인정된 것이다. 관습법은 생활 속 관행을 통해 성립되므로, 법의 가장 직접적인 형태이며 법원(法源)으로 인정될 수 있다. 실제로 민법과 상법에서도 명문 조항을 통해 관습법을 법원으로 인정하고 있다(민법 제1조, 상법 제1조).

관습법은 새로운 사회적 상황에 맞춰 오랜 시간을 거쳐 변화하고 발전해 왔다. 또한, 법원에서 내려진 판례가 후속 판례에 영향을 미친다는 원칙이 법체계의 기본이다. 즉, 유사한 사건이 발생하면 이전에 내려진 판례와 같은 방식으로 결정될 가능성이 높다는 의미다.

예를 들어, 법원에 의해 구금될 경우, 피구금자는 다음과 같은 권리를 사전에 고지받아야 한다.

㉠ 묵비권 행사 권리: 진술한 내용은 법정에서 불리하게 사용될 수 있음

㉡ 변호사 선임 권리

㉢ 국선 변호사 선임 권리: 변호사를 선임할 경제적 여력이 없는 경우, 요청 시 국선 변호사가 제공됨

TIP 미란다 원칙(Miranda warning/Miranda rights)

경찰이나 검찰이 범죄 용의자를 연행할 때, 그 이유와 변호인의 도움을 받을 권리, 진술을 거부할 권리 등이 있음을 사전에 고지해야 한다는 원칙이다.

우리나라에서는 1997년 1월에 도입되었으며, 2000년 7월 4일 첫 판결이 이루어졌다. 대법원은 피고인이 진술 전에 자신의 권리를 알지 못했다면, 해당 진술은 재판에서 증거로 인정될 수 없다고 판결하였다. 또한, 미란다 원칙을 무시한 체포는 정당한 공무집행이 아니라고 판단했다.

③ 입법

입법은 법을 제정하는 과정으로, 법원의 판결에서 유래하는 것이 아니라 입법부에 의해 만들어진다. 법령은 국회에서 제정되며, 입법부는 일반적으로 의회를 의미한다. 입법이 주된 역할이기 때문에 이를 입법부라고 부른다.

우리나라에서는 입법부를 국회라고 하며, 국회는 다음과 같은 역할과 지위를 갖는다.

㉠ 국민 대표 기관으로서의 지위

㉡ 입법 기관으로서의 지위

㉢ 국정 통제 기관으로서의 지위

㉣ 국가 최고 기관으로서의 지위

입법은 관습법보다 우선하며, 명확하고 간결한 방식으로 작성된다.

④ 행정법

행정법은 행정의 조직, 작용, 그리고 행정 구제와 관련된 법으로, 대륙법 체계의 영향을 받아 발전한 국내법이다. 전통적으로 행정법은 헌법, 사법, 형사소송법, 행형법, 국제법을 제외한 행정소송법 및 행정형법을 포함하는 개념으로 사용되며, 주로 정부 기관이나 행정 관료에 의해 제정된다.

행정기관은 입법부에서 제정 · 공포한 법을 실행하는 데 필요한 규칙과 조례를 제정할 수 있다. 또한, 이러한 법을 기반으로 행정 집행을 수행하며, 법 위반에 대한 처분을 집행할 수 있는 행정적 권한을 가진다.

(2) 법의 범주

일반적으로 법과 형법이라는 두 가지 범주의 법이 있다. 법정체계는 헌법에 의해서 생겼으며, 일반적으로 법의 문제를 수반하는 사건인 경우는 법정에서 재판이 열릴 것이고, 법정에서 판사 또는 배심원들은 개인적 사건의 결과를 의결한다. 그리고 항소법은 심리재판 또는 다른 항소재판에 의한 판결로 항소를 듣는다. 항소법원의 판결은 후에 다시 있게 될 재판의 선례가 될 것이다.

① 형법

형법은 범죄와 처벌을 다루고, 정부가 사회를 보호하기 위해 사회를 대표하여 법이다. 법을 위반하는 개인을 기소하는 것은 법의 영역이다. 살인, 강간 강도가 형사상 죄의 예이다. 형법의 위반은 투옥, 벌금 혹은 그 둘의 결합으로 처벌된다.

② 민법

민법은 개인적인 손해, 계약 분쟁, 부부 문제 등 비형법적인 문제를 다룬다. 민사상의 소송에서 이는 둘 혹은 더 많은 부분의 충돌을 포함한다. 원고는 피고로부터의 피해를 배상받으려고 노력할 것이다. 불법행위는 민법 일부분으로 다른 사람에게 피해를 준 민사상의 잘못을 한 자를 대상으로 태만, 의료과실, 폭행, 구타, 명예훼손을 포함한다.

TIP 민법과 형법의 차이

민사사건은 개인 간의 분쟁이 대부분이고, 형사사건은 개인의 범죄에 대하여 국가가 형벌권을 작용하는 것을 말한다.

그러나 많은 형사사건이 민사적인 요소를 동시에 가지고 있다. 예를 들면, 상해와 같은 범죄는 민사적으로 피해자에 대하여 손해배상채무가 있기 때문이다.

(3) 민사소송의 이해

응급구조사가 고소당하거나 재판에서 증인으로 출석할 것을 요구받은 때에는 심한 스트레스가 동반될 것이다. 법률체계의 기본적 이해에 도움이 될 수 있도록 민사소송의 구성요소를 간략하게 알아보겠다.

① 사건: 한 사람이 차량을 운전하고 있고 정지 신호를 보지 못했다. 그가 교차로를 통과하려 할 때 다른 차량과 부딪히고 그 운전자는 상해를 입었다.

② 조사: 피해인 운전자의 변호사는 사고의 시시비비를 가리기 위해 사고를 둘러싼 사실이나 환경에 대해 중요한 조사를 한다.

③ 고소장의 제출: 피해자가 법원에 고소장을 제출함으로써 소송을 시작한다. 고소장은 당사자의 이름, 소송에 대한 법적 근거 그리고 원고가 얻은 피해 등에 대한 정보를 포함한다. 고소장의 사본은 피고에게 제공된다.

④ 고소에 대한 답변: 피고의 변호사는 답변을 준비하는데 그것은 진술서에 나타난 각각의 사안을 다룬다. 그리고 답변은 법정에서 작성하고 그 사본은 원고 측 변호사에게 주어진다.

⑤ 개시: 어떤 소송이 판사 앞에서 제기되기 전에 사건에 관련된 두 당사자는 공판 전 참석하게 된다. 사건에 관한 모든 관련 정보를 공유하여 당사자들이 재판에 대한 전략을 준비하게 하는 소송의 단계이다. 개시는 다음을 포함한다.

㉠ 재판전의 증인 심문 즉, 증인은 법원의 속기사가 출석한 가운데 선서하고 질문에 답하도록 하는 것으로 '선서증언'이라고 한다.

㉡ 양측에 의해 사용되는 심문조서는 서면 응답을 요구하는 일련의 서면 질문이다.

㉢ 조서작성에 대한 요구는 환자관리기록, 병원접수기록, 그 후의 의료기록, 전과 그리고 입증하거나 소송을 변호하는 데 도움이 될 다른 필요한 기록을 포함하여 관련된 문서들을 요구할 권리를 양측에 주는 것이다.

⑥ 재판: 재판은 가장 낮은 단계의 법정에서 시작된다. 재판에서 각 측은 관련된 모든 증거와 목격으로 증언을 입증하기 위한 기회를 얻는다.

⑦ 판결: 심의 후에 판사들은 피고의 유죄나 책임을 결정한다. 그리고 만일 필요하다면 원고에 대한 피해보상의 양을 결정한다.

⑧ 항소: 법원에 의해 배심원의 판결이 결정된 후 두 당사자는 항소를 할 수 있다. 일반적으로 항소의 이유는 법원에 의한 법적 잘못으로 제한한다. 항소는 낮은 단계의 법원에서가 아니라 더 높은 단계의 항소의 법원에서 이루어진다.

⑨ 화해: 피고는 원고에게 소송에서 제기된 총액보다 더 적은 금액을 제공하려 할 것이다. 원고가 그 조건에서 삭감된 액수를 받아들인다면 그는 더 이상 그 사건을 진행시키지 않을 것이다.

04 응급의료체계에서 응급구조사에게 영향을 미치는 법

응급환자를 치료하기 위하여 필요한 인력, 장비, 자원 등을 효과적으로 조직하여 운영하는 것을 '응급의료체계(emergency medical services system)'라고 하며, 우리나라의 병원 전 응급의료체계는 거의 대부분 119구급대가 담당하고 있다. 그러나 이러한 119구급대에 의해 이루어지는 병원 전 응급처치가 조직의 규모와 양적 성장에 비해 여러 가지 이유로 인해 제대로 이루어지고 있지 않고 있을 수 있다. 즉 병원 전 응급처치 중 가장 기본적인 환자이송 기능만 이루어지고 시행된 응급처치도 기본적인 단순한 응급처치에만 치우쳐 있어 환자의 질환 또는 부상정도를 판단하여 적절한 응급처치를 시행하고 치료 가능한 능력이 있는 병원으로 유도하는 본래의 환자 이송 원칙에는 못 미칠 수 있다.

일부 119구급대를 이용한 환자와 보호자를 대상으로 한 만족도 조사에서, 전체적인 만족도는 71.8%로 대체로 긍정적인 경향을 보였다. 그러나 병원 도착 후 의료진에게 환자를 인계하는 과정에 대한 만족도는 56.3%, 이송 중 응급처치에 대한 만족도는 54.2%로 절반 정도에 그쳐 비교적 낮은 수준을 보였다.

119구급대 이용과 관련된 주요 불만사항으로는 구급차 출동 지연 및 응급환자 이송지연, 관할 구역 내에서만 이송하는 제한적인 운영 방식 등이 있었다. 또한, 일부 구급대원의 응급처치 미흡, 불친절한 태도 등에 대한 불만도 제기되었다. 이러한 불만사항이 분쟁으로 이어질 경우, 119구급대원은 법적 책임을 피할 수 없는 상황에 놓일 가능성이 있다.

따라서, 119구급대원의 대부분을 차지하는 응급구조사는 전문교육과 훈련을 받은 다른 유능한 응급구조사와 동등한 수준의 응급처치 역량을 갖추고 이를 실천해야 한다. 또한, 응급구조사의 임무는 합리적이고 신중하며 현명한 방법으로 수행될 것으로 기대된다. 만약 태만이 발생할 경우, 이는 응급구조사의 과실로 간주되며, 그로 인한 손해가 발생할 경우 법적 책임을 물을 수도 있다.

1) 업무의 범위

응급구조사가 수행할 수 있도록 허용되고 기대되는 의무와 술기의 범위를 '업무범위'라고 한다. 응급구조사의 업무 범위는 응급의료에 관한 법률, 법령 및 규칙에 의해 명확하게 규정되어 있다.

응급의료에 관한 법률 제42조(업무의 제한)에 따르면, 응급구조사는 의사의 구체적인 지시 없이 응급의료에 관한 법률 제41조에서 정한 응급처치를 수행할 수 없다. 다만, 보건복지부령으로 정하는 응급처치를 수행하는 경우 또는 급박한 상황에서 통신이 불가능하여 의사의 지시를 받을 수 없는 경우에는 예외적으로 응급처치를 할 수 있다. 따라서 응급구조사는 유 · 무선을 통한 직접 의료지도에 따라야 하며, 만약 응급처치가 의학적으로 부적절하다고 판단될 경우 따르지 않을 수도 있다.

다음과 같은 상황에서는 지도의사의 의료지도를 합법적으로 거절할 수 있다.

① 응급구조사의 업무 범위를 초과하는 경우

② 정해진 지침이나 절차와 일치하지 않는 경우
③ 의학적으로 판단했을 때, 환자에게 해가 될 가능성이 있는 응급처치인 경우

응급구조사가 의료지도를 거절해야 할 경우에는 다음과 같이 실시한다.
① 의료지도의사에게 의문을 제기한다.
② 지도의사가 계속해서 주장한다면 응급구조사는 그 의료지도를 이행하는 것을 거절한다.
③ 환자 병원전처치기록(PCR)에 의료지도 거절에 관한 내용을 철저하게 기록을 한다.

2) 자격과 면허

응급구조사의 업무 수행에 직접 영향을 미치는 것은 자격과 면허에 관련된 내용이다.
① 자격: 특정한 업무 및 활동하기 위해 미리 결정된 자격 요건을 충족시킨 개인에게 부여되는 인정을 의미이다. 이것은 정부기관, 보건복지부, 자격기관이나 전문가 단체에서 받을 수 있다.
② 면허: 보건복지부와 같은 정부기관이 특별한 영역이나 직업에 종사하기 위해 요구된 요건을 갖춘 개인에게 허가를 준다(특정 행위를 할 수 있도록 인정받는 것임).

응급구조사로 활동하기 위해서는 자격이 정부에서 요구할 수 있다. 응급구조사의 업무, 자격 요건 및 자격 갱신에 필요한 사항은 관련 법률에 따라 규정되어 있으며, 응급구조사는 응급의료에 관한 법률 등을 정확히 이해하고 준수할 책임이 있다.

3) 자동차 관련 법규

응급의료체계와 관련된 다른 법과 마찬가지로 자동차 관련법도 다양하다. 일반적으로 구급차량과 차량이 수반하는 장비의 조작에 적용되는 특별한 도로교통법이 있다. 이러한 법은 차량유지, 경보기, 비상등에 관한 것을 다루고 있기에 잘 알고 있어야 한다.

TIP 도로교통법 시행령 제3조 긴급자동차의 준수 사항

① 긴급자동차(제2조제2항에 따라 긴급자동차로 보는 자동차는 제외한다)는 다음 각 호의 사항을 준수해야 한다. 다만, 법 제17조제3항의 속도에 관한 규정을 위반하는 자동차등(개인형 이동장치는 제외한다) 및 노면전차를 단속하는 긴급자동차와 제2조제1항제5호에 따른 긴급자동차는 그렇지 않다.
1. 「자동차관리법」 제29조에 따른 자동차의 안전 운행에 필요한 기준(이하 “자동차안전기준”이라 한다)에서 정한 긴급자동차의 구조를 갖출 것
2. 사이렌을 울리거나 경광등을 켤 것(법 제29조에 따른 우선 통행, 법 제30조에 따른 특례 및 그 밖에 법에 규정된 특례를 적용받으려는 경우에만 해당한다)

② 제2조제1항제5호의 긴급자동차와 같은 조 제2항에 따라 긴급자동차로 보는 자동차는 전조등 또는 비상표시등을 켜거나 그 밖의 적당한 방법으로 긴급한 목적으로 운행되고 있음을 표시하여야 한다.

4) 특별한 보고

본 8장 기록과 보고에서 2. 병원전처치기록과 보고서의 일반원칙에 특별보고서를 참고하길 바란다.

① 배우자나 아동학대와 경시, 노인학대가 의심되는 사건

② 성범죄, 총기나 칼에 의한 손상과 같은 폭력범죄 또한 경찰에 보고

③ 동물에 의한 교상이나 전염병: 관계당국

TIP 아동학대범죄의 처벌 등에 관한 특례법 제10조 아동학대 범죄 신고의무와 절차

① 누구든지 아동학대범죄를 알게 된 경우나 그 의심이 있는 경우에는 특별시·광역시·특별자치시·도·특별자치도(이하 "시·도"라 한다), 시·군·구(자치구를 말한다. 이하 같다) 또는 수사기관에 신고할 수 있다. 〈개정 2020. 3. 24.〉

② 다음 각 호의 어느 하나에 해당하는 사람이 직무를 수행하면서 아동학대범죄를 알게 된 경우나 그 의심이 있는 경우에는 시·도, 시·군·구 또는 수사기관에 즉시 신고하여야 한다. 〈개정 2024. 12. 20.〉
- 가정위탁지원센터의 장과 그 종사자
- 아동복지시설의 장과 그 종사자
  (아동보호전문기관의 장과 그 종사자는 제외한다)
- 아동복지전담공무원
- 가정폭력 관련 상담소 및 가정폭력피해자 보호시설의 장과 그 종사자
- 건강가정지원센터의 장과 그 종사자
- 다문화가족지원센터의 장과 그 종사자
- 사회복지 전담공무원 및 사회복지시설의 장과 그 종사자
- 성매매방지 및 피해자보호 등에 관한 법률에 따른 지원시설 및 성매매피해상담소의 장과 그 종사자
- 성폭력방지 및 피해자보호 등에 관한 법률에 따른 성폭력피해상담소, 성폭력피해자보호시설의 장과 그 종사자 및 성폭력피해자통합지원센터의 장과 그 종사자
- 구급대의 대원
- 응급의료기관등에 종사하는 응급구조사
- 육아종합지원센터의 장과 그 종사자 및 어린이집의 원장 등 보육교직원
- 유아교육법에 따른 교직원 및 강사 등
- 의료기관의 장과 그 의료기관에 종사하는 의료인 및 의료기사
- 장애인복지시설의 장과 그 종사자로서 시설에서 장애아동에 대한 상담·치료·훈련 또는 요양 업무를 수행하는 사람
- 정신건강증진 및 정신질환자 복지서비스 지원에 관한 법률에 따른 정신건강복지센터, 정신의료기관, 정신요양시설 및 정신재활시설의 장과 그 종사자
- 청소년기본법에 따른 청소년시설 및 청소년단체의 장과 그 종사자
- 청소년 보호·재활센터의 장과 그 종사자
- 초·중등교육법에 따른 교직원, 전문상담교사 및 산학겸임교사 등
- 한부모가족지원법에 따른 한부모가족복지시설의 장과 그 종사자
- 학원의 설립·운영 및 과외교습에 관한 법률에 따른 학원의 운영자·강사·직원 및 교습소의 교습자·직원
- 아이돌봄 지원법에 따른 아이돌보미
- 아동복지법에 따른 취약계층 아동에 대한 통합서비스지원 수행인력
- 입양특례법에 따른 입양기관의 장과 그 종사자

③ 누구든지 제1항 및 제2항에 따른 신고인의 인적 사항 또는 신고인임을 미루어 알 수 있는 사실을 다른 사람에게 알려주거나 공개 또는 보도하여서는 아니 된다.

④ 제2항에 따른 신고가 있는 경우 시·도, 시·군·구 또는 수사기관은 정당한 사유가 없으면 즉시 조사 또는 수사에 착수하여야 한다. 〈신설 2021. 1. 26.〉

5) 과실과 의료책임

과실은 불합리한 손상의 위험으로부터 환자 및 구조대상자를 보호하기 위한 것에서 법적 치료기준을 위반한 것을 의미한다. 의료 · 보건분야에서 과실은 직무상의 과실과 같은 의미이며, 의료과오와 동의어이다.

과실주의는 법적책임이 기본적으로 따른다. 과실(過失)에 대한 민법적 판단은 행동기준에 대한 개인의 행위를 재물의 손실로써 평가하는 제도이고, 법적인 과실은 다음과 같다.

① 한 개인이 응급처치할 의무가 있어서 해당하는 응급처치 시행했을 때, 처치기준을 따르지 않아서 상해가 발생했다면 과실이 인정된다.

② 응급구조사의 부주의한 행동에 대하여 법적문제가 제기된 경우에는 그 사실이 진술되고 조사되기 전에는 일방적으로 한 개인에게 책임이 있다고 판결 내릴 수는 없다. 응급구조사의 행위는 적절한 치료기준과 비교된 후 판단되어야 할 것이다.

③ 응급구조사는 과거질병(이전에 있던 병태)에 대해서는 책임이 없으나, 응급구조사가 치료기준을 위반함으로써 환자의 상태가 악화되었다면 그 사항에 대해서는 책임이 있다고 판결이 될 수 있다.

응급구조사가 다른 사람에게 상해를 입혔다면 당연히 보상해야 할 것이다.

① 부당한 손해를 받게 된 경우

② 부당하게 상해를 받게 된 경우

③ 부당하게 과거 질병상태가 악화되는 경우

(1) 과실의 구성요건

응급구조사에 대한 의료과오 소송 중, 원고는 과실을 주장으로 소송하기 위해서 4가지 특정 요소를 증명하고 확립해야 한다. 즉 행위 의무의 존재, 의무의 불이행, 환자나 다른 사람에 대한 실질적 피해, 그리고 직접적인 인과관계이다.

① 응급구조사의 행위 의무 확립

원고는 응급구조사가 특정한 행위 의무를 가지고 있음을 입증해야 한다. 이러한 의무는 구급차 등의 운영자와 지방자치단체 간의 계약을 통해 성립될 수 있으며, 이 경우 응급구조사는 법적으로 응급처치를 수행해야 할 의무를 갖게 된다.

또한, 비번일 때라도 응급처치를 제공하는 경우, 해당 행위가 법적 의무로 간주될 가능성이 있으며, 지속적인 의무로 이어질 수도 있다.

응급구조사에게 요구되는 주요 행위의무는 다음과 같다.

① 현장 출동요청에 신속하게 반응할 의무

② 질병이나 부상으로 위급한 환자에게 적절한 응급처치를 제공할 의무

③ 응급의료에 관한 법률 및 관련 지침을 준수할 의무

④ 응급구조사의 업무 범위 및 표준화된 절차에 따라 응급처치를 제공할 의무

⑤ 환자의 상태를 지속적으로 평가하고 적절한 응급처치 및 이송을 제공할 의무

⑥ 구급차를 신중하고 안전하게 운행할 의무

TIP 행위의무 사례

비번의 응급구조사가 심정지가 발생한 사람을 목격한 경우, 응급구조사가 심폐소생술을 할 법적인 의무는 없다. 그러나 심폐소생술을 시작하게 되면 계속해서 응급처치할 의무가 발생한다. 이런 규칙의 이론적 근거는 환자가 도움받고 있는 것을 보면 다른 사람들이 그냥 지나쳐 갈 것이라는 것이다. 응급구조사가 처음 심폐소생술을 실시하고 응급처치를 종결하지 않고, 그 자리를 떠난다면 응급구조사가 도움을 주지 않았을 때보다 환자는 더욱 나쁜 상황으로 넘어가게 될 것이다.

TIP 응급의료에 관한 법률 제3장 응급의료종사자의 권리와 의무

① 제6조(응급의료의 거부금지 등)
② 제7조(응급환자가 아닌 사람에 대한 조치)
③ 제8조(응급환자에 대한 우선 응급의료 등)
④ 제9조(응급의료의 설명·동의)
⑤ 제10조(응급의료 중단의 금지)
⑥ 제11조(응급환자의 이송)
⑦ 제12조(응급의료 등의 방해 금지)

② 응급구조사의 의무 불이행 증명

원고는 응급구조사가 의무를 이행하지 않았음을 입증해야 한다. 이는 단순히 응급구조사의 행위가 유사한 상황에서 합리적이고 유능한 응급구조사에게 기대되는 것과 동일하거나 유사하다는 것만을 의미하는 것이 아니다.

응급구조사의 의무 불이행(의무 위반) 사례는 다음과 같다.

㉠ 숙련되지 않은 행위

㉡ 부적절한 행위

㉢ 치료 기준이나 훈련 수준을 넘어선 행위

유사한 훈련을 받은 응급구조사는 특정 상황에서 기대되는 수준의 응급처치, 술기, 판단을 반드시 수행해야 한다. 응급구조사의 행위에 대한 명확한 응급처치 기준은 일반적으로 법정 진술을 통해 확립되며, 현장 상황에 적용할 수 있도록 제정된 규범, 기준, 표준 및 지침과 밀접하게 관련된다.

의무 불이행은 불법행위, 과실, 또는 부작위(해야 할 행동을 하지 않은 경우)의 형태로 나타날 수 있다. 형사 사건에서는 과실이 명백하지 않을 경우, 합리적인 의심을 배제할 수 있을 정도의 증거가 필요하다.

반면, 민사 사건에서는 "증거의 우위" 원칙에 따라 유죄를 입증할 수 있는 증거만으로도 충분하다. 의무 불이행의 입증 책임은 원고에게 있으며, 만약 응급구조사가 법규를 위반하여 원고에게 피해를 입힌 것이 명백하다면 별도의 추가 증거는 필요하지 않다.

TIP 사례

응급상황이 아닌 상황에서 운전을 하던 응급구조사가 신호위반으로 보행자와 손상시켰다면 응급구조사의 과실은 명백하다. 응급구조사는 적색 신호에서 운행하는 도로교통법을 위반했고 그 결과로 과실의 죄가 있는 것이다.

TIP 의무 불이행

① 불법행위(부정행위): 응급구조사가 잘못되거나 비합법적인 행위를 자행하는 것
예를 들어, 응급구조사가 환자를 폭행하면 불법행위를 하는 것이다.
② 과실(부당행위): 위해 하거나 부정한 방식으로 합법적인 행위를 하는 행위
예를 들어, 응급구조사가 환자의 식도에 부주의하게 관을 삽입하고, 관의 위치를 확인하지 않고 그곳에 관을 남겨놓을 때 과실을 행위를 범하는 것이다.
③ 부작위(의무 불이행): 요구된 행위나 임무 수행에 대한 실패
예를 들어, 목과 허리통증이 있는 교통사고에서 환자를 안전하게 고정하지 않는 것은 의무 불이행에 해당한다.

③ 원고는 손해가 발생했음을 입증해야 한다.

원고는 응급구조사의 행위로 인해 손해를 입었음을 증명해야 하며, 이는 필수적인 요소이다. 응급구조사의 의무와 책임이 입증된 후, 손해가 발생했음을 입증하는 것은 과실에 대한 배상을 요구하기 위해 반드시 충족해야 하는 세 번째 요건이다. 즉, 원고는 손해배상을 받을 수 있는 실질적인 피해가 발생했음을 입증해야 한다.

손해 입증의 주요 요소는 다음과 같다.

㉠ 원고는 신체적, 정신적, 재정적 피해를 입었음을 증명해야 한다.
(예: 치료비, 손실된 임금, 미래 소득 손실, 정신적 고통, 부당한 사망 등)

㉡ 피고(응급구조사)가 중대한 과실을 범했거나, 고의 또는 악의를 가지고 행동한 경우 손해가 인정될 수 있다.

㉢ 응급구조사의 행위가 실질적으로 부정적인 영향을 미치지 않았다면, 소송에서 승소할 수 없다.

TIP 사례

응급구조사가 시행한 잘못된 기관 내 삽관 또는 정맥 내 수액투여 같은 과실 행위는 형사적인 책임을 피할 수 없다.

④ 원고는 응급구조사의 행위가 손상의 주요 원인임을 입증해야 한다.

원고(환자)는 자신이 입은 손상의 주요 원인이 응급구조사의 행위로 인해 발생했음을 직접적으로 입증해야 한다.

㉠ 과실을 입증하기 위해 원고는 응급구조사의 행위 또는 행위 불이행이 손해의 직접적인 원인이었음을 보여주어야 한다.

- 즉, 응급구조사의 행위 또는 부주의가 원고에게 발생한 피해의 직접적인 원인이 되었거나, 이를 더욱 악화시켰음을 증명해야 한다.

㉡ 직접적인 원인은 '예측 가능성'의 개념과 관련이 있다.

- 원고는 응급구조사의 행위로 인해 발생한 피해가 응급구조사에게 충분히 예측 가능했음을 입증해야 한다.
- 이러한 예측 가능성은 전문가의 증언 등을 통해 법적으로 확정될 수 있다.

TIP 사례 1

구급차 사고로 다친 사람은 그 손상이 사고로 인한 것이고, 사고가 손상의 원인임을 증명해야 한다. 이송 도중 구급차의 충돌 때문에 어깨 및 빗장뼈 골절된 환자는 그가 입은 손상이 그 교통사고로부터 비롯되었다고 입증할 수 있을 것이다. 구급차 충돌이 손상의 직접적 원인이었다는 것이다. 그러나 과거질병, 협심증으로 고통받은 환자가 구급차에 있는 동안 구급차의 탑승 그 자체가 협심증의 직접적인 원인이었다고 입증하기 어려울 것이다.

TIP 사례 2

응급구조사가 구급차를 부주의하게 운전하여 교통사고가 발생했다고 가정해보자.

① 구급차 뒤에 있었던 여자 환자

: 구급차에 있던 여자 환자가 직접적인 원인을 입증하는 것은 쉬울 것이다. 왜냐하면 구급차의 교통사고가 환자실에 있던 여자 환자를 다치게 할 것이라는 것이 명백했기 때문이다.

② 멀리 떨어진 곳에서 구급차 교통사고에 의한 큰 소리에 놀란 다친 20대 남자

: 멀리 떨어진 20대 남성이 응급구조사를 소송한다면 남성이 다친 원인에 대해 직접적 원인임을 입증할 수 없을 것이다. 비록 사고가 남자를 다치게 한 이유였지만, 그것은 구급차 교통사고로부터 발생한 예측가능한 손상이 아니기 때문이다.

TIP 과실의 구성요건

① 행위 의무의 존재

- 응급구조사가 응급처치를 제공해야 하는 공식적 혹은 비공식적 법적 책임

② 의무의 불이행

- 응급구조사로서 기대되는 치료기준을 위반하는 작위 또는 부작위
- 요구된 행위 의무를 이행하지 않음으로써 발생하는 의무 불이행

③ 환자나 다른 사람에 대한 실질적 피해

- 보상받을 수 있는 신체적, 정신적 혹은 물질적 피해

④ 직접적인 인과관계

- 환자가 받은 피해의 직접적인 원인이 되거나 이를 더욱 악화시킨 것. 응급구조사의 행위 또는 행위 불이행

(2) 과실의 책임에 대한 방어

응급구조사 과실의 방어에 대한 법의 입장은 부주의한 행동이나 다른 행위의 결과로 상해를 받은 사람에게 보상하는 책임으로부터 면책을 해주는 제한된 상황이 있다. 대부분의 법적 보호양식은 면책이 적용되는 개인의 특수상황에 근거하고, 환자를 보호하는 법 이외에도 응급구조사를 보호하는 법을 제정해왔다.

① 응급의료에 관한 법률 제12조 응급의료 등의 방해금지를 보면『누구든지 응급의료종사자(「의료기사 등에 관한 법률」 제2조에 따른 의료기사와 「간호법」 제6조에 따른 간호조무사를 포함한다)와 구급차등의 응급환자에 대한 구조 · 이송 · 응급처치 또는 진료를 폭행, 협박, 위계(僞計), 위력(威力), 그 밖의 방법으로 방해하거나 의료기관 등의 응급의료를 위한 의료용 시설 · 기재(機材) · 의약품 또는 그 밖의 기물(器物)을 파괴 · 손상하거나 점거하여서는 아니 된다)』라고 하여 응급구조사등가 응급처치하는 동안에 협박이나 폭행을 가하는 사람을 동법 제60조 벌칙에서는『「의료법」 제2조에 따른 의료기관의 응급

실에서 응급의료종사자(「의료기사 등에 관한 법률」 제2조에 따른 의료기사와 「간호법」 제2조제3호에 따른 간호조무사)를 폭행하여 상해에 이르게 한 사람은 10년 이하의 징역 또는 1천만원 이상 1억원 이하의 벌금에 처하고, 중상해에 이르게 한 사람은 3년 이상의 유기징역에 처하며, 사망에 이르게 한 사람은 무기 또는 5년 이상의 징역에 처한다.」라고 하여 형사 처벌하는 규정과 응급구조사 활동을 방해하는 행위를 금지하는 규정이 있다.

응급구조사가 과실로 고발되었을 때 원고의 주장에 대답할 수 있다면 책임을 피할 수 있을 것이다. 과실에 대한 잠재적인 방어 목록은 다음과 같다.

① 선의의 응급의료에 대한 면책(선한 사마리아인 법)

1965년 미국 플로리다주에서 제정된 '선한 사마리아인 법'은 현장에서 응급환자를 돕는 사람이 선의로 응급처치를 수행하는 과정에서 발생한 실수나 경미한 과실에 대해 법적 책임을 면제하는 보호 조치를 제공한다.

현재 미국의 모든 주에서 이 법이 적용되고 있으며, 이는 응급의료 상황에서 환자를 돕는 사람들을 법적 책임으로부터 보호하기 위한 법률이다. 또한, 이 법의 적용 범위는 점차 확대되어, 병원 전 단계에서 응급처치를 수행하는 종사자들까지 포함하는 방향으로 발전해 오고 있다.

㉠ 선한 사마리아인의 법은 일상적이고 합리적이며 분별력 있는 사람이 취할 수 있는 행동을 행한 경우에만 적용된다(일반적 과실이 아니라 선의 행위).

㉡ 제공된 응급처치에 대해 무보수인 경우에만 적용되었다.
(아는 만큼의 범위 내에서 봉사에 대해 대가를 받아들이지 않고, 응급의료 상황을 돕는 개인은 법적인 책임으로부터 면제되었으나, 이제는 선한 사마리아인 법은 대가를 받더라도, 병원 전 응급처치 종사자들을 보호한다).

㉢ 응급구조사의 업무는 응급의료수가 및 이송처치료 등의 진료비가 산정되므로 선한 사마리아인 법의 보호를 받지 못할 수도 있으나, 비번일 때 응급환자를 발견하고 그를 도와주었다면 이 법으로부터 보호받을 수 있을 것이다(그림 9-3).

㉣ 응급구조사의 응급처치가 선한 사마리아인 법에 따라 보호받을 수 있다면 그 책임을 피할 수 있다.
- 중과실이나 주의의무 위반, 고의나 악의가 있는 행위의 결과는 보호하지 않는다.
- 소송의 제기를 금지하지 않는다는 것을 명심해야 한다.

㉤ 선한 사마리아인 법은 근무 태만이나 업무상 과실로 인해 발생한 환자의 피해에 대해서는 면책되지 않는다.

우리나라에서는 응급의료에 관한 법률 제5조의2 선의의 응급의료에 대한 면책에서 『생명이 위급한 응급환자에게 다음 각 호의 어느 하나에 해당하는 응급의료 또는 응급처치를 제공하여 발생한 재산상 손해와 사상(死傷)에 대하여 고의 또는 중대한 과실이 없는 경우 그 행위자는 민사책임과 상해(傷害)에 대한 형사책임을 지지 아니하며 사망에 대한 형사책임은 감면한다.』라고 2011년에 제정이 되어 있다.

이에 해당되는 내용으로는 다음과 같다.

① 다음 각 목의 어느 하나에 해당하지 아니하는 자가 한 응급처치

가. 응급의료종사자

나. 「선원법」 제86조에 따른 선박의 응급처치 담당자, 「119구조 · 구급에 관한 법률」제10조에 따른 구급대 등 다른 법령에 따라 응급처치 제공의무를 가진 자

② 응급처치 제공의무를 가진 자가 업무수행 중이 아닌 때에 한 응급처치

㉠ 응급의료종사자가 본인이 받은 면허 또는 자격의 범위에서 한 응급의료

㉡ 「선원법」 제86조에 따른 선박의 응급처치 담당자

㉢ 「119구조 · 구급에 관한 법률」제10조에 따른 구급대 등 다른 법령에 따라 응급처치 제공의무를 가진 자

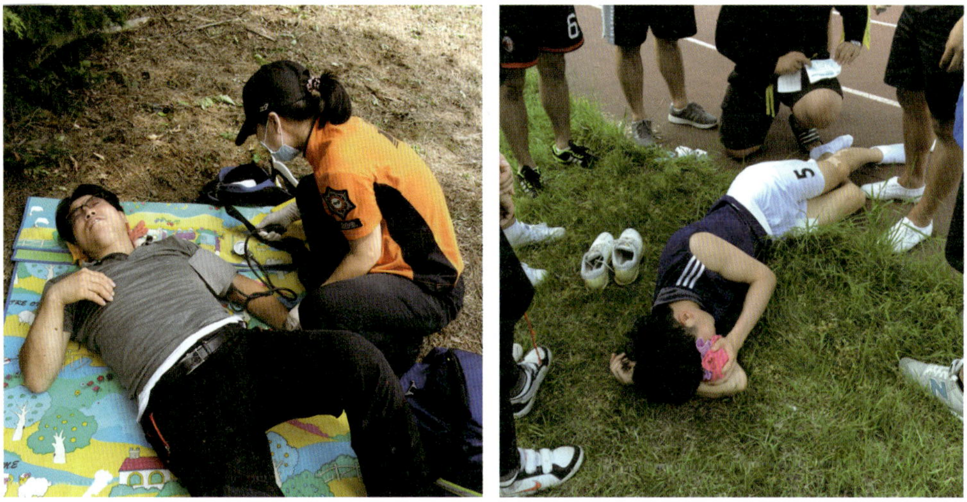

그림 9-3. 선한사마리아인 비유(전문가와 일반인)

TIP **응급의료에 관한 법률 제63조 응급처치 및 의료행위에 대한 형의 감면**

① 응급의료종사자가 응급환자에게 발생한 생명의 위험, 심신상의 중대한 위해 또는 증상의 악화를 방지하기 위하여 긴급히 제공하는 응급의료로 인하여 응급환자가 사상(死傷)에 이른 경우 그 응급의료행위가 불가피하였고 응급의료행위자에게 중대한 과실이 없는 경우에는 정상을 고려하여 「형법」 제268조의 형을 감경(減輕)하거나 면제할 수 있다.

② 제5조의2제1호나목에 따른 응급처치 제공의무를 가진 자가 응급환자에게 발생한 생명의 위험, 심신상의 중대한 위해 또는 증상의 악화를 방지하기 위하여 긴급히 제공하는 응급처치(자동심장충격기를 사용하는 경우를 포함한다)로 인하여 응급환자가 사상에 이른 경우 그 응급처치행위가 불가피하였고 응급처치행위자에게 중대한 과실이 없는 경우에는 정상을 고려하여 형을 감경하거나 면제할 수 있다.

실질적으로 응급의료 상황에 종사하는 사람에게 면책을 주는 "선한 사마리아인 법" 및 "응급의료에 관한 법률"을 가지고 있다. 이 법은 만약 좋은 의도를 가지고 행동하고 태만하지 않으며, 업무의 범위 안에서 행동하고, 행위에 대해 대가를 받지 않는다면 책임으로부터 보호한다. "선한 사마리아인 법"은 돈을 받거나 무료 치료를 하는 사람 둘 다를 보호하기 위해 확대됐으며, 응급구조사로서 위험하거나 폭력적인 환자에 대해 물리적 제지의 사용에 관한 법이나 규정에 대해 잘 알고 있어야 한다. 또한 군사시설, 위험물질 보관 장소 등과 같은 출입 제한된 지역에 대한 규정도 잘 알고 있어야 한다.

TIP **좋은 의도 – 보호**

일반적으로 만약 좋은 의도를 가지고 행동하고 태만하지 않으며, 실행의 범위 안에서 행동하고 행위에 대한 대가를 받지 않는다면 그것들은 책임으로부터 그 사람을 보호한다.

② 국가 배상

응급구조사 중 119구급대원 또는 해양경찰 구급대원 등은 직무수행의 행위와 관련하여 민·형사상 여러 책임이 발생할 수 있지만, 그 들의 지위에 따라 직무수행과정에서 발생할 수 있는 행정법상의 손해배상책임에 국한하여 국가배상책임에 있을 수 있다.

국가배상책임은 행정권의 행사에 의해 우연히 발생한 손해에 대한 국가 등의 배상책임을 말한다. 국가배상은 '행정상 손해배상'이라고도 한다. 전통적으로 행정상 손해배상은 위법한 국가작용으로 인하여 발생한 손해의 배상을 가리킨다.

국가배상책임의 실정법상의 근거는 우리나라 헌법에서 '공무원의 직무상 불법행위로 손해를 받은 국민은 법률이 정하는 바에 의하여 국가 또는 공공단체에 정당한 배상을 청구할 수 있다'고 규정하고 있다. 이 규정은 바로 국가무책임이 특권을 명시적으로 부인하는 규정으로서, 공무원의 직무상 불법행위로 인한 손해에 대한 국가의 배상책임의 원칙을 선언하고 있다. 이 규정을 구체화한 법이 국가배상법이고, 이 법에 의하여 119구급대원 등에 대하여 국가배상책임이 발생하게 된다. 119구급대원 등에 대한 국가배상책임이 성립하기 위해서는 다음과 같은 것들이 요구된다.

① 공무원이 직무를 집행함에 당하여 타인에게 손해를 가하였을 것

② 공무원의 가해행위는 고의 또는 과실로 법령에 위반하여 행하여 졌을 것

③ 손해가 발생하였고, 공무원의 불법한 가해행위와 손해 사이에 인과관계가 있을 것

TIP 헌법 제29조

① 공무원의 직무상 불법행위로 손해를 받은 국민은 법률이 정하는 바에 의하여 국가 또는 공공단체에 정당한 배상을 청구할 수 있다. 이 경우 공무원 자신의 책임은 면제되지 아니한다.

② 군인·군무원·경찰공무원 기타 법률이 정하는 자가 전투·훈련등 직무집행과 관련하여 받은 손해에 대하여는 법률이 정하는 보상 외에 국가 또는 공공단체에 공무원의 직무상 불법행위로 인한 배상은 청구할 수 없다.

TIP 국가배상법 제2조 배상책임

① 국가나 지방자치단체는 공무원 또는 공무를 위탁받은 사인(이하 "공무원"이라 한다)이 직무를 집행하면서 고의 또는 과실로 법령을 위반하여 타인에게 손해를 입히거나, 「자동차손해배상 보장법」에 따라 손해배상의 책임이 있을 때에는 이 법에 따라 그 손해를 배상하여야 한다. 다만, 군인·군무원·경찰공무원 또는 예비군대원이 전투·훈련 등 직무 집행과 관련하여 전사(戰死)·순직(殉職)하거나 공상(公傷)을 입은 경우에 본인이나 그 유족이 다른 법령에 따라 재해보상금·유족연금·상이연금 등의 보상을 지급받을 수 있을 때에는 이 법 및 「민법」에 따른 손해배상을 청구할 수 없다. 〈개정 2009. 10. 21., 2016. 5. 29.〉

② 제1항 본문의 경우에 공무원에게 고의 또는 중대한 과실이 있으면 국가나 지방자치단체는 그 공무원에게 구상(求償)할 수 있다. [전문개정 2008. 3. 14.]

각각의 국가배상책임 성립요건에 대하여 구체적으로 살펴보면 119구급대원 등이 응급환자에 대하여 응급처치를 시행하는 것이 공무원으로서 직무를 수행하는 것이라는 데에는 논란의 여지가 없다. 119구급대원의 경우 응급환자에 대한 구조, 이송과 응급처치가 공무원으로서의 직무이다. 일반적으로 국가배상책임상의 직무를 '집행함에 당하여'라는 것은 순수히 집행시만을 뜻하는 것은 아니다. 국민의 입장에서는 공무원이 행하는 행위가 순수한 직무집행행위인가의 여부를 구별하는 것이 용이하지 않고, 통상 공무원이 행하는 행위를 직무집행행위로 보는 것이 일반적이라 할 것이다. 따라서 직무를 집행함에 당하여란 직무집행행위뿐만 아니라, 널리 외형상으로 직무집행과 관련 있는 행위를 포함하는 의미로 새겨야 한다. 그러므로 구급대원의 경우는 지연 출동의 문제와 같이 응급환자에 대한 처치를 시행하기 이전, 즉 현장으로의 출동과정이나 이송병원의 결정하는 과정에서 또는 이송 중 2차적인 상해의 발생 등에 대하여도 국가배상책임이 발생할 수 있다.

119구급대원 등의 직무수행과 관련되어 발생 가능한 법적책임에 있어서 가장 중요한 부분이 응급환자에 대한 응급처치와 관련된 부분인 만큼 그 고의 및 과실여부를 판단함이 의료분쟁에 있어서 의사의 고의 및 과실을 판단하는 것만큼이나 쉽지 않은 일이다.

고의란 어떠한 위법행위의 발생가능성을 인식하고 그 결과를 인용하는 것을 말하고 과실이란 부주의로 인해 어떠한 위법한 결과를 초래하는 것을 말한다. 고의와 과실의 구별이 언제나 용이한 것은 아니다. 공무원의 직무집행상의 과실이라 함은 공무원이 그 직무를 수행함에 있어 당해 직무를 담당하는 평균인이 보통 갖추어야 할 주의의무를 게을리한 것을 말한다. 공무원의 법적 지식의 부족이 무과실을 의미하지는 아니한다. 공무원은 자신의 사무영역에서 표준적인 법령 및 그 법령에 대한 판례와 학설의 해석내용을 알아야 한다. 다만, 객관적으로 의문이 있는 법적 상황에 있어서 공무원이 세밀하게 검토하였고 또한 학설이나 판례조차 불분명한 경우에는 사후에 재판상 그 행위가 위법한 것으로 판단되었다고 하여도 과실이 있다고 보기 어려울 것이다.

결국 구급대원의 직무수행과 관련된 과실 여부를 판단하는 것은 해당 구급대원에게 요구되는 주의의무에 준하게 된다. 구급대원의 주의의무는 구급대원이 직무를 수행할 당시에 법에서 규정하고 있는 자격요건을 갖춘 일반적인 구급대원이 그 행위 당시의 의학수준 상 일반적으로 인정된 지식과 기술에 의하여 즉, 구급대원의 경우 규정된 업무범위에서 결과발생을 예견할 수 있었음에도 그 결과 발생을 예견하지 못하였고, 그 결과발행을 회피할 수 있었음에도 불구하고 그 결과발생을 회피하지 못한 과실이 있는 경우에 발생한다.

정부의 면책이나 배상은 정부의 동의 없이 개인이 정부를 대상으로 소송을 제기하는 것을 금지하는 사법적 정책이다. 책임의 보호를 위한 법 아래에서 허용되더라도 응급구조사 개인이 아닌 정부기관을 보호하기 위해서이다. 그러므로 응급구조사는 과실 쟁점으로부터 자신을 보호하려면 정보의 면책에 의존해서는 안 된다. 과실로 고발된 응급구조사를 상당한 정도로 보호받지 못한다. 법적 동향은 제한적인 보호의 유형을 지향하고 있다.

TIP

구급대원은 평소 교육과 훈련을 통해 응급처치 등에 대한 지식과 술기를 익혀야 하며, 응급치료의 지침서와 관련 법령을 숙지하고 있어야 하고, 구급대원의 고의, 과실을 입증하기 위해서는 의료계의 전문가 및 학회 등의 도움을 받은 의학적 판단이 고려되어야 한다.

다음으로 구급대원이 직무를 수행할 때 법령위반여부의 판단시점은 공무원의 가해행위가 이루어지는 시점이 된다. 말하자면 국가배상법상 국가의 배상책임은 공무원의 가해행위시의 불법을 문제 삼는 것이지, 행위의 결과의 불법을 문제 삼는 것은 아니다. 그러므로 구급대원의 고의, 과실을 판단할 때에도 응급처치가 시행되었던 시점에서의 불법이 있었는지를 문제 삼는 것이지, 응급처치의 결과에 대한 판단을 하는 것은 아니다.

③ 시효

일정한 사실 상태가 일정기간 계속되어온 경우에 그 사실상태가 진정한 권리관계와 합치하는지 여부를 묻지 않고 법률상 사실상태에 대응하는 법률효과를 인정하여 주는 제도이다. 즉 일정한 사실상태가 일정한 기간 동안 계속함으로써 법률상으로 권리의 취득 또는 권리의 소멸이 일어나게 하는 법률요건을 시효라 한다.

시효에는 타인의 물건을 오랫동안 점유함으로써 권리를 취득하게 되는 취득시효와 장기간 권리를 행사하지 않음으로써, 권리가 소멸되는 소멸시효가 있다.

재판의 대상인 어떤 행위에 대하여 최대한의 시간을 정하는 것이다. 시간적 제한이 다 된 후에는 과실 행동이 있었거나 아니건 간에 관계없이 어떠한 법적 행동도 제기될 수 없다. 시효는 각각의 과실 행위마다 차이가 있고, 어린아이들이 관련되는 경우도 있어 매우 다양하다는 것을 명심해야 한다.

TIP 제766조 손해배상청구권의 소멸시효

① 불법행위로 인한 손해배상의 청구권은 피해자나 그 법정대리인이 그 손해 및 가해자를 안 날로부터 3년간 이를 행사하지 아니하면 시효로 인하여 소멸한다.
② 불법행위를 한 날로부터 10년을 경과한 때에도 전항과 같다.
③ 미성년자가 성폭력, 성추행, 성희롱, 그 밖의 성적(性的) 침해를 당한 경우에 이로 인한 손해배상청구권의 소멸시효는 그가 성년이 될 때까지는 진행되지 아니한다. 〈신설 2020. 10. 20.〉

④ 기여 또는 상대과실

원고 자신이 손해를 일으켰거나 악화시켰다면 원고의 손해배상을 줄이거나 없앨 것이다.

TIP 사례

교통사고로 다친 환자가 목의 통증을 호소하였으나 응급구조사가 적절하게 목을 고정하려는 것을 거절하였다면 응급구조사는 치료거부의 위험성을 설명하고 환자는 『치료거부의 양식』에 서명을 해야 할 것이다. 차후에 환자는 영구적인 척추손상을 입었다는 것을 알게 되고 과실에 대해 응급구조사를 소송하더라도 법정은 환자가 필요한 응급처치를 거부함으로써 자신의 손상을 악화시켰기 때문에 응급구조사는 과실이 없다고 할 것이다.

⑤ 책임보험 가입 및 변호사 조언

응급구조사 활동에 영향을 미치는 법이 다양하기에 책임에 대한 피해를 최소화하기 위해서는 변호사에게 조언을 구해야 할 것이다.

TIP 사례

병원체에 노출이 되었을 때 응급구조사에게 정보를 제공하고 돕기 위하여 응급의료기관 및 지휘체계에 보고하는 것이 요구된다. B형 간염, AIDS, 결핵과 같은 특정한 질병에 노출된 응급구조사는 이송환자가 감염병 검사를 받았는지, 혹은 이에 대한 증상, 징후를 나타내는지를 파악하기 위하여 진료기록을 열람하는 것을 허용한다. 각 기관이 감염관리 공무원을 임명하고, 이들이 적절한 감염병 관리 계획을 시행하는 것은 매우 중요하다.

과실청구에 대해 자신을 보호하기 위해서는 다음과 같은 기본적인 사항이 있다.

① 정확한 교육, 훈련, 계속 교육을 받아야 한다.

② 유·무선 상으로 적절한 의료지도를 받아야 한다.

③ 항상 정확하고 철저한 증거자료를 준비해야 한다.

④ 전문적인 태도와 행동을 한다.

⑤ 응급구조사들은 책임보험에 가입해야 한다.

6) 특별한 책임 관계들

(1) 의료지도

응급구조사가 업무상 잘못이 있어 고소당한다면, 응급구조사에게 의료지도 한 지도의사도 고발당할 수 있다(그림 9-4). 의료지도의사가 무선상의 의학적으로 부적절한 지시나 조언, 필요한 약의 투약 거절, 부적절한 이송, 의료기관 선정 등의 의료지도에 대한 책임이 따른다.

의료지도의사는 응급구조사에게 제시한 부주의한 지도에 대한 책임이 있다. 환자가 이러한 내용을 주장하기 위해서는 다음과 같은 것들을 입증해야 한다.

① 의사가 응급구조사를 감독하는 업무를 불이행하였다.

② 업무의 불이행이 환자의 직접적인 상해 원인이다.

TIP 의료지도 실패 등의 사례

① 응급구조사가 의료행위 기준에 일치하는 응급처치 원칙의 실패

② 유효한 지식을 내리는 것에 대한 의료지도의 실패

③ 의료지도의사가 응급구조사의 능숙하지 못한 기관내삽관술을 보았지만 바로잡지 못한 것의 실패

④ 지도의사가 응급구조사의 부적절한 응급처치에 대해 알고, 그 문제를 효과적으로 해결 실패 등

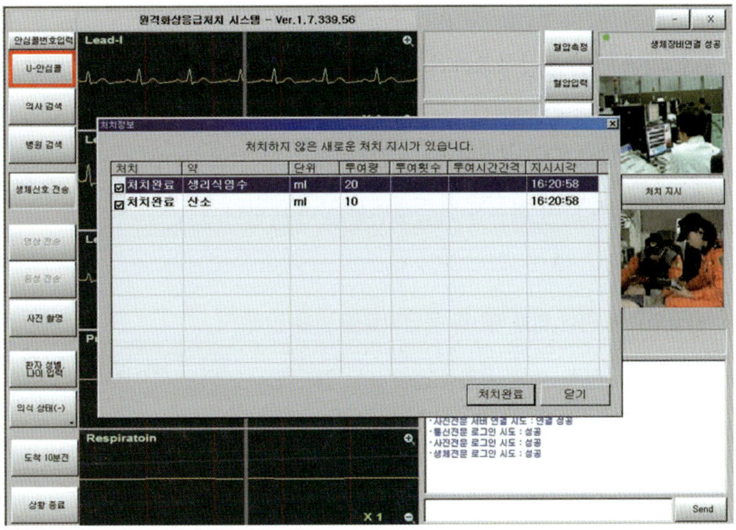

그림 9-4. 원격화상응급처치시스템의 의료지도

(2) 감독권

지도의사가 응급구조사나 119구급대원과 같은 다른 응급의료종사자들을 감독하는 위치에 있을 수도 있다. 그러한 위치에 있을 때 그들이 임무를 전문적, 의학적으로 적절한 방식으로 수행하는지를 확인하는 것은 지도의사의 책임이다. 지도의사의 감독 정도와 범위에 따라 그들이 범한 어떠한 부주의한 행동에 대한 책임이 있을지도 모른다. 이것을 '감독권원칙'이라 불린다. 지도의사의 감독권을 적용하기 위해서는 과실로 고소당한 응급구조사가 그의 지휘로 있었고, 그들에 대한 감독의 권한(borrowed servant doctrine)이 반드시 있어야 한다.

TIP **사례**

한 꽃집의 관리자는 회사의 직원 혼자서 트럭에 꽃과 화분을 다 적재할 수 없기 때문에 주문한 모든 것을 제때에 배달할 수 없다는 것을 알고, 매니저는 옆에 있는 사탕상점 매니저에게 직원 두 명을 하루 동안 꽃집에서 일할 수 있는지 물어봅니다. 배달 트럭에 짐을 싣다 사딩싱짐 직원 중 한 명이 미끄러져 다칩니다. 비록 부상당한 근로자가 정규직이 아니라고 하더라도, 화훼업자와 사탕상점 근로자 사이에 묵시적(일시적이긴 하지만) 계약이 있었기 때문에 화훼업자는 부상에 대한 책임을 질 수 있습니다. 직원이 정상적으로 근무하는 사탕삼점 매니저는 책임을 지지 않습니다.

(3) 평등권

과실에 의해 고소 외에 만일 응급구조사가 차별적인 이유로 응급처치를 하지 않았다면 평등권 위반으로 환자는 응급구조사를 고소할 것이다. 응급구조사로서 인종, 신념, 피부색, 성, 국적 혹은 어떤 경우에는 경제적 지급능력 같은 이유로 의료행위를 거부해서는 안 된다. 또한, 모든 환자는 그들의 지휘나 사회경제적 여건, 질병과 관계없이 적절한 의료행위를 받아야 한다.

TIP 응급의료에 관한 법률 제3조 응급의료를 받을 권리

모든 국민은 성별, 나이, 민족, 종교, 사회적 신분 또는 경제적 사정 등을 이유로 차별받지 아니하고 응급의료를 받을 권리를 가진다. 국내에 체류하고 있는 외국인도 또한 같다.

(4) 비번의 응급구조사

일반 시민이 다른 사람에게 도움을 주고자 응급처치를 제공하는 경우에는 응급의료에 관한 법률 제5조2(선의의 응급의료에 대한 면책, 선한 사마리아인법) 및 제63조(응급처치 및 의료행위에 대한 형의 감면)에 의하여 책임으로부터 보호를 받을 것이다. 그리고 비번 응급구조사 또한, 기본응급처치를 제공한다면 문제는 일어나지 않을 것이다.

대부분의 응급구조사는 소속된 응급의료체계 밖에서 의료지도 없이 전문응급처치를 할 수 없다(그림 9-5). 지도의사의 권한 위임을 해야 하는 기술과 절차를 수행하기 위하여 응급구조사는 자격증 없이 전문응급처치를 시행하는 범죄를 저지일 수도 있다. 응급구조사라면 응급의료에 관한 법률을 잘 숙지하고 있어야 한다.

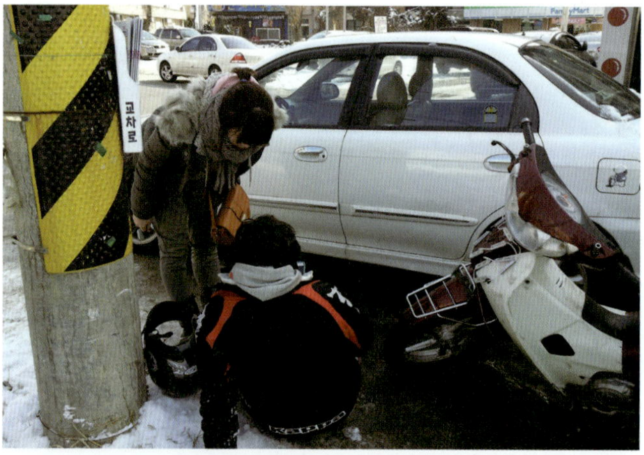

그림 9-5. 비번인 응급구조사가 교통사고 현장에서 초기 처치를 하고 있다.

TIP 응급의료에 관한법률 제14조 구조 및 응급처치에 관한 교육

① 보건복지부장관 또는 시·도지사는 응급의료종사자가 아닌 사람 중에서 다음 각 호의 어느 하나에 해당하는 사람에게 구조 및 응급처치에 관한 교육을 받도록 명할 수 있다. 이 경우 교육을 받도록 명받은 사람은 정당한 사유가 없으면 이에 따라야 한다. 〈개정 2021. 12. 21.〉

1. 구급차등의 운전자

1의2. 제47조의2제1항 각 호의 어느 하나에 해당하는 시설 등에서 의료·구호 또는 안전에 관한 업무에 종사하는 사람

2. 「여객자동차 운수사업법」 제3조제1항에 따른 여객자동차운송사업용 자동차의 운전자
3. 「학교보건법」 제15조에 따른 보건교사
4. 도로교통안전업무에 종사하는 사람으로서 「도로교통법」 제5조에 규정된 경찰공무원등
5. 「산업안전보건법」 제32조제1항 각 호 외의 부분 본문에 따른 안전보건교육의 대상자
6. 「체육시설의 설치·이용에 관한 법률」 제5조 및 제10조에 따른 체육시설에서 의료·구호 또는 안전에 관한 업무에 종사하는 사람
7. 「유선 및 도선 사업법」 제22조에 따른 인명구조요원
8. 「관광진흥법」 제3조제1항제2호부터 제6호까지의 규정에 따른 관광사업에 종사하는 사람 중 의료·구호 또는 안전에 관한 업무에 종사하는 사람
9. 「항공안전법」 제2조제14호 및 제17호에 따른 항공종사자 또는 객실승무원 중 의료·구호 또는 안전에 관한 업무에 종사하는 사람
10. 「철도안전법」 제2조제10호가목부터 라목까지의 규정에 따른 철도종사자 중 의료·구호 또는 안전에 관한 업무에 종사하는 사람
11. 「선원법」 제2조제1호에 따른 선원 중 의료·구호 또는 안전에 관한 업무에 종사하는 사람
12. 「화재의 예방 및 안전관리에 관한 법률」 제24조에 따른 소방안전관리자 중 대통령령으로 정하는 사람
13. 「국민체육진흥법」 제2조제6호에 따른 체육지도자
14. 「유아교육법」 제22조제2항에 따른 교사
15. 「영유아보육법」 제21조제2항에 따른 보육교사

② 보건복지부장관 및 시·도지사는 대통령령으로 정하는 바에 따라 제4조제1항에 따른 응급처치 요령 등의 교육·홍보를 위한 계획을 매년 수립하고 실시하여야 한다. 이 경우 보건복지부장관은 교육·홍보 계획의 수립 시 소방청장과 협의하여야 한다. 〈신설 2017. 7. 26.〉

③ 시·도지사는 제2항에 따라 응급처치 요령 등의 교육·홍보를 실시한 결과를 보건복지부장관에게 통보하여야 한다. 〈신설 2024. 9. 20.〉

④ 제1항부터 제3항까지의 규정에 따른 구조 및 응급처치에 관한 교육의 내용 및 실시방법, 통보 등에 관하여 필요한 사항은 보건복지부령으로 정한다. 〈개정 2024. 9. 20.〉

05 응급구조사의 응급의료행위로 인한 처벌과 형의 감면

(1) 응급처치 및 응급의료행위로 인한 처벌

응급구조사가 응급의료법에 따른 제재는 형사처벌인 징역과 벌금이 있으며, 행정처벌인 과태료를 부과하도록 규정하고 있다. 응급의료법 제60조 벌칙규정에서 응급구조사와 관련된 형사처벌은 다음과 같이 7가지의 경우이다.

① 응급구조사의 자격인정(응급의료법 제36조)을 받지 못하고 응급구조사를 사칭하여 응급구조사의 업무(응급의료법 제41조)를 한 사람은 5년 이하의 징역 또는 5천만 원 이하의 벌금에 처한다(응급의료법 제60조 제2항 제2호).

② 업무 중에 응급의료를 요청받거나 응급환자를 발견하면 즉시 응급의료를 하여야 하며 정당한 사유 없이 이를 거부하거나 기피한 경우(응급의료법 제6조 제2항) 3년 이하의 징역 또는 3천만 원 이하의 벌금에 처한다(응급의료법 제60조 제3항 제1호).

③ 응급구조사가 다른 사람에게 자기의 성명을 사용하여 응급구조사의 업무를 수행하게 하거나 응급구조사 자격증을 다른 사람에게 빌려준 사람(응급의료법 제36조의2 제5항)은 3년 이하의 징역 또는 3천만 원 이하의 벌금에 처한다(응급의료법 제60조 제3항 제1의3호).

④ 비밀 준수 의무(응급의료법 제40조)를 위반한 사람은 3년 이하의 징역 또는 3천만 원 이하의 벌금에 처한다. 다만 고소가 있어야 공소를 제기할 수 있다(응급의료법 제60조제3항 제2호).

⑤ 의사로부터 구체적인 지시를 받지 아니하고 응급처치를 한 경우(응급의료법 제42조)에는 3년 이하의 징역 또는 3천만 원 이하의 벌금에 처한다(응급의료법 제60조 제3항 제3호).

⑥ 환자가 여러 명 발생한 경우 정당한 사유 없이 응급의료 업무 종사 명령을 거부하는 경우(응급의료법 제18조 제1항, 제2항) 1년 이하의 징역 또는 1천만 원 이하의 벌금에 처한다(응급의료법 제60조 제4항).

TIP 응급의료에 관한 법률 제60조 벌칙

① 「의료법」 제3조에 따른 의료기관의 응급실에서 응급의료종사자(「의료기사 등에 관한 법률」 제2조에 따른 의료기사와 「간호법」 제6조에 따른 간호조무사를 포함한다)를 폭행하여 상해에 이르게 한 사람은 10년 이하의 징역 또는 1천만원 이상 1억원 이하의 벌금에 처하고, 중상해에 이르게 한 사람은 3년 이상의 유기징역에 처하며, 사망에 이르게 한 사람은 무기 또는 5년 이상의 징역에 처한다. 〈신설 2019. 1. 15., 2024. 9. 20.〉

② 다음 각 호의 어느 하나에 해당하는 자는 5년 이하의 징역 또는 5천만원 이하의 벌금에 처한다. 〈개정 2023. 8. 8.〉

1. 제12조제1항을 위반하여 응급의료를 방해하거나 의료용 시설 등을 파괴·손상 또는 점거한 사람
2. 제36조에 따른 응급구조사의 자격인정을 받지 못하고 응급구조사를 사칭하여 제41조에 따른 응급구조사의 업무를 한 사람
3. 제51조제1항을 위반하여 이송업 허가를 받지 아니하고 이송업을 한 자

③ 다음 각 호의 어느 하나에 해당하는 사람은 3년 이하의 징역 또는 3천만원 이하의 벌금에 처한다. 〈개정 2020. 4. 7.〉

1. 제6조제2항을 위반하여 응급의료를 거부 또는 기피한 응급의료종사자

1의2. 제36조의2제3항을 위반하여 다른 사람에게 자기의 성명을 사용하여 제41조에 따른 응급구조사의 업무를 수행하게 한 자

1의3. 제36조의2제5항을 위반하여 다른 사람에게 자격증을 빌려주거나 빌린 자

1의4. 제36조의2제6항을 위반하여 자격증을 빌려주거나 빌리는 것을 알선한 자

2. 제40조의 비밀 준수 의무를 위반한 사람. 다만, 고소가 있어야 공소를 제기할 수 있다.
3. 제42조를 위반하여 의사로부터 구체적인 지시를 받지 아니하고 응급처치를 한 응급구조사

④ 다음 각 호의 어느 하나에 해당하는 자는 1년 이하의 징역 또는 1천만원 이하의 벌금에 처한다. 〈개정 2021. 3. 23.〉

1. 제18조제2항을 위반한 응급의료종사자, 의료기관의 장 및 구급차등을 운용하는 자
2. 제44조제1항을 위반하여 구급차등을 운용한 자
3. 제44조의4를 위반하여 자기 명의로 다른 사람에게 구급차등을 운용하게 한 자
4. 제45조제1항을 위반하여 구급차등을 다른 용도에 사용한 자

[전문개정 2011. 8. 4.]

다음으로 행정처벌인 과태료를 부과할 수 있는 경우는 다음의 1가지 경우, 즉 응급구조사의 준수 사항을 지키지 아니하거나 출동 및 처치 기록 등에 관한 의무를 이행하지 아니한 자에게는 300만 원 이하의 과태료를 부과될 수 있다(응급의료법 제62조 제1항 제4호).

(2) 응급처치 및 응급의료행위에 대한 형의 감면

응급의료법은 응급의료종사자, 즉 의료인과 응급구조사가 응급처치 및 응급의료행위에 대하여 형을 감경하거나 면제할 수 있는 규정을 두고 있다. 구체적으로 살펴보면 응급의료종사자가 응급환자에게 발생한 생명의 위험, 심신상의 중대한 위해 또는 증상의 악화를 방지하기 위하여 긴급히 제공하는 응

급의료로 인하여 응급환자가 사상(死傷)에 이른 경우 그 응급의료행위가 불가피하였고 응급의료행위자에게 중대한 과실이 없는 경우에는 정상을 고려하여 「형법」 제268조(업무상 과실치사상죄)의 형을 감경하거나 면제할 수 있다(응급의료법 제63조 제1항). 그리고 「선원법」 제86조에 따른 선박의 응급처치 담당자, 「119구조 · 구급에 관한 법률(이하 '구조구급법'이라 한다)」 제10조에 따른 구급대 등 다른 법령에 따라 응급처치 제공의무를 가진 자가 응급환자에게 발생한 생명의 위험, 심신상의 중대한 위해 또는 증상의 악화를 방지하기 위하여 긴급히 제공하는 응급처치(자동심장충격기를 사용하는 경우를 포함한다)로 인하여 응급환자가 사상에 이른 경우 그 응급처치행위가 불가피하였고 응급처치행위자에게 중대한 과실이 없는 경우에는 정상을 고려하여 형을 감경하거나 면제할 수 있다(응급의료법 제63조 제2항). 그리고 응급의료법 제5조의 2는 '선의의 응급의료에 대한 면책'을 규정하고 있는데 응급의료종사자의 경우에도 여기에 해당할 수 있다. 구체적으로 살펴보면 응급의료종사자가 업무수행 중이 아닌 때 본인이 받은 면허 또는 자격의 범위에서 응급의료 또는 응급처치를 제공하여 발생한 재산상 손해와 사상에 대하여 고의 또는 중대한 과실이 없는 경우 그 행위자(응급의료종사자)는 민사책임과 상해에 대한 형사책임을 지지 아니하며 사망에 대한 형사책임은 감면한다.

TIP 형법 제268조 업무상과실 · 중과실 치사상

업무상과실 또는 중대한 과실로 사람을 사망이나 상해에 이르게 한 자는 5년 이하의 금고 또는 2천만원 이하의 벌금에 처한다.

TIP 선원법 제86조 응급처치 담당자

① 제84조 또는 제85조제1항에 따른 의사나 의료관리자를 승무시키지 아니할 수 있는 선박 중 다음 각 호의 어느 하나에 해당하는 선박의 선박소유자는 선박에 응급처치를 담당하는 선원(이하 "응급처치 담당자"라 한다)을 두어야 한다.

1. 연해구역 이상을 항해구역으로 하는 선박(어선은 제외한다)
2. 여객정원이 13명 이상인 여객선

② 선박소유자는 응급처치 담당자를 해양수산부령으로 정하는 응급처치에 관한 교육을 이수한 선원 중에서 선임하여야 한다.

TIP 119구조 · 구급에 관한 법률 제10조 119구급대의 편성과 운영

① 소방청장등은 위급상황에서 발생한 응급환자를 응급처치하거나 의료기관에 긴급히 이송하는 등의 구급 업무를 수행하기 위하여 대통령령으로 정하는 바에 따라 119구급대(이하 "구급대"라 한다)를 편성하여 운영하여야 한다. 〈개정 2017. 7. 26.〉

② 구급대의 종류, 구급대원의 자격기준, 이송대상자, 그 밖에 필요한 사항은 대통령령으로 정한다.

③ 구급대는 행정안전부령으로 정하는 장비를 구비하여야 한다. 〈개정 2017. 7. 26.〉

④ 소방청장은 응급환자가 신속하고 적절한 응급처치를 받을 수 있도록 「의료법」 제27조에도 불구하고 대통령령으로 정하는 바에 따라 보건복지부장관과 협의하여 구급대원의 자격별 응급처치의 범위를 정할 수 있다. 다만, 대통령령으로 정하는 범위는 「응급의료에 관한 법률」 제41조에서 정한 내용을 초과하지 아니한다. 〈신설 2024. 1. 2.〉

⑤ 소방청장은 구급대원의 자격별 응급처치를 위한 교육·평가 및 응급처치의 품질관리 등에 관한 계획을 수립·시행하여야 한다. 〈신설 2024. 1. 2.〉

TIP 응급의료에 관한 법률 제63조 응급처치 및 의료행위에 대한 형의 감면

① 응급의료종사자가 응급환자에게 발생한 생명의 위험, 심신상의 중대한 위해 또는 증상의 악화를 방지하기 위하여 긴급히 제공하는 응급의료로 인하여 응급환자가 사상(死傷)에 이른 경우 그 응급의료행위가 불가피하였고 응급의료행위자에게 중대한 과실이 없는 경우에는 정상을 고려하여 「형법」 제268조의 형을 감경(減輕)하거나 면제할 수 있다.

② 제5조의2제1호나목에 따른 응급처치 제공의무를 가진 자가 응급환자에게 발생한 생명의 위험, 심신상의 중대한 위해 또는 증상의 악화를 방지하기 위하여 긴급히 제공하는 응급처치(자동심장충격기를 사용하는 경우를 포함한다)로 인하여 응급환자가 사상에 이른 경우 그 응급처치행위가 불가피하였고 응급처치행위자에게 중대한 과실이 없는 경우에는 정상을 고려하여 형을 감경하거나 면제할 수 있다.

TIP 응급의료에 관한 법률 제5조의2 선의의 응급의료에 대한 면책

생명이 위급한 응급환자에게 다음 각 호의 어느 하나에 해당하는 응급의료 또는 응급처치를 제공하여 발생한 재산상 손해와 사상(死傷)에 대하여 고의 또는 중대한 과실이 없는 경우 그 행위자는 민사책임과 상해(傷害)에 대한 형사책임을 지지 아니하며 사망에 대한 형사책임은 감면한다.

1. 다음 각 목의 어느 하나에 해당하지 아니하는 자가 한 응급처치
   가. 응급의료종사자
   나. 「선원법」 제86조에 따른 선박의 응급처치 담당자, 「119구조·구급에 관한 법률」제10조에 따른 구급대 등 다른 법령에 따라 응급처치 제공의무를 가진 자
2. 응급의료종사자가 업무수행 중이 아닌 때 본인이 받은 면허 또는 자격의 범위에서 한 응급의료
3. 제1호나목에 따른 응급처치 제공의무를 가진 자가 업무수행 중이 아닌 때에 한 응급처치

06 응급구조사와 환자관계

응급구조사와 환자관계는 매우 중요하다. 최상의 응급의료행위를 제공해야 함은 물론 환자의 사생활을 보호하기 위한 법적, 윤리적 의무를 지녀야 하며 정직함과 존경과 동정심을 가지고 환자를 대해야 한다.

1) 비밀유지

환자에게 제공된 응급처치에 관련된 모든 기록은 엄격하게 비밀을 유지해야 한다. 환자의 비밀을 유지한다는 것은 의무기록, 병력, 평가, 치료를 포함한 환자에 관한 의학적, 개인적인 정보가 환자나 법정대리인의 동의 없이 제 3자에게 누설되지 않아야 한다는 것을 의미한다. 그러나 환자의 정보가 열람이 가능한 특별한 상황은 다음과 같다(특정한 이유로 환자는 자신의 의무기록 사본을 요구할 수 있다).

① 기록 열람에 대한 환자의 동의가 있는 경우

㉠ 환자가 미성년자(어린아이)라면 진료기록의 열람에 대한 동의는 법정대리인이나 아이의 부모에 의해 얻어져야 한다.

㉡ 관계기관의 기록 열람 요청에 대하여 환자(혹은 법정대리인)의 서명이 있다면 열람 허용이 되어진다.

㉢ 요구가 받아들여진다면 기록을 환자의 의사와 보험회사, 변호사 혹은 지정한 다른 사람에게 전할 수 있다.

㉣ 응급구조사는 동의문서 확인이 필요하다.

② 다른 보건의료종사자가 알 필요가 있는 경우

㉠ 무선 상의 의료지도 중 환자 상태를 응급처치가 필요로 하는 경우이다.

㉡ 의료기관에 도착하여 병원전처치보고서(PCR)를 해당 응급의료종사자에게 주는 경우이다.

- 환자에게 지속적인 응급의료를 행하기 위하여 허용된다.
- 환자관리에 책임이 없는 다른 의료제공자와 환자의 정보를 토론하는 것은 허용될 수 없다.

③ 법에 의한 환자 기록 열람이 필요한 경우

㉠ 판사가 서명한 법원 명령이나 영장에 의해 요구될 수도 있다.

㉡ 법정 명령이나 영장을 받아들일 때 이 명령이 유효한지 파악해야 하고 도움이 필요한 경우에는 변호사와 상의하는 것도 좋은 방법이다.

㉢ 법원의 명령이나 영장집행에 대한 위반은 심각한 형벌을 초래할 수 있다.

④ 제3자의 기록 열람 요구된 경우

㉠ 응급처치 행위에 대한 보험회사 및 병원 등으로부터 보상을 받기 위하여 기록 열람이 필요하다.

– 가능한 환자 서명을 받아야 한다.

법은 비밀유지 위반에 대해 형벌을 가한다. 기록의 부적절한 누설은 비방, 비밀유지 위반, 사생활 침해를 이유로 응급구조사가 고소당하는 결과를 초래할 수 있다. 만약 유죄가 인정된다면 응급구조사는 환자에게 피해에 대해 보상을 해야 할 책임이 있다. 응급의료에 관한 법률 제40조, 제60조에서는 비밀준수 의무와 이를 위반한 사람에게 벌칙으로 3년 이하의 징역 또는 3천만 원 이하의 벌금에 처할 수 있음을 명시하고 있다.

TIP 119구조 · 구급에 관한 법률 시행규칙 제19조 구조 · 구급증명서

① 다음 각 호의 어느 하나에 해당하는 자가 구조대나 구급대에 의한 구조·구급활동을 증명하는 서류를 요구하는 경우에는 별지 제7호서식의 구조·구급증명 신청서(전자문서로 된 신청서를 포함한다)를 작성하여 소방청장등에게 신청하여야 한다.

1. 인명구조, 응급처치 등을 받은 사람(이하 "구조·구급자"라 한다)
2. 구조·구급자의 보호자
3. 공공단체 또는 보험회사 등 환자이송과 관련된 기관이나 단체
4. 제1호부터 제3호까지에 해당하는 자의 위임을 받은 자

② 소방청장등은 제1항에 따라 구조·구급증명 신청을 받은 경우에는 다음 각 호의 서류 중 관련 서류를 통하여 신청인의 신원 등을 확인한 후 별지 제8호서식의 구조·구급증명서를 발급하여야 한다.

1. 주민등록증, 운전면허증, 여권, 공무원증 등 본인을 확인할 수 있는 신분증
2. 위임 등을 증명할 수 있는 서류
3. 구조·구급자의 보험가입을 증명할 수 있는 서류
4. 그 밖에 구조·구급활동에 관한 증명자료가 필요함을 입증할 수 있는 서류

③ 구조·구급자의 보호자가 제1항에 따른 구조·구급증명을 신청하는 경우에는 소방청장등은 「전자정부법」 제36조제1항에 따른 행정정보의 공동이용을 통하여 주민등록표 등본 또는 가족관계증명서를 확인하여 보호자임을 확인하여야 한다. 다만, 신청인이 확인에 동의하지 아니하는 경우에는 그 서류를 첨부하도록 하여야 한다.

■ 119구조·구급에 관한 법률 시행규칙 [별지 제7호서식] <개정 2024. 12. 20.> 정부24(www.gov.kr)에서도 신청할 수 있습니다.

구조·구급증명 신청서

※ [ ]에는 해당되는 곳에 "√"표시를 합니다.

접수번호	접수일	처리기간 즉시

신청인	성 명	전화번호
	주 소	생년월일
	용 도	구조대상자·응급환자와의 관계 [ ]본인 [ ]보호자 [ ]공공단체 [ ]보험회사 [ ]기타

구조대상자·환자 인적사항	일련번호	성명	생년월일	주 소	비고

「119구조·구급에 관한 법률 시행규칙」 제19조제1항에 따라 위와 같이 ([ ]구조 [ ]구급) 증명을 신청합니다.

년 월 일

신청인 (서명 또는 인)

○○소방관서장 귀하

신청인 제출서류	1. 신분증[주민등록증(모바일 주민등록증을 포함합니다), 운전면허증, 여권, 공무원증 등]으로 신원 확인 2. 위임 등을 증명할 수 있는 서류 3. 구조·구급자의 보험가입을 증명할 수 있는 서류 4. 그 밖에 구조·구급자에 대한 구조·구급활동에 관한 증명자료가 필요함을 입증할 수 있는 서류 *제2호부터 제4호까지는 해당하는 경우에만 해당합니다.	수수료 없 음
담당 공무원 확인사항	보호자가 신청할 경우 가족관계증명서, 주민등록표등본 등 요구조자 또는 환자와의 관계를 확인할 수 있는 자료	

행정정보 공동이용 동의서

본인은 이 건의 업무 처리와 관련하여 담당 공무원이 「전자정부법」 제36조제1항에 따른 행정정보의 공동이용을 통하여 위의 담당 공무원 확인사항을 확인하는 것에 동의합니다. *동의하지 않는 경우에는 신청인이 직접 관련 서류를 제출해야 합니다.

신청인 (서명 또는 인)

처리절차

신청서 작성	→	접 수	→	검 토	→	결 재	→	증명서 교부
신청인		처 리 기 관 (소방관서)		처 리 기 관 (소방관서)		처 리 기 관 (소방관서)		

※ 소방관서(중앙119구조본부, 소방서, 119안전센터, 119구조대, 119구급대, 119구조구급센터)

2) 명예훼손

(1) 명예훼손(defamation)

어떠한 사람이 다른 사람의 평판이나 좋은 명성을 저해하려는 의도로 거짓전달을 할 때 발생한다. 환자는 응급구조사가 법적 특권이나 동의 없이 환자의 인격이나 평판에 대해 거짓 진술을 한다면 명예훼손에 대하여 응급구조사를 고소할 수 있다. 명예훼손은 구술 진술을 통하여 문서형태로 발생할 수 있다.

① 비방(libel): 진술의 거짓에 대한 악의 있는 의도와 그 진술의 허구성 여부에 개의치 않은 대중매체를 통하거나 혹은 문서로 작성된 거짓 진술에 의해 한 사람의 인격, 명성, 평판에 해를 끼치는 행위를 말한다.

㉠ 정확하고 전문적이고, 비밀을 보장하는 환자의 기록을 작성함으로써 피할 수 있다.

㉡ 기록에 속어, 불필요한 말이나 문구를 사용하지 않아야 한다.

㉢ 병원전처치기록지는 공공문서이기 때문에 중상적인 것으로 간주할 수 있는 것은 어떤 것도 적어서는 안 된다.

② 중상(slander): 악의 있는 의도와 부주의로 거짓된 진술(말)을 하여 사람의 인격, 명성, 평판에 흠집을 내는 행위를 말한다(예: 중상모략하다).

㉠ 환자 상태에 대한 구두보고를 적절한 인계자에게만 하도록 제한함으로써 피할 수 있다.

㉡ 일반적인 응급의료체계는 무선통신과 공식적 접근을 하는 기록이 있다는 것을 명심해야 한다.

- 무선으로 전달된 정보는 환자 관리를 위한 기본적인 문제로 제한되어야 한다.
- 환자 이름과 보험 상태는 무선통신하지 않는다.

TIP 명예훼손(Defamation): 의식적으로 사람의 명성이나 평판을 훼손하는 말이나 문서

1. 비방(Libel): 문서에 사람의 명성에 해를 주는 잘못된 기술을 하는 것
   예) "환자는 술을 마신 것으로 보인다."처럼 모욕적이고 공격적으로 느껴지는 용어 사용을 피한다.
2. 중상(Slander): 사람들의 명성에 해를 주는 잘못된 말을 하는 것

3) 사생활 침해

응급구조사는 환자를 조롱, 나쁜 평판, 당황하게 하는 정보를 법적으로 정당한 이유 없이 누설했을 때 사생활 침해로 고발당할 수 있다. 노출된 정보가 사실이 아니라 해도 사생활 침해의 예외가 될 수 없다. 비밀노출에 대한 예를 들면 다음과 같은 사항을 포함한다.

① 인간면역결핍바이러스(HIV) 상태

② 민감한 의료 정보 등

07 환자의 동의와 거부

응급구조사가 환자를 응급처치할 때 인식하고 고려해야 하는 환자의 동의와 거부가 있다. 동의는 응급처치 허가를 인정하는 것이다. 환자는 실시되는 응급처치의 절차와 위험의 성질을 이해하고 있어야 한다. 계획된 응급처치의 이점과 위험은 환자가 이해할 방법으로 설명되어야 한다.

1) 동의

응급구조사는 응급처치 행위나 이송을 하기에 앞서 환자로부터의 동의(consent)를 얻어야 한다. 즉 허락, 응급처치에 대한 허가를 받는 것인데, 더 정확히 말하자면 신체접촉을 승인받는 것이다.

① 건전한 정신을 가진 모든 성인이라면 자기 결정권을 가지고 있다는 개념에 근거한 것이다.

㉠ ER (emergency responder) 선언을 간단한 말로 충분하게 동의를 받아낼 수 있다.

– "저는 응급구조사 이태호입니다. 도와드리고 싶은데, 괜찮습니까?"

– 대부분 긍정적으로 반응할 것이다.

② 정신적으로 판단능력이 있는 성인의 경우에는 응급처치나 이송하기 전에 반드시 명시적 동의(explicit consent)를 얻어야 한다.

㉠ 법적 능력이 있는 성인은 의료행위에 관한 현명한 결정을 내릴 수 있다.

③ 적절한 동의 없이 환자에게 접촉하는 것은 구타나 폭행의 책임을 지울 수도 있다.

④ 환자는 동의하거나 동의를 철회하기 위한 법적 권한이 있다.

환자는 응급구조사의 질문과 설명을 이해하고 응급구조사의 결정이 의학적인 의미가 있다는 것을 이해한다. 비록 능력을 결정하는 절대적인 기준이 없다 할지라도 결정을 내릴 때는 다음과 같은 사항이 있다.

① 환자의 정신적 상태

② 질문에 답하는 환자의 능력

③ 가족이나 친구로부터의 환자에 대한 진술

④ 마약이나 알코올 또는 손상이나 쇼크의 징후 등

응급처치나 이송을 위해 응급구조사가 얻어야 할 동의 유형이 있다. 명시적, 묵시적, 비자발적 동의 등이 있다.

(1) 고지된 동의(설명된 동의)

응급구조사가 제공하는 환자의 응급처치에 대해 의식이 있고 법적 자격이 있는 환자는 어떠한 의료행위를 받아야 할지 결정할 권리가 있다. 그러나 법적으로 유효한 동의는 정보를 제공받은 동의(informed consent, 설명된 동의) 이거나 혹은 모든 정보가 전달된 상태에 근거를 둔 동의이어야 한다. 이러한 동의를 '설명된 동의'라고 불리기도 한다.

① 환자가 합리적인 결정을 하도록 필요한 모든 사실을 설명한 후에 환자로부터 얻는 동의이다.

② 의료행위를 행하기 전에 환자가 이해할 방법으로 설명해야 한다.

응급구조사가 환자에게 고지되어야 할 중요한 내용은 다음과 같다.

① 환자에게 발생하거나 발생 가능한 진단명(질병이나 손상의 종류)

② 응급검사 및 응급처치의 내용

　㉠ 추천된 치료 방법 및 효과

　㉡ 치료법의 위험과 장점

　㉢ 대처되는 치료법과 처치를 시행했을 때의 위험과 장점

③ 응급의료를 받지 않을 경우의 예상결과 또는 예후

　㉠ 이송을 포함한 치료거부의 위험성

④ 기타 응급환자가 설명을 요구하는 사항 등

　㉠ 발생가능성의 희소성에도 설명의 대상

고지(설명)된 동의에서 알아야 할 사항은 다음과 같다.

① 응급처치가 시작되기 전 모든 법적 능력이 있는 성인으로부터 얻어야 한다.

　㉠ 환자는 적절한 판단을 내릴 만큼 충분한 정신적 혹은 육체적 능력을 갖추고 있어야 한다.

　㉡ 미성년자의 부모나 법정대리인은 환자의 응급처치가 시작되기 전에 고지된 동의를 해주어야 한다.

　㉢ 대부분 동의를 하거나 동의를 철회하려면 20세 이상이거나 성인이어야 한다.

　㉣ 기혼이나 군필의 법적으로 부모의 권한에서 독립한 18세 미만은 성인으로 간주된다.

　　– 치료의 동의나 치료거부를 할 수 있다.

　　– 특히 치료거부에 대해서는 법적 효력을 갖도록 문서화한다.

② 환자가 동의하기 이전에 절차와 범위를 충분히 설명하여 이해해야 한다.

③ 의식이 있는 환자는 응급처치나 이송 도중 어느 때라도 동의를 철회할 수도 있다.

설명(고지)된 동의는 정보주체가 수기 서명과 함께 동의를 필기하여 제공하는 형태이고 전통적으로 서면의 형태(종이 또는 전자적)로 제공되었지만, 응급구조사가 직면하는 상황 대부분은 환자에게서 문서로 만들어진 동의를 얻어낸다는 것이 현실적으로 어렵다. 문서로 만들어진 동의 대신에 응급구조사 등이 구두동의는 얻을 수 있을 것이다. 이러한 구두동의는 증명되기는 어렵지만, 법적으로 가능하고 구속력을 갖는다.

TIP **보건의료기본법 제12조(보건의료서비스에 관한 자기결정권)**

모든 국민은 보건의료인으로부터 자신의 질병에 대한 치료 방법, 의학적 연구 대상 여부, 장기이식(臟器移植) 여부 등에 관하여 충분한 설명을 들은 후 이에 관한 동의 여부를 결정할 권리를 가진다.

TIP **의료법 제24조의2 의료행위에 관한 설명**

① 의사·치과의사 또는 한의사는 사람의 생명 또는 신체에 중대한 위해를 발생하게 할 우려가 있는 수술, 수혈, 전신마취(이하 이 조에서 "수술등"이라 한다)를 하는 경우 제2항에 따른 사항을 환자(환자가 의사결정능력이 없는 경우 환자의 법정대리인을 말한다. 이하 이 조에서 같다)에게 설명하고 서면(전자문서를 포함한다. 이하 이 조에서 같다)으로 그 동의를 받아야 한다. 다만, 설명 및 동의 절차로 인하여 수술등이 지체되면 환자의 생명이 위험하여지거나 심신상의 중대한 장애를 가져오는 경우에는 그러하지 아니하다.

② 제1항에 따라 환자에게 설명하고 동의를 받아야 하는 사항은 다음 각 호와 같다.

1. 환자에게 발생하거나 발생 가능한 증상의 진단명
2. 수술등의 필요성, 방법 및 내용
3. 환자에게 설명을 하는 의사, 치과의사 또는 한의사 및 수술등에 참여하는 주된 의사, 치과의사 또는 한의사의 성명
4. 수술등에 따라 전형적으로 발생이 예상되는 후유증 또는 부작용
5. 수술등 전후 환자가 준수하여야 할 사항

③ 환자는 의사, 치과의사 또는 한의사에게 제1항에 따른 동의서 사본의 발급을 요청할 수 있다. 이 경우 요청을 받은 의사, 치과의사 또는 한의사는 정당한 사유가 없으면 이를 거부하여서는 아니 된다.

④ 제1항에 따라 동의를 받은 사항 중 수술등의 방법 및 내용, 수술등에 참여한 주된 의사, 치과의사 또는 한의사가 변경된 경우에는 변경 사유와 내용을 환자에게 서면으로 알려야 한다.

⑤ 제1항 및 제4항에 따른 설명, 동의 및 고지의 방법·절차 등 필요한 사항은 대통령령으로 정한다.

[본조신설 2016. 12. 20.]

TIP 동의(응급의료종사자의 응급처치에 응하는 환자가 처치를 허가하는 행위)

① 명시적 동의(Expressed consent)
가장 일반적인 것이며, 치료를 받고자 원하는 환자가 언어적(구두), 비언어적 형태(몸짓, 문서)로써 의사소통해 처치 허락을 얻어지는 동의를 말한다. 종종 구급차 출동을 요청한 환자의 행동은 치료받기를 원하는 표현으로 간주한다. 그러나 그 환자가 의료기관에 가는 것에 대해 동의를 했다고 해서 모든 종류의 치료를 다 동의한다는 것을 의미하지는 않는다. 응급구조사는 계획하고 있는 각각의 치료행위에 대해 동의를 얻어야 한다. 환자로부터의 동의는 항상 구두일 필요는 없다.

② 고지된 동의(Informed consent)
치료의 절차와 냉용, 이점과 위험성을 환자가 이해할 수 있도록 설명한 후에 얻어지는 동의를 말한다. 일명 '설명된 동의'라고 한다.

(2) 묵시적 동의

의식이 없는 환자는 동의할 수 없다. 응급처치가 필요하지만, 정신적, 신체적, 감정적으로 동의를 할 수 없는 환자의 치료는 묵시적 동의(implied consent)에 의존한다(그림 9-6).

① 환자가 명시적 동의를 할 수 있다면 환자는 생명을 구하는 응급처치를 원할 것을 가정한다.

② 환자가 더 응급처치를 요구하지 않을 때까지 또한 환자가 의식을 찾을 때까지만 유효하다.

③ 즉시 응급처치가 절실하게 필요한 사람으로 누군가가 처치를 할 수 있다면, 처치에 동의했을 것이라는 의견이다.

㉠ 법률적으로 사망이나 영구적인 불구를 방지하기 위하여 긴급한 응급처치를 해야 할 환자는 응급처치와 이송에 동의한다는 의견이다.

묵시적 동의는 긴급한 상황에만 국한되어진다. 그러한 예로는 다음과 같다.

① 무의식환자(의식불명)

② 쇼크

③ 뇌 손상

④ 알코올이나 약물중독 등의 피해자

⑤ 망상에 빠져 있는 경우

⑥ 신체적으로 동의할 수 없는 경우

환자의 동의를 구할 수 없으나 책임을 질만한 보호자나 친척이 있는 경우에는 그들에게 설명하고 동의를 얻어내는 것이 바람직하다. 대부분의 경우에는 법률적인 배우자나 친척 등이 동의할 수 없는 환자 대신에 동의할 수 있는 권리로 인정하고 있다.

TIP 묵시적 동의

환자가 동의를 표시할 수 있다면 구명 치료를 원한다는 가정에 따라 이루어지는 것이다. 생명을 위협하는 손상 또는 질병으로 고통받는 어린이에게 책임질 수 있는 성인이 부재한 경우, 어린이의 의식이 있더라도 묵시적 동의하에서 처치할 수 있다.

정신적, 신체적 혹은 정서적으로 명시적 동의를 할 수 없는 환자를 위해 가정된 치료의 허락으로 환자가 더 이상 응급처치를 요구하지 않을 때까지 또는 환자가 의식을 찾을 때까지만 유효하다. 독립한 미성년자는 성인으로 간주한다.

(3) 비자발적 동의

법정은 환자가 응급처치를 원하지 않더라도 환자에게 응급처치를 받도록 명령할 것이다. 이는 법의 명령으로 응급처치를 받도록 한다.

① 환자가 정신질환이 있을 때 일반적으로 사용된다.

② 결핵이나 다른 감염성 질환(예: Ebola hemorrhagic fever, Avian influenza)과 같은 지역사회를 위협하는 질병 치료를 위해 강제 사용되기도 한다.

비자발적 동의(involuntary consent)는 정신질환자 혹은 체포상태에 있는 환자를 법원의 명령으로 환자가 응급처치를 원하지 않을지라도 응급처치를 받게 하는 것이다. 경찰은 종종 병원의 명령 때문에 응급처치 중인 환자와 동행할 수 있다. 아프거나 상해를 입은 죄수나 피의자를 응급처치하기 위해 경찰(법원)공무원에게 호출될 때도 동의의 문제가 있다. 경찰(법원)공무원은 환자가 구금상태에 있기 때문에 응급처치 행위에 대한 동의할 권리가 법을 경찰(법원)공무원에게 있다고 말할지도 모른다. 그러나 구금상태에 있을지라도 법적 능력이 있는 성인은 자신에 대한 치료 여부를 결정할 권리(자기결정권)를 본질에서 가지고 있다. 사실 많은 죄수가 동의 없이 응급처치를 행한 응급의료종사자들을 고소할 수 있다. 일반적으로 강요된 응급처치는 다음과 같은 경우로 법원 명령을 제한된다.

① 생명이 위독한 경우

② 불구를 만들지 않기 위한 응급처치인 경우

TIP 비자발적 동의

환자의 명시적 의사에 반하여 법원의 명령 또는 치안판사의 명령에 입각한 동의를 말한다.

TIP 정신질환자의 동의

정신적으로 무능한 사람은 치료를 받는 데 있어서, 응급처치의 필요성에 대한 어떠한 정보가 제공되었다 하더라도 동의할 수 없다. 그러나 한 개인이 법에 따라서 심신상실로 법원에 의해 금치산자로 선고되지 않았다면 그의 능력에는 의문의 여지가 많다.

금치산자로 결정이 내려진 경우에는 친권자나 후견인 같은 사람이 환자를 대신하여 동의권을 갖는 경우가 대부분이다. 많은 상황에서 응급구조사는 착란상태에 빠져 있거나 정신적 결함이 있는 환자를 만나게 된다. 이러한 증상은 환자가 실제로 동의를 할 수 있는지를 결정하는 데 반드시 고려되어야 한다. 긴급한 응급상황이라면 묵시적 동의가 적용되어야 한다.

민법 제9조 [한정치산의 선고] 심신이 박약하거나 재산의 낭비로 자기나 가족의 생활을 몹시 곤궁하게 할 염려가 있는 자에 대하여는 법원은 본인, 배우자, 4촌 이내의 친족, 후견인 또는 검사의 청구에 의하여 한정치산을 선고하여야 한다.

TIP 피한정후견인(한정치산자)

피한정후견인은 의사결정 능력 또는 판단력이 온전치 못한 사람 또는 자신의 분수에 맞지 않는 소비로 생활에 어려움을 초래하는 사람에 대하여 법원이 한정치산 선고를 한다.

피한정후견인 선고를 받게 되면 계약 등 법률행위를 함에 있어 일정한 제한을 받게 되는데, 그것은 민법 제10조에서 규정한 바와 같이 미성년자에 대한 규정을 준용하게 된다. 그런데, 미성년자의 법률행위에 대하여 우리 민법은 원칙적으로 법정대리인(보통은 부모)의 동의를 얻어야 하고, 그러한 동의 없이 한 법률행위는 취소할 수 있도록 규정하고 있다. 따라서 피한정후견인은 미성년자와 동일하게 법정대리인의 동의를 얻어서 유효한 법률행위를 할 수 있다.

TIP 피성년후견인(금치산자)

피성년후견인은 심신상실(心神喪失)의 상태(常態)에 있는자, 즉 거의 항상 의사능력이 없는 자에 대하여 가정법원의 선고로 결정된다. 피한정후견인은 판단력이 불완전하지만 어느 정도 사리 분별이 가능한 자라고 한다면 피성년후견인은 판단력이 아예 없는 자라고 생각하면 구별이 쉬울 것이다. 따라서 피한정후견인은 법정대리인의 동의를 얻어 계약 등 법률행위를 할 수 있는 데 반해, 피성년후견인은 친족법상의 일정한 행위를 제외하고 재산상 법률행위에 있어서는 항상 법정대리인을 통해서만 할 수 있으며 단독으로는 어떠한 법률행위도 유효하게 할 수 없다. 결론적으로 피성년후견인은 피한정후견인에 비해 훨씬 정신상태가 떨어지고, 정도가 심각하다.

(4) 특별한 동의상황

법률은 미성년자가 응급처치에 대해서 유효한 동의를 할 만한 판단력을 갖추지 못했다고 인정한다. 그 예로 민법은 행위 무능력자의 범주에 미성년자를 포함하고 있으며 미성년자에 대한 동의권은 부모나 후견인에게 주어진다.

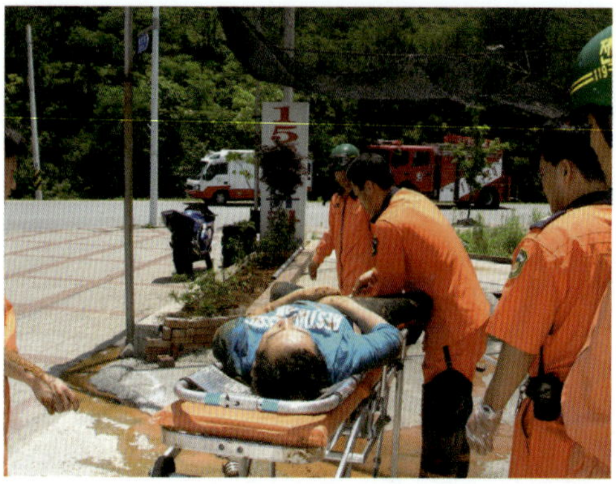

그림 9-6. 응급구조사는 의식이 없는 환자에는 동의를 구할 수 없으므로 묵시적 동의를 한다.

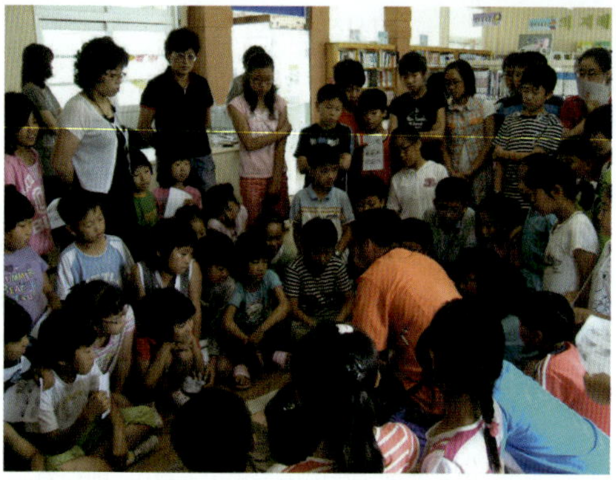

그림 9-7. 미성년자의 경우 동의는 부모나 법으로 지명된 대리인으로부터 받아야 한다.

미성년자의 경우는 동의는 다음과 같다.

① 부모, 혈족, 법정 후견인으로부터 동의를 얻어야 한다.

② 긴급한 상황(대리인이 없는 어린이나 정신적으로 불안정한 성인이 생명에 위협적인 손상이나 질병)이 존재한다면 응급처치는 묵시적 동의의 원칙 아래에서 행해진다(그림 9-7).

㉠ 가능하면 친권자나 후견인의 동의를 구해야 한다.

TIP 미성년자

공체내의 독립한 한 주체로서 전적으로 자율적으로 행동하고 책임을 지기에는 신체적으로나 정신적으로나 덜 성숙한 사람들 일컬어 미성년자라고 하거나 아동, 연소자 또는 청소년이라고 한다. 이들에게 공통된 점은 아직 성장 도상에 있기 때문에 스스로 판단하여 결정하기보다는 그를 도와 대신 판단·결정해줄 부모/국가가 필요하다는 것뿐만 아니라, 성장에 유해한 외부환경의 위협으로부터 보호해주고, 인격체로 바르게 성장하도록 지원해줄 부모/국가가 필요하다는 것이다.

위와 같은 규정에도 불구하고 미성년자가 하는 동의는 개개인의 나이와 성숙도에 따라서 일부는 유효하기도 하다. 일반적으로 성인으로서 독립한 미성년자는 합법적인 동의를 할 수 있는 경우는 다음과 같다.

① 결혼

② 임신

③ 자녀를 둔 경우

④ 군인

⑤ 부모의 권한에서 독립(경제적으로 독립)

TIP 민법

4조(성년) 사람은 19세로 성년에 이르게 된다.
제5조(미성년자의 능력)
① 미성년자가 법률행위를 함에는 법정대리인의 동의를 얻어야 한다. 그러나 권리만을 얻거나 의무만을 면하는 행위는 그러하지 아니하다.
② 전항의 규정에 위반한 행위는 취소할 수 있다.
제7조(동의와 허락의 취소) 법정대리인은 미성년자가 아직 법률행위를 하기 전에는 전2조의 동의와 허락을 취소할 수 있다.

(5) 동의의 철회

법적 능력을 가진 성인은 언제라도 응급처치에 대한 동의를 철회할 수 있으나 이는 고지되어야 한다. 즉, 환자가 이해하는 범위 안에서 의료기관에 이송되지 않거나 응급처치를 계속하지 않는 것에 대한 위험성을 완벽하게 이해해야 한다는 것이다.

TIP 동의 철회 사례

뇌졸중(stroke) 환자가 의식을 되찾은 후에 발생할 수 있을 것이다. 환자는 응급실로 내원하도록 권고받을 것이다.
① 환자가 성인이고,
② 이송을 거부한다면 환자가 의식이 없을 때 시행되었던 산소공급과 수액투여와 같은 응급처치는 중단되어야 한다.
③ 동의 철회, 또는 치료 거부는 문서화한다.
㉠ 환자는 '이송 거절·거부 확인서'를 작성하도록 한다.

환자들은 가끔 하나의 추천된 응급처치만을 받아들이고 나머지는 거절한다.

TIP 선택적 치료 거부 사례

교통사고와 연관된 환자가 안면 마스크로 이용한 산소공급을 거부하고 병원으로 이송을 희망할 수 있다. 이때 응급구조사는 다음과 같은 행동을 하여야 한다.
① 왜 산소공급이 필요하고 만약 공급하지 않았을 경우 어떤 일이 발생하는가를 환자가 이해할 수 있도록 설명한다.
② 법적 성인이 계속 거부한다면, 거절의 이유와 환자의 마음을 바꾸기 위해 응급구조사의 노력을 철저하게 문서로 만들어야 한다.
③ 환자와 목격자에게 이송 및 치료 거절·거부 양식에 서명 받도록 해야 한다.

TIP 동의의 법칙

① 미성년자 치료에서 동의
② 정신질환의 동의
③ 치료거부권
④ 응급의료에 관한 법률[제9조]

TIP 면책의 양식

① 의료행위의 면책
② 면허 또는 증명의 효과
③ 특수상황에서의 보고

TIP 응급의료에 관한 법률 제9조 응급의료의 설명·동의

① 응급의료종사자는 다음 각 호의 어느 하나에 해당하는 경우를 제외하고는 응급환자에게 응급의료에 관하여 설명하고 그 동의를 받아야 한다.
1. 응급환자가 의사결정능력이 없는 경우
2. 설명 및 동의 절차로 인하여 응급의료가 지체되면 환자의 생명이 위험하여지거나 심신상의 중대한 장애를 가져오는 경우

② 응급의료종사자는 응급환자가 의사결정능력이 없는 경우 법정대리인이 동행하였을 때에는 그 법정대리인에게 응급의료에 관하여 설명하고 그 동의를 받아야 하며, 법정대리인이 동행하지 아니한 경우에는 동행한 사람에게 설명한 후 응급처치를 하고 의사의 의학적 판단에 따라 응급진료를 할 수 있다.

③ 응급의료에 관한 설명·동의의 내용 및 절차 등에 관하여 필요한 사항은 보건복지부령으로 정한다.

(6) 치료거부(이송거부환자)

응급의료체계가 활성화되면 즉, 119구급대가 출동하게 되면 환자는 병원이나 의원 또는 다른 의료기관으로 이송되게 된다. 그러나 모든 환자들이 응급의료체계를 이용하여 이송되는 것은 아니다. 의료기관으로의 이송수단은 구급대원에 의해서가 아니라 대부분 환자 또는 보호자에 의해서 결정된다. 몇몇 환자들은 여러 가지 이유에서 119구급대에 의한 병원전 응급처치를 받기를 거부하기도 한다. 환자 자신이 자신의 질병 또는 상처가 심각하지 않다고 생각하기 때문에 이송을 거부하게 되는데 문제가 되는 경우는 그러한 이송을 거부하는 환자들이 판단력이 결여된 상태 즉, 자살 시도, 약물 중독 또는 음주 상태, 두부외상, 저혈당 등과 같은 상태로 그들의 상태에 대해서 충분히 이해하고 있지 못하기 때문에 이송과 관련된 이성적인 판단을 할 수 없다.

다른 나라에서도 "환자이송거부" 또는 "치료거부"와 같은 문제들은 응급의료체계에 있어서 심각한 법적 문제를 야기할 수 있다. 이송을 거부하는 환자를 강제로 이송했을 경우에는 폭력이나 구타, 부적절한 구속(allegation of assault, battery, wrongful imprisonment)등이 뒤따를 수 있다. 반대로 환자의 거부를 수용했을 경우 이후 환자의 상태가 더 악화되었을 때 구급대원은 과실 또는 환자유기에 대한 책임에 직면할 수 있다.

TIP 이송거부

환자는 응급구조사의 응급처치 행위에 대해 치료거부를 할 수 있다. 환자가 치료나 이송을 거부하는 경우에 응급구조사는 매우 난처한 상황에 부닥치게 되면 혼란스러운 상황에 직면하게 될 것이다.

① 법적으로 고소당할 위험을 무릅쓰고 환자에 응급처치를 할 것인가?

② 환자를 유기하여 상태 악화로 고소될 것인가?

응급구조사가 환자를 응급의료기관으로 이송하는 것으로 모든 응급의료체계가 종료되는 것인가? 그것은 아니다. 응급처치는 손상이나 질병이 아무리 작을지라도 환자에게 언제나 제공되어야 한다.

이송거부 환자를 직면했을 때 가장 먼저 고려해야하는 것은 환자의 판단능력이 완전한지 여부이다. 즉, 사람, 장소, 시간에 대한 지남력(97%)이 있는지를 먼저 고려하게 된다. 추가적인 판단조건으로는 음주여부(66%), 질병 또는 손상의 정도와 심각성에 대한 이해정도(59%), 제공될 치료의 위험과 이익에 대한 이해(48%), 명확한 언어구사(42%), 두부손상여부(3%)를 제시하고 있고 그 외 나이에 알맞은 행동과 의식소실이 없을 것(2%) 등을 고려하여야 한다.

일부 경찰과 병원전 응급의료종사자들은 환자의 자필서명을 포함하는 문서양식을 필요로 하기도 한다. 이 문서에는 환자의 생체징후를 기록하게 되어 있으며, 의식상태, 약물이나 음주여부, 산소포화도 등을 기록하게 된다.

최근 들어 의료에 있어서 환자의 권리를 강조함에 따라 법원의 태도 역시 정보제공을 충분히 받은 판단능력이 있는 환자들의 진료거부 혹은 나아가 이송거부에 대한 권리를 옹호하고 있다. 과거에는 환자의 신체의 완전성에 대한 침습적인 의료행위에 대한 환자의 권리를 옹호하려는 경향이었으나 최근에는 헌법상의 권리를 강조하고 있다. 그러나 이것이 비단 거부할 수 있는 권리가 절대적이라는 뜻은 아니다. 의학적으로 응급상황에서 치료를 시작하기 전에 치료와 관련된 이성적인 판단능력이 결여된 환자의 동의를 받아야 하는 당위는 생략된다. 즉, 환자의 승낙능력이 문제될 수 있다. 현대 사법권내에서는 앞에서 언급한 바와 같이 환자가 자신의 병적 상태를 잘 이해하고 있고, 제공될 치료 또는 그 대안의 이득과 위험요소를 이해하고 있을 경우 이러한 환자를 판단능력이 있다고 간주한다. 따라서 환자가 그러한 이해에 따른 동의의 의사표시를 하지 않았을 경우에도 환자가 반대의 뜻을 가지고 있다 하더라도 암묵적(묵시적)으로 응급상황에서 생명을 구하기 위한 응급처치에 대해 동의한 것으로 간주하게 된다.

이러한 이송거부환자의 판단능력에 대한 것이 의학적인 문제라기보다는 법원에 의해 판단되어야 할 법적인 문제이지만 이러한 문제에 직면한 구급대원들은 단시간 내에 스스로 결정을 내려야 한다. 그리하여 이런 결정을 함에 있어 도움을 줄 수 있는 몇 가지 해결방법을 제시한다면 크게 전문 의료인을 확보하여 응급의료정보체계 내에 포함시켜 조언 및 지도를 받는 방법과 적절한 이송지침서의 개발, 이송 거부에 대한 기록의 확보이다. 응급구조사등이 작성한 기록에는 다음과 같은 것들이 포함되어야 한다.

① 환자의 일반적 모습

② 생체징후

③ 신체검사소견

④ 응급구조사의 의해 제공되어야 하는 응급처치의 특성

⑤ 환자의 이성적인 판단 능력을 결여시킬 만한 요소(예: 약물, 음주 등)가 있는지의 여부 등

만약, 환자가 응급구조사등의 응급처치를 거절한다면 응급구조사는 당황스러울 수 있으나 다음과 같은 일을 해야 한다.

① 법적으로 응급처치를 거부할 수 있는 성인인지 확인한다.

② 환자의 정신상태가 온전한가를 판단하여야 한다.

㉠ 환자가 정확히 이해하고 있는지를 확인해야 한다.

– 응급구조사가 설명한 내용을 환자 스스로의 말로 다시 표현해보도록 한다.

③ 응급처치 받도록 인내와 차분한 설득을 통하여 상황을 해결하도록 노력한다.

㉠ 다양하고 진지하게 설명한다.

㉡ 가능한 단순 명료한 말로 환자에게 이송 및 처치 거부로 발생할 수 있는 잠재적 위험에 대해 설명한다.

㉢ 환자 자신의 결정에 대한 의미와 치료거부에 대한 잠재적 위험에 대해 완전히 이해할 수 있도록 한다.

⑤ 응급처치 받을 수 있도록 환자 가족이나 친구와 같은 사람들의 도움을 구한다.

⑥ 의심스러운 경우에는 정신적 결함이 있다고 간주하여 응급처치를 시행하는 것이 제일 좋은 방법이다.

⑦ 환자를 유기함으로써 상태가 악화하도록 하는 결정을 내리는 것보다는 응급처치를 시행하는 것이 법적으로 더 유리하다.

⑧ 무선통신 및 유선으로 지도의사와 상의한다.

㉠ 19세 미만인 경우

㉡ 적절한 판단력의 행사가 어렵다고 평가되는 경우

㉢ 생체징후(혈압, 맥박수, 호흡수, 산소포화도 등)가 불안정한 환자인 경우

㉣ 자살시도, 두부손상, 약물중독, 흉통 또는 복통, 호흡곤란, 실신의 경우

⑨ 경찰관(공무원)과 같은 공정한 목격자에게 치료거부양식을 서명을 받는다.

⑩ 환자 가족과 친구들이 환자와 함께 머무르도록 설명한다.

㉠ 서류(이송거절 · 거부 확인서 등)를 작성한다.

– 그 내용을 이송 거부한 환자 또는 보호자에게 알려주고 서명을 받는다.

㉡ 가능한 환자를 적절하게 돌볼 수 있는 보호자에게 인계할 수 있도록 한다.

⑪ 도움이 필요하면 다시 연락할 수 있도록 환자 및 보호자에게 연락 방법을 알려준다.
   ㉠ 환자에게 증상이 재발하거나 악화되면 다시 신고하도록 권고한다.
⑫ 완고하게 거부하는 경우에는 거부하는 사람(부모, 후견인, 보호자 등)에게 거부를 인정한다는 내용의 공식문서에 서명하도록 한다.
   ㉠ 모든 노력이 실패로 돌아간다면, 거부 이유와 환자 마음을 바꾸기 위한 응급구조사의 노력을 문서화한다.
   ㉡ 서명은 목격자에게 받을 수 있으며 병원전처치보고서와 함께 보관된다.
   ㉢ 서명이 불가능한 경우 구두로 2회에 걸쳐 서명거부를 확인한 후 이송 거부확인서에 표시하고 필요시 녹음(녹화)한다.
   ㉣ 전체적인 상황을 철저하게 기록한다.
⑬ 무선통신상의 지도의사가 포함된다면 응급구조사의 기록지, 구급활동일지, 이송거절 · 거부확인서 등에 의사의 서명을 받아놓아야 할 것이다.

환자에게 응급처치 거절은 고지되어야 한다는 것을 기억하고, 환자 거절은 가능한 모든 위험을 듣고 이해했다는 것을 의미한다. 이송거부 결정은 의료지도도 포함되어야 한다. 의사와 환자를 바로 연결하는 방법도 좋은 방법이다.

TIP 환자의 권리 & 공공의 안전

환자가 만 19세 이상의 성인이며 적절한 판단력을 행사할 수 있는 건전한 정신 상태라면 응급처치 및 이송을 거부할 수 있는 권리가 있다. 적절한 판단력이란 자신의 결정으로 인해 발생하는 결과를 바르게 이해할 수 있는 능력이다.

환자가 미성년자이거나 적절한 판단력을 행사할 수 없는 경우에는 법적인 대리인(부모 또는 가족)이 판단을 대신할 수 있다. 단, 법적 대리인이 없거나 법적 대리인의 동의를 구할 수 없는 경우에는 지도의사의 지도를 받아 환자를 처치 및 이송할 수 있다.

개인의 자율적 권리보다 공공의 안전 등을 위해 필요한 경우 경찰 등 관계 공무원에게 도움을 요청한다.

① 자해 또는 자살의 위험이 있는 환자
② 감염성 질병이 있거나, 타인에게 해를 가할 위험이 있는 환자

TIP 응급구조사의 의무

구급대원은 환자 또는 그 보호자(법적 대리인)가 응급처치 및 이송을 거부하는 경우에 이송하지 않을 수 있다. 다만, 환자의 병력, 증상 및 주변상황을 종합적으로 평가하여 응급환자라고 인정할 만한 상당한 이유가 있는 경우에는 환자의 이송을 위하여 최대한 노력해야 한다. 또, 환자 또는 보호자의 의견이 불일치하고 환자가 적절한 판단력이 있는 경우 환자의 의견을 우선한다.

'환자이송거부' 또는 '치료거부'와 같은 문제들은 응급의료체계에 있어서 실제 많은 법적 문제를 야기할 수 있다.

① 이송을 거부하는 환자를 강제로 이송했을 경우에는 폭력이나 구타, 부적절한 구속(allegation of assault, battery, wrongful imprisonment) 등이 뒤따를 수 있다.

② 환자의 거부를 수용했을 경우 이후 환자의 상태가 더 악화되었을 때 응급구조사는 과실 또는 유기에 대한 책임에 직면할 수 있다.

(7) 문제 환자

응급구조사로서 응급의료 현장에서 문제가 될 수 있는 환자를 만날 수 있을 것이다. 그런 환자는 다음과 같다.

① 폭력적인 환자

② 약물남용 혹은 중독된 성인 환자

③ 청소년 또는 응급의료에 동의를 제공할 보호자가 없는 환자

④ 손상당한 미성년자 등

위와 같은 문제 환자를 현장에서 마주치게 될 것이다. 이러한 종류의 환자들은 응급구조사를 의학적, 법적인 고민에 빠지게 할 것이다. 상황이 위험스럽거나 환자가 스스로 상해를 입힐지도 모른다고 생각될 때, 경찰이나 가족 구성원은 환자가 응급처치를 받게 하려고 법적 조치를 고려해야 할 것이다. 응급처치 행위나 이송을 거부하는 환자도 문제이다.

TIP 약물중독 환자 사례

약물을 과다 복용한 환자가 있다고 가정하자. 걱정하고 당황한 가족들은 119에 신고를 할 것이다. 응급구조사가 현장에 도착했을 때 환자의 의식이 명료하고 지남력이 있어, 약을 먹었다는 것을 부인한다.

TIP 정신질환 환자 사례

정신질환자인 경우에는 정신보건법상에는 자해 및 타해의 위험이 있는 정신질환자에 대하여 최소 3일간의 응급입원을 시행할 수 있다(근거법령: 정신보건법 제26조, 시행령 제7조 및 제8조, 구조대 및 구급대의 편성·운영 등에 관한 규칙 제28조).

환자가 응급처치 행위나 이송에 대한 동의를 거절하면, 다음과 같이 실시하여야 한다.

① 응급구조사는 환자와 인간적 친밀감을 발전시키려 노력을 해야 한다.

㉠ 거절의 의미를 침착하고 상세하게 설명해야 한다.

㉡ 환자가 응급처치와 응급의료기관으로 이송되는 것을 받아들이게 하기 위해서는 모든 노력을 한다.

② 환자가 계속해서 거부하고 의식 명료와 지남력이 있는 것처럼 행동한다면 거부확인서가 작성되어야 한다.

③ 구급환자의 이송거절 · 거부 양식에 환자가 서명하지 않으면 환자가 응급처치 받는 것을 구두로 써 거부했다는 것을 보여주면서 거부양식에 가족 구성원이나 경찰의 서명을 받는다.

④ 환자와 응급구조사의 대화 및 환자의 거부는 경찰과 같은 공정한 제3자에 의해서 목격되어야 한다.

⑤ 환자의 유형과 관계없이 항상 발생하는 문제점을 상세하게 기록한다.

환자가 질병의 성질이나 거부의 결과를 이해하지 못해 응급처치를 거부할 수도 있다. 이 시점에서 법적인 문제를 생각해 볼 수 있다. 환자가 의사결정을 내리기에, 충분하다면 다음과 같이 한다.

① 거부양식에 서명을 받는다.

② 공정한 제3자에 의해서 목격되어야 한다.

③ 항상 발생하는 문제점을 상세하게 기록한다.

기록지 또는 구급활동일지에 환자나 목격자의 중요한 진술을 포함한다면 " "과 같은 인용부호로 정확한 진술을 표시해야 할 것이다. 경찰은 가능한 모든 문제 환자의 사건에 응답해야 한다. 또한, 목격자로서 기록지 또는 구급활동일지에 서명하거나, 응급구조사의 안전이 위험하다면 환자와 응급구조사와 함께 응급실까지 동행해야 한다.

기록은 다음과 같은 것들을 포함한다.

① 환자 진술

② 신체검사 결과

③ 현장에서 환자나 다른 사람에 의해 언급된 진술

④ 목격자의 성명과 주소 등

TIP 환자의 치료거부

환자의 치료거부 2가지 사항으로 분류할 수 있다.

① 질환이나 외상이 심하지 않아 단순히 병원에 가고 싶은 않은 경우
  ㉠ 환자는 각성상태
  ㉡ 몸을 가눌 수 있으며 추후 불편하면 연락하도록 하고 "치료거부"란에 서명을 하면 된다.

② 응급구조사가 느끼기에 치료가 필요함에도 불구하고 치료 거부한 경우: 치료의 거부(against medical advise, AMA)
  ㉠ 응급구조사가 환자에게 필요한 치료와 이송의 혜택을 받도록 설득하는 것에 실패한 것
  ㉡ 치료 거부의 결말은 좋지 않을 가능성이 높다. 환자는 의사결정을 할 수 있는 능력(자기결정권)이 있고 자살을 실천하지 않을 거라면 치료나 이송을 거부할 권리가 있다. 이에 이러한 의사결정 능력을 구급활동일지에 기록하여 문서화한다.
  ㉢ 응급구조사는 정신상태와 행동에 초점을 두고 가능한 면밀하고 정확하게 환자를 평가한다.
  ㉣ 대부분 치료 거부는 상세한 문서화를 요구되어지고 응급구조사는 직무유기로 이어지지 않도록 주의해야 한다.
  ㉤ 환자 및 보호자 개입, 지도의사와 환자의 대화, 환자가 어떤 손상 손상을 입었는지 환자에게 설명하고 응급처치와 이송 거부 결과에 따른 위험성(사망 가능성)을 환자가 이해했음을 기록한다.

TIP 환자의 치료거부 사례

업무상과실치사[대법원 2014. 6. 26. 선고 2009도14407 판결]

환자의 명시적인 수혈 거부 의사('여호와 증인)가 존재하여 수혈하지 아니함을 전제로 환자의 승낙(동의)을 받아 수술하였는데 수술 과정에서 수혈을 하지 않으면 생명에 위험이 발생할 수 있는 응급상태에 이른 경우에는 다음과 같은 사항이 고려되어야 한다.

① 의사가 진료행위 시 고려하여야 할 사항
② 수혈을 거부하는 환자의 자기결정권이 생명과 대등한 가치가 있다고 평가될 것인지 판단하는 기준
③ 수혈 거부에 관한 환자의 자기결정권 행사가 유효하기 위한 전제 요건
④ 환자의 자기결정권 행사에 따라 수혈하지 않는 방식으로 수술하는 경우, 의사에게 요구되는 주의의무

(8) 이송병원의 결정

응급구조사의 가장 커다란 문제 중의 하나가 이송병원을 정하는 것이다. 수용능력이 없는 병원으로의 중환자 이송은 병원간 재이송으로 인한 진료지연으로 인해 환자의 예후에 중대한 영향을 미치게 되고 이에 대한 환자나 보호자의 불만이 법적인 소송으로까지 이어질 수 있고, 심지어는 중소병원과 응급구조사와의 유착관계까지도 의심을 받는 경우도 있다. 이러한 문제들은 119구급상황관리센터의 역할과도 관련이 있는데, 119구급상황관리센터가 충분한 역할을 수행하지 못하고 있기 때문에 나타나는 문제들 중의 하나이다.

119구조 · 구급에 관한 법률 시행령(약칭: 119법 시행령) 제12조에서 규정하고 있는 응급환자의 이송할 때 환자의 질병내용 및 중증도 등을 고려하여 환자의 치료에 적합하고 최단시간에 이송이 가능한 의료기관으로 이송하여야 한다.

TIP 119구조 · 구급에 관한 법률 시행령 제12조 응급환자의 이송 등

① 구급대원은 응급환자를 의료기관으로 이송하기 전이나 이송하는 과정에서 응급처치가 필요한 경우에는 가능한 범위에서 응급처치를 실시하여야 한다.
② 소방청장은 구급대원의 자격별 응급처치 범위 등 현장응급처치 표준지침을 정하여 운영할 수 있다.
③ 구급대원은 환자의 질병내용 및 중증도(重症度), 지역별 특성 등을 고려하여 소방청장 또는 소방본부장이 작성한 이송병원 선정지침에 따라 응급환자를 의료기관으로 이송하여야 한다. 다만, 환자의 상태를 보아 이송할 경우에 생명이 위험하거나 환자의 증상을 악화시킬 것으로 판단되는 경우로서 의사의 의료지도가 가능한 경우에는 의사의 의료지도에 따른다.
④ 제3항에 따른 이송병원 선정지침이 작성되지 아니한 경우에는 환자의 질병내용 및 중증도 등을 고려하여 환자의 치료에 적합하고 최단시간에 이송이 가능한 의료기관으로 이송하여야 한다.
⑤ 구급대원은 이송하려는 응급환자가 감염병 및 정신질환을 앓고 있다고 판단되는 경우에는 시·군·구 보건소의 관계 공무원 등에게 필요한 협조를 요청할 수 있다.
⑥ 구급대원은 이송하려는 응급환자가 자기 또는 타인의 생명·신체와 재산에 위해(危害)를 입힐 우려가 있다고 인정되는 경우에는 환자의 보호자 또는 관계 기관의 공무원 등에게 동승(同乘)을 요청할 수 있다.
⑦ 소방청장은 제2항에 따른 현장응급처치 표준지침 및 제3항에 따른 이송병원 선정지침을 작성하는 경우에는 보건복지부장관과 협의하여야 한다.

그러나 현실적으로는 대부분의 이송병원의 결정이 환자나 보호자에 의해 결정되는 것이 대부분이고 환자의 중증도와 관계없이 가장 가까운 병원으로의 이송이 많다. 이는 구급대원들의 판단에 의해 이송된 병원이 환자나 보호자의 의사와 일치되지 않았을 경우 환자의 상태가 이후 악화되었을 경우 그 법적인 책임을 회피할 수 있기 때문일 것이다. 이에 중소병원 즉 중증도 분류상 경증의 환자들이 대학병원이나 전문응급의료센터 이상의 대형병원으로 몰려 응급의료센터의 불필요한 과밀화를 조장하고 불필요한 의료비 상승, 실질적인 응급환자의 진료지연 등의 부작용을 야기시키고 있다.

유기적인 연락관계를 가지고 환자를 위해서 가장 유익한 병원을 지정할 수 있는 정보가 응급구조사가 속한 구급대에 제공되고, 구급대는 이를 최종 확인하고 응급상황에 대비할 것을 연락하면서 병원응급실에 도착할 수 있는 체제의 구축이 이루어져야 할 것이며 동시에 이송병원의 지정에 있어서 응급구조사에게 정확한 지침서에 의한 병원 전 중증도 분류를 할 수 있는 법적인 권한을 부여하면서 동시에 책임을 부과하여야 한다.

TIP 소송 사례

구급차에 의한 교통사고를 제외한 기타 법적 소송의 위험을 줄이기 위한 방안으로, 개별 환자에 대한 신속하고 적절한 대응이 제안된다. 즉,

① 신속한 현장 도착 및 이송 시간 단축

② 각 환자에 대한 즉각적인 보고 및 이에 따른 적절한 지시 수령

또한, 이송 거부 환자의 경우, 환자의 상태 및 결정 과정에 대한 철저한 기록이 중요함을 강조하고 있다.

* 마이애미 연구(1972-1982)

1972년부터 1982년까지 10년간 진행된 마이애미 연구에서는 다음과 같은 법적 소송 사례가 확인되었다.

① 지연 출동: 6건

② 기계 장비 이상 또는 환자 이송 중 2차 손상: 4건

③ 의학적 처치 또는 응급처치 중 부주의로 인한 과실: 6건

이는 이송 건수 24,000건당 1건의 소송이 발생한 빈도에 해당한다.

* 시카고 연구(1976-1987)

시카고 연구에서는 대도시 병원 전 응급의료체계와 관련된 법적 소송 사례를 검토하였다. 연구 기간은 1976년부터 1987년까지 총 12년이며, 후향적 검토 방식으로 진행되었다.

연구 결과, 해당 기간 동안 총 60건의 소송이 발생했으며, 이는

① 구급대원 및 환자 27,371명당 1건

② 이송 건수 17,995건당 1건의 소송 발생 빈도

소송에서 피고로 지목된 주체들의 비율은 다음과 같다.

① 시 정부: 100% 포함 ② 구급대원: 47% ③ 이송 병원: 3%

④ 의학적 지시자: 3% ⑤ 병원 내 원격통신 담당자: 1.5%

또한, 환자의 사망 자체가 소송 발생 가능성을 증가시키는 경향을 보였으며, 주요 소송 원인은 다음과 같았다.

① 심장마비: 29% ② 외상으로 인한 사망: 22% ③ 호흡마비: 12%

* 소송 유형

소송의 주요 내용은 세 가지 유형으로 분류될 수 있다.

① 부적절한 처치

- 부적절한 처치 기술 - 치료 미시행
- 오진 - 특수한 상태의 환자에 대한 부적절한 치료

② 이송 관련 문제

- 현장에서의 이송 지연
- 부적절한 이송 병원 선택
- 이송하지 않은 환자의 상태 악화

③ 출동 관련 문제

- 현장으로의 지연 출동

2) 동의와 관련된 법적 분쟁

동의에 관련하여 많은 법적 문제가 있다. 만약 응급구조사가 응급처치 행위에 대한 적절한 동의를 얻지 못하였거나 적절한 응급처치 행위를 계속하지 못했다면 유기, 폭행, 구타 또는 강제구금과 같은 불법행위에 근거한 피해들에 대한 책임이 있을 것이다.

(1) 유기

유기란 환자에 의해 요구되고 또 여전히 응급처치가 필요할 때 적절하고 지속적인 조치를 제공하지 않고 응급구조사와 환자의 관계를 종결하는 것으로 응급구조사가 충분한 이유 없이 환자의 응급처치를 시작하거나 중단할 수 없다.

① 유기에 대한 잠재적 책임을 지지 않고서는 자신보다 경험이 적은 사람에게 환자의 응급처치를 떠넘길 수 없다.

② 현장이나 응급실을 포함하여 어느 시점에서나 발생할 수 있으므로 주의해야 한다.

③ 잠시라도 환자를 돌보지 않은 상태에 놓아두는 것은 직무유기에 대한 책임의 근거가 된다.

④ 응급구조사 기록은 환자 응급처치에 대한 책임을 인계했던 의사에게 구급활동일지에 대한 서명을 받는 것이 좋다.

TIP 유기 사례

① 1급 응급구조사가 시작한 전문인명구조술을 2급 응급구조사에게 환자를 인계하여 기본인명소생술을 받게 할 수 없다.

② 응급구조사가 인계받을 의사에게 환자의 응급처치에 대한 적절한 인계 없이 응급실에서 환자를 남겨두는 경우이다.

TIP 응급의료에 관한 법률 시행규칙 제40조 출동 및 처치기록의 내용 및 방법

① 의사, 간호사 또는 응급구조사(이하 "응급구조사등"이라 한다)는 법 제49조제1항에 따라 출동 사항, 응급환자의 중증도 분류 결과와 응급처치의 내용을 별지 제16호서식의 출동 및 처치 기록지에 기록해야 한다. 〈개정 2023. 2. 24.〉

② 응급구조사등은 제1항에 따라 출동 사항, 응급환자의 중증도 분류 결과와 응급처치의 내용에 관한 기록을 3부 작성하여 그 응급환자를 인수한 의사의 서명을 얻은 뒤 1부는 보관하고, 1부는 해당 응급환자의 진료의사에게 제출하며, 1부는 이송처치료징수용으로 환자 또는 그 보호자에게 발급한다. 〈개정 2023. 2. 24.〉

③ 구급차등의 운용자와 의료기관의 장은 제2항에 따라 응급구조사등이 작성하여 제출한 출동 사항, 응급환자의 중증도 분류 결과와 응급처치의 내용에 관한 기록을 3년간 보존해야 한다. 〈개정 2023. 2. 24.〉

④ 구급차등의 운용자는 법 제49조제3항에 따라 출동 사항, 응급환자의 중증도 분류 결과와 응급처치의 내용에 관한 기록(전자문서를 포함한다)을 응급의료지원센터로 다음달 10일까지 매월 제출해야 한다. 〈신설 2023. 2. 24.〉

⑤ 구급차등의 운용자는 별지 제16호의2서식의 구급차등 운행기록대장을 작성하여 3년간 보존해야 한다. 〈신설 2019. 12. 31.〉

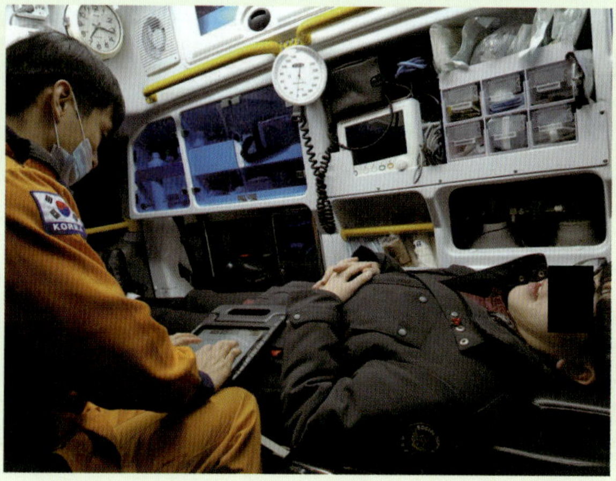

그림 9-8. 구급활동일지 작성하고 있는 119구급대원선생님

TIP 119구조 · 구급에 관한 법률 시행규칙 제18조 구급활동상황의 기록유지

① 구급대원은 법 제22조에 따라 별지 제5호서식의 구급활동일지(이하 "구급활동일지"라 한다)에 구급활동상황을 상세히 기록하고, 소속 소방관서에 3년간 보관해야 한다. 〈개정 2020. 8. 5.〉

② 구급대원이 응급환자를 의사에게 인계하는 경우에는 구급활동일지(제18조의2에 따라 이동단말기로 작성하는 경우를 포함한다)에 환자를 인계받은 의사의 서명을 받고, 구급활동일지(이동단말기에 작성한 경우에는 전자적 파일이나 인쇄물을 말한다) 1부를 그 의사에게 제출해야 한다. 〈개정 2020. 8. 5.〉

③ 구급대원은 구급출동하여 심폐정지환자를 발견한 경우 또는 중증외상환자, 심혈관질환자 및 뇌혈관질환자를 의료기관으로 이송한 경우에는 소방청장이 정하는 바에 따라 구급활동에 관한 세부 상황표를 작성하고, 소속 소방관서에 3년간 보관해야 한다. 〈개정 2020. 8. 5.〉

④ 소방본부장은 구급활동상황을 종합하여 연 2회 소방청장에게 보고하여야 한다. 〈개정 2014. 11. 19., 2017. 7. 26.〉

(2) 폭행(구타)

한국 형법 제260조가 '폭행'이라고 하여 그 구성요건을 '사람의 신체에 대하여 폭행을 가한 자'라고 규정하지만, 정작 폭행죄에 있어서 폭행이 무엇을 의미하는지 그 본질에 대한 설명은 생략되어 있다. 판례, 통설이 인정하는 바와 같이 '신체적 유형력의 행사'라고 파악된다. 만약, 응급구조사가 현장에서 응급처치 행위 실시 전에 적절한 동의를 얻지 못하면 폭행(구타)의 책임을 갖게 될 위험에 처할 수 있다. 응급구조사는 폭행과 구타에 대해 형사범 또는 민사상으로 고소당할 수 있으므로 주의해야 한다.

① 폭행: 환자의 동의 없이 직접적인 신체 손상에 대한 두려움으로 몰아넣는 불법적 행위이다.
  - 환자의 동의 없이 직접적인 신체 위해 우려에 환자를 빠뜨릴 수 있다.

  ㉠ 구타: 환자의 동의 없이 타인에게 불법적인 접촉을 하는 것이다.
    - 응급처치를 동의하지 않은 환자에게 정맥 내 주사를 시작하는 것이 구타가 될 수 있다.

TIP 폭행 사례

환자가 바늘에 대한 두려움으로 정맥 내 주삿바늘 삽입을 거부할 수 있다. 이런 상황에서 응급구조사가 환자에게 정맥 도관(vein catheter)을 보여주며, 마치 정맥주사를 놓으려는 듯 주사기를 환자의 팔로 가져갔다면, 이는 환자의 동의 없이 이루어진 행위로 간주될 수 있으며, 폭행에 대한 책임이 따를 수 있다.

TIP 유기 & 폭행 및 구타

① 유기: 동등한 또는 그 이상 수준의 응급처치가 계속될 거라는 확인 없이 응급구조사와 환자와의 관계를 마무리하는 것을 말한다.
② 폭행: 한사람을 직접적인 신체적 손상에 대한 두려움으로 몰아넣는 행위를 말한다.
㉠ 구타: 타인의 신체에 대한 동의 없는 불법적인 접촉을 말한다.

TIP 적절한 동의

폭행이나 구타 그리고 강제구금의 책임은 적절한 동의를 얻음으로써 피할 수 있다.

TIP 유기 & 폭행 및 구타

개념의 범위	개념규정	형법규정
최광의	사람, 물건에 대한 일체의 유형력 행사	소요죄(115) 다중불해산죄(116)
광의	사람에 대한 직 · 간접적의 유형력 행사	공무집행방해죄(136) 특수도주죄(146) 강요죄(324)
협의 (통상적 의미)	사람의 신체에 대한 유형력 행사	폭행죄(260) 특수공무원폭행죄(125)
최협의	타인의 반항을 불가능케 하거나 현저히 곤란케 하는 유형력 행사	강도죄(333) 강간죄(297)

* 형법 제260조(폭행, 존속폭행)
① 사람의 신체에 대하여 폭행을 가한 자는 2년 이하의 징역, 500만원 이하의 벌금, 구류 또는 과료에 처한다. 〈개정 1995. 12. 29.〉
② 자기 또는 배우자의 직계존속에 대하여 제1항의 죄를 범한 때에는 5년 이하의 징역 또는 700만원 이하의 벌금에 처한다. 〈개정 1995. 12. 29.〉
③ 제1항 및 제2항의 죄는 피해자의 명시한 의사에 반하여 공소를 제기할 수 없다. 〈개정 1995. 12. 29.〉

* 형법 제125조(폭행, 가혹행위)
재판, 검찰, 경찰 그 밖에 인신구속에 관한 직무를 수행하는 자 또는 이를 보조하는 자가 그 직무를 수행하면서 형사피의자나 그 밖의 사람에 대하여 폭행 또는 가혹행위를 한 경우에는 5년 이하의 징역과 10년 이하의 자격정지에 처한다. [전문개정 2020. 12. 8.]

(3) 강제구금

환자의 동의 없이 이송되거나 적절한 사유나 허가 없이 감금된 환자에 의해 강제구금의 책임이 제기될 수 있다. 동의나 법적인 허가 없이 사람에 대한 고의적이거나 부적절한 구금을 의미하며 형사나 민사상의 책임이 발생할 수 있다.

TIP 강제구금 해결방안 사례

① 정신질환을 가진 환자에게 특별한 문제가 발생할 수 있다.
  ㉠ 경찰공무원이 동행하지 않고, 응급구조사가 환자를 응급처치하면서 붙잡고 있을 때의 장점과 강제구금의 위험성에 대하여 주의 깊게 판단해야 한다.
    - 이때는 의료지도를 심사숙고해야 한다.
  ㉡ 응급처치가 의학적 즉시 필요한지와 응급처치 또는 이송에 대한 결정을 내릴 때 환자와 다른 사람에게 위해를 줄 것인지에 대해 판단해야 한다.
  ㉢ 응급구조사가 환자를 돌보고 경찰공무원이 의료기관까지 동행한다면 강제구금에 대한 책임을 피할 수 있다.

(4) 정당한 완력

현장이 안전하다면 다루기 힘들거나 폭력적인 환자를 제어하는 데 합당한 힘을 사용할 수 있다. 정당한 완력은 환자와 다른 사람에게 손상을 입히지 않도록 하는 데 필요한 힘의 총량을 말한다.

① 과도한 힘은 응급구조사의 책임을 일으킬 수 있다.

② 처벌로써 사용된 힘은 응급구조사가 형사상의 책임에 직면하게 되는 폭행이나 구타에 해당할 수 있다.

③ 완력을 사용하는 것이 필요하다고 생각되면 가능한 경찰을 동행해야 한다.

④ 억제는 거친 환자에게 사용될 수 있고, 응급구조사가 규정에 따라야 한다.
  ㉠ 응급구조사가 전형적으로 사용하는 도구는 혁대, 옷, 담요 등이다.

응급구조사의 목표는 환자의 불안을 최소화하고 환자를 안전하게 통제하는 데 최소한의 힘을 사용하는 것이다.

TIP **환자 신체구속(Restraint)**

환자의 권리와 인권을 최우선적으로 고려해야 하지만 환자 자신은 물론 주변 사람이나 응급구조사를 해칠 우려(환자 자신이나 의료진 혹은 다른 사람에게 물리적 피해)가 있는 환자에게 결박을 고려할 수 있다.

1. 적응증

성공적인 처치를 위해 중요한 사항은 환자의 권리에 대한 고려, 적절한 절차 및 방법에 근거하여 결박을 적용하는 것이다.

2. 원칙

① 환자 본인 및 주변사람, 응급구조사를 해칠만한 즉각적인 위협이 있는 경우에 한해서만 제한적으로 결박을 적용해야 한다.

② 환자 신체 결박의 가장 중요한 고려사항은 안전을 위해서라는 점을 응급구조사, 가족 및 환자 본인에게 주지시키는 것이 필요하다.

③ 공격적인 환자를 대응하기 전 반드시 경찰의 협조를 구해 현장에 동시에 도착하도록 하는 것이 좋으며, 만약 응급구조사가 현장에 먼저 도착한 경우라면 경찰이 올 때까지 적극적인 물리적 결박을 적용해서는 안 된다. 현장에 도착한 경찰관의 소속 및 성명, 신고 시각 등을 기록해 두어야 한다.

3. 환자평가 필수항목

① 공격적인 행동을 유발할 수 있는 상태에 대한 고려가 필수적이다. 즉 급성정신병적 상태 이외에 경련 후 상태, 저혈당증, 저산소증, 뇌 손상, 약물 중독 등의 원인에 의해서도 공격적인 행동이 유발될 수 있음을 주지하고 원인감별을 위한 병력 청취를 시행한다.

4. 신체구속의 유형

① 구두 억제(Verbal restraint)
- 솔직하고 정확하고 차분한 말투로 접근해야 한다.
- 거짓말을 하거나 환자를 위협하거나 자극하는 것은 상황을 악화시킨다.
- 상황을 단계적으로 천천히 해결하려 해야지 상황을 통제하려고 해서는 안 된다.
- 직접적인 눈 맞춤은 피해야 한다.
- 환자의 개인적인 공간에 침입하는 느낌을 주어서도 안 된다.
- 불필요하거나 갑작스러운 움직임을 보여서는 안 된다.
- 환자를 존중하며 환자의 존엄성을 유지하려는 태도를 보이는 것이 중요하다.
- 상황이 확대될 때를 대비하여 지원 인력을 요청해 두어야 한다.
- 응급구조사를 빠져나올 수 있는 출입구 가까이에 위치해야 한다(환자가 출입구 가까이 위치하도록 해서는 안 된다).

② 물리적 억제(Physical restraints)
- 환자에게 적용할 수 있는 억제대는 부드러운 것(soft restraint, 천으로 된 시트나 손목 억제대 등)과 단단한 것(hard restraint, 플라스틱이나 가죽 재질로 된 억제대)의 두 종류가 있다.
- 환자에게 허용하는 움직임의 범위에 따라 억제 방법이 달라질 수 있다.
- 환자가 구토하거나 호흡곤란을 보이는 경우 즉시 억제대를 제거해야 한다(그림 9-9).

③ 화학적 억제(Chemical restraints)
- 우리나라에서 구급대원에 의한 화학적 억제는 아직 허용되지 않고 있으며 외국의 경우에도 직접 의료지도에 따라 시행토록 규정하고 있다.

(계속)

5. 발생 가능한 부작용/합병증
① 결박부위 압박손상
② 결박부위 원위부 혈류장애
③ 결박부위 원위부 신경장애

6. 술기 절차 및 방법
① 적절한 개인보호장비를 착용하고 현장의 안전을 확인한다.
② 환자를 결박하기에 충분한 인원을 확보하고 환자를 결박하기 전에 반드시 의료지도를 받고, 경찰에 협조 요청을 한다.
③ 공격적인 환자를 대응하기 전 반드시 경찰의 협조를 구해 현장에 동시에 도착하도록 하는 것이 좋다.
  ㉠ 응급구조사가 현장에 먼저 도착한 경우라면 경찰이 올 때까지 적극적인 물리적 결박을 적용해서는 안 된다.
  ㉡ 현장에 도착한 경찰관의 소속 및 성명, 신고 시각 등을 기록해 두어야 한다.
④ 환자의 보호자가 있는 경우, 보호자에게 결박의 이유를 설명하고 동의를 받는다.
⑤ 환자의 얼굴을 위/옆으로 하여 침대에 위치하게 한다.
⑥ 환자의 사지를 침대에 고정하는데, 고정장치 한쪽 팔은 위로 다른 팔은 아래로 하여 고정한다.
⑦ 머리와 몸의 움직임을 제한하기 위하여 경추(목뼈)고정장치를 이용한다.
⑧ 머리 밑과 이동침대에 고정하는 사지에는 압박손상방지와 혈액순환을 위해 패드를 대준다.
⑨ 환자의 기도/호흡 상태를 산소포화도를 이용하여 감시하고 결박 부위의 원위부의 혈류상태, 신경상태를 감시한다.

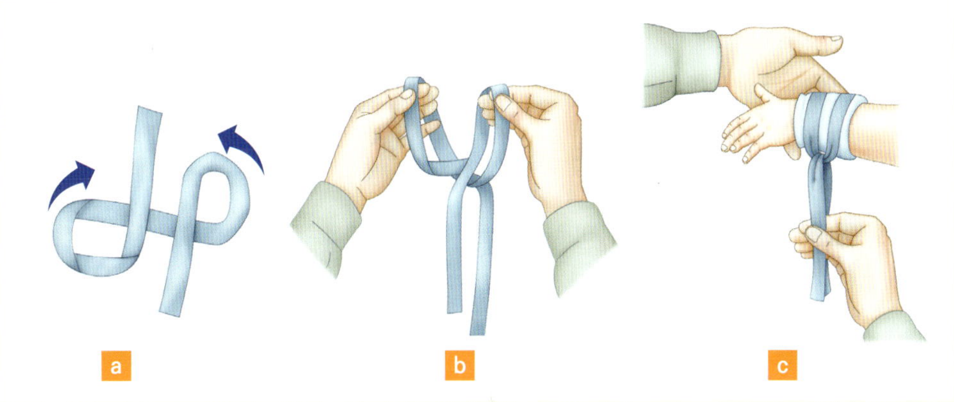

그림 9-9. 억제대 사용방법

7. 신체구속 절차 및 주의사항
① 신고 직후 혹은 현장도착 직후 경찰에 연락하여 도움을 요청해야 한다.
  ㉠ 경찰이 동반되지 않은 상태에서는 물리적 결박을 시행하지 않아야 한다.
② 필요시 추가 구급인력 배치를 요청해야 하고 신체결박 절차를 지휘할 팀 리더를 정한다.
③ 보호자에게 신체구속에 대한 서면동의를 반드시 받도록 한다. 구속 전 동의서 작성이 원칙이다.
  ㉠ 상황이 급박한 경우 구두동의하에 구속을 시행한 이후 동의서를 작성할 수도 있다.

(계속)

④ 환자 자신과 주변 사람들을 보호할 수 있는 가장 최소한의 방법이자 가장 덜 침습적인 방법을 사용하도록 해야 하지만, 이송 중 환자와 구급대원의 안전을 보장할 수 있는 방법은 전체 결박(full restraint)인 경우가 대부분이다.
⑤ 얼굴, 머리와 목 부위에는 아무것도 결박하지 말아야 한다.
  ㉠ 다만 환자가 침 뱉는 행동을 할 수 있으므로 일회용 마스크 등을 착용시킬 수는 있다.
⑥ 인간적인 방법으로 억제대를 적용하며, 가능한 한 환자의 존엄성을 존중해야 한다.
  ㉠ 환자와 가족에게 지금 억제대를 적용할 것임을, 환자 본인과 다른 사람의 안전을 보장할 수 있는 최선의 방법임을 설명해야 한다.
  ㉡ 가능하다면 구속복(straight jacket)을 착용토록 한다.
⑦ 억제대를 적용한 환자를 엎드린 자세로 두면, 기도 폐쇄, 심정지, 흡인 등이 발생할 수 있으므로 금지한다.
⑧ 환자를 엎드린 자세, 양발/양손을 서로 묶는 자세(hog tied)로 결박하지 않는다.
⑨ 환자가 수갑이 채워진 상태라면 경찰과 함께 얼굴을 위로 하고 손이 앞쪽으로 위치하게 하여 이동침대에 고정한다.

8. 신체구속 후 환자 감시
① 억제대가 적용된 환자의 기도, 순환 및 호흡과 의식 상태를 자주 확인해야 한다.
② 혈압, 맥박, 호흡, 산소포화도를 지속적으로 감시하며 이송한다.
② 결박을 시행한 원위 부위의(손끝, 발끝과 같은) 순환, 움직임, 감각 등을 확인한다.

9. 신체구속 시 기록상황
① 환자 의식 상태
② 구두 통제에 반응이 없었다는 내용의 기록
③ 결박의 필요성, 적용한 결박 방법
④ 적용한 억제대의 종류
⑤ 환자 결박 후 결과
⑥ 결박 과정 중 환자나 구급대원이 입게 된 손상
⑦ 이송 중 결박 환자에게 적용한 감시(모니터링) 방법
⑧ 치료, 이송 중 환자의 자세(예: 앙와위(바로누움자세), 파울러, 세미파울러, 모로 누운 자세 등)
⑨ 생체징후
⑩ 원위부의 감각, 순환 체크내용 기록
⑪ 이송 당시 환자 상태
⑫ 구속에 대한 서면동의서 별첨

10. 직접의료지도 요청 기준
① 신체 결박이 필요한 모든 환자

11. 이송병원 선정 지침
① 중증환자일 경우 가까운 지역응급의료센터 이상의 의료기관으로 이송함을 원칙
  ㉠ 지역별 여건에 따라 의료지도 등을 받아 치료가 가능한 가까운 지역응급의료기관으로 이송
② 중증 환자가 아닌 경증 환자일 경우 가장 가까운 지역응급의료기관으로 이송한다.
③ 응급의료 취약지역일 경우 가장 가까운 지역응급의료기관 이상의 의료기관에 이송한다.

(5) 환자이송

① 유기

의료기관으로 환자를 이송하는 것은 지속적인 환자 관리를 위하여 절대적으로 중요한 부분이다. 의료기관으로 이송 동안 처음에 시행하였던 것과 같은 동급의 응급처치를 계속 유지해야 한다. 이는 응급구조사로서 전문인명구조술을 시작하면 환자와 함께 의료기관까지 동행해야 하거나 다른 응급구조사가 환자와 동행하도록 한다는 것을 의미한다. 만약 응급구조사가 이렇게 하지 않고, 1급 응급구조사가 2급 응급구조사에게 응급처치를 미룬다면, 환자가 해를 입을 수 있고 그 결과 응급구조사는 직무유기 등 책임이 발생할 것이다.

TIP 형법 제122조 직무유기

공무원이 정당한 이유 없이 그 직무수행을 거부하거나 그 직무를 유기한 때에는 1년 이하의 징역이나 금고 또는 3년 이하의 자격정지에 처한다.

② 구급차의 운용

응급구조사의 잠재적 책임 중 가장 중요한 것은 구급차의 운용이다. 응급구조사는 법에 대해 친숙해지는 것은 기본이다. 운전규칙이나 규정으로부터 예외를 제공하는 법, 예를 들면, 규정된 속도를 초과하여 과속운행 하는 것을 허락하지만, 구급차를 운전하는 동안 부주의로 사고가 발생한다면 책임으로부터 보호받지 못할 것이다. 과속은 훈련부족으로 발생되어지기 때문이다.

③ 목적지 선택

응급구조사들은 선택해야 할 의료기관이 많은 지역에서 근무하게 될 것이다. 몇몇은 가장 가깝거나 최고의 의료기관으로 이송하지 않은 것에 근거한 부주의를 주장하면서 응급구조사를 고발할 것이고, 일반적 의료기관 선정 근거는 다음과 같다.

㉠ 환자요구

㉡ 환자의 필요성

㉢ 의료기관의 능력

응급구조사는 의료지도 그리고 환자가 의료기관 선정에 있어서 중요한 역할을 한다. 그러나 상황이나 환자상태가 특별한 문제가 없다면 환자의 선택의 자기결정권이 존중되어야 한다.

TIP **이송 응급의료기관 결정**

현장을 떠난 구급대는 이송할 응급의료기관을 결정해야 한다. 이때 도움을 받을 수 있는 방법 중 하나는 의료지도이다. 이송병원 문제는 구급대 운영에 있어 중요한 문제 중 하나로 만약, 수용능력이 없는 병원으로의 중환자 이송은 병원간 재이송으로 인한 진료지연으로 인해 환자의 예후에 중대한 영향을 미치게 되고 이에 대한 환자나 보호자의 불만이 법적인 소송으로까지 이어질 수 있고 심지어는 중소병원과 구급대와의 유착관계까지도 의심을 받을 수 있을 것이다.

현재로써는 119구조·구급에 관한 법률 시행령 제12조 제3항 구급대원은 환자의 질병내용 및 중증도(重症度), 지역별 특성 등을 고려하여 소방청장 또는 소방본부장이 작성한 이송병원 선정지침에 따라 응급환자를 의료기관으로 이송하여야 한다. 다만, 환자의 상태를 보아 이송할 경우에 생명이 위험하거나 환자의 증상을 악화시킬 것으로 판단되는 경우로서 의사의 의료지도가 가능한 경우에는 의사의 의료지도에 따른다. 그리고 제3항에 따른 이송병원 선정지침이 작성되지 아니한 경우에는 환자의 질병내용 및 중증도 등을 고려하여 환자의 치료에 적합하고 최단시간에 이송이 가능한 의료기관으로 이송하여야 한다.

08 소생문제

의학적인 발전은 많은 사람의 생명을 구하고 회복시켰다. 그러나 몇몇 경우에 의료기술은 단지 통증과 고통, 생명을 유지하는 대신 불가피한 죽음을 연장하는 것뿐일 수도 있다. 어떤 사람이 심각한 손상을 입거나 중증의 질병에 걸려 고통스러울 때, 가족들은 생명유지 시스템의 사용이나 철회를 포함한 의학적 응급처치 강도에 관해 매우 어려운 결정을 내려야 한다. 또한, 응급구조사 의무에는 반응과 맥박이 없고 무호흡인 환자를 접했을 경우 소생을 위한 노력을 시도해야 한다. 그러나 소생술을 시작하지 않아도 되는 환자가 있다. 이러한 경우는 다음과 같다.

① 소생불가지시 환자

② 명백한 사망(예: 목이 잘린 환자, 완전히 조직이 분해되거나 시반이 명백한 환자)

③ 매우 위험한 현장에 환자가 있어 접근할 수 없는 경우 등

응급구조사는 항상 법, 규칙, 지침, 의료지도를 따라야 한다. 응급구조사의 소생능력이 필요 없다고 결정했다면, 응급구조사의 결정이나 그 결정이 근거한 기준을 철저히 기록하고 문서로 만들어야 한다.

1) 사전지시

중요한 문제에 관해서 환자와 환자의 가족들 그리고 의사들 간의 의사소통을 증진하기 위해서, 미국의 연방정부는 1990년에 환자 자신 결정법(patient self determination act, PSDA)을 발표하였다. 환자 자신 결정법은 의료기관과 의사가 심폐소생술, 인공호흡, 영양공급, 수액공급, 수혈 등을 포함한 생명유지 조치의 사용과 의학적 치료에 관하여 환자와 그의 가족들이 올바르고 현명한 결정을 할 수 있도록 충분한 정보를 제공할 것을 병원과 의사에게 설명을 요구하고 있다. 그 결과 환자와 가족들은 미래의 의료치료 혹은 사전지시에 대한 환자 자신이 선택한 서면진술을 예전보다 더 준비하게 되었다.

환자의 사전지시는 의식이 없거나 치료행위에 대한 자신의 선택을 표현할 수 없을 때 특정한 치료행위의 선택이 받아들여지도록 만들어진 문서이고, 다양한 형식으로 이루어져 있다.

현장에서 가장 일반적인 환자 자신 결정법(PSDA)은 다음과 같다.

① 의학적 유언

② 소생불가지시

③ 건강관리에 대한 법정대리인의 지속적인 권한

의료지도는 현장에서의 사전지시를 다루기 위해 시행(정책 등)해야 한다. 사전지시를 가지고 있는 환자를 대면할 경우 응급구조사는 다음 사항을 유의한다.

① 응급구조사의 의무를 명백히 규정해야 한다.

② 환자에 대한 합리적인 안정을 제공해야 한다.

③ 환자의 가족이나 사랑하는 사람에 대한 정신적 지지도 제공해야 한다.

(1) 의학적 유언

많은 환자는 의학적 유언을 통해 이미 알려진 인위적인 생명유지와 의학적 치료에 관해 환자 스스로 결정을 한다. 많은 환자에게 다수의 민감한 문제에 대해서 희망대로 의학적 유언에 포함하도록 특별히 허락하고 있다. 의학적 유언의 내용에는 다음과 같은 내용이 있다(그림 9-10).

① 임종 장소 지정 여부(집 또는 병원 등)

② 심폐소생술을 시행 여부

③ 장기 기증 여부

④ 대리인 지명 여부 등

TIP 의학적 유언

① 필요한 경우 환자가 받길 원하는 의료치료의 종류를 결정하도록 허용하는 법적인 문서이다.
② 일단 서명되고 증인이 있으면 환자 자신에 의해서 철회될 때까지 유효하다.

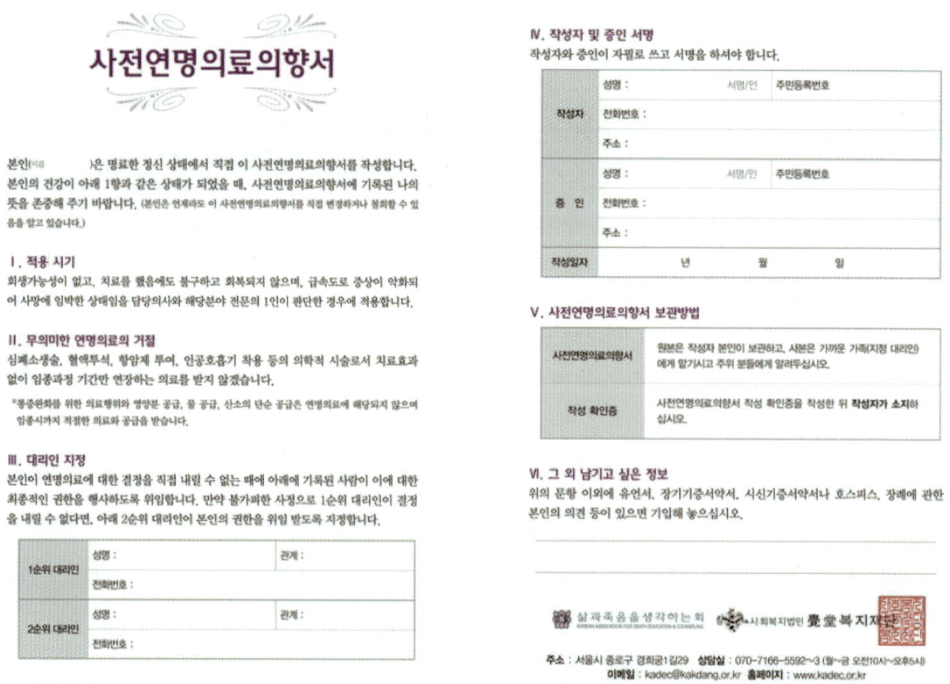

사전연명의료의향서

본인(이름 　　　　)은 명료한 정신 상태에서 직접 이 사전연명의료의향서를 작성합니다. 본인의 건강이 아래 1항과 같은 상태가 되었을 때, 사전연명의료의향서에 기록된 나의 뜻을 존중해 주기 바랍니다. (본인은 언제라도 이 사전연명의료의향서를 직접 변경하거나 철회할 수 있음을 알고 있습니다.)

Ⅰ. 적용 시기

회생가능성이 없고, 치료를 했음에도 불구하고 회복되지 않으며, 급속도로 증상이 악화되어 사망에 임박한 상태임을 담당의사와 해당분야 전문의 1인이 판단한 경우에 적용합니다.

Ⅱ. 무의미한 연명의료의 거절

심폐소생술, 혈액투석, 항암제 투여, 인공호흡기 착용 등의 의학적 시술로서 치료효과 없이 임종과정 기간만 연장하는 의료를 받지 않겠습니다.

*통증완화를 위한 의료행위와 영양분 공급, 물 공급, 산소의 단순 공급은 연명의료에 해당되지 않으며 임종시까지 적절한 의료와 공급을 받습니다.

Ⅲ. 대리인 지정

본인이 연명의료에 대한 결정을 직접 내릴 수 없는 때에 아래에 기록된 사람이 이에 대한 최종적인 권한을 행사하도록 위임합니다. 만약 불가피한 사정으로 1순위 대리인이 결정을 내릴 수 없다면, 아래 2순위 대리인이 본인의 권한을 위임 받도록 지정합니다.

1순위 대리인	성명 :	관계 :
	전화번호 :	
2순위 대리인	성명 :	관계 :
	전화번호 :	

Ⅳ. 작성자 및 증인 서명

작성자와 증인이 자필로 쓰고 서명을 하셔야 합니다.

작성자	성명 :		서명/인	주민등록번호
	전화번호 :			
	주소 :			
증 인	성명 :		서명/인	주민등록번호
	전화번호 :			
	주소 :			
작성일자	년	월	일	

Ⅴ. 사전연명의료의향서 보관방법

사전연명의료의향서	원본은 작성자 본인이 보관하고, 사본은 가까운 가족(지정 대리인)에게 맡기시고 주위 분들에게 알려두십시오.
작성 확인증	사전연명의료의향서 작성 확인증을 작성한 뒤 **작성자가 소지**하십시오.

Ⅵ. 그 외 남기고 싶은 정보

위의 문항 이외에 유언서, 장기기증서약서, 시신기증서약서나 호스피스, 장례에 관한 본인의 의견 등이 있으면 기입해 놓으십시오.

삶과죽음을생각하는회 사회복지법인 각당복지재단

주소 : 서울시 종로구 경희궁1길29 상담실 : 070-7166-5592~3 (월~금 오전10시~오후5시)
이메일 : kadec@kakdang.or.kr 홈페이지 : www.kadec.or.kr

그림 9-10. 소생불가지시서(연명의료의 거절)

생명을 연장하고 있는 환자들은 정신적 기능이 손상될 경우에는 의학적 치료 결정을 할 대리인을 선택할 권리를 종종 호소한다. 대리인들은 의학적 특정 기록을 통하거나 이른바 의학적 치료에 관한 결정을 정형화할 수 있다. 이러한 의학적 유언에 특별한 기록하고, 공식화된 문서를 통해 실행된다.

공식적인 문서를 통해 의학적 유언이 실행될 수 있도록 응급구조사는 다음과 같이 행동한다.

① 의학적 유언에 관한 규정을 알아야 한다.

② 유효한 의학적 유언에 명시된 환자의 요구를 존중해야 한다.

③ 의학적 치료 결정은 대리인에게 주어진 위임권이 정당하게 실행될 수 있게 한다.

④ 현장에서 어떤 문제가 발생하면 의료지도를 받는다.

(2) 소생불가지시

소생불가지시(do not resuscitate, DNR)는 사전 의료지시(advance directive)의 일반적인 유형 중 하나이다.

일반적으로 환자 또는 담당 의사가 서명한 법적 문서로, 환자의 심장이나 호흡이 멈췄을 때 어떠한 생명 유지 처치도 시행하지 말 것을 응급의료 종사자에게 지시하는 내용을 포함하고 있다. 그러나 소생불가지시는 특정 상황에서 여러 가지 문제가 발생할 가능성이 있다.

(가) 응급구조사가 고려해야 할 사항

응급구조사는 요양원이나 자택에서 응급 출동 요청을 받을 수 있으며, 현장에서 심정지 환자를 만나게 될 경우 다음 사항을 유의해야 한다.

① 응급구조사는 법적으로 환자를 소생시킬 의무가 있다.

② 법적 효력이 있는 의료 유언서(advance directive) 및 소생불가지시(DNR)를 존중해야 한다.

③ 의료 유언서나 소생불가지시의 진위가 불확실하다면, 즉시 심폐소생술(CPR)을 시작해야 한다.

④ 소생불가지시를 따른 경우라도, 즉시 장비를 정리하거나 현장을 떠나서는 안 된다.

㉠ 응급구조사는 환자의 가족과 사랑하는 사람들을 돌보아야 하며, 적절한 심리적 지원을 제공해야 한다.

㉡ 담당 의사가 소생술을 시행하지 말 것을 명확히 지시한 경우, 응급의료체계에서는 해당 요청에 출동하지 않을 수도 있다.

⑤ "느린 코드(slow code)"나 "화학적 코드(chemical code only)" 요청은 법적으로 허용되지 않는다. 심폐소생술(CPR)은 '모두 시행하거나 전혀 시행하지 않는 방식(All-or-None)'으로 수행되어야 한다.

㉠ 기도 유지 및 제세동을 제외하고, 약물만으로 심정지를 치료해서는 안 된다.

㉡ 가족이 요청하더라도 '느린 코드'나 '화학적 코드'는 반드시 피해야 하며, 이를 시행할 경우 의료 과실로 간주될 수 있다.

2) 장기기증의 가능성

의학적인 발전은 장기이식의 수적 증가와 이식환자의 높은 생존율을 가져왔다. 장기와 조직은 수요가 많으나 부족한 공급 때문에 응급의료체계가 장기의 확보와 이식과정에 있어 연결고리가 되고 있다. 최근 환자의 사망 후에 장기의 생존능력을 지속시키는 방안에 대한 연구가 되고 있으며, 정맥 수액요법, 심폐소생술을 통한 순환 그리고 기관내삽관을 통한 산소공급이 포함된다. 응급의료체계에서 응급구조사는 장기기증에 대한 규정과 상관없이 장기기증 희망환자를 접했을 때 무선통신상의 의료지도의사와 상의하여야 한다.

(1) 현장에서의 죽음

응급구조사가 현장에 도착하기 전에 이미 사망한 환자(그림 9-11) 혹은 응급구조사가 환자를 소생시키려는 노력을 그만두어야 할 결정을 할 때, 현장 사망에 대해 다음과 같이 적절하게 처리하여야 한다.

① 현장 상황에 대한 기록을 철저히 한다.

② 관련 법, 규정 등을 주의해서 따라야 한다.

③ 자신의 보호를 위해 무선으로 지도의사와 교신하여 도움을 받는다.

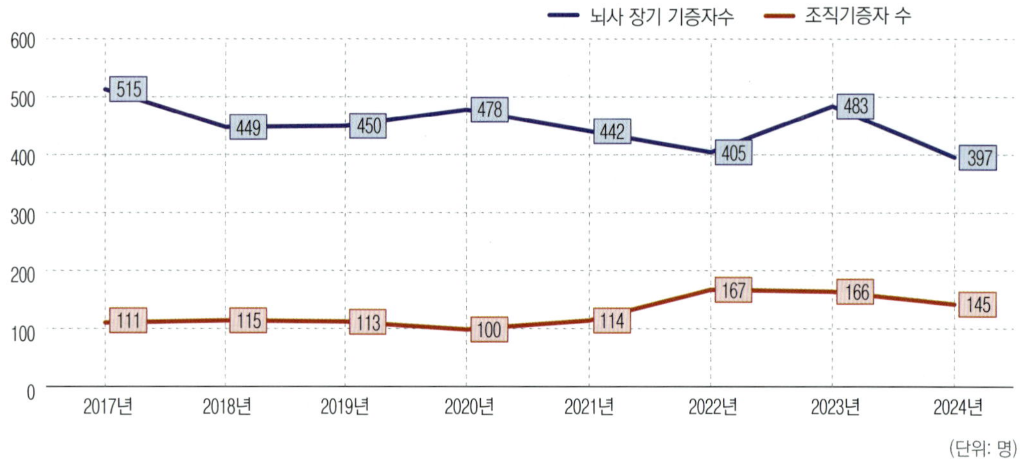

그림 9-11. 연도별 기증 추이

(출처: 한국장기조직기증원)

09 범죄와 사고 현장

1) 범죄와 사고 현장

현장조사 또는 사건경위에서 범죄가 확실하거나 의심되는 (범죄)현장에서 발견된 환자를 응급처치하는 것은 응급구조사등의 의무이기 때문에 범죄현장 보존에 대해 잘 알아야 하며 응급구조사의 가장 중요한 역할은 다른 출동 현장상황과 마찬가지로 외상이나 질병환자에게 응급처치를 제공하는 것이다. 현장 증거를 보존하거나 수사진행을 위해 환자의 응급처치를 미루어서는 안 된다. 환자에게 적절하게 응급처치하고 증거를 손상하지 않도록 최선의 노력함으로써 경찰을 도울 수 있을 것이다(그림 9-12).

증거는 기록 증거와 실제 또는 물리적 증거로 구분된다.

① 기록 증거(Testimonial evidence): 입으로 말해진 문서로 사실에 대한 목격자에 진술로 작성한다.

㉠ 범죄현장에서는 사실만을 정확하게 기록한다.

㉡ 현장의 주변 사람 또는 환자의 말을 인용할 때는 인용구(“ ”)를 반드시 사용한다.

㉢ 환자가 사망한 경우에는 추후 밝혀질 내용과 상충될 만한 의견은 섣불리 제시하지 않는다.

- 흉기가 사용된 경우에 사실이 밝혀질 때까지는 어떠한 흉기 손상이 아니다.
- 환자의 신체에서 뚫리거나 잘린 부분의 해부학적 위치와 형태를 기록한다.
- 즉흥적으로 내뱉은 말은 법정에서의 증언으로 사용될 수 있다.

㉣ 범죄 사건의 기밀유지와 관련된 현행 정책 및 규제를 준수한다.

② 실제 또는 물리적 증거(Physical evidence): 용의자, 희생자, 범죄와 포함된 신체나 물건을 말한다.

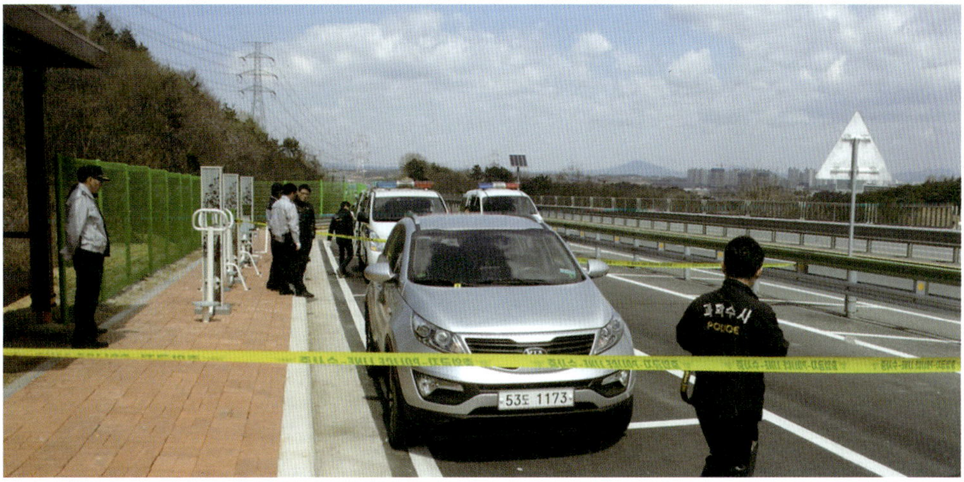

그림 9-12. 현장에 도착하기 전에 사망(CO 중독)한 환자(응급처치 전 범죄현장의 보존에 대해 잘 알아야 한다)

현장에서 경찰은 응급구조사를 특정 장소에 머물거나 어떤 장소를 피하라고 요청할 수 있을 것이다. 경찰은 자동차 타이어 자국, 총 덮개, 혈흔 등을 보호하려 할 것이다. 이에 응급구조사는 환자 곁, 증거물 쪽에 있을 때는 현장상황을 바꾸는 행동을 가능한 최소화하도록 노력해야 한다. 범죄현장 또는 의심되는 현장에서는 가능한 주변을 잘 살펴, 현장이 훼손되지 않도록 주의해야 한다.

① 안전을 위해 가장 중요한 전략은 최대한 빨리 폭력적 상황을 인지하기 위해 위험징후에 대해 경계심을 갖는 것이다.

㉠ 신고전화 접수된 때부터 근무지 복귀할 때까지 위험 징후에 대한 경계를 늦추지 않는다.

㉡ 신고가 접수되어 119구급상담관리자로부터 출동요청을 받을 때부터 시작된다.

㉢ 119구급상황관리자는 최대한 많은 정보를 얻기 위해 신고자가 전화를 끊지 않게 노력한다.

② 폭력적 상황과 추가 지원 요청할 수 있는 자원을 다루는 표준운영절차(SOP)를 숙지한다.

③ 출동 중에 현장이 위험하다는 정보를 받은 경우에는 다음과 같이 현장 활동을 실시한다.

㉠ 사고현장에서 범죄가 발생했다고 생각되면 경찰에 즉시 지원 요청한다.

– 현장에 도착한 경찰의 소속 및 성명, 신고 시각 등을 기록한다.

㉡ 경찰에 의해 안전이 확보될 때까지는 현장에 접근하지 않는다.

– 범죄현장 보존 및 책임에 대해 잘 알아야 한다.

– 응급구조사 의무의 최우선은 자신의 안전과 동료의 안전을 지키는 것이다.

㉢ 구급차의 경광등과 사이렌은 더 많은 행인을 끌어모을 수 있다.

– 범인의 주의를 끌 수가 있기 때문에 신중하게 사용한다.

– 현장 특성에 따라서 아예 사용하지 않는 것도 권장된다.

㉣ 경찰을 따라 현장에 진입하지 않는다.

– 함께 진입하는 경우에는 폭력에 휘말릴 수 있다.

④ 현장이 안전하면 우선 의학적인 지시대로 응급처치를 실시한다.

㉠ 환자 평가는 일반 출동상황과 동일하게 시행하는 것이 원칙이다.

– 생명을 위협하는 손상이 있는지 우선 확인한다.

㉡ (안전이 확보된 경우)의료 기관으로 즉시 이송이 필요한 중증환자이면 경찰 도착을 기다리기 위해 시간을 지체하지 말고 즉시 필요한 처치와 함께 환자이송을 한다.

㉢ 중증 환자가 아니거나 협조가 되지 않을 경우에는, 경찰이 현장에 도착할 때까지 기다린다.

– 응급처치 및 환자이송을 위해 필요할 경우 경찰에게 환자 구속(restraint)을 요청할 수 있다.

㉣ 현장 증거보존과 환자 응급처치 사이의 우선순위가 경찰의 의견과 상충하거나 경찰이 현장 증거수집의 목적으로 환자를 의료기관으로 이송하는 것을 저지할 경우에는 직접의료지도를 요청한다.

⑤ 환자의 응급처치에 필요한 경우를 제외하고는 현장을 보존하는 것이 원칙이다.

㉠ 응급처치 과정 중 현장 훼손이 불가피 하다면 실시한 모든 조작을 병원전처치기록지에 기록하여 문서화한다.

TIP **위험에 대한 경고 징후**

① 난폭한 행동
② 정신적 상태의 변화
③ 차량 안에서 특정 물건을 꽉 쥐거나 감추는 행위
④ 탑승자 간의 말다툼 혹은 싸움
⑤ 어떤 종류의 활동이 예상되지만 아무런 활동이 없는 경우
⑥ 알코올/마약 복용의 물리적 징후(예: 술병, 맥주 캔, 주사기 등)
⑦ 문이 열린 트렁크(사람이나 무기의 은신처일 수 있음)
⑧ 탑승자 간의 진술 불일치 도로변 응급상황 시 차량에 안전하게 접근하기 위해서 다음과 같은 절차를 거쳐야 한다.

㉠ 도로상에서 안전한 지점에 구급차를 세운다. 주차한 후 상황, 위치 등을 상황실에 보고한다.
㉡ 한 사람이 문제의 차량에 접근한다. 구급차는 높은 좌석으로 인해 시야가 더욱 잘 확보되기 때문에, 운전자는 구급차에 남아 있다.
㉢ 운전자는 즉각적인 지원을 요청하는 무선 통신에 대비하고 동료가 돌아오면 현장을 신속하게 떠난다.
㉣ 야간에는 구급차의 경광등을 켜서 차량에 빛을 비춘다. 하지만 구급차와 다른 차량 사이를 걷지 않는다. 역광이 되면 범인에게 손쉬운 표적이 되기 때문이다.
㉤ 경찰은 운전자 측면에서 차량에 접근하기 때문에 응급구조사는 반대로 승객의 측면에서 접근한다.
㉥ A, B, C 문기둥을 엄폐물로 활용한다(그림 9-13).
㉦ 뒷좌석을 살핀다. 뒷좌석이나 발 밑 공간에 위험이 없다고 확신하지 않는 한 C 문기둥 앞으로 섣불리 이동하지 않는다.
㉧ 위험 징후가 발견되면 곧바로 구급차로(혹은 다른 전략적 엄폐 장소로) 후퇴한다.
㉨ 모든 후퇴 및 대피 장소는 반드시 구급차 운전사와 공유되어야 한다.

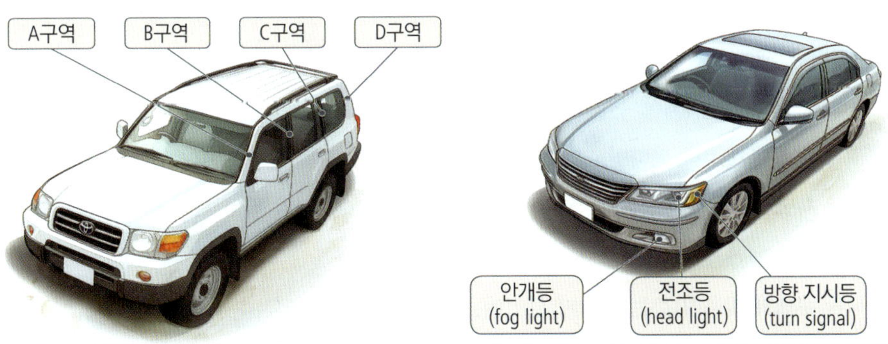

그림 9-13. 자동차 A, B, C 구역

⑥ 응급구조사가 현장에 최초로 도착한 경우에는 다음과 같이 현장 활동을 실시한다.

㉠ 행인이나 사건 관련인의 주의를 끌지 않도록 구급차를 시야에서 보이지 않게 정차한다.

㉡ 경찰이 현장의 안전을 확보할 때까지 작업준비구역을 설치한다.

㉢ 폭력은 경찰이 현장에 있음에도 불구하고 발생하거나 재발할 수 있다.

- 유니폼 색깔이나 배지의 모양으로 인해 경찰 인력으로 오인받을 수도 있다.
- 현장이 안전하지 않다면, 즉시 후퇴한다.

⑦ 현장 평가의 주 목적 중 하나는 최대한 위험 요소를 찾아보는 것이다.

㉠ 버려진 전선, 난폭한 애완동물, 불안정한 차량, 유해 물질 등을 포함한다(그림 9-14).

㉡ 즉각적인 위험요소가 모두 배제되지 않는 한 구급차를 벗어나지 않는다.

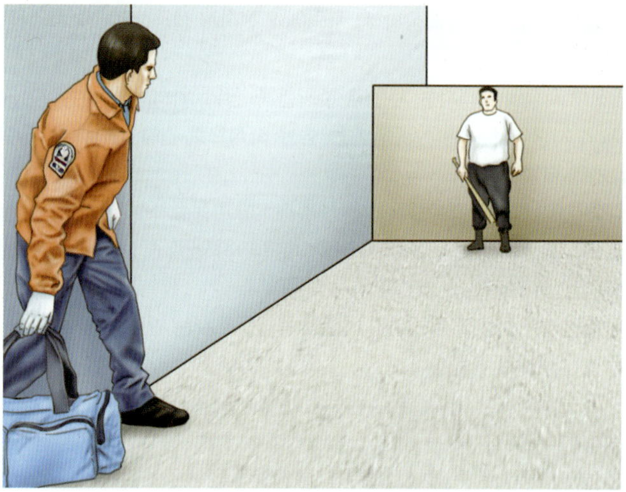

그림 9-14. 최대한 위험요소를 찾는다.

⑧ 사건 신고에 대한 의심이 든다면, 구급차를 사고 현장에서 멀리 정차한다.

⑨ 현장에서 보이는 위치에 구급차를 정차할 경우에는 다음과 같은 방법을 참고한다.

㉠ 주택의 측면이나 잔디밭으로 접근하거나 주택에 근접해서 이동한다.

- 사람들은 응급구조사가 인도를 사용할 것이라고 생각할 것이다.

㉡ 역광을 등에 업고 이동해서는 안 된다.

- 주택에 빛을 비추는 구급차 사이에 위치하는 것은 위험할 수 있다.

㉢ 이동할 때 손전등을 몸 앞이 아니라 측면으로 든다.

- 무장한 가해자는 빛을 향해서 발포하는 경향이 있다(그림 9-15).

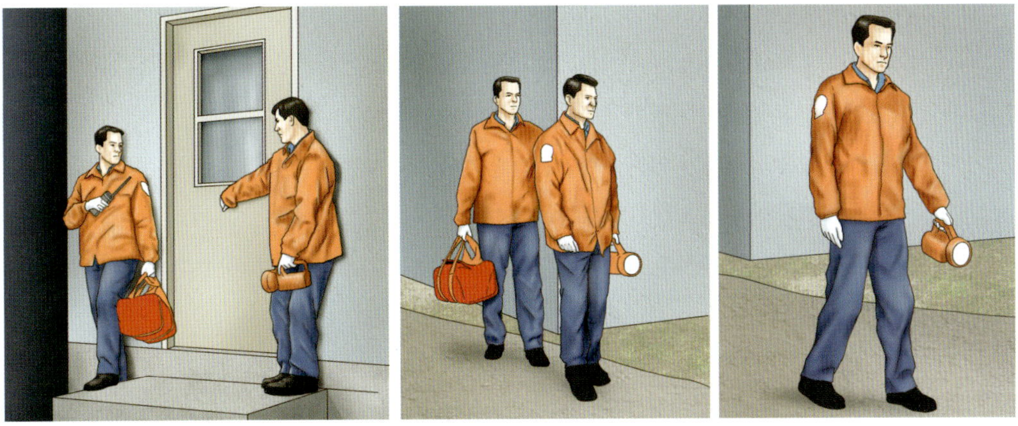

그림 9-15. 현장 주택 접근 시 주의하며 행동한다.

⑩ 응급처치가 시작되었다 해도 자신의 안전을 최우선적으로 하고, 전략적 선택권은 2가지가 있다.
  ㉠ 선택 1: 우선 환자를 감싸서 현장을 떠날 수 있다.
  ㉡ 선택 2: 환자를 두고 현장을 떠난다.
    – 행동에 대한 선택은 위험의 수준에 따라 달라진다.
    – 폭력사고의 경우 항상 사건에 대한 정확한 문서화를 하는 것이 중요하다.
    – 위험한 상황에서 정확한 문서화로 합법적으로 환자를 두고 올 수 있다.
    – 즉시 경찰 통보하고 협조 요청하고, 필요시 후퇴해야 한다.
    – 직무유기에 대해 주의해야 한다.
    – 표준운영절차(SOP)에는 반드시 비상대피계획이 포함되어야 한다.
    – 위험상황에서 또 다른 피해자가 되지 않기 위해 적절한 대피조치를 취해야 한다.

⑪ 자신과 다른 동료의 안전을 확보한다.
  ㉠ 현장이 안전하다고 판단되면 환자와 접촉하여 응급처치를 시작한다.
  ㉡ 현장 진입이 안전하지 않다면, 응급처치 실패에 대해 책임을 피할 수 있을 것이다.

⑫ 범죄 및 사고현장에서 환자의 응급처치에 필요한 것이 아니라면, 현장에서의 어떤 것도 만지거나 이동시키지 말아야 한다.
  ㉠ 응급구조사의 동료에 의해 옮겨진 물건 등의 처음 위치를 기억한다.
  ㉡ 상처를 드러내기 위해서 환자의 옷에 총상이나 찔림에 의해 생긴 구멍을 가진 경우 가능한 자르지 않는다. 옷이 제거한다면 증거를 손상되지 않게 하여야 한다.
  ㉢ 총 덮개, 무기, 혈흔이 튄 자국 그리고 혈액 등을 항상 증거물로 염두에 둔다.

㉣ 안전상의 목적이 아닌 이상 총기를 만지거나 옮기지 않는다.

- 총기를 옮겨야 한다면 측면 그립이나 손잡이를 잡는다(그림 9-16).
  (그립 부분은 표면이 거칠기 때문에 지문이 남지 않는다)
- 총의 직경을 파악하기 위해서 탄약통의 덮개를 잡아서는 안 된다.
- 총기 내부에 아무것도 집어넣지 않는다.
- 총열에는 범죄의 단서가 될 만한 대부분 증거물(화약 흔적, 탄환 패턴, 피해자의 피부이나 혈액 등)이 있다.

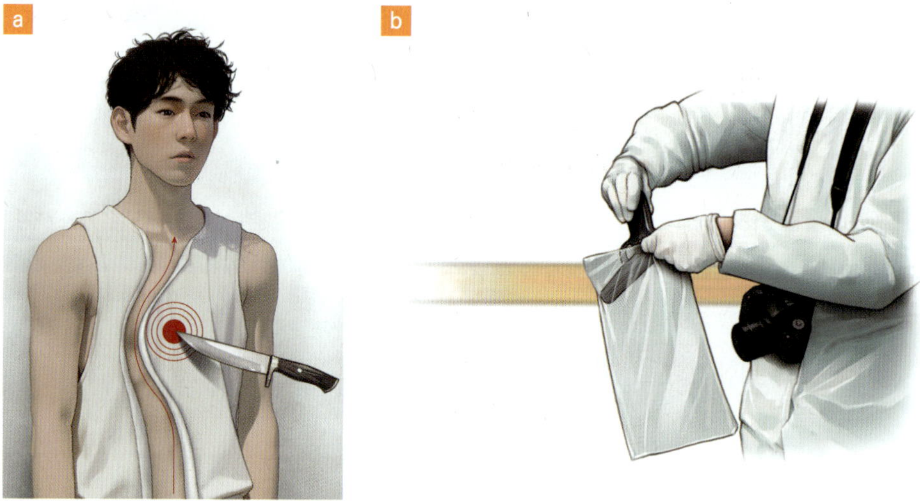

그림 9-16. (a) 증거물을 훼손시켜서는 안 된다. (b) 총기를 옮겨야 한다면 측면 그립이나 손잡이를 잡는다.

TIP 총기류 감식

총기와 관련된 범죄인 경우 수사관들은 총기뿐만 아니라 사용된 총알과 탄창을 조사하며 엽총이 사용된 경우에는 탄약과 탄피까지 수색을 한다. 총기류는 매우 조심스럽게 다루어지며 처음에는 총이 장전이 되었는지 여부를 확인해야 한다(수사관은 반자동 권총을 옮길 때 안전을 위해서, 슬라이드를 후방에 놓고, 탄창을 제거한다. 이때 지문이 묻는 것을 방지하기 위해 장갑을 낀다). 영화나 텔레비전에서 형사가 권총을 손가락으로 연필 잡듯이 총열을 잡아들어 올리는 장면이 종종 나온다. 그런데 최소한의 경험이 있는 수사관이라면 그런 행동을 하지 않는다. 이는 매우 위험할 뿐만 아니라 총열에 손상을 주어서 증거로서의 가치를 떨어뜨린다. 그 대신 대개 손잡이 부분에 무늬가 있으므로 아주 조심스럽게 그 부분을 잡는다.

ⓜ 환자의 목에 베인 것과 같은 치명적인 상처를 가지고 있다면 신체를 만지지 말고, 가능한 증거를 보존하기 위해 최선의 노력을 다해야 한다.

ⓑ 혈흔 증거물은 다음과 같은 방식으로 보존한다.

– 혈액 표본을 절대 섞지 않는다. 혈액 간에 혼합이 될 경우, 해당 표본은 더 이상 증거물로서의 가치가 없다.

– 바닥의 혈액을 따라 이동하지 않는다(그림 9-17).

  • 발자국을 남길 뿐만 아니라 다른 혈흔 증거물도 훼손할 수 있다.

– 피해자의 피범벅이 된 옷을 잘라내야 하는 경에는 절개한 천 조각을 각각 별도의 갈색 종이봉투에 보관한다.

  • 천 조각이 축축할 경우에는 종이봉투 안에서 조심스럽게 말아서 보관한다.
  • 모든 증거물은 2번째 종이봉투에 보관한다.
  • 체액 보호를 위해 비닐봉투에 추가로 담는다.

– 피나 여타 체액이 묻어있는 옷은 한 곳에 몰아두거나 혈액이 고인 쪽으로 던지지 않는다.

– 현장에 남아있는 혈흔을 치우거나 훼손하지 않는다.

– 정맥천자로 인해 혈액을 현장에 남길 경우, 경찰인력에게 미리 알린다.

– 혈액은 생물학적 위해가 될 수 있기 때문에, 증거물 수집을 위해 현장의 접근이 제한되는지를 경찰에게 문의한다.

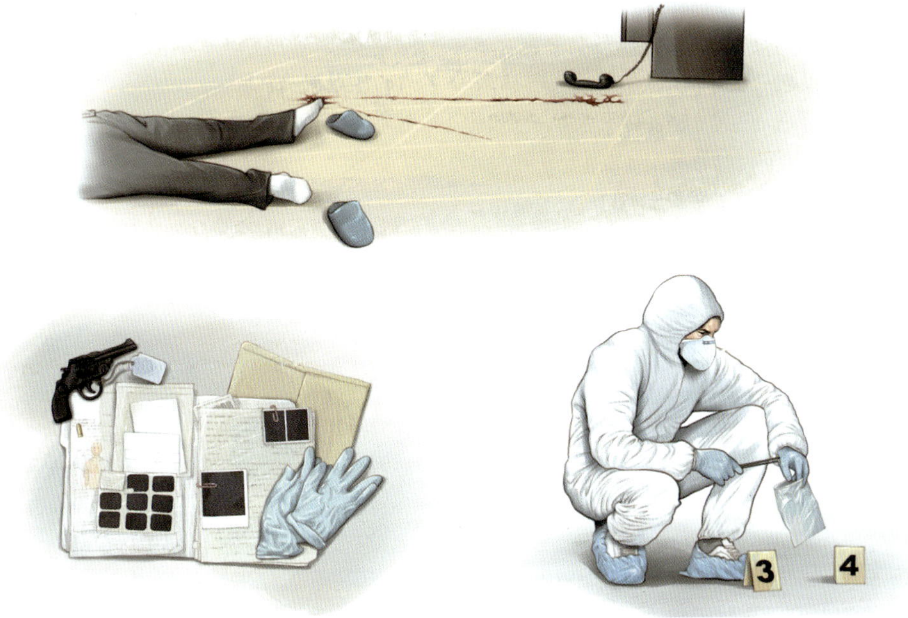

그림 9-17. 바닥의 혈액을 따라 이동하지 않는다.

TIP 혈흔

혈흔은 중력의 영향으로 자연스럽게 떨어지거나 흘러내려서 웅덩이를 만들기도 하고, 타격 등의 외력에 의해서 멀리까지 튀기도 한다. 또한 혈흔은 접촉에 의해서 다른 물건으로 옮겨질 수도 있다. 예를 들면 피 묻은 손으로 문의 손잡이를 잡는 경우가 그렇다. 법과학자들은 복잡한 수학적 공식을 사용하여 혈흔을 만들어 낸 힘의 크기를 계산할 수 있다. 작은 입자로 뿌려진 혈흔은 총격과 같이 매우 빠른 속도의 충격으로 생긴다. 반면 큰 입자로 뿌려진 혈흔은 둔기와 같이 느린 속도의 충격으로 생긴다.

혈흔은 강력 범죄 또는 교통사고 등에 주로 관련되어 있지만 다른 범죄와도 깊은 관련성이 있다. 예를 들어 주거에 침입해 절도를 저지른 범인이 깨진 창문 유리에 손가락을 다친다면, 범죄현장에 혈흔을 남길 수도 있다.

TIP 증거물의 유형(흔적)

① 지문
- ㉠ 지문은 가장 가치 있는 정보가 될 수 있다.
  - 예를 들면, 피지나 습기로 인해 손가락 끝 표면에 형성되는 특이한 형태의 지문은 흔적으로 가치가 있다.
- ㉡ 사람의 지문은 개인별 특이성이 있기 때문이다.
- ㉢ 지문을 섣불리 훼손하지 않도록 주의해야 한다.
- ㉣ 현장에 자신의 지문이 남지 않도록 해야 한다.
  - 응급구조사가 현장의 물건을 만지는 것을 최소화해야 한다. 단, 환자를 치료할 때는 예외로 한다.
  - 1회용 소독장갑을 착용하면 지문을 남기는 문제를 방지할 수 있다.
  - 필요한 장비만을 현장에 들여 지문을 포함한 증거물을 훼손하지 않아야 한다. 장비가 많을수록 증거물이 훼손될 확률이 높아진다.

② 발자국, 타이어자국
- ㉠ 범인이 무슨 신발을 신었는지 또는 탑승한 차량의 타이어 접지면을 유추할 수 있다.
  - 경찰로 하여금 운동화 자국인지 구두의 자국인지 알 수 있다.
  - 범인의 차량을 유추할 수 있다.
  - 의심되는 신발이나 차량과 대조되어진다.

③ 혈액/혈흔/체액
- ㉠ 환자의 손톱 밑, 옷, 손 혹은 여타 부위에서 범인의 혈흔이 발견될 수 있다.
  - ABO 혈액형 분류를 통해 용의자의 범위를 줄일 수 있다.
- ㉡ DNA 확인은 유전자 지문 감식으로도 불린다(100%에 가까운 정확성을 보임).
- ㉢ 혈액이 뿌려지거나 떨어진 방식은 경찰에게 또 다른 단서가 된다.
- ㉣ 사용된 무기의 유형, 가해자와 피해자의 위치 및 자세, 가해자에 의해 가해진 힘과 방향 등을 유추가 가능하다.

④ 미세 증거물
- ㉠ 모발, 카펫 섬유, 옷 섬유와 같이 육안으로 쉽게 확인되지 않는 물건을 의미한다.
- ㉡ 응급의료인력이 피해자의 옷을 만지는 일을 최소화해야 한다.
  - 증거물이 보존 작업이 수월해진다.

⑤ 응급구조사등 인력의 현장 관찰

㉠ 응급구조사등이 보고 듣는 모든 것은 증거물에 해당한다.

- 현장의 조건(밝음/어둠, 문의 잠금 상태, 커튼의 개폐 상태)
- 가해자/피해자가 입은 손상
- 현장에서 들은 사람들의 말
- 사망선고
- 현장에서 발견한 의심스러운 사람 혹은 현장에서 도주하는 사람
- 무기의 존재 유무와 무기의 위치 등

⑬ 전화기, 화장실 그리고 싱크대의 물을 사용하지 않는다. 사용으로 증거가 훼손될 수 있다.

⑭ 범죄 및 사고현장에서 무기나 약병 같은 물품들을 없애야 한다면, 기록하고 사건담당 경찰에게 알려야 한다.

⑮ 범죄 및 사고의 현장도 같은 방식으로 처리해야 한다.

⑯ 피해자가 숨을 거둔 경우에는 증거물 보존을 위해 즉시 필요한 인력을 제외한 모두를 현장 밖으로 내보낸다.

㉠ 사망한 피해자 부근에서 흉기가 발견된 경우, 안전상의 목적이 아닌 이상 흉기를 만지거나 옮기지 않는다.

TIP 폭력 범죄 현장에 대응할 때는 다음과 같은 사항을 유의한다.

① 폭력범죄에 위험한 무기가 사용될 수 있다.
② 범인은 현장에 남아있거나 돌아올 수 있다.
③ 환자는 응급의료 인력에게 폭력을 행사할 수 있다.

TIP 군중이 있을 때는 다음과 같은 위험 징후에 유의한다.

① 점점 거세지는 목소리나 고성
② 서로 밀치는 행위
③ 범인, 피해자, 경찰 등 현장에 있는 누군가에게 적대감을 표시하는 행위
④ 빠르게 증가하는 군중의 수
⑤ 경찰의 군중 통제력 상실

응급구조사가 위험에 처했을 때 즉각적으로 실행할 수 있는 2가지 전략으로는 은폐와 엄폐가 있다 (그림 9-18).

① 은폐

덤불, 담벼락, 차량 문 뒤에 웅크리는 등 신체를 가리는 방법으로 대부분의 물체는 발포된 총알에 의해 관통된다.

② 엄폐

벽돌담, 암석, 두께가 큰 나무, 전신주, 자동차의 엔진부와 같이 견고하고 관통이 불가능한 물체 뒤에 신체를 가리는 방법이다.

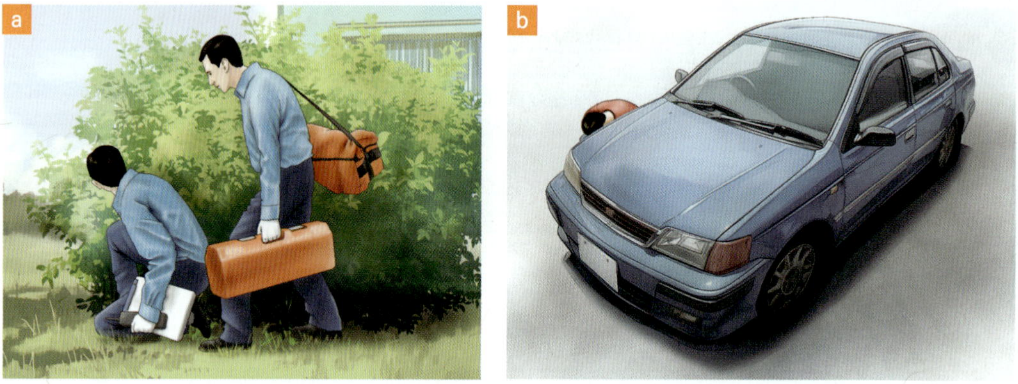

그림 9-18. (a) 은폐 (b) 엄폐

은폐 및 엄폐의 성공을 위해서는 다음과 같은 규칙을 준수한다.

① 사고 현장에 접근할 때는 주변 환경에 익숙해져야 한다.

　㉠ 후퇴하게 되거나 포위를 당할 때 활용할 방어물을 알아둔다.

② 엄폐물을 신중하게 선택한다.

　㉠ 방어물을 선택할 기회가 단 한 번뿐일 수도 있다.

③ 엄폐물을 고르면 신체를 최대한 많이 가린다.

　㉠ 착용한 물품이나 옷 중에서 빛을 반사할 만한 것이 있는지 확인한다.

　㉡ 무장한 범인에게 반사되는 물체가 표적물로 활용될 수 있다.

④ 응급구조사의 안전과 위치 선정을 지속해서 개선한다.

TIP 범죄현장에서 응급구조사의 역할

① 자신의 안전과 동료의 안전을 지킨다.
② 의학적으로 지시된 대로 환자에게 응급처치를 시행한다.
③ 범죄 및 사고현장에서 이용 가능한 자원을 사용한다.
④ 필요한 추가인력이나 필요한 구조장비가 보충되기를 기다려야 한다.

2) 성폭행 현장 출동

성폭행이란 본인이 동의 없이 이루어진 일체의 성적 행위로서 부적절한 접촉, 질 · 항문 · 구강으로의 성기 삽입, 성관계, 강간, 강간 미수, 아동 추행 등을 모두 포함하는 개념이다. 성폭행은 언어적, 시각적 혹은 본인이 원하지 않는 상태에서 이루어진 모든 종류의 성적 접촉을 지칭한다. 이 중 강간이 병원 전 응급의료에 신고 되는 가장 흔한 형태의 성폭행이다. 이는 모르는 사람뿐 아니라 데이트 상대, 친구나 지인 혹은 배우자에 의해서 자행되기도 한다. 성폭행 현장 출동 시 응급구조사의 첫 번째 의무는 자신과 환자의 안전을 보장하는 것이다.

① 자신의 안전이 확보되지 않았으면 절대 현장에 들어가지 않고, 위험이 느껴지는 현장은 즉시 현장을 떠난다.
② 응급구조사의 기본적인 의무는 환자에게 정신적인 지지 및 안전한 환경을 제공한다.
  ㉠ 폭행과 학대 피해자는 자신이 입은 폭행으로 위험을 느낄 수 있다.
  ㉡ 환자와 주로 의사소통을 하는 사람의 수를 한정하도록 한다.
  ㉢ 안전한 장소를 제공하기 위해(잠금장치가 있는) 구급차로 옮기거나, 완전히 다른 장소로 이동한다.
③ 폭행 피해자에게 적절한 심리치료를 제공할 의무가 있다.
  ㉠ 정서적 보조를 제공한다.
  ㉡ 환자의 개인 프라이버시를 고려한다.
  ㉢ 환자평가 중 환자를 노출시켜야 하는 경우 가능한 신속히 하고, 피해자를 가려주고 타인의 시선에서 피할 수 있게 한다.
④ 피해자는 정서적인 위기 상황에 처해 있을 수 있으므로 피해자와 같은 성의 응급구조사가 출동하고 상대하는 것이 권장된다.
  ㉠ 성폭력의 피해자가 반드시 여성인 것만은 아니라는 점을 주의한다.

⑤ 환자와 이야기할 때 개방형 질문을 하여 현장을 통제한다.

㉠ 예를 들면 "연락을 해주었으면 하는 사람이 있나요?" 등

㉡ 환자로부터 성과 관련된 과거병력 및 환자가 죄책감을 느끼게 만들 수 있는 모든 질문은 하지 말아야 한다.

㉢ 응급구조사는 피해자에게 이번 성폭력과 관련된 자세한 내용에 대해 묻지 말고 최소한의 정보만 기록한다.

㉣ 피해자가 대답하는 언어 그대로 답변을 기록한다.

– 피해 날짜 및 시각, 피해 장소

⑥ 피해자를 처치하는 동안 객관적인 태도를 유지한다.

㉠ 심각한 손상이 있는 경우가 아니라면 환자의 성기 주변을 검진하지 말아야 한다.

㉡ 심각한 손상이 의심되는 경우라면 환자에게 반드시 허락을 받은 후 검진을 시행해야 한다.

⑦ 피해자 및 폭행범에게 주관적인 언급은 피하도록 한다.

⑧ 안심시키는 말투로 환자가 사건에 대해 진술할 수 있도록 격려하고 증거보존의 중요성을 설명한다.

㉠ 환자가 옷을 갈아입지 못하도록 하고 가능한 환자가 소변을 보거나 씻거나 샤워하거나 양치질 하지 못하도록 한다.

⑨ 다른 사람에게 폭행을 당했다는 사실을 기억한다.

㉠ 많은 가해자는 친하게 지내던 지인이다.

⑩ 현장에 경찰이 없는 경우라면 신고 후 병원까지 대동한다.

㉠ 경찰과 함께 사건 현장 및 증거를 보존한다.

㉡ 현장에 도착한 경찰의 소속 및 성명, 신고 시각 등을 기록한다.

⑪ 피해자와 함께 이송하는 소지품은 경찰과 함께 확인하고, 이를 기록에 남긴다.

㉠ 추후 분실 및 책임의 문제가 발생할 수 있다.

㉡ 피해자가 사용한 모든 섬유류는 환자와 함께 응급실에 두고 온다.

⑫ 보호자나 환자가 이송을 거부하거나 심각한 비뇨생식기 손상이 동반된 경우에는 직접의료지도 요청한다.

⑬ 모든 성폭력 피해 환자는 성폭력 응급키트가 있고, 산부인과 진료가 가능한 의료기관으로 이송하는 것이 원칙이다.

㉠ 성폭력 피해자 전담의료기관(해바라기센터)으로 이송하는 것이 권장된다.

TIP **성폭력 응급키트**

성폭력 증거채취 등을 위한 의료용품을 모아놓은 것으로서, 성폭력 피해자의 진료를 담당하는 의료기관에서 증거 수집을 원활하기 위하여 여성가족부에서 개발, 배포하는 의료용품 세트이다. 성폭력 응급키트 세트에는 증거채취용 봉투, 면봉, 슬라이드글라스, 손톱깎이 및 빗, 각종 절차에 필요한 서류 등이 동봉되어 있다.

3) 아동학대

아동학대란 어린이의 행복과 안녕을 저해하는 모든 종류의 신체적, 정신적, 성적 공격과 방임을 일컫는 말이다. 아동학대의 종류로는 신체학대, 정서학대, 성 학대 및 방임(neglect)이 있으며 이 중 방임이 가장 흔하나 병원 전 응급의료에 신고 되는 경우는 대부분 신체 및 성 학대 환자이다. 응급구조사는 모든 어린이 외상 환자에서 아동학대의 가능성을 고려해야 한다.

아동학대의 가능성을 의심할 수 있는 가장 중요한 단계는 병력청취 단계이다. 다음과 같은 경우에는 아동학대를 의심하고, 모든 사항을 문서화시킨다.

① 아동이 손상 후 신고 되기까지의 시간이 6시간 이상 지연된 경우에는 아동학대를 의심한다.

㉠ 흔들린 아이 증후군(shaken baby syndrome, SBS)은 4–6시간 사이에 증상이 가장 심각해진다.

② 병력의 일관성(여러 사람 혹은 한 사람의 진술이 도중에 변경)과 병력의 적절성(어린이의 발달 과정과 맞지 않는 사고 경위 제시)이 상충될 경우에는 아동학대를 의심한다.

㉠ "침대/가구에서 떨어졌다": 뒤집기가 가능한 생후 6–7개월 이전에는 불가능한 손상이다.

㉡ "수도꼭지를 틀어 화상을 입었다": 수도꼭지 회전은 생후 24개월 이후에 가능하다.

㉢ 손상의 목격자를 찾고, 손상 경위를 자세하게 기술한다.

③ 최근 비슷한 손상으로 수차례 응급실을 방문하거나 신고한 경우에는 아동학대를 의심한다.

④ 보호자의 태도가 너무 공격적이거나 죄책감이 강하거나 무관심한 보호자인 경우에는 아동학대를 의심한다.

⑤ 이학적 검진을 실시하여 이상이 있는 경우 아동학대를 의심한다.

㉠ 시진

- 전신을 탈의하고 피부의 화상, 멍, 상처를 찾는다.
- 멍의 색깔로 수상 시기를 판정할 수 있다는 과학적인 근거는 없으나, 아주 오래되어 탈색 중인 멍과 최근 손상으로 붉은 빛이 도는 멍이 섞여 있다면 반복적 구타를 의심한다.

– 이상한 화상이 있는 경우에는 학대를 의심한다.

• 다리미, 젓가락, 난로의 옆면, 격자무늬와 같은 기하학적 모양의 화상

• 장갑 혹은 양말을 끼운 듯한 모양의 화상(gloves and stocking pattern)(그림 9-19a)

: 뜨거운 물에 담가 생긴 화상이다.

• 도넛 모양 화상(doughnut-shape burn)(그림 9-19b)

: 항문을 제외한 나머지 둔부의 화상

• 허벅지 안쪽과 같이 생기기 어려운 부위의 화상

• 의심스러운 열탕 화상

: 정상은 상체에 화상이 많고 하지로 갈수록 화상 부위가 적어야 하나 여기저기 흩어진 양상의 화상은 의심해 보아야 한다.

– 대칭적인 상처

: 입 주위(재갈), 목 주위(목 조름), 귀 앞뒤(귀를 잡아당기는 손상)

– 물린 자국

㉡ 전신상태가 불량한 경우에는 아동학대를 의심한다.

– 발육장애, 영양실조 및 탈수, 불량한 위생상태 및 피부감염 등이 있다.

㉢ 그 외 일반적인 신체 검진을 자세하게 시행한다.

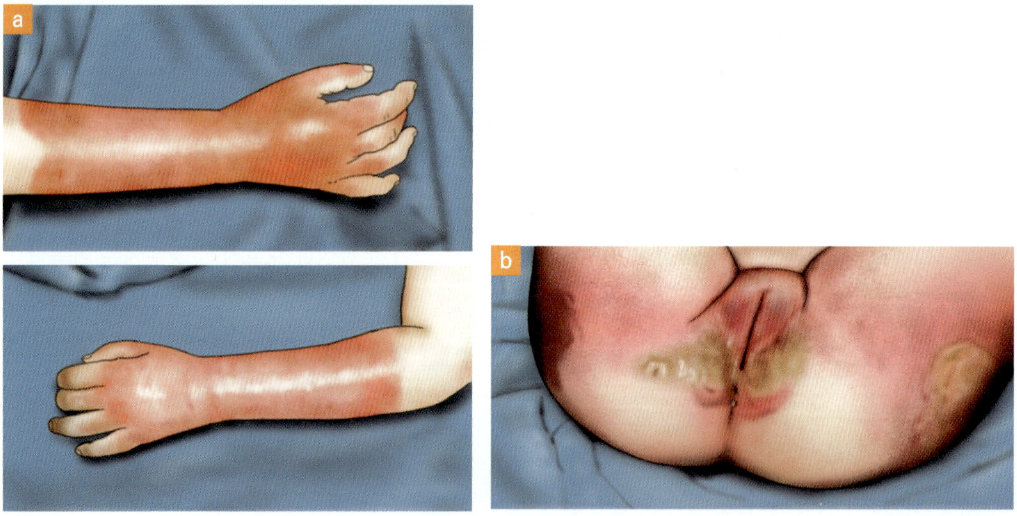

그림 9-19. 아동학대 의심 화상. **(a)** 장갑 혹은 양말을 끼운 듯한 모양의 화상(gloves and stocking pattern) **(b)** 도넛 모양 화상(doughnut-shape burn)

⑥ 학대가 의심되고 학대자로 의심되는 사람이 있는 경우라도 이를 공개적으로 비난하거나 싸워서는 안 된다.

㉠ 문제해결에 도움이 되지 않는다.

㉡ 도주나 증거인멸의 우려가 있다.

㉢ 학대 증언을 해줄 다른 가족이나 주변인을 면담하도록 한다.

⑦ 기록을 완성하기 위하여 현장에서 의료기관으로의 이송이 지연되어서는 안 된다.

⑧ 아동학대가 의심될 경우 응급구조사등은 그 직무상 아동학대를 신고할 의무(아동보호법 제26조)가 있으므로 직접 경찰(112, 아동보호 전문기관)에 신고한다.

㉠ 경찰에 도움을 요청해야 할 경우는 환자나 부모, 보호자가 보는 앞에서 하지 않도록 한다.

㉡ 의료지도를 요청, 지도의사에게 아동학대 사실을 알리고 이를 병원전처치기록지에 기록한다.

– 지도의사의 성명, 신고 시각 및 고지내용을 문서화한다.

* 노인보호전문기관(일반전화 110, 120 / 핸드폰 발신 1577-1389)

⑨ 피해 아동을 현장에서 격리하는 것이 필요하면 의학적 검사가 필요하지 않더라도 병원으로 이송한다.

㉠ 이송한 후 담당 의사에게 아동학대 사실 및 주변 정황을 알린다.

㉡ 피해아동을 인계받은 의료진의 성명, 인계 내용을 문서화한다.

⑩ 병원으로 이송을 하지 않게 되는 경우에도 역시 직접의료지도를 요청한다.

㉠ 지도의사에게 아동학대 사실을 알리고, 문서화하여 증거를 남긴다.

⑪ 보호자의 이송 거부나 아동학대가 의심되는 경우에는 직접의료지도를 요청한다.

⑫ 현장의 학대 증거에 대해 가능한 한 모두 문서화한다.

㉠ 피해아동의 이름, 생년월일 및 나이

㉡ 부모나 법적 보호자의 이름, 생년월일 및 나이

㉢ 추정 가해자의 이름, 나이 및 생년월일

㉣ 전화번호와 주소와 신고자의 이름, 주소 및 전화번호 및 신고 내용

㉤ 환자, 부모 및 보호자가 말하는 그대로의 내용을 인용부호(큰 따옴표)를 이용해 기입한다.

㉥ 환자, 부모 및 보호자의 비정상적인 반응이나 행동이 관찰되면 기입한다.

㉦ 현장과 현장 주변의 상태, 같이 있던 사람들에 대해서도 기입한다.

범죄의 경우 짧게는 1년 이상 재판을 하지 않는다. 응급구조사는 범죄 현장인 경우에 적절한 문서를 만들어야 한다. 그리고 불완전한 보고서는 법정에서 자신이나 동료를 보호하지 못한다. 적당한 문서는 3가지 요소가 필요하며, 응급구조사로서 자신의 행동을 명확하고 상세히 기록한다(그림 9-20).

① 본 것(무기, 파손된 가구 등)

② 들은 것(비명, 현장 사람들의 진술 등)

③ 보관한 것(옷, 무기 등)

문서에는 현장 상황의 설명이 포함되어야 한다.

① 환자가 몇 명인가?

② 환자가 어떻게 있었는가?(어떻게 누워 있었나? 아니면 앉아 있었나?)

③ 주목할 만하고 특징적인 현장 상황이 있었나?

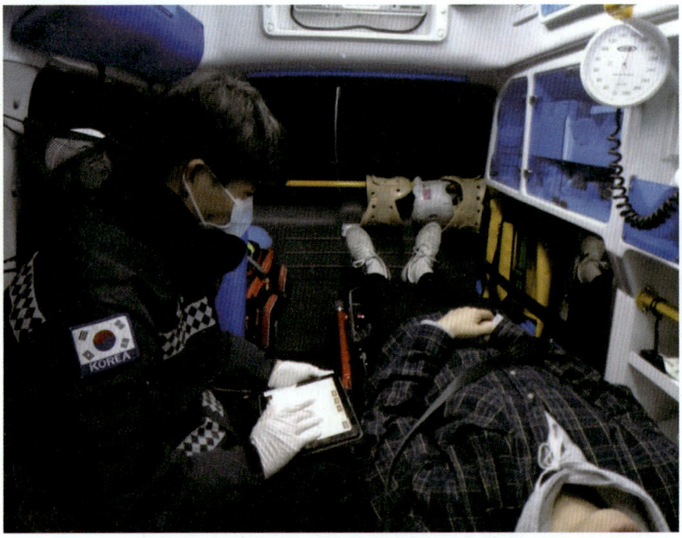

그림 9-20. 119구급대원의 태블릿 PC를 활용한 문서화

TIP 응급구조사가 응급처치하는 동안 범죄현장에서 증거를 보존하기 위해 취해야 할 행동

① 응급구조사가 손댄 것을 기억한다.

② 응급현장에 영향을 주는 행위를 최소화한다.

㉠ 응급구조사가 환자를 움직이거나 응급처치를 위해 가구를 이동해야 한다면 가능한 옮기지 않는다.

㉡ 집 안을 배회하거나 불필요한 장소에 가지 않도록 한다.

③ 현장에서는 경찰과 함께 업무를 한다.

㉠ 환자를 응급처치를 하는 동안에는 기록하는 것이 불가능할 수도 있겠지만, 병원에 도착한 후 현장에서 응급구조사가 관찰한 것과 취했던 조치에 대해 기록을 해둔다.

TIP **위험 대응에 대한 응급구조사의 관찰내용 기록 정보**

① 현장에서 취해진 조치
② 후퇴를 하는 이유
③ 현장에 응급구조사가 도착한/돌아온 시간
④ 연락을 취한 전문 인력이나 기관

TIP **아동학대, 강간, 노인 학대, 가정 폭력과 같은 범죄의 보고**

① 아동학대, 강간, 노인 학대, 가정 폭력과 같은 범죄를 보고할 때는 현행 의료지침, 현행법, 윤리적 사항을 고려한다.
② 범죄 사건의 기밀 유지와 관련된 현행 정책 및 규제를 준수한다.
③ 응급구조사가 즉흥적으로 내뱉은 말은 현장에서 준비한 다른 기록물과 함께 법정에서의 증언으로 사용될 수도 있다.

10 치료기준

응급구조사는 주어진 상황에서 적절한 행동을 할 의무가 있으며, 반대로 일부 행동은 삼가야 할 의무를 가지게 된다. 일반적으로 응급구조사는 행위나 활동이 타인에게 해를 줄 가능성이 있다면 타인의 안전에 관해 먼저 관심을 가져야 한다. 응급구조사가 응급환자에게 적절한 응급처치하기 위한 행동 방식을 치료기준이라고 한다.

1) 기준

(1) 사회관행으로 정해진 기준

일반적으로 사회에서 이루어지는 관행은 응급처치의 기준을 결정하는 데 중요한 요소가 될 수 있다. 사회의 관행에 의해서 정해진 치료기준이란, '유사한 훈련과 경험을 가진 분별력 있는 사람이 유사한 상황에서 장비를 이용하여 같은 장소에서 어떻게 행동했을까?' 하는 것을 판단하는 기준을 말한다.

(2) 법률에 따라 정해진 기준

응급의료의 기준은 법규, 법령, 조례 또는 판례에 의하여 정해진다. 이러한 기준을 위반하는 것은 사법적으로는 추정된 과실을 범하는 것이다. 따라서 응급구조사는 법률이 정하는 응급처치 범위의 기준을 잘 알고 해당 범위 내에서 응급의료행위를 하여야 한다. 응급의료에 관한 법령 제42조에서는 1급과 2급 응급구조사의 업무 범위를 정해놓고 있다.

(3) 전문적 또는 제도화된 기준

① 전문적 기준: 응급의료에 관련된 조직과 사회에서 널리 인정된 학술적인 사항에 의한 기준을 말한다.

② 제도화된 기준: 특수한 법률과 응급구조사가 속해 있는 단체에서의 권장 사항에 의한 기준을 말한다.

전문적 또는 제도화된 기준을 준수하려면 다음과 같은 노력을 하여야 한다.

㉠ 속한 조직이 공포한 기준에 익숙해야 한다.

㉡ 속해 있는 조직이 합리적이고 현실적인 기준을 제정하도록 노력하여야 한다.

㉢ 응급구조사에게 불합리한 측면을 부과하지 않도록 노력하여야 한다.

TIP 법적 책임을 나타내는 사항

분 류	내 용	분 류	내 용
치료기준	사회의 관행으로 정해진 기준	면책의 양식	응급구조사의 법규 - 응급의료에 관한 법규 제63조(감경이나 면제)
	법률에 따라 정해진 기준		의료행위의 면책
	전문적 또는 제도화된 기준		면허 또는 증명의 효과
과실주의	유기(적절한 치료를 계속 제공하지 못한 경우)	책임	호출에 응답할 의무
동의의 법칙	고시된 동의(동의한다는 환자의 표현)	의무기록과 보고	특수상황에서의 보고 - 아동학대, 중대한 범죄, 약물, 자살, 교사, 성폭행 등
	묵시적 동의(동의 했을 것으로 추정)		
	특별한 동의 상황 - 미성년자 치료에 있어서의 동의		범죄에 관한보고
	비자발적 동의 - 정신질환의 동의		사망자에 대한 사항
	치료 거부권		

2) 단독으로 자명한 사실

의심할 여지없는 증명을 요구하는 형사소송과 달리, 민사소송은 "증거의 우위"에 의한 유죄 증명만을 필요로 한다. 그 결과로, 원고는 종종 "단독으로 자명한 사실"을 의미하는 라틴어(res ipsa loquitur) 단독으로 자명한 사실 문서에 호소한다. 이 문서는 소송에서 원고가 과실의 4가지 요소를 증명하기 곤란할 때 사용한다.

병원 전 응급처치 환경에서 심장병이나 부정맥을 가지고 있지 않은 의식이 있는 환자에게 제세동의 충격(shock)을 시행하는 경우가 있다고 하자. 이때 원고 측 변호사는 다음 사항을 증명해야 한다.

① 손상은 제세동(shock)이 없었다면 발생하지 않았다.

② 응급구조사의 관리범위 내에 제세동기가 있었다.

③ 환자는 손상에 어떤 기여도 하지 않았다.

법정에서 "단독으로 자명한 사실"의 문서가 주장되면, 증명책임은 원고로부터 피고로 전환된다. 이에 따라 피고 응급구조사는 "단독으로 자명한 사실"을 입증하기 위해 다음과 같은 사항을 증명하여야 한다.

① 응급구조사는 원고에게 손상을 입히는 과실을 하지 않았다.

② 응급구조사의 통제범위 내에 제세동기가 항상 있었다.

③ 응급구조사는 환자에게 아무런 손상행위를 취하지 않았다.

TIP 단독으로 자명한 사실

단독으로 자명한 사실은 소송에서 원고가 과실의 4가지 요소를 증명하기 곤란할 때 사용한다.

11 의료면책

응급구조사는 잠재적 책임으로부터 가장 확실한 보호하는 방법은 다음과 같다.

① 완벽한 응급처치 수행

② 모든 수행, 절차, 투약에 대한 적절한 기록

문서는 아주 중요해서 응급의료체계에서 응급구조사들은 구술로 환자 기록을 먼저하고, 구술 후에 문서화되어 영구자료로 보존한다.

① 기록은 결코 수정되어서는 안 된다.

㉠ 고의적인 변경은 응급구조사를 유죄로 몰아넣는다.

② 기록이 부정확하면 수정보고서가 추가되어야 한다.

㉠ 수정보고서는 원본의 날짜가 작성되는 것이 아니다.

㉡ 수정보고서의 날짜와 시간이 작성되어야 한다.

③ 응급구조사가 취해야 할 다른 중요한 조치는 개인적으로 의료과오 보험에 가입하는 것이다.

㉠ 응급구조사가 할 수 있는 가장 확실한 투자 중 하나이다.

TIP 가장 좋은 보호막

응급구조사가 작성한 완벽하고 잘 기록된 기록지는 의료과오 소송에서 가장 좋은 보호막이 될 수 있다.

TIP 기록되지 않은 행위

법정에서 환자의 관찰과 응급처치가 기록지에 문서로 만들어져 있지 않았다면 수행하지 않은 것으로 간주한다.

TIP 적절성 판단

적절성 판단을 위해서는 해당 환자 및 이송에 대하여 병원전처치기록(구급활동일지) 등을 통한 환자의 의학적 상태 평가 결과 응급상황이 존재하였다는 것과 그러한 판단에 따른 전문응급처치의 필요성을 인지하고 시행하였다는 기록이 있어야 한다.

① 응급구조사가 전문응급처치 교육과정을 이수하였다는 근거 역시 중요하다.

② 가장 이상적인 것은 통신상으로라도 구체적인 의료지도를 받는 것이 적절성 판단 및 현재 우리법이 보호하고자 하는 법익을 고려할 때 가장 중요하다 할 것이다.

③ 통신상의 의료지도 등은 반드시 이송 중에만 이루어져야 하는 것은 아니고, 환자를 의료기관으로 이송 후에도 교육과 평가를 위하여 되먹임(feedback) 작용의 하나로 이루어져야 한다.

TIP 의료과오 책임을 피하고자할 때 다음 사항을 준수한다.

① 응급처치 시작 전 항상 동의를 얻는다.
② 응급처치는 같거나 유사한 상황에서 이성적이고 신중한 응급구조사와 유사한 기술과 절차로 실시한다.
③ 응급처치는 지도의사 또는 표준지침에 따라 실시한다.
④ 현장에서 응급실까지의 응급의료체계와 관련된 출동에 대해서는 정확하고 합법적인 기록을 한다.
⑤ 환자 정보를 알 필요가 있는 사람들만 토의한다. 환자의 응급처치에 대한 기본정보의 구두보고나 서류보고는 제한한다.
⑥ 의료과오 보험에 가입해 지속시킨다. 그리고 고용주가 응급구조사와 똑같이 하고 있는지 확인한다.
※ 최고의 응급처치는 응급구조사의 최선의 보호책이다.

TIP 과실청구에서 원고가 승소하기 위해서는 다음 4가지 요건이 입증되어야 한다.

① 행위 의무: 비번의 응급구조사는 질식한 사람을 목격해도 응급처치를 해야 할 법적 의무는 없다. 그러나 만약 그 응급구조사가 응급처치 행위를 시작하게 되면 계속해서 응급처치해야 할 의무가 생기는 것이다.
② 의무 불이행
- 부정행위: 응급구조사가 잘못되거나 비합법적인 행위를 자행하는 것이다.
- 부당행위: 위해 하거나 부정한 방식으로 합법적인 행위를 하는 행위이다.
- 의무 불이행: 요구된 행위나 임무 수행에 대한 실패로 목과 허리 통증이 있는 교통사고 환자를 안전하게 고정하지 않는 것은 의무 불이행에 해당한다.

③ 실질적 피해: 보상받을 수 있는 신체적, 정신적 혹은 물질적 피해이다.
④ 직접적인 원인: 환자가 받은 피해의 직접적인 원인이 되거나 이를 더욱 악화시킨 것으로 응급구조사의 행위 또는 행위 불이행을 말한다.

TIP 과실의 책임에 대한 방어

과실청구에 대해 자신을 보호하기 위해서는 정확한 교육, 훈련, 계속 교육을 받아야 하고 유/무선 상으로 적절한 의료지시를 받아야 한다. 그리고 항상 정확하고 철저한 증거자료를 준비해야 하고 전문적인 태도와 행동을 가져야 한다.
① 선한 사마리안법: 책임을 피할 수 있지만(면책), 고의나 악의가 있을 경우엔 보호하지 않는다.
② 정부의 면책: 과실로 고발된 응급구조사를 상당한 정도로 보호하지 않는다.
③ 시효: 재판의 대상인 어떤 행위에 대하여 최대한의 시간을 정하는 것이다.
④ 기여 또는 상대과실

CHAPTER 10

병원 전 응급처치의 윤리

Ethics in Prehospital Care

01 개요

02 윤리개론

03 응급구조사의 윤리적 문제

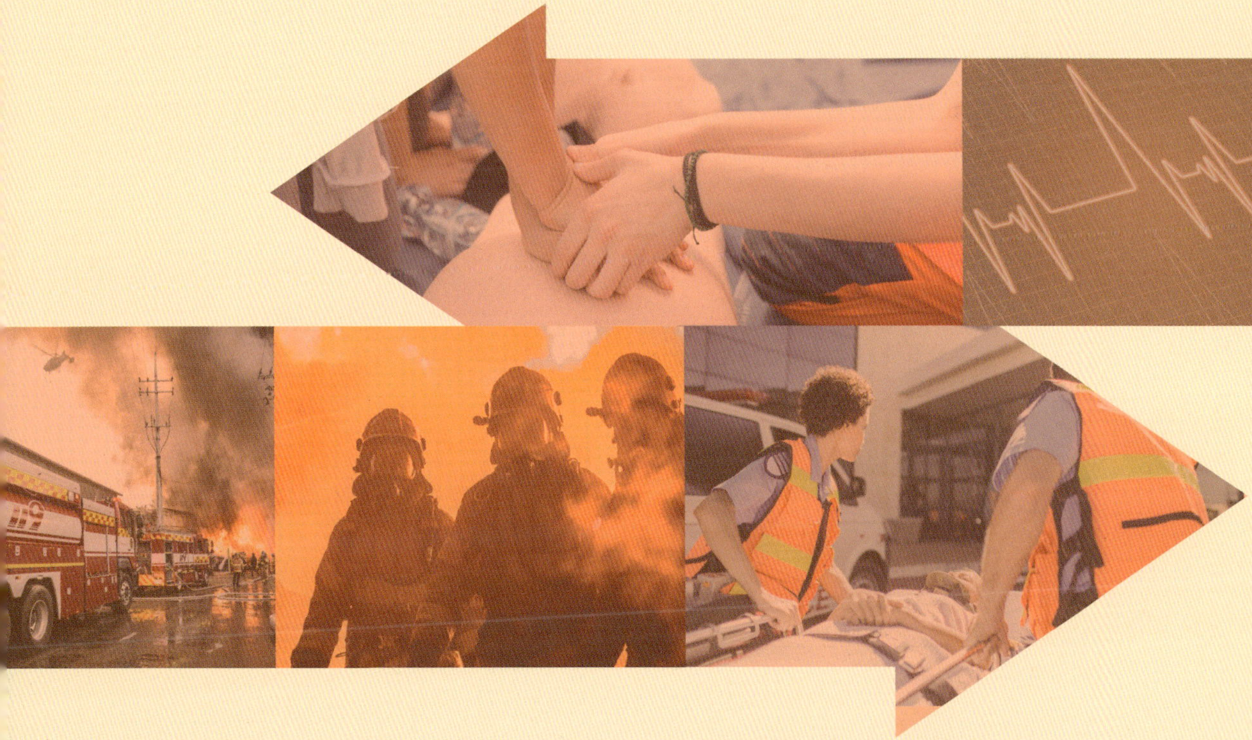

CHAPTER 10

병원 전 응급처치의 윤리

Ethics in Prehospital Care

학습목표

1. 윤리와 도덕의 정의를 설명할 수 있다.
2. 응급구조사의 직업적인 윤리를 설명할 수 있다.
3. 응급의료체계에 법률과 윤리 사이의 관계를 기술할 수 있다.
4. 생명윤리학적 문제해결을 위한 중요한 원칙을 설명할 수 있다.
5. 병원 전 소생불가환자 결정에 대한 응급구조사의 역할과 문제점을 설명할 수 있다.
6. 응급구조사의 윤리적 문제를 이해하고 설명할 수 있다.

01 개요

응급구사에게 직업상 가장 어려운 부분을 질문했을 때, 대부분은 "윤리"를 말하지 않는다. 그러나 응급의료체계에서 응급구조사의 윤리적 문제가 15% 정도로 발생한다. 응급구조사의 윤리적인 문제는 자주 발생하며 그 항목은 다음과 같다.

① 환자의 치료거부

② 이송할 병원에 대한 결정

③ 보호자들과의 갈등

④ 추가적 치료 등

병원 전 응급처치의 다른 양상으로 잠재적인 윤리적 문제는 다음과 같은 항목에서 나타난다.

① 환자의 비밀준수 의무

② 응급처치 적용에 대한 동의

③ 환자나 보호자 보호 등

윤리적 문제가 비록 법적인 측면과 연관되어 있다고 할지라도 대부분 문제는 현장에서 해결되어지나, 윤리적인 문제가 법률적으로 다루어져 의료분쟁으로도 이어질 수 있다. 또한, 윤리적 문제는 종종 행동에 대한 일반적인 공식 혹은 법칙이나 특정한 상황과 관련되기도 한다.

02 윤리개론

윤리와 도덕의 개념은 밀접하게 관련되어 있다.

① 도덕: 옳고 그름의 사회적이며 종교적이고 또한 개인적인 표준으로 생각된다.

② 윤리: 특정한 그룹 혹은 직업의 구성원들의 행동을 지배하는 규칙 내지 기준이다

TIP 도덕과 윤리

아리스토텔레스 이후, 철학은 크게 이론철학과 실천철학으로 구분된다. 윤리학(도덕철학)은 이 중 실천철학에 속하는 분야로, 인간의 실천적인 문제를 다루는 철학의 한 영역이다.

우리가 흔히 말하는 '도덕적' 실천에 관한 물음들이 윤리학의 탐구 대상이 된다. 즉, 윤리학이란 도덕의 본질과 근거를 철학적으로 탐구하는 학문이라고 정의할 수 있다.

'도덕'이라는 개념은 행위에 대한 도덕적 판단, 표준, 그리고 규칙을 포함하는 포괄적인 용어로 사용된다. 윤리학은 사실(事實)의 학문(존재론)과 구별되는 당위의 학문(가치론)이라는 성격을 갖는다.

철학에서 '사실'과 '당위'는 명확히 구분된다. 예를 들면,

"물은 H_2O로 구성되어 있다.", "나는 윤리학 수업을 듣고 있다."

→ 이는 실제로 존재하는 사실(fact)에 대한 판단이다.

"너는 약속을 지켜야 한다.", "범죄가 없는 사회는 좋은 사회이다."

→ 이는 현실에 존재하는 사실이 아니라, 마땅히 해야 할 것 또는 되어야 할 것에 대한 판단(당위, Normative Judgment)이다.

윤리학은 단순히 현실에서 사람들이 내리는 도덕적 판단, 표준, 혹은 일반적으로 따르는 규칙을 탐구하는 것에 그치지 않는다. 대신, 우리가 마땅히 따라야 할 바람직한 도덕적 판단, 표준, 규칙이 무엇인지 탐구하는 것을 목표로 한다. 또한, 이러한 판단과 규칙이 왜 바람직한지, 그리고 그 합리적인 근거가 무엇인지 밝히는 작업을 수행한다.

1) 법과 종교의 윤리적 관계

윤리학과 법률학은 공통적이다. 그러나 이것들은 명백하게 독립된 분야이다(그림 10-1). 윤리적인 토론이 무엇이 법률에 관한 것이고, 누가 책임져야 할 것인가에 대하여 불필요하게 논의하는 경향이 있을

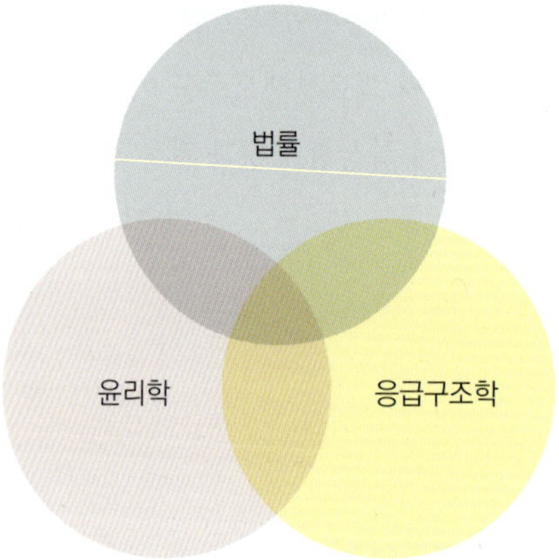

그림 10-1. 윤리학과 법률 그리고 응급구조학 법률의 관계

지라도 윤리는 법률 같은 것이 아니다.

① 법률은 윤리보다 범위가 좁으며 사회의 눈에 그릇된 것들을 종종 설명한다.

② 윤리는 잘못된 것을 올바로 잡는 것뿐만 아니라 선한 행동인지를 본다.

법률은 윤리적 문제에 대하여 별로 말하지 않고, 비윤리적인 것들을 말한다. 예를 들면, 법률은 오랜 세월 동안 존재하였지만, 그것은 성차별, 인종차별을 영속시켰지만, 도덕적으로나 근본적으로 다르다.

비록 윤리학과 법률학이 있을지라도 서로 다른 윤리적인 문제는 세월에 따라, 법률에 따라서 개발되고 상호 보완되어왔다. 특히, 법률은 갈등문제에 대해 공평하고 지속적 절차와 방법을 강조하고 있고, 윤리가 법률과 다를 때, 또한 종교와도 다를 수 있다. 현재 우리들과 같은 다원론적 사회에서 윤리는 이해되어야 하며, 사람들에게 사용되어야 한다. 응급구조사는 종교적인 믿음의 명백한 범위를 적정하게 유지해야 한다. 윤리는 단 하나인 종교로부터 유래할 수 없지만, 종교는 한 사람의 윤리적인 법칙과 가치를 향상할 수 있다.

2) 윤리(생명의료윤리)와 과학의 차이

과학이 발달함에 따라 과학과 윤리의 대립은 점점 더 심화되어왔으며, 일부 학자들은 과학 전쟁이라는 극단적인 표현을 사용하기도 한다. 특히 최근의 생명과학의 발달은 이와 같은 대립 형상을 더욱 심화시켜왔다.

① 생명과학은 인간의 복지와 건강을 증진시키기 위한 목적을 가지고 수행되는 것이다.

② 생명의료윤리는 올바른 인간의 삶을 목적으로 한다.

이러한 목적으로 생명과학과 생명의료윤리 간의 양자 대립 상은 무언가 설명이 필요하다.

① 생명과학의 발달은 최종적인 목표가 인간의 건강 증진 및 삶의 질 향상이라는 점에 있기 때문에 어느 단계에선 인간을 대상으로 한 실험 내지 연구가 이루어질 수밖에 없다.

② 생명의료윤리는 생명과학 연구의 진행에 개입하기 때문이다.

생명과학연구가 인간의 복지를 증진시키는 목적으로 이루어지는 것이라면 인간복지의 가장 중요한 부분 중 하나인 인간의 가치에 대한 고려는 당연한 것이 아닌가?

① 인간을 대상으로 하는 연구나 인간에게 직접적인 영향을 주는 연구의 경우 그 연구 과정이나 연구 결과가 인간의 가치와는 배치되는 결과를 가져올 경우에 이미 연구의 목적으로부터 벗어난 것이므로 태생부터가 잘못되었다는 결론에 이르게 된다.

- 과학연구는 가치중립적인 것이고, 과학자가 연구를 함에 있어서 연구의 옳고 그름을 고려할 필요는 없으며 오로지 인간의 탐구본능으로부터 유래하는 연구의 자유를 보장받으며 연구를 진행하면 된다는 주장도 일리가 있는 주장이다.
- 위 주장을 견지하는 사람은 자신이 인간의 복지를 위하여 연구를 진행한다는 주장을 하여서는 아니 될 것이며 연구의 가치중립성을 끝까지 견지하여야 할 것이다.

생명의료윤리에 대한 논의는 비교적 최근에 시작된 것이지만, 이미 국제적으로 여러 윤리지침들이 존재하고 있다.

① 뉘른베르크강령(1946), 헬싱키선언(1964), 벨몬트리포트(1979), ICH-GCP 가이드라인(1996), WHO IRB-SOP(2000) 등이 중요한 국제적인 윤리지침들이 있다.

② 윤리지침들은 생명과학연구를 수행함에 있어서 인간존엄성을 고려할 것을 선언하고 있다.

③ 피검자의 자율성을 존중할 것을 요구하고 있다.

④ 국제적인 지침들과 더불어 국내에서도 몇몇 윤리선언들 및 윤리지침들이 제정되었다.

㉠ 의사협회의 의사윤리지침, 인간유전체기능연구사업단의 윤리지침, 세포응용연구사업단의 윤리지침 등이 대표적이다.

㉡ 국내의 법령에 인간을 대상으로 하는 생명과학연구에 대한 규율과 관련된 규정들을 두고 있다.

- 2003년 12월에 제정되어 2005년부터 효력을 발휘한 「생명윤리 및 안전에 관한 법률」이 있다.
- 「보건의료기본법」, 「의료법」 및 「약사법」의 일부 조항들, 「의약품임상시험 관리기준」, 「의약품임상실험실시기관지정에 관한 규정」등도 생명과학연구와 관련된 법령들이다.
- 임상적 응용에 대한 규율을 하는 법률들로는 「인체조직안전 및 관리 등에 관한 법률」, 「장기 등 이식에 관한 법률」등을 들 수 있다.

TIP 생명의료윤리

① 뉘른베르크 강령(Nuremberg Code): 인체 실험 윤리 기준을 담은 10개 조항

제2차 세계대전 동안 독일의 의사와 과학자들이 전쟁 포로 및 강제수용소의 민간인들을 대상으로 비인간적인 인체 실험을 실시했다는 사실이 전쟁 이후 밝혀졌다.

이에 따라, 당시 인체 실험에 가담했던 독일 의사 20명과 과학자 3명이 뉘른베르크 전범 재판에 회부되었으며, 그중 15명이 유죄 판결을 받았다. 이들 중 7명은 교수형을 선고받았다.

1947년, 재판부는 판결문에서 인체 실험의 윤리적 기준을 정한 10개 조항을 명시하였으며, 이는 '뉘른베르크 강령(Nuremberg Code)'으로 알려진 원칙이 되었다.

이후, 뉘른베르크 강령은 수정 및 보완 과정을 거쳐 1964년 세계의사회(The World Medical Association, WMA)의 '헬싱키 선언(Declaration of Helsinki)'으로 발전하였으며, 현재까지도 인간을 대상으로 하는 의료연구의 기본 원칙으로 기능하고 있다.

② 벨몬트 보고서(The Belmont Report): 미국에서 채택된 연구윤리 기준

미국 앨라배마주 터스키기(Tuskegee)에서는 1932년부터 1973년까지 약 40년간 진행된 '터스키기 매독 생체 실험'에서 심각한 인권 유린이 자행되었다.

이 사건이 세상에 폭로되자 미국 사회에 큰 충격을 주었으며, 이에 따라 1974년 미국 의회는 '국가연구법(National Research Act)'을 통과시켰다.

그 후, 이 법에 따라 1978년 '임상시험의 인간 피험자를 보호하기 위한 윤리 원칙과 가이드라인(Ethical Principles and Guidelines for the Protection of Human Subjects of Research)'이 마련되었으며, 1979년에 '벨몬트 보고서(The Belmont Report)'가 공식 발표되었다.

벨몬트 보고서는 6가지 기본 윤리 원칙을 바탕으로 한다.

㉠ 인간 존중(Respect for person)
㉡ 선행(Beneficence)
㉢ 정의(Justice)
㉣ 신의(Fidelity)
㉤ 악행 금지(Non-maleficence)
㉥ 진실(Veracity)

이후, 이 원칙들 중 유사한 개념을 통합하여, 현재 모든 임상시험에서 기초 윤리 원칙으로 삼는 '인간 존중, 선행, 정의'의 3대 원칙이 확립되었다.

생명의료윤리학자들은 생명의료의 윤리적 판단을 함에 있어서 일반적으로 자율성존중의 원칙, 해악금지의 원칙, 선행의 원칙, 정의의 원칙 등을 고려하여야 할 원칙으로 거론하고 있다. 이와 같은 소위 생명의료윤리의 4원칙은 인간존엄성존중이라는 보다 근원적인 원칙과 관련되어 있다. 이와 같은 일반적인 원칙들에 대한 어느 정도의 합의가 존재함에도 불구하고 생명과학에 대한 윤리적 검토를 함에 있어서 여러 가지 논란이 발생하는 원인은 무엇일까?

① 인간존엄성존중이라는 원칙이 열린 개념이라는 사실이다.

㉠ 하나의 연구행위 내지 임상적 행위를 두고 찬성론자들과 반대론자들 모두 인간의 존엄성 증

진 혹은 인간 복지의 증진을 근거로 자신들의 논리를 전개하는 것은 바로 여러 원칙들이 열린 개념이고 그것의 내용에 대한 서로 다른 이해가 존재하기 때문인 것이다.

② 생명의료윤리의 4원칙이 구체적인 대상에 적용함에 있어서 종종 서로 충돌한다는 사실에서 기인한다.

③ 검토의 대상이 되는 생명과학이 나날이 변화하고 있다.

㉠ 이에 대한 충분한 이해가 쉽지 않다는 점도 어느 정도 원인으로 작용하는 것이다.

TIP 생명의료윤리 사례

① 인간 배아 복제에 대한 논란은 배아의 생명권과 연구 활용 가능성 사이에서 대립하고 있다.

㉠ 반대론자들은 인간 배아도 인간의 일부이므로 인간으로서 보호받아야 한다고 주장한다.

㉡ 찬성론자들은 인간 배아가 아직 완전한 인간이 아니므로 질병 치료를 위해 연구 목적으로 이용될 수 있다고 주장하거나, 배아는 인간으로 발달하는 존재이므로 경우에 따라 질병 치료를 위한 연구에 활용될 수 있다고 본다.

② 윤리적·법적 허용과 피검자의 자율성 존중

어떤 생명과학 연구가 윤리적으로 혹은 법적으로 허용된다고 판단될 경우, 연구 과정에서 검체(clinical specimen, clinical material)를 획득하는 단계에서 가장 중요한 원칙은 피검자의 자율성 존중이다. 이 원칙은 '고지된 동의(informed consent)' 절차를 통해 실현된다.

㉠ 고지된 동의(informed consent)의 취지

- 연구자는 잠재적 피검자에게 연구의 목적, 방식, 예상되는 이익과 위험 요소에 대한 충분한 정보를 제공해야 한다.
- 피검자는 제공된 정보를 신중히 검토한 후, 연구 참여 여부를 자율적으로 결정할 권리를 가진다. 이는 자율성과 자기결정권을 보장하기 위한 핵심 윤리 원칙이다.

㉡ 연구 절차 및 윤리적 문제 해결

생명과학 연구는 고도로 전문적인 분야이므로, 비전문가가 연구 진행 절차와 방식을 정확히 이해하기 어려울 수 있다. 그러나 연구 과정에서 발생할 수 있는 윤리적 문제를 식별하고 해결책을 마련하는 것은 필수적이다. 이를 위해,

- 최근에는 기관생명윤리위원회(Institutional Review Board, IRB)를 활용하는 것이 일반적인 추세이다.
- IRB는 연구 과정에서 발생할 수 있는 윤리적 쟁점을 검토하고, 연구 참여자의 권리와 안전을 보호하기 위한 역할을 수행한다.

생명과학에 대한 윤리적 논의의 가장 기본이 되는 전제는 생명과학연구자들과 생명과학에 대한 윤리적 · 법적 논의를 수행하는 인문 · 사회학자들 간의 상호이해이다.

① 생명과학연구자들은 자신들의 연구행위가 사회적 · 윤리적 · 법적으로 어떠한 영향을 줄 수 있는가에 대한 고려를 해야 한다.

② 생명과학의 사회적 · 윤리적 · 법적 문제들을 검토하는 인문 · 사회학자들은 자신들이 검토의 대상으로 하고 있는 생명과학기술에 대한 정확하고 충분한 지식을 갖추어야 한다.

③ 생명과학연구자와 연구를 검토하는 인문 · 사회학자들 간에 상대방을 무시하거나 불신의 감정을 전제로 한 채 서로 비난을 일삼아서는 올바른 해결책이 나올 수 없다.

④ 신뢰를 전제로 한 보다 투명한 논의를 통해서만이 생명과학과 생명의료윤리 간의 적절한 관계가 정립될 수 있을 것이다.

생명과학기술의 수행은 언제나 이익과 해악을 동시에 내포하고 있다. 이익만을 과대하게 평가하여 연구를 무제한적으로 허용하는 것이 타당하지 못한 것과 마찬가지로 해악만을 과대하게 고려하여 연구를 전면적으로 금지시키는 것도 타당하지 못하다. 발생 가능한 해악을 미리 예견하고 이에 적절히 대처할 수 있는 지혜를 발휘하는 것이 중요하다.

3) 윤리적인 결정

응급의료 전문가는 서로 다른 환경 아래 어떻게 행동하여야 하는지 결정하기 위한 많은 접근법이 있다.

(1) 상대론적 이론

'윤리적 상대주의(ethical relativism)'란 우리가 마땅히 따라야 할 규범으로써 윤리가 문화에 따라 다르다는 입장을 말한다. 규범으로써 윤리가 문화에 따라 다르다는 말은 결국 옳고 그름의 기준이 문화에 따라 다르다는 말이다.

윤리적 상대주의 이론은 다음의 논변에 그 토대를 두고 있다.

- 대전제: 윤리란 문화의 산물이다.
- 소전제: 사회에 따라 문화는 서로 다르다.
- 결론: 따라서 윤리는 사회에 따라 다르다.

이와 반대로 '윤리적 절대주의(ethical absolutism)'는 인간이 마땅히 따라야 할 윤리가 사회나 문화에 상관없이 항상 동일하다는 입장을 말한다. 그러면 윤리적 절대주의자들은 상대주의들의 논변에 대해서 어떤 반론을 펼 수 있을까? 즉, 절대주의자는 윤리가 문화의 산물이 아니라고 생각한다. 예를 들면, 칸트

TIP 인종 우생학

나치주의자들은 인종주의적·반유대주의적 이념을 정당화하고, 차별·박해·살인 등의 근거로 인종 우생학을 이용했다. 한편으로, 인종 우생학은 안락사 프로그램 및 인구 정책과 관련된 범죄의 일환이었으며, 다른 한편으로는 아리아 혈통의 엘리트를 보존·육성하기 위한 '생명의 샘(Lebensborn)' 프로그램과 연관되었다.

'생명의 샘'은 아리아인을 보존하고 보호하기 위해 설립된 인간 교배 실험장으로, 하인리히 히믈러(Heinrich Himmler)가 1936년에 창설하였다.

1) 나치의 인종 우생학과 국민건강 이념

나치의 인종주의적 이념에 따르면, 아리아 인종과 다른 인종 간의 혼합은 국민 건강의 목표에 어긋나며, 가능한 한 저지해야 할 대상으로 간주되었다. 또한, 정신 질환과 간질과 같은 유전 질병은 국민 건강에 해로운 요소로 여겨졌으며, 이에 따라 나치 정권은 '국민 건강'을 명분으로 강제 불임 수술을 시행했다. 이러한 조치는 '열등한 유전자를 제거한다'는 명목 아래 시행되었으며, 동시에 강제 불임자들의 노동력을 계속 유지하는 효과를 노린 것이기도 했다.

1939년, 히틀러의 안락사 프로그램 지시로 인해 나치의 국민건강 이념은 더욱 극단적으로 전개되었다. 유전병 및 정신 질환을 앓거나, 신체적 장애가 있는 성인과 아이들은 '살 가치가 없는 생명(Life Unworthy of Life)'으로 간주되어 학살되었다. 이는 나치 이념을 위한 노동력을 제공할 수 없는 사람들은 제거해야 한다는 비인도적인 논리에 기반한 것이었다.

2) 나치즘과 사회진화론의 연관성

나치즘의 인종 이론은 단순히 특정 인종을 차별하는 것에 그치지 않고, '자국민 내에서 열등한 요소를 제거하는 것'까지 포함했다. 이러한 사상은 나치 세계관의 핵심 요소 중 하나인 '사회진화론(Social Darwinism)'에서 영향을 받았다.

사회진화론은 찰스 다윈(Charles Darwin)의 생물학적 진화론을 사회적 맥락에서 해석한 이론으로, 허버트 스펜서(Herbert Spencer)가 처음 사용한 개념이며, 19세기부터 20세기까지 크게 유행했다. 그러나, 사회진화론이 인종차별주의나 나치즘을 옹호한다는 견해가 있는 반면, 현대 윤리학에서는 이를 극복해야 할 사상으로 취급한다.

3) 나치의 의학 범죄

나치 정권은 '의학'이라는 명분 아래 안락사, 강제 불임 수술, 생체 실험 등의 반인륜적 범죄를 자행했다. 이는 단순한 과거의 범죄가 아니라, 생명윤리와 의료윤리 측면에서 지속적으로 반성하고 경계해야 할 역사적 사례로 남아 있다.

는 윤리를 문화의 산물이 아니라 '이성의 사실'로 여긴다.

윤리적 상대주의와 윤리적 절대주의의 논쟁을 넘어서 현대의 포스트모더리즘 사조에서는 '윤리적 다원주의(ehtical pluralism)'가 팽배하고 있다. 윤리 일원론(ethical monism)의 반대 입장으로서 윤리적 다원주의는 문자 그대로 정의하면 "윤리가 둘 이상"이라는 입장이다. 따라서 넓은 의미로 윤리적 다원주의는 윤리 이원론(ethical dualism)까지 포함한다.

응급구조사가 행동하는 방법을 결정해야 할 때, 모든 결정이 옳아야 한다(알버튼 아인슈타인 "언제, 어디서나 동일함을 확인하는 이론"). 종종 사람들은 응급구조사가 "윤리적인 상대주의를 믿는다."라고 말한다. 그러나 그런 질문을 받았을 때, 응급구조사는 일반적으로 그것에 대한 만족스러운 답을 찾아내지 못함을 인정한다.

어떤 유사한 접근법으로 "오직 올바른 것만 행한다"는 것이 있다. 이것은 올바른 결정으로 들린다. 그러나 건강을 돌보는 다른 보건의료종사자도 같은 행동하여야만 하는 방법으로 문제에 답하지는 않을 것이다. 이는 다른 보건의료종사자들은 다른 믿음을 가지고 있기 때문이다. "올바르다"에 대해 윤리와 도덕이 부분적으로는 중복이 되어진다. 그러나 직업적인 윤리는 한 개인이 옳고 그르다는 생각의 범주를 넘어설 수 있다. 응급구조사의 바람과 환자의 바람(요구)이 근본적으로 다를 때 어떤 일이 발생하겠는가? 응급구조사가 의사결정과정에서 이성과 논리를 사용하여야 하고 감성은 배제해야 한다.

(2) 의무론적 방법

응급구조사의 임무를 완료해야 한다. 이것은 의무론적 방법(deontological method)이라고 하는데 매우 단순한 예로는 "단지 표준화된 윤리규정만 따라 주십시오."라고 말하는 것이다. 비록, 표준화된 윤리규정이 유용한 내용을 제공할지라도, 환자에게 응급처치를 제공하는 상황에서 다루기 힘이 든 윤리적인 결정을 하여야 하는 전문가에게는 충분한 정보를 제공하지는 못할 수 있다.

(3) 결과주의

동기주의(motivism)는 한 행위의 윤리의 옳고 그름은 그 동기의 선함에 의해 결정되어야 한다는 입장이고, 결과주의(consequentialism)는 그 행위가 야기하는 결과에 의해 그 행위의 옳고 그름이 결정된다는 입장이다. 즉 다음과 같이 해석할 수 있다.

① 동기주의는 그 행위를 한 동기가 선해야 옳은 행위라고 주장이다.

㉠ 동기주의에 속하는 것은 칸트의 윤리설이 있다.

- 선의지는 결과나 경향성 때문이 아니라 동기나 의도 때문에 선하다.
- 선의지란 옳은 행위를 오로지 그것이 옳다는 이유에서 마땅히 해야 할 의무로 받아들이고 이를 따르려는 의지다.

② 결과주의는 그 행위의 결과가 선해야 옳은 행위라고 주장한다.

㉠ 결과주의의 대표적인 예는 최대 다수의 최대 행복을 주장하는 공리주의이다.

공리론적 접근법(utilitarian method)의 어려움은 행복을 성립시키는 것을 결정하는 구성요소가 무엇인지 제대로 정의하기 힘들다는 점이다. 또 다른 문제점은 한 사람의 행복이 또 다른 사람의 행복과 상충할 때다. 공리주의는 이 분쟁을 해결시키는 것에 "최대다수의 최대행복"의 접근법을 이용한다.

TIP 칸트 윤리설의 사례

한 고등학생이 사람들이 붐비는 시내버스에서 앉아 있다. 그때, 한 할머니가 다가오자 그는 자리를 양보했다. 일반적으로 사람들은 이 학생의 행동을 '노인을 공경한 착한 행동'으로 보고 칭찬할 만하다고 생각할 것이다. 그러나 칸트의 윤리설에서 도덕적으로 옳은 행동이란 단순히 '착한 행동'과는 다르다.

① 학생이 '노인을 공경하는 것이 도덕적으로 옳은 일'이라고 생각하여 자리를 양보했다면, 그 행동은 도덕적으로 옳다.

② 그가 주변 사람들에게 자신이 좋은 사람처럼 보이고 싶어서 혹은 그냥 앉아 있으려니 마음이 불편해서 자리를 양보했다면, 그 행동은 도덕적으로 옳지 않다.

즉, 칸트 윤리설에서 중요한 것은 행위의 동기이며, 오직 도덕적 의무에서 비롯된 행동만이 도덕적으로 정당하다.

TIP 윤리설의 구분(동기주의/결과주의, 목적론/의무론)

일반적으로 '동기주의 = 의무론', '결과주의 = 목적론'이라는 방식으로 등식화하여 사용하지만, 이 두 구분은 서로 다른 기준에 따른 것이므로 동일한 개념으로 볼 수 없다.

① 동기주의와 결과주의

행위의 요소 중 '동기'와 '결과' 중 어느 것에 우선성을 두느냐를 기준으로 구분된다.

㉠ 동기주의: 행위자의 의도와 동기를 중요하게 여김.

㉡ 결과주의: 행위의 결과와 그에 따른 영향을 중시함.

② 목적론과 의무론

윤리학의 기본 개념인 '옳음(the right)'과 '좋음(the good)' 중 어느 것에 우선성을 두느냐를 기준으로 구분된다.

㉠ 목적론(Teleology): '좋음(the good)'을 기본 개념으로 삼으며, 좋음을 창출하는 행위가 윤리적으로 옳다고 주장한다.

㉡ 의무론(Deontology): '옳음(the right)'을 기본 개념으로 삼으며, 옳음의 한계 내에서 윤리적 가치를 허용해야 한다고 주장한다.

TIP 윤리적 결정

① 상대론적 이론
  ㉠ 오직 올바른 것만 행한다.
  ㉡ 올바르다
  ㉢ 의사결정 과정에서 감성은 배제해야 한다.
② 의무론적 방법
  ㉠ 임무를 완료해야 한다.
  ㉡ 단지 표준화된 윤리규정만 따라 주십시오.
③ 결과주의
  ㉠ 행동의 결과들을 알고 난 후에 판가름 날 수 있다고 믿는다.
  ㉡ 최대 다수의 최대 행복(공리주의)

4) 윤리의 규정

응급구조사의 윤리규정은 이전부터 밑그림이 그려져왔으나 응급구조사의 국가적 연합은 1978년에 응급구조사를 위한 윤리의 규정을 채택하면서부터 시작되었다고 할 수 있다.

대부분 윤리강령은 다양한 인도주의적 문제와 직업상 예의를 다루고 있다. 이 중 응급구조사가 흔히 마주치는 윤리적 문제에 대한 확고한 지침을 제시하는 것은 매우 드물다.

응급구조사의 윤리강령은 흔히 다음과 같은 문제를 다룬다.

① 정직성 ② 객관성 ③ 성실성 ④ 신중성 ⑤ 개방성 ⑥ 합법성 ⑦ 비밀성 ⑧ 책임성 있는 발표 ⑨ 책임성 있는 상담자(조언자) ⑩ 동료에 대한 존중 ⑪ 사회적 책임 ⑫ 비차별 ⑬ 숙련도 ⑭ 지적재산권에 대한 존중 ⑮ 피실험자의 보호 등과 같은 문제를 다룬다. 이는 윤리적 문제 중 상당수의 항목은 그대로 응급의료체계에서 적용될 수 있다.

TIP 미국 국립응급구조사협회(NREMT) 윤리강령

응급구조사로서 전문적 지위는 사회, 다른 의료 전문인, 전문적인 응급구조사에 대한 의무를 다하며 자발적인 개인적 참여에 의해 유지되고 증진된다. 일반응급구조사나 전문응급구조사로서 나는 전문적인 다음 윤리강령을 따를 것을 엄숙하게 선서한다.

하나! 응급구조사의 기본적인 책임은 생명을 보존하는 것이며 고통 경감과 건강증진을 위함이며 해를 주지 않고 응급의료처치를 가능하게 하며 질을 올리는 것이다.

하나! 응급구조사는 국가, 인종, 종교, 피부색, 지위에 관계없이 인간 존엄에 기초한 인간 요구에 근거한 서비스를 제공한다.

하나! 응급구조사는 공공의 안녕에 해로운 것에는 전문지식과 기술을 사용하지 않는다.

하나! 응급구조사는 전문적인 일을 하면서 알게된 모든 비밀정보는 법적인 요구 없이는 존중하며 비밀을 지킨다.

하나! 응급구조사는 한 시민으로서 법을 이해하며 지지하고 시민의 의무를 다한다.

하나! 응급구조사는 전문인으로서 모든 사람에 대한 응급의료 처치의 질을 증진하는 데 관심 있고 시민과 다른 건강 관리 전문가와 일함으로써 무한 책임을 진다.

하나! 응급구조사는 전문적인 자격을 유지해야 하며 응급의료 체계의 다른 건강관리요원의 자격에 대해서도 관심을 보여야 한다.

하나! 응급구조사는 전문적인 훈련과 교육의 기본을 정의하고 유지하는 데 책임을 진다.

하나! 응급구조사는 독립적이든 비독립적이든 응급의료에 개인적인 전문적 행위와 판단에 책임을 지며 응급구조사의 실무에 영향을 주는 법을 알고 지킨다.

하나! 응급구조사는 응급구조사와 응급의료체계에 영향을 미치는 법률제정을 알아야 하며 참여할 책임이 있다.

하나! 응급구조사는 직업의 명예를 반영하는 개인적 윤리지침을 지킨다.

하나! 전문적 서비스에 참여하는 응급구조사 또는 응급구조사단체는 직업의 존엄성에 따라 행동한다.

하나! 응급구조사는 응급구조사의 전문적 능력이 요구되는 어떠한 서비스에 자격이 안 되는 사람에게 위임하지 않도록 하여 공공을 보호할 책임이 있다.

하나! 응급구조사는 응급구조사협회, 간호사, 의사, 응급의료체계의 다른 건강관리요원과 신뢰를 유지하며 함께 조화 있게 일한다.

하나! 응급구조사는 비윤리적인 절차를 거부하며 적절하고 전문적인 방법으로 다른 적절한 권위 있는 기관에 적절하지 못하거나 비윤리적인 행동을 폭로할 책임이 있다.

5) 우리나라 응급구조사 윤리강령

우리나라의 응급구조사의 윤리강령은 한 문단의 서문과 열 문장의 본문으로 개발되었고, 서문에는 활동장소와 임무내용의 전문성을 밝혀 응급구조사 직업윤리의 필요성을 제시하고 있다. 본문에는 다음과 같은 내용들이 있다.

① 시공간의 제약을 뛰어넘어 공정하게 제공해야 하는 응급처치를 사회안전망으로 인식시키고 있다.

② 환자와 보호자가 이해하는 방식의 설명 및 동의를 통한 환자권리의 보호와 무리한 요구에 대한 설득, 거절을 담고 있다.

③ 응급처치와 환자인계 및 법적증거 등 요건에 따른 환자정보 공유, 불법행위 피해자의 보호 및 신고, 응급의료서비스체계의 다양한 개선의지를 담고 있다.

④ 응급환자에 대한 바람직한 역할뿐만 아니라 대두하고 있는 비응급 퇴행성 만성 질환자에 대한 역할을 확대하고 있다.

⑤ 재난 피해자에 대한 대응 나아가 시민교육과 예방활동을 통한 안전한 사회의 조성노력을 강조하고 있다.

⑥ 아직까지 낮은 성과를 나타내고 있는 우리나라 응급의료서비스체계의 개선을 위한 자원연계 역할의 강화하고 있다.

⑦ 간접의료지도와 개괄주의의 확대를 통한 효율적 의료지도체계 확립과 함께 빠르게 변화하고 있는 응급의료 환경에 대응하기 위한 교육, 훈련, 연구, 개발 등에 자발적으로 참여한다.

⑧ 첨단의료환경과 정보통신사회에 주도적으로 대응하는 자세를 미래지향적으로 담고 있다.

전체적으로 인권보호, 알권리, 자기결정권, 비밀유지, 전문성, 지위유지, 체계개선, 미래대비 등의 내용을 반영하였고 다른 보건의료직종의 윤리강령 요소를 모두 포괄하고 응급구조사 직종의 특성을 담고 있다. 응급의료는 응급의료서비스체계 내에서 작동한다는 점을 감안하여 발전의 여지가 많은 우리나라 응급의료의 발전에 효과적으로 기여하고자 하는 의지를 언급하고 있다. 아울러 응급의료에 관한 법률에 명시된 권리와 의무인 응급의료 거부금지, 비응급환자 조치, 설명과 동의, 응급의료 중단금지, 응급환자 이송 등을 반영하였으나 방해받지 않을 권리는 행동규범으로 적절하지 않아 제외하고 있다.

(1) 우리나라 응급구조사 윤리강령

응급구조사는 응급환자가 발생한 현장, 이송 중, 의료기관 등에서 응급의료 업무를 수행하는 전문직업인이다. 이에 따라 대한응급구조사협회는 고도의 전문성과 도덕성을 바탕으로 건강하고 안전한 사회를 만드는데 앞장서며, 응급의료서비스체계의 중추적 역할을 수행하기 위하여 응급구조사 윤리강령을 제정하였다.

1. 응급구조사는 모든 사람들이 스스로의 존엄과 가치를 존중받고 행복 추구권을 보장받도록 하기 위하여 언제 어디서나 적절한 응급의료를 제공한다.
2. 응급구조사는 응급의료가 필요한 사람과 그 보호자의 합리적 결정을 위해 필요한 정보를 알기 쉽게 전달하여 알 권리를 보장하고 자기결정권을 존중한다.
3. 응급구조사는 응급의료가 필요한 사람과 그 보호자의 판단에 따른 합리적 요구를 존중하지만 불합리하고 비윤리적인 요구에 대해서는 설득하거나 거절한다.
4. 응급구조사는 적절한 환자평가와 응급처치를 통해 응급환자가 조기에 회복할 수 있도록 의료환경에 부합하는 수준에서 최선의 응급의료를 시행한다.
5. 응급구조사는 응급의료가 필요한 사람과 그 보호자의 사생활을 존중하고 알게 된 모든 사실에 대해 비밀을 유지하며 관련규정에 따라 필요한 정보를 공유한다.
6. 응급구조사는 모든 형태의 범죄와 학대, 방임, 유기의 가능성에 대해 주의를 기울이고 피해를 방지하기 위하여 격리, 보고, 신고 등의 필요한 조치를 취한다.
7. 응급구조사는 다른 보건의료종사자와 협력하여 현장 응급의료 활동과 병원내 진료활동이 회복 및 재활 등과 연계될 수 있도록 노력한다.
8. 응급구조사는 응급환자나 재난으로 인한 사상자에 대하여 의학적 판단에 따른 응급의료를 제공하되, 응급환자가 아닌 자에 대해서도 적절한 도움을 제공한다.
9. 응급구조사는 응급처치의 적절성을 높여 응급환자의 생존율을 개선시키고, 예방활동, 안전강화, 응급처치교육 등을 통해 사회안전망 구축에 기여한다.
10. 응급구조사는 응급의료체계의 개선을 위하여 노력하며, 첨단 의료환경과 정보통신사회에 능동적으로 대응할 수 있도록 전문성을 강화한다.

6) 개인 윤리

응급구조사의 법칙과 전문직의 가치를 증명하는 것은 매우 중요하다. 응급구조사가 책임을 지려는 것을 이해하고 인정하는 것은 전문직으로서 절대적이고 명백한 것이다. 가끔 응급구조사의 전문성이 문제가 될 수 있다.

TIP 개인 윤리의 사례: 위험한 환경에서의 임무 수행

응급구조사는 위험한 환경에서도 임무를 수행해야 하는 상황에 직면할 수 있으며, 이 과정에서 윤리적 갈등이 발생할 수 있다.

① 응급구조사는 "안전이 확보된 경우에만 환자를 적절하게 응급처치한다"는 원칙을 따른다.

㉠ 응급구조사가 현장에 진입하기 전에 모든 위험이 제거될 때까지 기다리는 것이 옳다고 판단할 수도 있다.

㉡ 이 과정에서 "즉각적인 구조가 필요한 환자를 외면하는 것이 윤리적으로 타당한가?"라는 개인 윤리적 갈등이 발생할 수 있다.

즉, 응급구조사는 자신의 안전을 확보해야 한다는 원칙과, 위험을 감수하고라도 환자를 구조해야 한다는 윤리적 책임 사이에서 고민하게 된다.

7) 원리 주장

극단적인 환경에서는 환자가 응급처치를 받지 않기를 원하면 응급구조사는 자신의 의견을 제시하고 설명과 동의를 얻기 위해 설득시키기 위해 노력할 것이다. 또한 응급구조사는 환자의 요구를 존중할 의무가 있기에 환자가 바라는 것에 대한 내용에 신중하게 판단해야 하며, 응급의료에 관한 법률과 의료법을 따라야 한다. 응급구조사가 윤리적인 도전에 맞서 "무엇이 환자에게 최선의 이익일까?"에 답하는 것이 가장 중요한 문제이다. 이 문제에 대한 대부분 답은 환자의 안심, 고통의 해소, 그리고 조언일 것이다. 그러나 가끔 이 문제에 대한 답은 그리 간단하지 않다.

TIP 원리 주장의 사례

말기 암 환자가 현장에서 심정지 상태에 빠졌을 때, 어떻게 대응하는 것이 가장 적절할까?

① 환자의 최선의 이익을 고려해야 한다.

㉠ 환자를 소생시켜 의식을 회복시키는 것이 최선일까?

㉡ 아니면, 환자가 추가적인 고통을 겪지 않도록 소생을 시도하지 않는 것이 더 나은 선택일까?

② 현장에서 도움이 될 수 있는 요소

㉠ 환자의 사전 지시(advance directive) 또는 미리 작성된 의료 의향서가 큰 도움이 될 수 있다.

- 사전 지시는 응급구조사가 응급처치를 시작하기 전에 참고할 수 있는 중요한 문서이다.

㉡ 극단적인 상황에서는 환자가 응급처치를 원하지 않을 수도 있다.

㉢ 또한, 환자가 응급구조사에게 직접 자신의 의사를 표현할 수도 있다.

- 응급구조사는 환자의 요구를 존중할 윤리적·법적 의무가 있다.

일반적으로 가족들이 환자의 생존결정을 위해 병원 의사들에게 중요한 정보를 제공하는데 이 방법은 병원 전 현장에서는 적합하지 않다. 환자가 병원 입원상황에서 의사들은 환자와 환자의 가족과 함께 시간을 보내고 함께 관계를 맺을 수 있기 때문이다. 그러나 병원 전 현장에서는 응급구조사가 환자 혹은 가족을 알기 어렵고, 병원 전 현장에서 환자와 보호자들은 많은 스트레스를 받았을 것이다. 이러한 이유로 응급구조사는 환자가 바라는 것에 대한 내용에 신중해야 하며 응급의료에 관한 법률과 의료법을 따라야 할 것이다.

응급구조사는 다음과 같은 사항을 주의해야 한다.

① 환자가 원하는 것에 동의하는 것이 어려울 수도 있지만, 환자가 원하는 것을 존중해야 한다.
  ㉠ 선의로 환자의 요구를 따르는 것은 '응급구조사가 환자를 존중한다'는 것을 보여준다.
② 환자의 가족과 환자의 바람과 일치하지 않을 수 있다는 것도 알아야 한다.
  ㉠ 환자의 바람에 대한 가족의 설명을 그대로 받아들이지 않아야 한다는 이유이다.

8) 생명 윤리학적 원칙

방법론에 대한 논쟁이 철학적 윤리학자에 의해 활발하게 진행되고 있지만, 여전히 우리 한국의 생명의료윤리학계는 연역주의적 접근법(몇 개의 주어진 전제로부터 논리적 규칙을 사용하여 필연적인 결론을 엄밀하게 도출하는 방법)의 일종인 원칙주의(principlism)가 지배적인 방법론으로 자리 잡고 있다. 이론적 난점이 있음에도 불구하고 마땅한 현실적 대안이 될 만한 방법이 없는 우리들의 현실이기에 뷰참(T.L. Beauchamp)과 칠드레스(J.F. Childresss)가 생명의료윤리의 원칙(principles of biomedical ethics)에서 제안한 생명의료윤리의 4가지 원칙이 있다. 이 원칙주의는 전통적인 하향적 접근법에 속하면서도 그것을 좀 더 구체화시킨 방법이다. 다시 말해, 전통적인 하향적 접근법은 대체로 하나의 궁극적인 도덕이론을 내세우고 그 하나의 이론으로 모든 의료윤리 문제를 해결하려고 한다면, 원칙주의는 4가지의 원칙을 구체적인 의료윤리 문제에 적용시켜 그 도덕적 답을 찾아나가는 방법이라 할 수 있다. 그 4가지 원칙이란 바로 자율성 존중의 원칙(principle of respect for autonomy), 해악금지의 원칙(principle of nonmaleficence), 선행의 원칙(principle of beneficence), 정의의 원칙(principle of justice)이다(그림 10-2).

TIP 연역주의 접근접

- 인간 존재를 죽이는 것은 도덕적으로 그르다.
- 안락사는 인간 존재를 죽이는 것이다.
- 따라서 안락사는 도덕적으로 그르다.

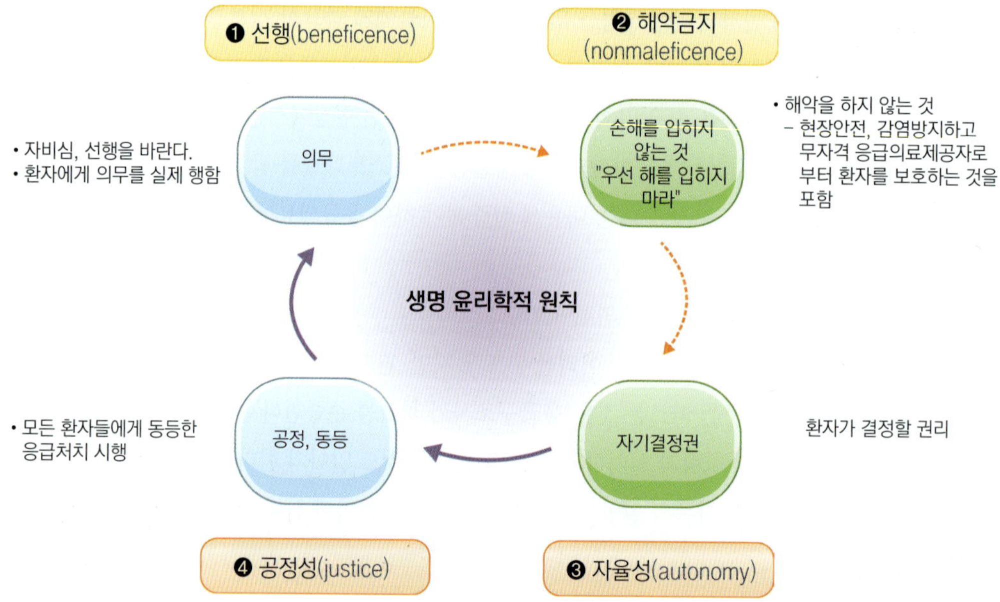

그림 10-2. 생명 윤리학적 원칙

(1) 자율성 존중의 원칙(principle of respect for autonomy)

자율성은 개인의 자유의 한 형태를 의미하며, 개인은 속임 · 속박 · 강요 · 강제로부터 자유로운 선택과 의사결정 시 자유로움을 뜻한다. 즉, 자율성은 성인 환자가 의학적 질병과 상해의 응급처치를 포함하여 자신의 신체에 일어나는 것을 결정할 권리를 말한다.

① 개인의 자율성을 존중하라는 자유민주주의사회에서는 응급구조사의 환자평가와 응급처치 역시 개인의 자율성을 최대한 존중해주어야 하는데, 이에 대한 원칙이 자율성 존중의 원칙이다. 자율성을 존중하려면 우선 개인의 자율적 의사가 무엇인지 알아야 한다. 즉, 치료과정과 방법, 그리고 필요한 약품의 효능과 부작용 등을 거짓 없이 상세히 설명하고, 환자는 자신의 자발적 선택과 충분한 설명에 의거하여 치료에 동의해야 한다.

② 자율성의 기본적인 요소에서 고지(설명)된 동의(informed consent)의 규칙이 파생되었다. Informed consent는 일반적으로 숨김없이 말하는 것, 이해, 자발성, 능력 그리고 주는 것을 허용하는 것과 같은 요소들을 포함한다.

③ 최근 대두되고 있는 충분한 설명에 근거한 동의는 설명을 전제조건으로 한다. 환자가 이해하지 못하고 결정을 내린다면 그 설명은 전혀 의미가 없기 때문이다. 응급구조사는 환자가 이해할 수 있는 언어로 설명해야 하며, 충분한 정보에 근거한 동의를 얻기 위한 첫 단계는 환자에게 이러한 능력이 있는지 확인하는 일이다.

④ 환자의 자기결정권을 고려할 의무를 지고 있다.

㉠ 일반적으로 특수상황을 제외한다.

㉡ 응급처치를 시작하기 전에 환자의 동의를 받는다.

㉢ 환자의 상태와 응급처치 시 위험성을 상세히 설명한다.

㉣ 환자의 사생활까지 존중해야 한다.

– 법적 효력이 있는 문서를 보여주며 응급처치를 중단을 요구할 때 적용된다.

TIP 자율성 존중의 사례

몇 년 전, 한 대형 병원에서 중환자가 보호자의 요청에 따라 퇴원한 후 사망하는 사건이 발생하였고, 이에 담당 의사가 살인죄로 기소된 사례가 있었다.

이 사건의 핵심 쟁점은 '의사 표현이 불가능한 환자의 의사를 어떻게 확인할 것인가?'라는 문제에 대해 의사와 법원이 서로 다른 견해를 가졌다는 점이다.

* Informed consent(고지된 동의)의 법적 예외 상황

고지된 동의(informed consent)가 예외적으로 면제될 수 있는 상황은 다음과 같다.

① 응급상황: 즉각적인 치료가 필요하여 동의를 받을 시간이 없을 경우

② 환자의 동의 포기: 환자가 사전 의사표시를 통해 동의 절차를 생략할 것을 요청한 경우

③ 의사무능력자: 환자가 의식이 없거나 의사결정 능력이 없는 경우

④ 묵시적(암묵적) 동의가 있다고 판단되는 경우: 환자의 행동이나 상황으로 보아 동의했을 가능성이 높은 경우

(2) 해악 금지의 원칙/악행 금지의 원칙/무해성의 원칙(principle of nonmaleficence)

해악 금지의 원칙은 응급구조사가 타인에게 의도적으로 해를 입히거나 타인에게 해를 입히는 위험을 초래하는 것을 금지하는 것을 의미하며, 이것은 응급의료종사자뿐만 아니라 사회도덕의 근본원리를 이룬다. 응급구조사들은 '응급구조사는 응급의료가 필요한 사람과 그 보호자의 판단에 따른 합리적 요구를 존중하지만 불합리하고 비윤리적인 요구에 대해서는 설득하거나 거절한다.'라는 응급구조사 윤리강령이 있다.

해악은 손상(선행의 정반대)을 입히는 것을 의미하며, 해익금지는 손해들 입히지 않는 것을 의미한다. 또한 해악(nonmaleficence)을 하지 않는 것을 말한다. 손해의 위험이 없는 응급의료는 거의 없다. 해악금지는 "우선 해를 입히지 말라"는 말로 잘 표현할 수 있다. 해악금지의 원칙에 따라, 응급구조사가 가능한 그 위험을 최소한의 의무는 다음과 같다.

① 현장안전 및 감염방지를 한다.

② 환자를 보호한다.

TIP 해악금지의 원칙 사례

신장이식 수술을 할 때, 우리는 기증자로부터 신장 하나를 제거해야 한다. 신장 제거 자체는 기증자에게 신체적 손상을 초래하는 행위로, 일종의 악행(부작용)으로 볼 수도 있다. 그러나 이러한 행위는 말기 신부전 환자를 살리기 위한 불가피한 선택이기도 하다.

이러한 상황에서 우리는 다음과 같은 중요한 윤리적 질문을 던질 수 있다.

① 부작용(악행)은 어느 정도까지 허용될 수 있는가?

② 어떤 조건 아래에서 부작용이 정당화될 수 있는가?

의료 행위에서는 불가피하게 부작용을 초래하는 수술이 정당화되는 경우가 많다. 예를 들어, 환자의 건강 회복을 위해 신체 일부를 제거하거나 손상을 가하는 수술이 필요한 경우가 그렇다. 이러한 논의는 '이중효과의 원리(principle of double effect)'와 깊이 관련된다.

즉, 의료 행위의 목적이 환자의 건강 회복에 있으며, 부작용을 일으키려는 의도가 아니라는 점이 중요하다. 이중효과의 원리를 어떻게 해석하느냐에 따라, 의료행위의 정당성이 달라질 수 있다.

(3) 선행의 원칙(Principle of beneficence)

선행(beneficence)이란 일상적으로 친절한 행위, 사려 깊은 행위, 동정적 행위, 자비로운 행위, 이타주의적 행위 등을 지칭한다. 타인의 고통을 덜어주기 위하여, 그리고 그들에게 행복을 안겨주기 위하여 타인을 배려하는 행위 역시 선행이라 일컫는다. 이렇듯 타인에게 해를 입히지 말아야 할 소극적인 의무와 타인을 도와줘야 할 적극적인 의무는 선행의무로 집약될 수 있다. 이러한 선행은 일반적인 사람이 '응급구조사가 되려는 중요한 이유'에서 찾아볼 수 있지만, 선행은 응급구조사가 환자에게 그의 의무를 실제로 행함을 의미한다.

① 선행의 원칙은 악행 금지의 원칙을 넘어서 해악의 예방과 제거와 적극적인 선의 실행을 요구하는 것이다.

② 선행의 원칙에는 온정적 간섭주의에 근거를 둔 선행의 원칙이 있다.

㉠ 적극적인 선을 실행하기 위해 환자가 의사표현 능력과 관계없이 선을 증진시키기 위해 환자의 자율성을 무시하고 간섭하는 경우의 강한 온정적 간섭주의가 있다.
(온정적 간섭주의: 환자의 자율성 존중의 원칙과 의료인의 선행의 원칙이 갈등을 일으킬 때 환자의 자율성이나 자유가 희생되는 것)

(4) 정의의 원칙/공정성(Principle of justice)

환자들은 치료하는 데 있어 해악을 피하고 선행을 제공하는 것이 항상 가능한 것이 아니다. 해악과 선행이 공존하는 상황이 발생하는데 이때 윤리적 관심사는 '어떻게 해악과 이득을 공평하게 분배하는가'에 있다. 누가 이 공평한 분배의 부담을 져야 한다. 누가 치료나 사회적 정책으로부터 혜택을 입을 것인가? 부담이나 해악이 필연적으로 수반되는 혜택의 경우, 공평한 분배 문제는 정의의 원칙에서 다루어진다.

정의(공정성)란 모든 환자를 공정하게 응급처치를 해야 하는 응급구조사의 의무를 말한다. 환자의 성별, 인종, 경제여건(지불능력) 또는 다른 문화적인 조건들에 상관없이 모든 환자들에게 동등한 응급처치를 제공해야 한다.

TIP **응급의료에 관한 법률 제3조 응급의료를 받을 권리**

모든 국민은 성별, 나이, 민족, 종교, 사회적 신분 또는 경제적 사정 등을 이유로 차별받지 아니하고 응급의료를 받을 권리를 가진다. 국내에 체류하고 있는 외국인도 또한 같다.

TIP **생각해보기**

의학과 생명과학의 발전에 윤리적 또는 법적 규제가 필요할까요?
여러분은 윤리적 또는 법적 규제의 필요성에 대해 찬성하시나요, 아니면 반대하시나요?
과학 기술의 발전이 인류에게 미치는 영향과 윤리적 딜레마를 고려하여, 자신의 의견을 정리해 보세요.

9) 윤리적 분쟁

모든 사람이 윤리적 문제를 해결하는 원칙과 절차에 대하여 의견을 같이하더라도, 특정한 상황에 일치하지 않는 일들이 여전히 있다. 이 불일치들은 서로 다른 수준에서 해결될 수 있는데 정부조차 문제가 매우 중요하게 될 때 행동을 취한다. 예를 들면, 입원한 환자의 권리 그리고 처치를 다루는 조직 구성원의 보호를 위하여 최신 법적 조치를 하는데 소생지침의 사용을 위해 허락하는 법이나 혹은 지침들에 필요한 권한을 부여하고 있다.

① 응급환자 연구의 동의에 관해서는 정부의 규칙이 나오기 오래전에 병원과 대학교, 기관은 인간 대상으로 연구하는 윤리위원회(IRBs)를 설립했는데, 세계적으로 병원들은 환자의 요구를 심각하게 받아들이고 또한 윤리적으로 문제되는 상황에 비중을 두고 있었다.

② 현장업무를 수행하는 데 있어서 분쟁을 해결을 위한 시스템이 필요하다.

- 시스템에는 포함되어야 할 사항으로는 분쟁과 관련된 사실, 원칙, 그리고 분별력이 있는 방어를 할 수 있는 행동으로 이끈 여러 가지 요인들이다.

TIP 윤리적 문제 해결을 위한 시스템 시나리오

① 가정: "응급의료체계에서 무선통신 외에 다른 유용한 소통 방법이 없을 때"
병원 응급실에서는 "환자의 이름과 생년월일을 미리 알릴 것"이 요구될 수 있다. 이에 따라, 병원 원무과 직원이 환자의 의무기록을 조회한 후, 응급실 의료진에게 전달하는 과정이 이루어진다. 그러나, 이러한 절차에서 응급구조사는 여러 윤리적 문제를 고려해야 한다.

② 윤리적 쟁점
㉠ 무선통신을 통해 환자의 개인정보를 제공하는 것이 정당한가?
㉡ 응급구조사가 윤리적 판단을 내릴 수 있도록 보편적인 행동 지침을 목록화(list)해야 하는가?

③ 발생할 수 있는 문제점
㉠ 모든 환자의 이름과 생년월일을 무선통신을 통해 제공해야 하는 문제
㉡ 현재처럼 나이와 성별을 기준으로 환자를 확인하는 정책을 유지할 것인가?
㉢ 개인정보 제공 방식에 대한 윤리적 고민

④ 예상되는 결과
㉠ 응급실에서 환자의 의무기록을 더 빠르게 조회할 수 있다.
㉡ 그러나 병원 의무기록이 실제 응급처치와 무관할 가능성이 있다.
- 대부분의 환자에게는 실질적인 도움이 되지 않을 수도 있다.
- 응급실 입·퇴원 담당 직원이 환자의 입원 절차를 더 신속하게 진행할 수 있다.
- 개인정보가 노출될 가능성이 크므로, 환자들이 119 신고를 꺼리게 될 수도 있다.

⑤ 결론
응급의료체계에서 개인정보 보호와 신속한 응급처치 간의 균형을 어떻게 맞출 것인가? 이는 효율성과 윤리성 사이에서 해결해야 할 중요한 과제이며, 적절한 정책과 지침 마련이 필요하다.

응급구조사는 윤리적 문제를 타당하기 위해서 무엇을 해야 하는가?

① 보편적 형태로 목록을 작성한다.
㉠ 목록 행동의 함축 혹은 결과를 작성하여 최종적으로 관련된 가치와 비교한다.

② 보편적 형태로 행동을 기술하기 위해서 어떤 상황에서 누가, 무엇을 해야지 설명해야 한다.

위의 시나리오 경우에 선행, 해악금지, 자율성 그리고 공정성의 고려사항은 다음과 같다.

① 통신상 모든 환자의 이름과 출생 일자를 제공하면, 환자에게 선행일 것인가?
㉠ 몇몇 환자는 조금 더 빨리 환자의 의무기록이 도착하여 더 빨리 치료받았을 것이다.
㉡ 대부분의 환자는 단순한 봉합 등을 하는 열상 환자이거나 시간을 다투는 문제가 아니기 때문에 이익이 없을 것이다.

② 환자에게 동의할 기회가 주어지지 않았기 때문에 자율성이 배제되었다.
㉠ 환자의 이름과 생년월일이 동의 없이 노출되었다.

③ 해악금지의 문제가 발생할 수 있다.

㉠ 현재 환자와 미래 환자에게 사생활을 보장할 수 있는가?

㉡ 응급의료체계에 대한 신뢰를 잃게 될 것이다.

④ 공정성의 문제가 발생할 수 있다.

㉠ 무선통신으로 모든 환자의 이름과 생년월일을 제공하였는가?

㉡ 몇몇 환자들은 약간의 가능한 이익을 얻을 수도 있지만 이익을 얻지 못할 환자들이 있다.

응급구조사가 환자의 나이와 성별만을 무선통신으로 확인하는 방법을 평가할 때, 다음과 같은 결과들을 내릴 수 있다.

① 통신상으로 환자의 비밀을 응급의료체계에서 알 수는 있지만 과거력은 파악할 수 없다.

② 환자의 의무기록이 아주 빠르게 도착하지 않기 때문에 응급처치가 적절하지 못할 수 있다.

③ 병원 행정직원은 시기적절하게 의무기록을 준비하지 못할 수 있다.

④ 환자의 공정성과 신뢰가 유지될 수 있지만, 기록 준비지연으로 인해 환자의 유익은 없게 될 수 있다.

무선통신으로 환자의 이름과 생년월일을 제공했을 때 관련된 가치를 비교해보아야 한다. 이에 시나리오는 다음과 같은 결론을 맺었다.

① 이익을 얻을지도 모르지만 환자들에게는 공정성을 엄격하게 유지해야 한다.

㉠ 환자의 나이, 성별 그리고 병원등록번호를 송신할 수 있다.

㉡ 시간적 여유가 있는 경우 현장에 있는 사람이 핸드폰 등을 통해 병원 응급실로 환자의 성명과 생년월일을 비공개적으로 전달할 수도 있다.

– 위의 방법은 새로운 윤리적인 문제가 발생할 수 있다.

– 시간의 단축 여부가 아니면 유용하다.

② 시간이 촉박된 상황인 경우에는 윤리적 문제를 고려하려 다음과 같은 질문을 할 수 있다.

㉠ 이 문제에 적용될 수 있는 기존의 규칙이 있는가?

– 질문에 "예"라고 답하는 경우에는 기존의 규칙을 따라야 한다.

㉡ 기존의 규칙을 이번 상황에 확대 적용할 수 있는 합당한 근거가 있는가?

– 질문에 "예"라고 답하는 경우에는 기존의 규칙을 따라야 한다.

위 질문 모두에 "아니오"라고 답하는 경우에는 "환자에게 심각한 위험을 초래하지 않는 상황에서, 해결방법을 고려하기 위한 추가적인 시간이 있는가?" 만약 시간이 없다면 공평성, 일반화(보편가능성), 개인 간에 일어난 정당한(상호타당성) 테스트를 적용해야 한다. 이러한 방법을 적용하여 간소화하게 윤리적인 문제를 해결 방안을 찾을 수 있을 것이다.

① 문제가 이미 공식화되었던 다른 문제와 유사한지를 판단해 본다.

㉠ 유사한 경우에는 기존의 규칙을 따른다.

㉡ 유사하지 않은 경우에는 시간적인 여유를 벌 수 있는 방법을 모색해야 한다.

② 잠시 동안 문제와 취급을 연기할 적당한 방법이 있는지 알아본다.

㉠ 적당한 방법으로 찾았다면 그 방법으로 해결한다.

만약 적당한 방법이 없으면 이서슨(Iserson)의 테스트로 최선의 방법을 찾아야 한다.

① 윤리적인 방법을 찾아야 한다.

② 새로운 윤리적 문제를 생각해 볼 시간이 없다면, 이서슨(Iserson)의 테스트[1] 3가지 질문을 통해 짧은 시간 내에 합리적인 해결책을 찾을 수 있도록 도울 것이다.

TIP 간편한 윤리성 테스트

- 간편한 윤리성 테스트에는 공평한 테스트, 일반화된 테스트, 그리고 개인 간에 일어난 정당한(상호타당성) 테스트가 있다.

① 공평한 테스트(Impartiality test)

응급의료제공자가 만약, 환자와 같은 입장에 있었으면 해당 응급의료 및 응급처치를 원할 것인지를 묻는 테스트이다.

㉠ "당신이 다른 사람에게 대접받기를 원한다면 당신이 그들에게 대접받기 원하는 대로 대접하라"라는 황금률의 법칙이 있다.

- 황금률의 법칙은 편향의 가능성을 줄이도록 돕는다.

② 일반화(보편화가능성)된 테스트(Universalizability test)

응급의료제공자가 해당 응급의료 및 응급처치를 모든 유사한 상황에서 실행 여부를 판단하는 것을 묻는 테스트이다.

㉠ 유사 상황은 응급의료제공자가 미리 결정할 수 없음을 알게 해 준다.

㉡ 편협성을 최소화할 수 있다.

③ 개인 간에 일어난 정당한(상호타당성) 테스트(Interpersonal justifiability test)

응급의료제공자의 행동이나 판단이 다른 사람들 앞에서 정당화 또는 변론할 수 있는지를 묻는 테스트이다.

㉠ 응급의료제공자의 행동이 "다른 사람에게 합당하다"고 생각될 것이라는 응급구조사의 판단을 통해 응급의료제공자의 행동이 분별하고 적합하다는 것을 갖도록 돕는다.

1) Iserson, K.V., Ethics in Emergency Medicine. 2nd ed. Tucson, AZ, Galen Press, 1995.

TIP 마태복음 7장 7-12절

7. 구하라 그리하면 너희에게 주실 것이요, 찾으라 그러면 찾을 것이요, 문을 두드리라 그리하면 너희에게 열릴 것이니
8. 구하는 이마다 받을 것이요 찾는 이는 찾아낼 것이요 두드리는 이에게는 열릴 것이니라.
9. 너희 중에 누가 아들이 떡을 달라 하는데 돌을 주며
10. 생선을 달라 하는데 뱀을 줄 사람이 있겠느냐?
11. 너희가 악한 자라도 좋은 것으로 자식에게 줄 줄 알거든 하물며 하늘에 계신 너희 아버지께서 구하는 자에게 좋은 것으로 주시지 않겠느냐?
12. 그러므로 무엇이든지 남에게 대접을 받고자 하는 대로 너희도 남을 대접하라 이것이 율법이요 선지자니라.

※ 구하라 주실 것이요, 찾으라 찾을 것이요, 두드리면 열린다는 것에도 행동이 들어가지만, 이것을 이룰 전제조건은 바로 밑에 12절을 이룰 때이다.
만나는 이웃들에게 대접받고 싶은 대로 대하는 것이다. 예수님은 보편적인 원리로서 '황금률'을 말씀하십니다.

※ 황금률의 소극적인 측면은 공자도 말하였습니다. '자기가 원하지 않는 것을 남에게 시키지 말라'고 했습니다.

03 응급구조사의 윤리적 문제

우리는 살아가면서 수많은 선택의 기로에 놓인다. 그 아슬아슬한 순간에 우리는 어떤 쪽을 선택하는 것이 더 이익이 되고 더 유리할지를 생각해 보아야 한다. 결국 자신에게 더 낫다고 생각되는 쪽을 선택하기 마련이다. 그러나 세상사가 뜻대로만 되지는 않는 법, 때로는 잘못된 선택을 하는 경우도 있고, 때로는 하나를 얻기 위해 다른 하나를 포기해야 하는 경우도 있다.

TIP 그리스·로마 신화 중 선택의 이야기

아름다운 처녀 아탈란테는 혼자 사는 것이 운명이라는 신탁을 받았다. 그녀는 이를 받아들이려 했지만, 빼어난 미모로 인해 많은 청혼자들이 끊이지 않았다. 거절하는 것도 한계에 이른 아탈란테는 혹독한 조건을 내걸었다.

“나와 달리기 경주를 해서 이기면 나를 신부로 맞을 수 있습니다. 그러나 진다면 목숨을 내놓아야 합니다.”

그러나 아탈란테는 여신의 권능으로 누구보다 빠르게 달릴 수 있는 능력을 지니고 있었고, 그녀와 결혼을 꿈꾸며 경주에 도전한 수많은 청년들은 모조리 패배하여 목숨을 잃고 말았다.

이 소문을 듣고 경기를 구경하러 온 히포메네스는, 처음에는 목숨을 걸고 경주하는 청년들을 어리석다고 생각했다. 하지만 경주를 위해 아탈란테가 옷을 벗는 순간, 그는 그녀의 아름다움에 사로잡히고 말았다. 그녀는 인간이라기보다 신과 같은 미모를 지니고 있었다.

* 히포메네스의 도전

결국 히포메네스는 그녀와의 경주에 도전했다. 경기장에 도착한 아탈란테는 한숨을 쉬었다. 그녀 역시 젊고 생기 넘치는 히포메네스에게 호감을 느끼고 있었던 것이다.

그러나 그녀는 누구도 자신을 이길 수 없다는 걸 알고 있었고, 경주를 통해 그를 죽이게 되는 것이 미안했다. 드디어 경주가 시작되었고, 아탈란테는 빠르게 히포메네스를 앞질렀다. 그때, 히포메네스는 미리 준비한 황금 사과를 그녀의 앞에 던졌다. 바닥을 굴러가는 황금 사과를 본 아탈란테는 잠시 망설였다. 황금 사과는 탐이 났지만, 그것을 줍기 위해 멈춘다면 경주에서 질 수도 있었다(그림 10-3).

과연, 아탈란테는 어떤 선택을 했을까?

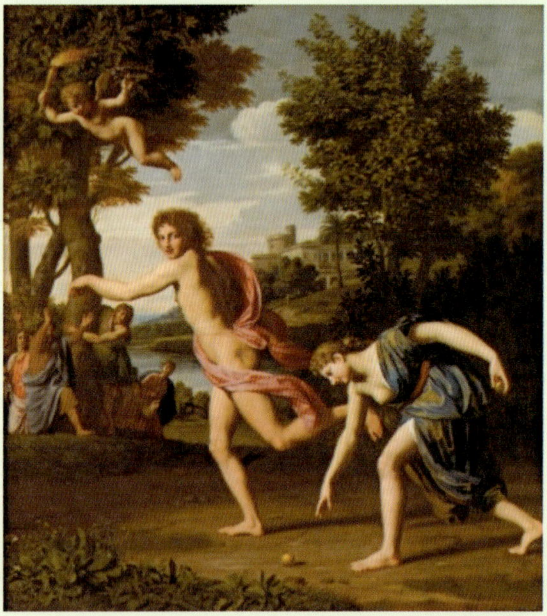

그림 10-3. 히포메네스와 아탈란테(Nicolas Colombel 作)

응급의료종사자의 윤리적인 문제 유형별 대처법을 통해 윤리적 결정 방법을 다뤘다면, 이후에는 일반적으로 발생 가능한 몇몇 상황에 응급구조사가 윤리적 결정 원칙을 적용하는 방향으로 진행된다. 이뿐만 아니라 응급의료제공자가 흔하지 않은 상황에 대한 윤리적 고려사항도 제시한다.

1) 신원미상 환자

신원미상 환자에 대하여 동의 없이 치료하거나 수술할 수 있는가?

TIP 응급의료에 관한 법률 제5조 응급환자에 대한 신고 및 협조 의무

① 누구든지 응급환자를 발견하면 즉시 응급의료기관등에 신고하여야 한다.
② 응급의료종사자가 응급의료를 위하여 필요한 협조를 요청하면 누구든지 적극 협조하여야 한다.

TIP 응급의료에 관한 법률 제6조 응급의료의 거부금지 등

① 응급의료기관등에서 근무하는 응급의료종사자는 응급환자를 항상 진료할 수 있도록 응급의료업무에 성실히 종사하여야 한다.
② 응급의료종사자는 업무 중에 응급의료를 요청받거나 응급환자를 발견하면 즉시 응급의료를 하여야 하며 정당한 사유 없이 이를 거부하거나 기피하지 못한다.

TIP 응급의료에 관한 법률 제8조 응급환자에 대한 우선 응급의료 등

① 응급의료종사자는 응급환자에 대하여는 다른 환자보다 우선하여 상담·구조 및 응급처치를 하고 진료를 위하여 필요한 최선의 조치를 하여야 한다.
② 응급의료종사자는 응급환자가 2명 이상이면 의학적 판단에 따라 더 위급한 환자부터 응급의료를 실시하여야 한다.

TIP 응급의료에 관한 법률 제10조 응급의료 중단의 금지

① 응급의료종사자는 정당한 사유가 없으면 응급환자에 대한 응급의료를 중단하여서는 아니 된다.

TIP **응급의료에 관한 법률 제9조 응급의료의 설명 · 동의**

① 응급의료종사자는 다음 각 호의 어느 하나에 해당하는 경우를 제외하고는 응급환자에게 응급의료에 관하여 설명하고 그 동의를 받아야 한다.
1. 응급환자가 의사결정능력이 없는 경우
2. 설명 및 동의 절차로 인하여 응급의료가 지체되면 환자의 생명이 위험하여지거나 심신상의 중대한 장애를 가져오는 경우

② 응급의료종사자는 응급환자가 의사결정능력이 없는 경우 법정대리인이 동행하였을 때에는 그 법정대리인에게 응급의료에 관하여 설명하고 그 동의를 받아야 하며, 법정대리인이 동행하지 아니한 경우에는 동행한 사람에게 설명한 후 응급처치를 하고 의사의 의학적 판단에 따라 응급진료를 할 수 있다.

③ 응급의료에 관한 설명·동의의 내용 및 절차 등에 관하여 필요한 사항은 보건복지부령으로 정한다.

TIP **응급의료에 관한 법률 시행규칙 제3조 응급의료에 관한 설명 · 동의의 내용 및 절차**

① 법 제9조에 따라 응급환자 또는 그 법정대리인에게 응급의료에 관하여 설명하고 동의를 얻어야 할 내용은 다음 각 호와 같다.
1. 환자에게 발생하거나 발생 가능한 증상의 진단명
2. 응급검사의 내용
3. 응급처치의 내용
4. 응급의료를 받지 아니하는 경우의 예상결과 또는 예후
5. 그 밖에 응급환자가 설명을 요구하는 사항

② 제1항의 규정에 의한 설명·동의는 별지 제1호서식의 응급의료에 관한 설명·동의서에 의한다.

③ 응급의료종사자가 의사결정능력이 없는 응급환자의 법정대리인으로부터 제1항에 따른 동의를 얻지 못하였으나 응급환자에게 반드시 응급의료가 필요하다고 판단되는 때에는 의료인 1명 이상의 동의를 얻어 응급의료를 할 수 있다.

2) 심폐소생술과 관련된 문제/소생 시도

심폐기능이 정지하거나 매우 미약하여 의학적으로 심폐소생술이 필요한데도 불구하고 심폐소생술을 시행하지 않는 것을 '심폐소생술 중단(do-not-resuscitate, DNR)'이라 한다. 이것은 원래 초기 암 환자의 경우처럼 환자의 의식이 명료할 때 앞으로 상태가 악화하여 심폐기능이 정지하면 어떻게 할 것인지, 즉 심폐소생술을 시행할 것인지 않을 것인지를 환자가 '심폐소생술 중단'의 장단점을 의사로부터 충분한 설명을 들은 뒤 스스로 그것을 결정한다는 개념이다.

TIP **대한의사협회 의사윤리지침**

생명이 위급한 환자, 또는 환자가 정상적인 판단을 할 수 없는 경우 가족 등 그러한 환자의 대리인이 의사의 의학적 판단과 충고에 반하여 생명유지치료를 비롯한 진료의 중단을 요구하는 경우 담당의사는 각급 의료기관, 각급 의사회, 전문 학회 등의 윤리위원회나 대한의사협회 윤리위원회에 협조를 요청하는 것이 바람직하다.

TIP **소생시도 시나리오 1**

119구급대원인 응급구조사는 60대의 여성이 병원건물 5층 창문에서 뛰어내린 것을 목격하게 되는 상황이다. 환자는 바닥에 피를 흘리고 있고 반응이 없는 환자이다.

① 응급실에서 나오는 응급구조사는 환자평가와 응급처치를 위해 장비를 준비한다.

② 동료가 환자에게 다가가려 할 때 숨 가쁘게 병원 직원이 밖으로 나와서 "아무것도 하지 말아 주세요, 환자는 소생불가지시(DNAR) 명령을 받은 환자입니다."라고 말한다.

⇒ 응급구조사에게 환자의 DNAR은 어떠한 의미인가?

③ 반응이 없는 이 환자를 위해 무엇을 할 것인가?

응급구조사의 본능은 당연히 지금 환자에게 응급처치할 것이고 이후의 일은 환자가 소생한 후 병원이 알아서 처리하게 될 것이다.

위 시나리오의 경우에 응급구조사는 응급처치해야 할 몇 가지 합당한 이유가 있다.

① 현장에서 응급처치 한 응급구조사는 소생불가지시를 직접 보고 특정한 방식을 통해 지시서의 타당성을 검증해야 한다(그림 10-4). 이러한 지시서를 볼 수 없었기 때문에 치료를 중단할 법적 의무가 없다.
   ㉠ 법률을 가지고 있는 모든 국가 또는 소생불가지시(DNAR)에 관한 주문은 응급구조사가 명령을 알고 검증할 태도를 가져야 한다.
   ㉡ 합법성이 진실임을 증명할 것을 요구해야 한다.

② 환자가 살아있다면 소생불가지시에도 불구하고 응급구조사는 추락한 환자를 평가하고 안정적 치치를 포함한 기본 응급처치를 할 수 있다.
   ㉠ 확실한 근거가 있는 소생불가지시서가 있더라도 응급구조사는 환자의 응급처치를 위하여 환자를 평가하고 응급처치를 수행하는 것은 당연하다.

③ 응급구조사는 선행의 원칙에 따라 현장에 있는 환자에게 응급처치해야 한다.
   ㉠ 응급구조사가 응급처치를 하지 않아 환자가 '사망'처럼 돌이킬 수 없는 상해를 받게 해서는 안 된다.
   ㉡ 선행의 원칙은 죽음을 포함하여 환자에게 돌이킬 수 없는 상해를 일으키지 않도록 돕는다.

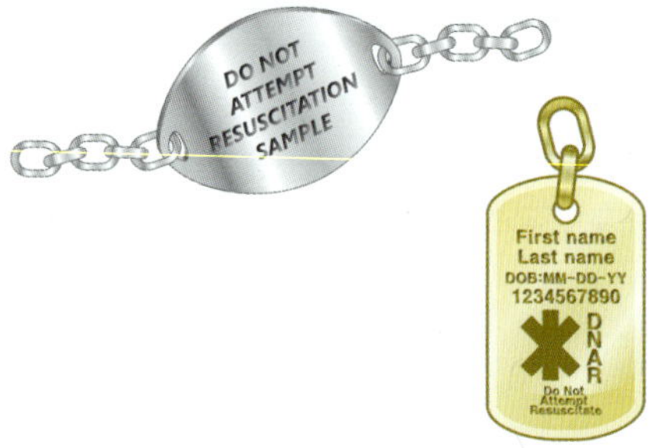

그림 10-4. DNAR (Do Not Attempt Resuscitation) 표식

④ 해악금지의 원칙에 따라 환자에게 상해를 끼쳐서는 안 된다.

㉠ 해악금지는 응급구조사가 환자를 돕도록 권고하고 있다.

위의 시나리오에 대한 '환자의 응급처지에서 생각해 보면 윤리적 갈등 같은 문제점은 없을까?' 그것은 응급구조사가 환자의 자율권을 판단하면서 발생할 수 있다. 법적 성인연령에 도달한 환자는 자기 자신의 신체에 대한 결정권을 가지고 있다. 응급구조사는 환자가 '심정지 시 심폐소생술 시도를 원치 않는다'는 결정을 믿을 수도 있지만, 위와 같은 상황에서는 환자의 소생불가지시를 확인할 수 없다. 따라서 다음과 같이 결론을 내릴 수 있다.

① 응급구조사와 동료는 환자 평가를 진행한다.

㉠ 이유로는 검증 가능한 정보가 부족하고 시간이 매우 촉박했다는 점이다.

② 응급처치의 의무를 실시한다.

㉠ 환자를 평가하고 적절한 응급처치(산소공급, 지혈, 척추고정 등)를 한다.

㉡ 신속하게 응급실로 환자를 이송 및 인계한다.

소생불가지시서를 작성한 환자의 병원 전 처치 지침을 허용하는 법규들이 늘어나고 있다. 응급구조사는 소생불가지시서를 따르기 전에 다음과 같은 몇몇 사항들을 고려한다.

① 소생불가지시서는 표준화된 형식과 법 규정을 준수한다.

② 제한된 시간에 소생불가지시서가 법적 유효기간이 어느 정도인가 파악한다.

㉠ 병원 전 소생불가지시서를 가진 환자는 특별한 팔찌와 표식을 소지할 수도 있다.

㉡ 어떠한 치료방법을 어떠한 환경에서 중단해야 하는지에 대한 분명한 설명이 있어야 한다.

③ 모든 환자는 더욱 편안해질 수 있는 합리적인 응급처치를 받을 수 있는 권리가 있다.

④ 환자의 가족과 환자가 사랑하는 사람들에 대한 정서적 지지를 한다.

응급구조사는 교육과정에서 생명을 위협하는 문제와 환자들을 평가하고 다루는 것을 배우기 위해 많은 시간과 노력을 들인다. 어떠한 것도 하지 않고 죽음을 지켜보아야 한다는 것은 매우 힘든 일이다.

① 환자가 의식 있는 상태에서 환자가 원하는 의도(intention)를 분명히 밝혔다면 응급구조사는 환자의 의도를 존중하여야 한다.

② 소생불가지시서는 의사(doctor)에 의해 서명되고 승인되었기 때문에 충분히 고려된다.

㉠ 이러한 서류는 응급구조사의 윤리적인 갈등을 줄여준다.

③ 소생불가지시서가 없는 경우에는 응급구조사는 환자의 진정한 의도(intention)가 무엇인지를 결정하는 것이 어려워진다.

㉠ 가족 일원들은 환자의 바람을 설명할 수 있으나 가족의 진술이 정확하지 않을 수도 있기 때문에 응급구조사는 윤리적인 갈등을 할 수 있다.

TIP **소생시도 시나리오 2**

① 환자의 가족이 표현하기 전에 환자가 죽음을 받아들이는 경우
㉠ 환자가 소생 시도를 원하지 않을 수 있다.
② 환자가 소생을 원하지만, 가족들이 고난으로 소생을 원하지 않은 경우
㉠ 응급구조사가 따라야 할 일반적인 원칙은 "확신할 수 없는 경우에는 소생술을 시도하라"

일반적으로 환자의 자율성이 의심되는 경우에는 선행원칙과 해악금지의 원칙을 만족시켜야 한다.
① 응급구조사가 소생술을 하지 않으면, 환자의 죽음은 확실하다.
② 소생술을 시도한 경우에는 환자의 소생은 장담할 수는 없다.
㉠ 차후 적절한 판단이 되면 생명을 유지하기 위한 장비를 제거할 수 있다.
㉡ 원칙의 장점으로는 문제 해결할 시간이 더 많아진다는 것이다.

TIP **소생시도 시나리오 3**

소생술이 무의미한 경우에는 '소생술을 시도하지 않는다'는 것이 합리적일까?
① 이성적인 사람이나 사회 집단은 이것이 "무의미한 행동이다"라고 정의를 내릴 수 있다.
㉠ 매일 비슷한 상황에서 소생술의 성공률이 낮은 것을 경험한 능숙한 응급의료제공자인가?
㉡ 매일 비슷한 상황에서 여전히 생명을 구할 것이라는 기대하는 새내기 응급구조사일까?
② "무의미"하다는 것을 어떻게 정의할 것인가?
㉠ 무의미한 소생시도로 여길 수 있는 합의점은 없었다.
㉡ '소생시도가 무의미하다'는 개념은 소생시도에 어떠한 길잡이를 제공하지 못한다는 점이다.
③ 결론: 극단적인 경우를 제외하고는 소생술의 시도가 헛된 것이라고 보기 어렵다.

TIP **소생시도 시나리오 4**

응급구조사가 소생술을 시작한 후 '언제 중단을 할 것인가?'이다.
① 소생술의 정당성과 환자의 정체성을 보증하려면, 소생술을 멈춰야 할 윤리적인 의무를 지닌다.
㉠ 법적으로도 타당하다.
② 환자의 자율성과 그가 원하지 않을 때에는 소생술을 중단해야 할 의무가 있다.

TIP **생각해보기**

① 뇌손상이 예상되는 환자에 대한 심폐소생술
② 거의 죽은 상태로 응급실에 도착한 환자에 대한 심폐소생술
③ 환자 또는 보호자의 DNR 요구가 있을 때의 심폐소생술 여부

3) 비밀성

TIP **비밀성 시나리오 1**

■ 상황 개요
① 시간: 새벽 1시
② 장소: 00호텔
③ 현장 상황:
호텔 접수대에서 한 남성이 의식 없이 쓰러져 있지만, 호흡은 정상적인 상태이다. 응급구조사가 호텔 입구에 도착했을 때, 한 숙박 손님이 서 있었으며 다음과 같이 설명했다.
"모닝콜을 요청하려고 로비에 전화했는데 응답이 없어서 내려와 보니, 한 남성이 의식을 잃고 쓰러져 있었습니다. 숨을 쉴 때마다 술 냄새 같은 것이 났고, 의자에서 떨어져 있는 상태였습니다."

■ 환자 평가
① 성별/나이: 25세 남성으로 추정
② 의식 상태: 무의식
③ 호흡: 정상적으로 유지됨
㉠ 숨을 쉴 때 희미한 민트향이 느껴졌으며, 다른 특이한 냄새는 없었다.
④ 맥박: 요골맥박 정상 (90회/분)
⑤ 반응 여부:
㉠ 환자의 명찰을 보고 이름(홍길동)을 불렀지만 반응이 없었다.
㉡ 어깨를 흔들며 다시 "홍길동 씨!"라고 부르자, 환자가 눈을 뜨고 주위를 둘러보며 "누구세요?"라고 대답함.
㉢ 응급구조사는 쓰러진 것을 발견한 후 119 신고가 접수되어 출동한 것이라고 설명.

■ 환자의 반응 및 의사 결정
환자는 "괜찮으며 병원에 가고 싶지 않다."고 말했다.
① 정상적인 지남력(사람, 장소, 시간 인지)이 있으며, 의식이 명료함
② 별다른 불편 사항 없음
㉠ 과거 병력 없음(복용 중인 약도 없음)
㉡ 술이나 약물 복용 없음
㉢ 신체검사 결과 이상 없음
㉣ 정상적인 활력징후
→ 응급구조사는 응급의료지침 및 표준업무절차(SOP)에 따라 환자 이송의 근거가 없다고 판단.
→ 이에 따라, 환자의 이송 거부 문서를 작성함.

- 응급구조사의 딜레마

  응급구조사가 호텔 로비를 떠나는 길에, 119에 신고했던 손님이 질문을 던졌다.

  "저분 병원으로 안 가나요?"

  "예, 본인이 병원 이송을 거부했습니다."

  그러자 손님이 다시 물었다.

  "나중에 또 쓰러지거나, 화재 같은 긴급 상황이 발생하면 어떻게 합니까?"

  응급구조사는 손님의 권리(공익)와 환자의 권리(자율성)를 비교하며 고민에 빠졌다.

- 윤리적 고려사항

  ① 응급구조사는 환자의 자율성을 존중해야 하지만, 공공의 안전 또한 고려해야 한다.

  ② 119 신고자가 제기한 우려(추후 사고 가능성)에 대한 대비책을 고민할 필요가 있다.

  ③ 현장에서 환자가 의학적으로 문제가 없음을 확인했으나, 추가적인 보호 조치(호텔 직원에게 상황을 공유하는 등)가 필요할 수도 있다.

- 결론

  응급구조사는 환자의 이송 거부를 존중하면서도, 신고자의 우려를 완전히 배제할 수 없는 상황에 놓여 있다. 이러한 사례는 개인적 자유(자율성)와 공공의 안전(책임) 사이에서 응급구조사가 어떤 선택을 해야 하는지 고민해야 하는 윤리적 딜레마를 보여준다.

위 시나리오를 살펴보고, 어떤 문제가 있는지 보자.

① 응급구조사는 의학적 환자의 비밀 보호할 의무가 있다.

㉠ 환자의 사적인 상태를 아무에게도 발설하지 않았다.

㉡ 환자가 술을 마신 것을 부정하고, 객관적인 증거도 없는 상황이다.

– 매우 깊은 잠을 잔 것일지도 모른다.

㉢ "알코올이나 약물의 복용이 의심된다"고 보고할 경우에는 응급구조사는 법적 책임을 물게 될 수도 있다.

② 호텔에서 응급상황이 발생하였을 때 홍길동 직원이 대처하지 못하는 상태에 있었다면 어떻게 했을까? '대처할 수 없었을까?'

㉠ 보고해야 할 위험한 상황이 없었다.

결론적으로 위 시나리오에서 응급구조사(이와 같은 상황)는 법적의무에 따라 비밀을 유지해야 할 의무가 있다.

응급구조사가 비밀을 유지해야 할 일반적인 이유는 다음과 같다.

① 응급상황에서 환자는 응급구조사 및 구조대원에 대한 선택권이 거의 없다.

② 환자는 응급구조사가 사생활을 보호해줄 것으로 믿기 때문에 정직하게 말하고 행동할 수 있다.

③ 충분한 근거 없는 사실이 환자의 사생활(인품)을 침해한다면 환자는 매우 당혹스럽거나 창피할 수도 있다.

㉠ 환자와 응급구조사의 신뢰가 깨질 것이다.

④ 사생활 정보가 공적으로 알려지게 된다면 환자는 자신의 기존병력을 말하지 않을 수 있다. 이러한 경우 잠재적으로 나쁜 결과를 초래할 수 있다.

㉠ 최근 비아그라(발기부전)를 복용한 환자가 응급구조사에게 니트로글리세린을 투여하기 전까지 약을 복용한 사실을 숨길 수 있다.

– 위 약들의 상호작용은 위험하고, 환자에게 치명적인 상황이 발생할 수도 있다.

TIP 환자의 비밀을 공개해야 하는 상황

1. 법적으로 특정 보건정보의 신고 및 보고가 의무화된 경우
   ① 출생, 사망, 감염병 발생
   ② 아동 학대 및 방임
   ③ 노인 학대 및 방임
   이러한 경우, 법적 의무에 따라 환자의 비밀이 공개될 수 있다.
2. 응급의료 상황에서 비밀 공유가 필요한 경우
   ① 응급의료에서 신고 및 보고 의무는 자주 적용된다.
      ㉠ 사회적 약자를 보호하기 위해 환자의 비밀이 공유될 수 있다.
      ㉡ 특정 개인의 사생활보다 공익적 가치가 더 중요한 경우, 비밀이 공개될 수 있다.
      * 예시
        ㉠ 특정 개인의 사생활 보호보다 공익적 가치가 높은 경우
        ㉡ 사회적으로 정당한 이유가 있는 경우
3. 법원 명령에 따른 공개
   ① 법원의 명령은 환자 비밀 공개에 대한 합리적인 근거가 될 수 있다.
4. 환자가 특정인을 위협하는 경우
   ① 환자가 특정인을 해칠 가능성이 명백한 경우, 의료 제공자는 해당 정보를 공개할 수 있다.
5. 동일 환자를 치료하는 의료진 간 정보 공유
   ① 같은 환자를 치료하는 응급의 제공자는 환자의 의료정보를 공유할 수 있다.
      ㉠ 이 경우, 정보공유는 오직 환자의 치료 목적에 한정되어야 한다.

환자의 비밀 보장은 중요한 원칙이지만, 불가침 권리는 아니다. 비밀유지 조항에 예외를 두기 위해서는 다음 사항을 고려해야 한다.

① 위해의 가능성

② 예상되는 위해 정도

③ 위해를 피할 수 있는 대안 등

따라서 수적, 양적인 피해가 예상되거나, 비밀보장을 하지 못해서 발생하는 손해를 피할 방법이 없을 때 비밀 공유를 결심해야 한다. 위의 시나리오에서는 여러 요인이 비밀 공유가 정당화되지 않는다. 그러나 119에 긴급 신고 전화를 건 사람은 예외이다.

4) 동의

TIP 동의 시나리오 1

- 환자 정보
  ① 성별/연령: 남성, 58세
- 현병력(현재 상태)
  ① 몇 시간째 지속되는 가슴뼈(흉골) 부위의 심한 통증
  ② 통증이 왼쪽 팔로 전이됨
  ③ 호흡곤란(-), 오심(+)
  ④ 창백함(+), 피부는 축축하고 땀에 젖어 있음
- 응급구조사의 초기 처치 및 반응
  ① 응급구조사는 산소 및 니트로글리세린을 투여했으나, 증상이 호전되지 않음.
  ② 응급구조사가 환자에게 “어느 병원으로 갈 것인지?”를 물었으나, 환자는 이송을 거부함.
- 응급구조사의 딜레마
  ① 응급구조사는 당황스러웠고, 환자가 혼자 살고 있어 도움이 필요하다는 점을 보호자들에게 설명하며 설득을 요청함.
  ② 그러나 보호자들도 환자를 설득하는 데 실패
- 해결을 위한 접근
  ① 응급구조사는 직접(On-line) 의료지도를 요청하여 전문가의 판단을 구하기로 함.
- 주요 고민 사항
  ① 계속해서 거절하는 환자로부터 어떻게 동의를 얻을 수 있을까?
  ② 어떤 결정이 환자에게 최선의 도움이 될 것인가?
- 윤리적·법적 고려 사항
  ① 응급구조사는 환자의 자율성을 존중해야 하지만, 환자의 생명이 위협받을 가능성이 있는 경우 의료적 개입이 필요할 수 있다.
  ② 응급구조사는 의료지도를 통해 법적·윤리적 책임을 고려한 최선의 결정을 내려야 한다.

법률상 성인 환자는 응급처치 제공에 대한 동의 여부를 결정할 기본권리가 있다. 이것이 환자의 자율성이다. 이러한 자기 결정권(자율성)은 다음과 같은 능력을 판단하여야 한다.

① 환자의 정신적인 상태

② 다양한 응급처치의 혜택과 위험

③ 억제할 수 있는 능력 등

가끔 환자가 병원을 가는 것에 대해 묵시적 동의가 사용된다. 환자가 동의 의사를 표현할 수 없을 때 이런 접근이 사용된다. 다음과 같은 상황이 있다.

① 환자가 의사소통할 수 없을 때

② 환자가 약물이나 질병 혹은 외상으로 인해 무능력할 경우

위 시나리오에서 환자는 무능력해 보이지 않으며, 홍길동 씨는 명료하고 지남력(사람, 장소, 시간)이 있었다. 주변 상황을 깨닫고, 판단하며 질문에 적절히 대답했다. 환자는 응급구조사의 병원 이송을 거부했으며, 응급구조사는 환자의 판단을 존중해야 하며 병원으로 이송할 필요가 없었다. 응급구조사는 환자를 떠나기 전에 다음과 같은 일을 해야만 한다.

① 법적으로 보호할 일을 해야 한다.

㉠ 환자는 응급구조사가 제공한 정보를 이해했으나 이송을 거절했다는 서류를 작성하여야 한다.

② 환자가 더 도움이 필요 없다고 한다면 응급구조사는 환자의 의사를 존중하고 그 현장에서 떠나주어야만 한다.

5) 자원분배

응급구조사는 보통 자원분배에 대한 책임을 고려하지 않지만, 이따금 생각하기도 한다. 자원분배가 가장 필요할 때는 다중사상자 사고(multiple casualty incident, MCI)와 같이 관리할 능력보다 더 환자가 많을 때를 들 수 있다. 응급구조사는 복합적인 환자에게 어떻게 응급처치를 제공하는지를 공부할 때, 응급구조사는 "윤리에 맞는 환자 분류가 어떤 기준이 적용되는가?"라는 질문을 하게 될 수 있다. 한정된 자원을 고려하여 효율적이면서 가능한 자원배분 접근방법이 몇 가지 있다.

① 모든 환자에게 동일한 양의 자원과 동등한 수준의 의료를 제공할 수 있다.

② 누군가가 정해놓은 만큼, 배정된 자원으로 환자에게 의료를 제공할 수 있다.

일반적인 사상자 분류 방법은 가장 심각한 부상을 입은 환자가 가장 많은 치료를 받는다는 것이다.

TIP 배분 시나리오 1: 상황에 따른 중증도 분류 방법

① 전쟁 상황에서의 부상자 분류

㉠ 군인 부상자 분류는 전통적으로 최소한의 자원을 투입하여 경미한 부상자를 우선적으로 치료하는 방식을 따른다.

㉡ 이유:

- 경미한 부상자를 신속히 치료하여 군 임무에 복귀시키고, 최대한 많은 전투력을 유지하기 위함이다.

② 귀빈(VIP) 응급의료시스템

㉠ 대통령이나 부통령과 같은 귀빈(VIP)은 전용 구급차를 이용한다.

㉡ 귀빈을 위한 구급차는 일반 시민에게 사용되지 않는다.

㉢ 공식적인 중요성:

- 귀빈은 많은 사람이 필요로 하는 중대한 임무를 수행하는 인물로 간주되므로, 일반적인 응급치료의 우선순위에서 예외가 될 수 있다.
- 이에 따라 구급차의 전형적인 사용방식이 달라질 수 있다.

③ 명성 있는 사람(연예인 등)의 치료 우선순위 문제

연예인이나 사회적으로 영향력 있는 인물을 일반 환자보다 먼저 치료해야 하는가?

㉠ 찬성론자 입장

- 유명인의 존재는 응급실 내 혼란을 초래할 가능성이 크다.
- 빠른 치료 후 신속히 퇴원시키는 것이 응급실의 원활한 운영에 도움이 된다.

㉡ 반대론자 입장

- 유명인에게 치료 우선권을 부여하는 것은 형평성 원칙에 어긋난다.
- 모든 환자는 평등한 의료 서비스를 받을 권리가 있다.

④ 결론

㉠ 응급의료는 '중증도 우선(Triage)' 원칙에 따라 결정되어야 하며, 사회적 지위나 명성이 아닌 '의학적 필요성'이 우선되어야 한다.

㉡ 그러나 현실적으로 VIP 보호와 사회적 혼란 방지를 위해 특별한 고려가 필요할 수도 있다.

위 시나리오 방법은 상황에 따라 찬반이 갈리게 되므로 한정된 자원을 효과적으로 배분하기 위해서는 현장 상황을 완벽하게 분석하여 한정된 자원을 잘 배분하고 각 상황과 원조에 맞게 적용해야 한다.

6) 응급처치를 제공할 의무

응급구조사는 전문가자격의 효력 때문에 다른 사람들을 도와 줄 책임과 의무가 있다. 공식적으로 정부가 전문적인 특권을 부여하고, 응급구조사의 전문가 행동을 기대한다는 전제가 있다.

① 응급의료를 제공하는 전문가로서 타인을 도와주는 의무가 있다.

㉠ 응급구조사는 환자를 선별할 수 없다.

- 지불한 능력이 없는 환자에게도 의료적 도움을 주어야 한다.

㉡ 응급처치를 제공할 의무가 있다.

② 윤리적 의무가 있다.

㉠ 비번 때에도 전문가로서의 행동한다.

㉡ 응급처치를 해야 할 경우 멈춰서 도와주도록 하고 있다.

③ 환자에게 "유기행위"를 방지하고 신고할 의무가 있다.

④ 경제적 이익에 반하더라도 환자의 요구에 따라 최선의 응급처치를 제공한다.

타인에 도움을 제공할 경우에 응급의료에 관한 법률 제5조의2 선의의 응급의료에 대한 면책(착한 사마리아인법) 및 동법 제63조 응급처치 및 의료행위에 대한 형의 감면의 형태를 통한 제한적이나마 법적 보호를 받을 수 있다. 그리고 다음 사항에서는 응급처치를 제공해서는 안 된다(그림 10-5).

① 절벽에서 떨어질 것 같은 차량에 진입하는 것

② 자신이 위험한 상황

③ 자신의 자녀를 차량에 내버려둔 채 응급처치 제공

④ 다른 사람에 대한 책임을 희생시키는 경우

⑤ 이미 타인에 도움이 제공되고 있는 경우

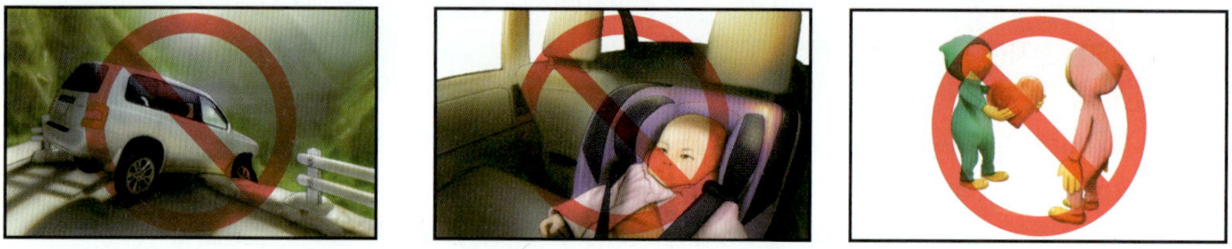

그림 10-5. 응급처치를 제공해서는 안 되는 경우

7) 교육

응급구조사는 응급의료체계에서 교관의 역할을 할 수 있으며 응급구조학을 전공한 학생들은 응급의료체계에서 응급구조사로서 행동을 한다(그림 10-6). 이에 관련하여 문제점이 발생할 수 있다.

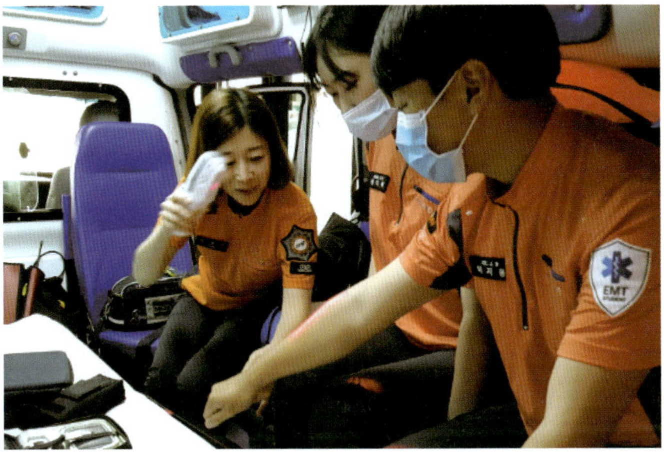

그림 10-6. 응급구조사는 응급구조(학)과 학생들에게 현장실습지도자 역할을 수행한다.

TIP **교육 시나리오 1**

응급구조(학)과 학생들이 환자에게 응급처치를 제공할 때, 이 사실을 환자에게 알려야 하는가?

① 환자의 기대
 ㉠ 환자는 응급의료체계에 신고할 때, 충분한 자격을 갖춘 응급구조사가 현장에 출동할 것이라고 기대한다.

② 학생 실습을 알리지 않는 것의 문제점
 ㉠ 응급구조(학)과 학생들의 존재를 알리지 않는 응급의료체계는 환자로부터 중요한 정보를 감추는 것과 다름없다.
 ㉡ 이는 윤리적·법적 문제를 초래할 가능성이 있다.

③ 학생 실습 시 신분 공개의 필요성
 ㉠ 학생 실습을 운영하는 응급의료체계에서는 학생들이 유니폼을 착용하는 등 신분을 명확히 공개하는 것을 의무화해야 한다.
 ㉡ 교관(감독) 역할을 하는 응급구조사는 반드시 환자에게 학생들의 존재를 알릴 책임이 있다.

④ 학생들이 응급처치를 시작하기 전, 환자의 동의를 구해야 한다.
 ㉠ 환자가 동의 의사를 표현할 수 없는 상태라면, 묵시적 동의(Implied Consent)의 원칙을 적용할 수 있다.
 ㉡ 환자가 동의 의사를 표현할 수 있는 경우, 많은 환자들은 학생들의 실습 경험이 필요하다는 점에 공감한다.
 ㉢ 응급구조사의 감독이 엄격하게 이루어지고 있다는 점을 강조하면, 대부분 환자는 설명된 동의(Informed Consent)를 제공한다.

⑤ 결론
 만약 응급처치를 제공하는 사람이 응급구조(학)과 학생이라는 사실을 환자에게 알리지 않았다면, 이는 중요한 정보를 숨긴 것으로 간주될 수 있으며, 응급구조사는 법적 소송에 휘말릴 가능성이 있다. 즉, 환자의 알 권리를 존중하고, 법적·윤리적 문제를 예방하기 위해 반드시 학생 실습 사실을 환자에게 고지해야 한다.

TIP **교육 시나리오 2**

학생들이 환자에게 생명에 필수적인 응급처치를 제공할 때, 수행 기회에 대한 설명이 필요할까? 즉, 학생들이 응급구조사가 되기 전에 정맥주사나 기관내삽관과 같은 술기를 얼마나 수행해 본 경험이 있는지가 중요한가?

① 학생의 술기 수준을 고려해야 한다.
  ㉠ 학생의 현재 술기 숙련도를 평가한 후, 그에 맞는 처치 기회를 제공해야 한다.
② 술기 절차의 난이도를 예상해야 한다.
  ㉠ 각 술기 절차의 상대적인 중요성과 난이도를 고려하여 시행 여부를 결정해야 한다.
③ 초기에는 제한이 필요하다.
  ㉠ 초기 단계에서는 학생의 수행을 제한하는 것이 중요하다.
  ㉡ 시간이 지나면서 경험을 쌓으면 점진적으로 술기 수행 기회를 확대할 수 있다.
  ㉢ 충분한 술기 수준에 도달할 때까지 지속적인 교육과 연습이 필요하다.
④ 결론
  ㉠ 학생의 술기 수행 수준과 기회는 각 시스템의 지도의사와 협의하여 결정되어야 한다.
  ㉡ 지도의사의 판단 아래, 환자의 안전을 최우선으로 하면서 점진적으로 실습 기회를 제공해야 한다.

8) 전문 직업적인 관계

응급구조사는 전문 직업적인 관계에 응답하여야 한다.

① 환자에게 응급처치 전문가로 대답해야 한다.

② 응급의료의 교관으로서 응급구조학을 전공하는 학생들에게 질문에 대답해야 한다.

③ 의사의 대리인으로, 피고용자로, 환자와 응급의료체계에서 대답해야 한다.

응급구조사는 다양한 역할로 인해 상충되는 이해관계는 자신의 삶을 복잡하게 만들 수 있다. 각각의 분야마다 선택의 윤리적인 딜레마(dilemma)가 존재한다(그림 10-7).

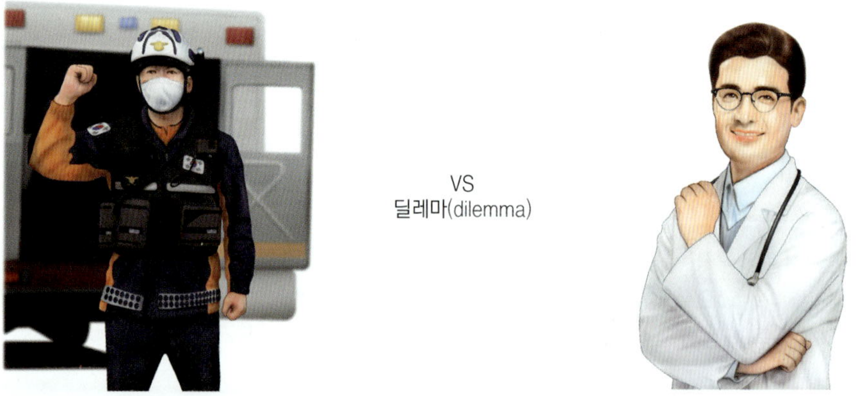

그림 10-7. 전문 직업적인 관계

일반적으로 응급구조사와 의사 사이에는 3가지 유형의 갈등이 있다.

① 응급구조사의 의료지도의사 지도 중 어떤 것은 금기라고 하는 경우

TIP 지도의사와의 갈등 시나리오

① 현장 상황
  ㉠ 사건: 교통사고로 인해 발생한 외상 환자
  ㉡ 이송 시간: 1시간
  ㉢ 지도의사의 의료지도 내용:
    - 외상 환자에게 정맥로를 확보하지 않고 응급처치 후 이송할 것을 지시
② 윤리적·의료적 문제점
  ㉠ 환자는 사고 이후, 1시간 동안 수액요법이나 정맥로 확보 없이 이송되어야 한다.
    - 이는 쇼크 위험이 있는 외상 환자에게 적절한 처치가 이루어지지 않을 가능성이 있다.
  ㉡ 지도의사의 의료지도는 표준 지침(Protocols)과 배치될 수 있다.
    - 일반적으로 심각한 외상 환자의 경우, 정맥로 확보 및 수액 요법이 권장된다.
    - 따라서 이러한 지시에 따를 경우, 환자의 예후에 부정적인 영향을 미칠 가능성이 있다.
③ 고려해야 할 사항
  ㉠ 응급구조사는 환자의 안전을 최우선으로 고려해야 하며, 지도의사의 지시가 표준 지침과 배치되는 경우 이에 대해 의문을 제기할 수 있다.
  ㉡ 지도의사에게 표준 프로토콜에 따른 처치를 요청하거나, 대안적인 방법을 협의해야 한다.
  ㉢ 환자의 상태가 악화될 위험이 있는 경우, 보다 적절한 의료 개입이 필요함을 설명하고 정맥로 확보 및 수액 요법의 필요성을 강조할 수 있다.

② 의료지도 중 어떤 것은 응급구조사가 의학적으로 동의할 수 있지만, 환자를 위한 최선의 응급처치가 아닐 경우

TIP 이송 중 의료지도 갈등 시나리오

① 현장 상황
  ㉠ 이송 중
  ㉡ 주호소: 복통
  ㉢ 환자 평가: 활력징후 안정적
  ㉣ 지도의사의 의료지도 내용: 정맥로 확보 후 생리식염수 투여
② 문제 상황
  ㉠ 현장 표준지침(SOP)에 따라 정맥로 확보를 시도했으나 실패
  ㉡ 환자의 정맥 상태가 매우 좋지 않아, 추가적인 시도도 실패할 가능성이 높음
    - 지금까지 경험한 정맥 상태 중 가장 나쁨
    - 계속 시도해도 성공 가능성이 낮음
  ㉢ 환자는 정맥 확보 시도 과정에서 극심한 통증을 호소함
    - 참을 수 없을 정도의 고통
    - 울기 시작함
③ 갈등 상황
  ㉠ 응급구조사는 지도의사에게 '정맥 확보를 더 이상 시도할 수 없다'고 보고
  ㉡ 그러나 지도의사는 정맥 확보를 계속 시도할 것을 지시
④ 해결을 위한 고려사항
  ㉠ 환자의 상태가 안정적인 경우, 불필요한 추가적 침습적 처치는 환자의 고통을 가중할 수 있다.
  ㉡ 지속적인 정맥 확보 시도는 환자의 신체적·심리적 스트레스를 증가시킬 수 있으며, 응급처치 원칙에도 맞지 않을 수 있다.
  ㉢ 응급구조사는 환자의 상태를 고려하여, 대체 가능한 처치 방법(경구 수액 공급, 근육주사 등)에 대한 협의를 요청할 수 있다.
  ㉣ 지도의사와 협력하여, 환자의 안전과 편의를 동시에 고려한 최선의 의료 결정을 내려야 한다.

③ 의료지도의사의 지도는 의학적으로 동의하지만, 윤리적으로 틀린 경우

TIP 의료지도 갈등 시나리오: 심폐소생술 중단 여부

① 현장 상황
  ㉠ 환자: 30대 남성
  ㉡ 상황: 둔기 외상 후 심정지 발생
  ㉢ 최초 심전도 리듬: 무수축(asystole)
  ㉣ 지도의사의 의료지도 내용: 심폐소생술(CPR) 중단 지시
② 문제 상황
  ㉠ 환자의 심전도 리듬은 변하지 않을 가능성이 높음
  ㉡ 응급구조사는 이러한 상황이 보통 '죽음'과 연관된다는 것을 알고 있음
  ㉢ 그러나, CPR을 계속 시행할 경우, 환자의 심전도에 아주 미세한 변화가 나타날 수도 있음
  ㉣ 응급구조사가 CPR을 전혀 시도하지 않는다면, 죄책감으로 인해 심리적 부담을 느낄 수도 있음
③ 윤리적·의료적 고려사항
  ㉠ 무수축(asystole) 상태가 지속될 경우, 생존 가능성이 극히 낮음
  ㉡ CPR을 지속한다고 해도 의미 있는 회복이 어려울 수 있음
  ㉢ 그러나, 환자가 젊고 둔기 외상이라는 점을 고려할 때, CPR을 완전히 배제하기 어려울 수도 있음
  ㉣ 응급구조사는 지도의사와 협의하여, CPR 지속 여부 및 종료 시점을 신중히 결정해야 함
④ 해결을 위한 접근법
  ㉠ 지도의사에게 현재 상황을 보다 자세히 설명하고, CPR 지속 가능성을 다시 논의할 필요가 있음
  ㉡ CPR 지속이 불가능한 경우, 응급구조사는 환자의 존엄성을 고려하여 적절한 조치를 수행해야 함
  ㉢ 응급구조사는 이러한 결정 과정에서 죄책감을 덜기 위해 동료 및 의료진과 논의하는 것도 필요함

위의 3가지 갈등의 경우에 응급구조사는 다음과 같이 하여야 한다.

① 의료지도를 확인한다.

② 의료지도의사에게 재확인해 달라고 부탁한다.

③ 의료지도가 확정된 경우에는 응급구조사는 지도의사에게 설명을 요구하며 신중히 물어보아야 한다.

시나리오 1, 2 특성을 고려할 때 지도의사 설명을 요구하는 것이 바람직하다. 그러나 시나리오 3의 경우는 지도의사의 생각과 목적은 올바르고 분명하다.

응급구조사는 다음 요소들을 가지고 환자를 위한, 최선의 응급처치를 할 수 있도록 스스로 결정한다.

① 의료지도의사의 설명

② 환자의 상태

③ 응급구조사의 판단에 따른 처치의 필요성

④ 응급처치의 실행 가능성

⑤ 문제에 대해 상의할 수 있는 시간 등

일반적으로 지도의사와 응급구조사가 출동이 되지는 않지만 앞서 설명한 갈등원인 상황이 발생할 수도 있다. 이런 경우에는 다음과 같이 여러 가지를 고려한다.

① 생명 윤리학적 원칙 간의 상충되는 이해관계
   ㉠ 선행, 해악금지, 자기 결정권(자율성), 공정성
② 지도의사와 응급구조사의 역할
③ 응급구조사 자신의 윤리적 판단에 대한 자신감
④ 환자보호자(옹호자)로서 응급구조사의 의지
⑤ 의료지도의사의 의료지도에 이견을 제기할 수 있는 허용범위 등

응급구조사는 전문 직업적인 관계에서 자신의 행위에 대한 다음과 같은 것들을 생각해 보아야 한다.

① 응급구조사가 어떠한 행위의 결정을 내리더라도, 결정에 대한 변론할 수 있어야 한다.
   ㉠ 응급구조사가 지도의사의 명령을 따르기만 했다는 설명은 충분하지 않다.
   ㉡ 잘못된 지시에 대한 설명과 질문을 할 수 있어야 한다.
② 응급구조사는 의료지도에 맹목적으로 따르는 로봇이 아니다. 그 이상의 기능이 기대되기 때문이다.
   ㉠ 기대는 의료지도가 적절하지 못한 지도를 발견할 수 있다.
   ㉡ 의심할 수 있는 응급구조사의 능력과 자기 결정권(자율성)이 있다.
③ 응급구조사는 스스로 비윤리적이라고 느끼는 방법으로 행동을 해서는 안 된다.
   ㉠ 개인의 직업이 윤리적으로 의미가 없다면, 직업을 다시 생각해 보아야 한다.
   ㉡ 전문 직업인 경우 개인의 도덕관념보다 직업에 대한 기대가 앞서야 한다.

지도의사의 지도에 대해 동의할 수 없는 경우는 좀처럼 나타나지 않는다. 보통 지도의사와의 충돌은 대화의 부족이나 정보의 불충분에서 나타난다. 지도의사와의 충돌이 발상할 때 응급구조사는 역할은 다음과 같다.

① 반드시 환자보호자(옹호자)여야 한다.
② 환자에게 최선의 응급처치 제공이 최우선 순위가 되어야 한다.

9) 연구

응급의료체계 연구는 응급구조학 발전에 핵심적인 역할을 하고 있다.

연구는 다음과 같은 것들이 있다.

① 과학적 기초가 있어야 한다.

② 환자의 결과를 개선시키는 대책을 받아들인다.

㉠ 환자의 결과 개선에 도움 되지 않은 요소를 제거한다.

– 연구 지침을 지키고 자료를 수집한다.

③ 근본적으로 임상실험자의 동의(명시적 · 묵시적 동의)를 확보하는 것이 중요하다.

환자의 응급처치 목적은 환자의 상태를 개선하는 것이고, 연구의 목적은 특별한 응급처치의 지식을 얻어서 미래의 환자에게 더 효과적인 처치를 하는 데 있다. 이 두 가지 목적이 다르더라도 발생할 수 있는 해로운 결과로부터 환자를 최대한 보호할 수 있다. 환자보호에 가장 중요한 것은 환자가 표현한 명시적 동의를 확보하는 것이다. 여기에는 다음과 같은 어려움이 발생할 수 있다.

① 감정압박을 일으켜 동의하지 않을 경우

㉠ 감정압박은 진정한 동의를 얻을 수 없다는 것이다.

– 공평한 문제해결 노력을 오해하고, 앙심을 품을 수도 있다.

② 동의할 수 없는 피실험자가 발생한 경우

㉠ 연구자는 심장지 환자(피실험자)에게 동의를 얻을 수가 없다.

㉡ 환자의 동의를 얻기 전에 환자가 연구에 참여하고 있다는 사실을 가능한 빨리 보호자들에게 알려야 한다.

이에 응급구조사등이 연구할 때 위의 규칙과 동의의 접근이 반드시 필요하다.

많은 연구자가 생명 연장을 위한 연구해 왔다. 그럼에도 불구하고, 연구의 비윤리적인 문제가 실제 이야기로 존재하고 발생하고 있다. 비윤리적인 사례는 다음과 같다.

① 환자가 응급처치를 거부하는 위험한 상태에서 환자를 처치할 수 있다는 이유로 연구 실시

응급의료제공자는 응급의료체계 연구에서 발생하는 이와 같은 비윤리적인 문제를 예방할 의무가 있다.

TIP **터스키기 매독 생체실험(Tuskegee syphilis experiment)**

■ 흑인 600명을 대상으로 시행된 비윤리적인 매독 연구

미국 공중보건국(USPHS)은 1932년부터 1972년까지 40년 동안 앨라배마주 터스키기 지역의 흑인을 대상으로 비윤리적인 생체 실험을 시행했다. 이 실험은 해당 지역의 이름을 따 '터스키기 매독 생체실험(Tuskegee syphilis experiment)'이라 불리며, 의학 역사상 가장 악명 높은 연구 중 하나로 기록되었다.

1. 실험 목적
   ① 매독을 치료하지 않았을 때, 인간의 삶에 미치는 영향을 연구하기 위함
   ② 매독 환자를 치료하지 않고 방치할 경우, 질병이 어떻게 진행되는지 관찰
2. 실험 대상자
   ① 사회적 소수자인 앨라배마 농촌 지역의 흑인 600명을 선정
      ㉠ 300명은 매독 감염자
      ㉡ 300명은 비감염자로 대조군 구성
3. 동의 과정의 문제점 (연구 대상자의 기만)
   ① 연구진은 실험 대상자들에게 '나쁜 피(Bad Blood)'를 치료해준다고 속였다.
   ② 실험이 진행되는 동안, 대상자들에게 연구의 실체를 철저히 비밀로 함.
   ③ 매독에 감염된 피해자들은 자기도 모르는 사이 방치되었으며, '무료 건강 관리'를 받는 것으로 기만당했다.
4. 치료 거부 및 실험의 결과
   ① 1943년, 매독 치료제인 페니실린이 개발되었음에도 불구하고, 연구진은 실험 대상자들에게 치료를 제공하지 않음.
   ② 고의적인 치료 거부로 인해 수많은 피해자가 발생함
      ㉠ 7명은 매독 자체로 사망
      ㉡ 154명은 매독 관련 합병증으로 사망
5. 윤리적 문제와 사회적 반응
   ① 실험의 과정과 결과는 1936년부터 1973년까지 정기적으로 의학 저널에 보고되었음에도 불구하고, 당시 아무도 윤리성에 대한 의문을 제기하지 않음.
   ② 1972년, 미국 공중보건국(USPHS) 직원 피터 벅스턴(Peter Buxtun)이 신문에 해당 실험의 실체를 폭로하면서 사회적 논란이 됨.
   ③ 1973년, 실험이 공식적으로 중단되었으며 청문회가 열렸지만, 연구에 참여한 의사들은 자신들의 잘못을 전혀 인정하지 않음.
   ④ 1997년, 빌 클린턴 대통령이 공식적으로 실험 피해자 및 유가족에게 애도를 표하며 사과를 발표.
6. 터스키기 매독 실험의 역사적 의미
   ① 인체 대상 연구에 대한 윤리적 기준을 강화하는 계기가 됨.
   ② 연구윤리 및 인간 피험자 보호의 중요성을 대중에게 인식시키는 데 기여함.
      ㉠ 이 실험은 흑인을 비롯한 소수자들이 백인 의료계와 연구기관을 불신하는 원인이 되었으며, 의료 불평등 문제를 더욱 심화시켰다.

부록

응급처치 용어

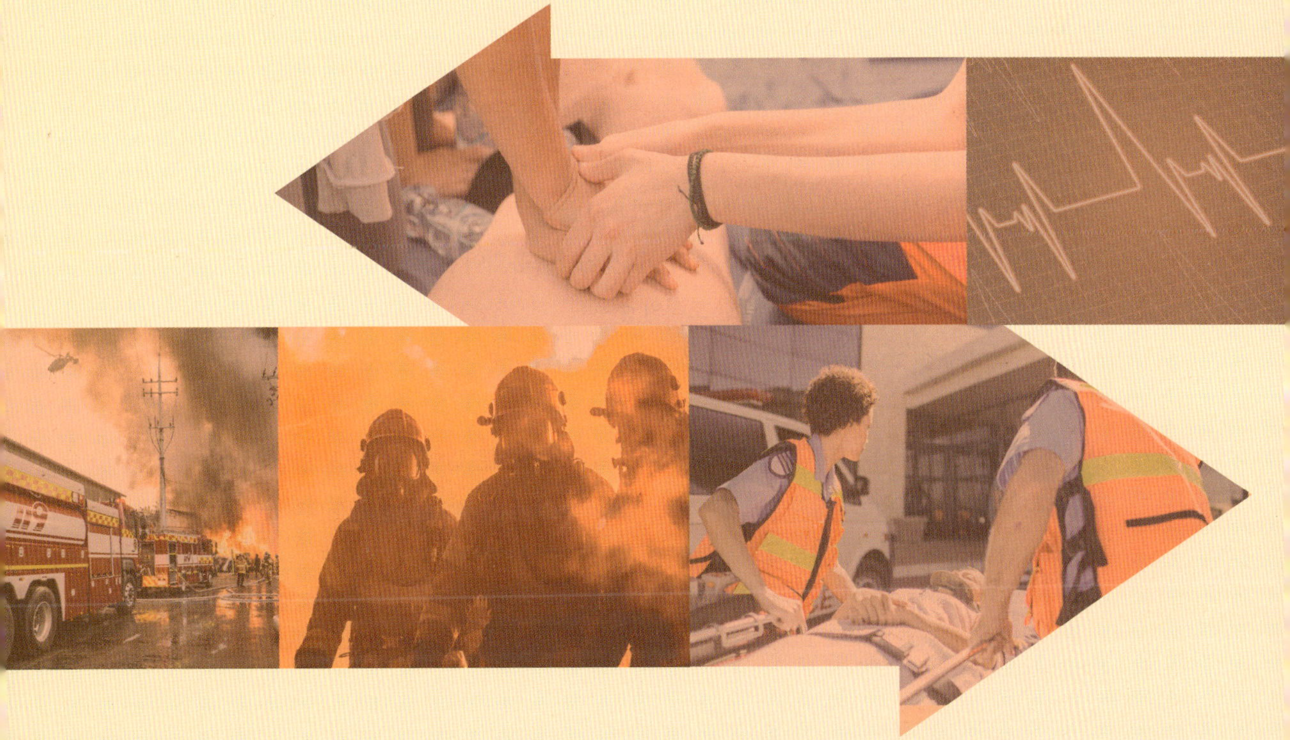

ABC

AVPU 척도(AVPU Scale) 환자의 의식상태를 판정하는 척도

A형 간염(hepatitis A) 입으로 섭취된 음식물에 의하여 발생하는 간의 염증으로, 주로 소아에서 많으며 심각한 결과를 가져오지 않는다.

B형 간염(hepatitis B) 혈액, 혈액 접촉물(수혈, 바늘), 점막, 성교 등에 의해서 발생하는 간의 염증. 오랜 기간 효과가 지속되는 심각한 질병이다.

Chemical Transportation Emergency Center (CHEMTREC) 유독물질과 관련된 사고시 그에 대한 해독 및 조치에 대해 경고하고 안내하는 정보기구

Computer-aided Dispatch (CAD) 컴퓨터를 이용한 응급출동 지령 시스템

hazmat rule of thumb 위험지역의 범위를 결정하는 방법으로, 응급구조사는 팔을 뻗고 엄지손가락을 펴서 위험지역을 엄지손가락의 부분과 비교한다. 엄지손가락은 모든 지역을 포함하게 해야 한다.

OSHA 직업적으로 위험 요인에 노출될 수 있는 피고용인들과 고용인 모두의 요구에 의해 설립된 미국 산업안전보건청(Occupational Health Safety Administration)의 약자

START (Simple Triage And Rapid Treatment/Transport) 시간을 다투는 재난 시 환자에 대한 정밀한 분류와 응급처치를 실시하지 않고 단순히 분류하고 신속하게 이송하는 방법의 머리글자

ㄱ

가로막(횡격막, diaphragm) 배 공간과 가슴 공간을 나누는 구조물로서 호흡작용 수행

가로무늬근(striated muscle) 현미경상에서 특징적 줄무늬를 가지는 근육으로 수의근 또는 골격근

가로태위(transverse presentation) 분만과정 중 태아가 옆으로 누워 있는 상태

가슴(thorax) 목의 하부에서 시작되어 복부의 상연까지의 신체부위

가슴감압(pleural decompression) 긴장성 기흉시 굵은 주사바늘을 흉강에 꽂아서 압력 감압

가슴관통상(penetrating chest injury) 이물질에 의하여 흉벽이 손상되어 흉강과 외부가 통하는 손상

가슴막(pleura) 폐를 싸고 있는 매끈한 조직의 층

가슴막공간(pleural space) 벽측늑막과 장측늑막 사이의 잠재적인 공간

가슴뼈(복장뼈, sternum) 가슴의 중앙에 수직으로 위치하는 골격

가슴 붕대고정(swathe) 흉부를 가로질러 붕대를 감거나 손상된 팔을 가슴에 고정하는 것

가슴우리(bony rib cage) 흉추에서부터 둥글게 앞으로 뻗은 12쌍의 늑골이 형성하는 공간

가슴우리(thoracic cage) 흉부의 강으로 심장, 폐 등이 위치

간단한 구조(light rescue) 단순한 자동차 사고나 고정된 건물에서 최소한의 장비를 이용하여 환자를 구출하는 정도의 구조작업

간염(hepatitis) 발열, 식욕저하, 황달, 피로를 유발하는 간의 염증

간질(epilepsy) 무의식중에 심각한 운동반응이나 변화를 유발하는 뇌의 비정상적인 활동으로 야기되는 경련

감시(monitoring) 심장, 호흡의 생리학적 신호를 계속 관찰하는 것

감압병(decompression sickness) 잠수부가 너무 빨리 수면으로 떠오를 때 혈중에 발생하는 질소의 기포방울이 혈관을 막아서 정상적인 혈액순환을 방해하는 것

감염(infection) 세균, 바이러스, 기생충 등이 숙주로 침입하는 것

감염병(infectious disease) 전파될 수 있는 질병(=communicable disease)

감염원(infectious agent) 바이러스, 세균, 기생충과 같이 감염성 질병을 일으키는 원인

강직, 방어(guarding) 복강 내에 염증 또는 통증에 대한 반사로 복부 근육이 자발적 또는 인위적으로 수축되어 단단해지는 양상

거미막(arachnoid) 뇌와 척수를 싸고 있는 3층의 뇌막 중 중간에 위치하는 층으로, 경막과 연막 사이에 위치한다.

개방성골절(open fracture) 골절된 부위를 덮고 있는 피부가 손상된 골절(= 복합골절)

개방성 복부손상(penetrating (open) abdominal injuries) 이물질에 의하여 복벽이 손상되어 복강과 외부가 통하는 손상

개방 재난(open disaster) 확대의 위험이 있거나 지리적으로 넓어서 복수의 ICS가 불가피한 재난

개인보호장비(personal protective equipment) 장갑, 마스크, 가운, 안경 등과 같이 잠재적인 전염원으로의 노출을 최소화하기 위해 사용하는 보호 장비

견인(traction) 신체나 대상을 잡아당기는 행동

결핵(tuberculosis, TB) 보통 폐에 잘 생기는 만성적 세균질환으로 증상은 기침, 피로, 체중감소, 흉통 그리고 각혈이 있다.

경미한 동상(frost nip) 동상의 정도는 아니지만, 긴 시간 동안 추위에 노출되어 일어나는 형태

경련(convulsion) 강력한 불수의성의 수축 또는 수의근의 연속적 수축(spasm)

경색(infarction) 혈류공급(산소)의 부족으로 인한 조직의 괴사

경성부목(rigid splints) 손상된 팔이나 다리를 고정하기 위하여 손상부위의 양 옆이나 앞뒤로 대는 딱딱한 부목

고급응급구조사(EMT-paramedic) 응급 의료에 관한 전문적인 교육을 받은 응급구조사로 응급구조사 중 최상급

고령 질환자(geriatric patients) 노인성 질환을 앓고 있는 나이 많은 환자

곧창자(rectum) S자 결장과 항문사이에 있는 대장의 마지막 부분

골격(skeleton) 골격구조. 인체를 지지해주는 구조물. 206개의 뼈로 구성되어 있다.

골반(pelvis) 엉치뼈와 2개의 골반뼈로 이루어진 구조물

공기부목(air splint) 공기를 주입하여 골절부위를 고정하는 부목

공기색전(air embolism) 혈액 내로의 공기(정맥으로의 공기유입 또는 갑작스런 압력감소로 혈액 중에 질소의 거품이 생기는 것 등)에 의하여 혈전이 생기고. 이것에 의하여 혈관이나 말초혈관 등이 막히는 것

꼴레씨 골절(colle's fracture) 노뼈의 원위부 골절. 골절된 손목이 은포크 모양을 이룬다.

궁둥뼈(ischium) 골반뼈을 형성하는 3가지 골격(엉덩뼈, 두덩뼈, 궁둥뼈) 중의 하나

과민반응(hypersensitive reaction) 이전에 노출되었던 항원에 대하여 형성된 항체가 다시 노출되는 항원을 감작하여 면역반응을 일으키는 현상

과민성 반응(anaphylaxis) 이미 감작(항원에 노출)된 사람이 항원에 다시 노출되면 면역반응이 진행되어 오심, 구토, 복통, 설사, 소양증, 두드러기 등의 증상을 보이며, 심하면 호흡곤란과 순환장애도 유발한다.

과민성 쇼크(anaphylatic shock) 알레르기 반응의 가장 심한 상태로서 혈관의 확장에 의해 혈압이 저하되는 증상으로 즉각적인 응급처치가 필요하다.

고지적(사전) 동의(informed consent) 어떤 일을 판단할 수 있는 정신적, 육체적 능력이 충분한 사람에 의해서 주어진 동의

고혈당증(hyperglycemia) 혈중에 당이 너무 많이 포함돼 있는 상태. 당뇨성 혼수를 일으킨다.

꼬리뼈(coccyx) 천골의 하부에 위치하는 작은 골격. 4개의 골격으로 구성되어 척추의 마지막 끝을 형성한다.

과호흡증후군(hyperventilation syndrom) 깊고 빠른 호흡으로 인해 이산화탄소 농도가 감소되는 호흡 이상

관상동맥(coronary arteries) 심장에 분포하는 동맥으로 심근에 혈액을 공급해 준다.

관통상(perforating wounds) 이물질이 신체에 삽입되어 내부장기에 손상을 준 후에 다시 반대편이나 옆의 신체구조를 통하여 이물질이 이탈된 손상

교상, 교합(bite) 이빨이 있는 동물이나 곤충에 의하여 물리는 것. 혹은 아래 위의 치아를 다무는 행위

교합저지기(bite block) 혀를 깨무는 것을 방지하기 위해서 치아와 치아 사이에 위치시키는 보호장구

구급상황관리자(dispatcher) 응급사항을 통보하고 구급차와 응급구조사를 현장에 출동하도록 지시하는 사람

구급차(ambulance) 응급의료를 제공하기 위하여 고안된 자동차

구조(rescue) 신속하고 활발한 행동으로 죽음이나 파멸의 위기에 빠진 사람을 구해내는 것

구출(extrication) 어려운 상황이나 위치에서 환자를 구조하는 행위

구토(emesis) 섭취한 음식물을 입으로 토하는 것

구토물(vomitus) 토해낸 물질

구형 흡입기(bulb syringe) 신생아와 태아의 구강이나 비강을 깨끗이 흡입하는 데 이용되는 흡입장비.

궤양(ulcer) 피부나 점막표면의 조직상실이나 염증에 의한 손상

국소 복부압통(localized abdominal tenderness) 복부의 특정 부분의 압통

국소압통(point tenderness) 상처나 질병이 있는 부위에 국한되는 통증

근뼈대계(musculoskeletal system) 신체의 모든 골격, 관절, 근육과 인대를 통칭함

글래스고우 혼수지표(glasgow coma scale) 의식상태를 평가하는 지표, 두부손상의 정도를 나타내는 지표이다.

금기(contraindication) 특정한 약물의 투여나 응급처치를 해서는 안 되는 경우 또는 상태

금단(withdrawal) 특정 약물, 알코올, 니코틴 등 중독성 물질의 사용을 갑작스럽게 중단했을 때 발생하는 신체적·심리적 반응을 의미

금단 증상(withdrawal symptoms) 불안, 떨림, 두통, 발한, 불면증, 환각 등이 포함될 수 있으며, 심한 경우 금단 증후군(withdrawal syndrome)으로 이어질 수 있음

급성 복부(acute abdomen) 구토, 설사, 쇼크의 증상 등을 동반한 갑작스런 복부의 통증

급성 심근경색증(acute myocardial infarction) 심근에 분포하는 관상동맥의 기질적 변화로 인하여 심근으로의 혈류가 차단되어 산소부족으로 심근이 허혈되는 질환(=heart attack)

급성 유아사망 증후군(sudden infant death syndrome, SIDS) 유아가 자고 있는 동안에 갑자기 사망하는 질병으로 원인을 모른다.

급성 증상(acute symptoms) 갑자기 발생하는 신체적 증상

급성 폐부종(acute pulmonary edema) 갑자기 증가된 심장의 압력이나 과도한 혈류량 또는 모세혈관의 투과도가 증가하는 것 등으로 인하여 폐포 간질에 수분이 축적되어 환기에 장애를 초래하는 것

급성 후두개염(acute epiglottitis) 후두개가 감염된 것. 소아의 경우에는 후두개가 부어서 기도를 폐쇄시키기도 한다.

기관내삽관튜브(endotracheal tube) 기관내 삽관시 사용하는 관

기관내삽관(endotracheal intubation) 기도의 유지를 위하여 입이나 코를 통하여 기관으로 관을 삽입하는 행위

기능장애(dysfunction) 비정상적 작용

기도(respiratory tract) 호흡시 공기가 지나가는 통로로서 코, 후두, 기관, 기관지. 세기관지로 구성된다(=airway)

기본 응급처치(first aid) 의학적 치료를 받기 전에 환자에게 우선적으로 시행하는 응급처치와 보호

기본 인명 구조술(basic life support) 주로 기계적 장비를 이용하지 않고 이루어지는 기본적인 응급 처치 요령

길항제(counter agent) 다른 약물의 효과를 상쇄시키는 약물

ㄴ

날숨(호기, expiration) 폐에서 공기를 내보내는 것

남용(overdose) 약물의 지나친 복용

너구리 눈 징후(raccoon eye sign) 눈 주위의 반상 출혈 및 부종으로 마치 너구리의 눈 모양으로 보이는 징후로서 뇌바닥뼈 골절 중 전두와 골절이 있을 때 발생

노동맥(요골동맥, radial artery) 아래팔의 노뼈 측으로 지나가는 동맥으로 손목 부위의 엄지 쪽에서 잘 촉지된다.

노뼈(요골, radius) 아래팔의 엄지 쪽으로 위치하는 골격

뇌졸중 (stroke) 뇌혈관의 파열이나 폐쇄에 의해서 뇌조직이 손상되는 질병

뇌좌상(cerebral contusion) 머리에 타격을 받아서 생긴 뇌의 타박상으로 출혈, 종창, 골절 등을 동반할 수 있다. 뇌진탕보다 더 심한 상태

뇌진탕(cerebral concussion) 물리적 충격에 의하여 뇌의 기능에 일시적인 장애가 나타나는 것. 의식 상실, 역행성 건망증, 감정 불안과 같은 정신기능 외 장애를 동반할 수 있다.

뇌척수액(cerebrospinal fluid) 지주막과 연막 사이의 공간에 채워져 있는 액체로 뇌와 척수를 충격으로부터 보호하고 영양 공급의 역할을 한다.

뇌혈관사고(cerebrovascular accident, CVA) 갑작스러운 의식장애, 감각이상, 수의운동 소실 등의 증상으로 나타나며 뇌에 있는 동맥의 파열이나 폐쇄에 의하여 발생한다.

니트로글리세린(nitroglycerine) 협심증에 사용되는 약제로 혈관의 평활근을 이완시켜 심근에 혈액과 산소의 공급을 늘려서 통증을 해소시킴

ㄷ

다리(leg, lower extremity) 다리를 지칭하며, 특히 무릎에서 발목까지의 아래쪽 부분을 나타날 때도 사용됨

다이빙 반사(diving reflex) 차가운 물에 갑자기 뛰어드는 사람에게 심장마비를 일으킬 수 있는 미주신경의 갑작스런 반사작용

단백질(protein) 아미노산이 결합체로 유기화합물의 복합체. 세포의 중요한 구성 요소이다.

담마진(hives) 종창, 가려움 등의 특징이 있는 알레르기성 피부이상. 알레르기 있는 사람이 어떤 물체에 닿아서 일어난다.

담요 끌기법(blanket drag) 환자를 담요로 싸서 끌어당기는 방법

당김덧대(견인부목, traction splint) 신체구조의 장축으로 잡아당겨서, 하지의 골절이나 탈골을 고정시키는 부목

당뇨병(diabetes mellitus) 탄수화물(당)을 산화하는 기능이 저하된 대사성 질환으로 대개는 인슐린의 부족으로 발생한다.

당뇨성 케토산증(diabetic ketoacidosis) 당뇨병 환자가 당 대신 지방을 에너지원으로 사용함으로써 야기되는 질환으로 지나친 혈류 속의 산 대사물의 축적과 함께 수분과 당의 손실이 나타난다.

당뇨성 혼수(diabetic coma) 당뇨병으로 산도가 증가하고 혈액의 당이 비정상적으로 분포하여 생기는 질병

땀남(발한)(diaphoresis) 땀이 나는 것

대사성 쇼크(metabolic shock) 구토, 설사, 과잉 방뇨 등으로 인한 체액의 손실과 대사의 불균형으로 발생하는 쇼크

대장(large intestine) 외결장판으로부터 항문까지의 소화관. 맹장, 결장, 직장으로 이루어져 있다.

독(poison) 흡입하거나 주입되면 몸 안에서 비교적 적은 양으로도 화학반응에 의해서 조직 구조에 손상을 일으키고 기능장애를 일으키는 물질

독소(toxics) 독극물

독액(venom) 동물이나 곤충의 독성 성분

동맥 경화증(arteriosclerosis) 동맥벽에 콜레스테롤이 침착되어 벽이 두꺼워지고 탄력을 잃게 되어 혈관의 수축, 이완기능이 저하되는 질병

동맥류(aneurysm) 혈관이 약해져서 부풀어진 상태나 부위

동상(chilbrain) 추운 환경에 신체를 오래 노출시킴으로써 발생하는 병변

동창(frostbite) 긴 시간 동안 추위에 노출되어 일어나는 손상으로 깊은 조직에서 발생하는 피부 괴사

두덩결합부위(pubic symphysis) 양쪽의 두덩뼈가 결합하는 부위로 강한 섬유성 연골로 구성되어 있다.

두덩뼈(pubis) 골반뼈을 형성하는 3가지 골격(엉덩뼈, 궁둥뼈, 두덩뼈) 중의 하나로 회음부의 전면에 위치한다.

두피(scalp) 두개를 싸고 있는 피부로 머리카락에 의하여 덮여 있다.

들것(litter, stretcher) 환자 이송을 위하여 사용되는 장비로 두 사람이 앞과 뒤에서 손으로 잡고 들 수 있는 것 또는 간이침대 형태의 것

등뼈(thoracic spine) 12개의 척추로 구성되며, 위로는 경추와 연결되고 하부로는 요추와 연결

들숨(흡기, inspiration) 공기를 들여 마시는 것

등 두드리기(back blow) 상부 기도를 폐쇄하고 있는 이물질을 제거하기 위하여 환자의 견갑골 사이를 손으로 두드리는 행위.(주로 유아, 소아에게서 이루어짐)

ㅁ

마취(anesthesia) 약물투여로 인하여 중추신경의 반응이 감소된 상태

막창자꼬리(appendix) 복부의 아래 오른쪽 부위에 위치하며, 막창자의 가장자리에 붙어 있는 조그만 원추형의 소화장기

막창자꼬리염(appendicitis) 막창자꼬리에 생기는 염증

만성 폐쇄성폐질환(chronic obstructive lung (pulmonary) disease) 만성 기관지염이나 폐기종 등에 의하여 흡입된 공기가 배기시 적절하게 배출되지 않는 만성적인 호흡기 질환

말기질환(terminal disease) 질병이 상당히 진행된 상태로 결국 죽음에 이르게 된다.

말라리아(malaria) 주기적인 발열과 오한, 피로감을 동반하는 열대성 기생병

망상(delusion) 허망한 생각으로 타인이 자기를 해롭게 하려 한다는 피해망상, 자신을 위대한 사람으로 믿는 과대망상, 주위의 사실이 자기와 관계가 있다고 믿는 관련망상 등이 있다.

매개체(보균자, carrier) 병에 대한 증상은 밖으로 명확하게 나타나지 않지만 감염성 질병을 옮길 수 있는 사람 또는 동물

맥박(pulse) 심장의 수축으로 좌심방에서 혈액을 대동맥으로 내보낼 때 형성되는 압력

맥박산소측정기(pulse oximetry) 모세혈관의 산소포화도를 측정하는 기계

맥박수(pulse rate) 일정 시간동안 맥박이 감지되는 회수(보통 1분 동안)

맥박압(pulse pressure) 수축기와 이완기 혈압의 차이. 1회 박출량을 측정하는 데 사용

맥박점(pulse point) 맥박이 촉지되는 부위

머리기울임-턱들어올리기(head tilt chin lift maneuver) 환자의 머리를 뒤로 젖히고 턱을 앞으로 올려서 기도를 열어주는 것

머리기울임-턱밀어올리기(head tilt jaw thrust maneuver) 환자 머리의 측면을 이용하여 두부를 뒤로 굴절시켜 기도를 유지하는 요령

면역(immunization) 감염성 질병이나 외부 물질로부터 신체를 보호하는 일종의 방어반응

모순운동(역행성운동, paradoxical movement) 연가양 흉부시 평상시 호흡과 반대되는 흉곽의 움직임

모세혈관 관류(capillary perfusion) 모든 세포에 산소와 영양분을 공급하고 노폐물과 이산화탄소를 없애는 과정

모세혈관 재충혈(capillary refill) 모세혈관을 압박하여 혈류를 일시적으로 없앤 후에, 압박하던 압력을 떼면서 모세혈관으로 다시 혈액이 유입되는 과정을 관찰하는 행위

목동맥(경동맥, carotid artery) 대동맥에서 분지 되는 동맥으로 바깥목동맥과 속목동맥으로 구성되며, 경부(목)에서 촉지할 수 있다.

목보호대(cervical collar) 외상으로 인한 경추나 신경의 손상이 의심될 때 사용하는 경부(목)를 고정하기 위한 장비

목뼈(경추, cervical vertebrae) 경부(목)의 척추

무릎관절(knee joint) 넙다리뼈의 원위부와 정강뼈 근위부 사이의 관절

묵시적 동의(implied consent) 실제로는 의사를 표시하지 않았어도 일반적 상황으로 보아 동의한 것으로 간주할 수 있는 동의의 형태

물질남용(substance abuse) 어떤 물질을 필요한 양 이상으로 섭취하거나 복용하는 것

미니 적하세트(mini drip sets) 수액요법을 위한 투약기구의 한 가지로서, 정맥선이 일정하게 열리도록 고안되어 최소량이 흘러가도록 한다(60방울이 1 cc).

미리메터 머큐리(millimeter of mercury, mmHg) 혈압 측정에 쓰이는 압력의 단위

미성년자의 동의(minor's consent) 법적연령 (대개 21세)이하의 사람에게서 받은 동의

미주신경(vagus nerve) 후두, 폐, 심장, 식도, 위 그리고 대부분의 복부내장을 지배하는 10번째 뇌신경

ㅂ

바로누운자세(앙와위, supine) 얼굴이 위로 향하게 하고 등을 지면에 닿도록 바로 누운 자세

바이러스(virus) 감염성 질병의 특유한 원인균으로 크기가 매우 작다.

박테리아(bacterium) 감염을 일으키는 미생물의 종류

반사(reflex) 불수의적인 행동의 모든 것

반상출혈(ecchymosis) 피부 내부나 심부의 출혈로 인하여 피부색이 퍼렇게 멍이 든 상태

반지방패막(cricothyroid membrane) 후두의 방패연골과 반지연골을 연결하는 결합조직의 얇은 막

반지연골(cricoid cartilage) 후두의 아랫부분에 위치하는 원형의 연골

발작(seizure) 중증 경련에서부터 수초간의 단순한 의식소실에 이르기까지 여러 형태로 나타내는 간질의 증상. 발작은 뇌에서 일어나는 전기이상으로 발생하며 강도와 부위에 따라 분류된다.

발작 후 상태(postictal state) 일반적 발작의 마지막 단계. 경련 혹은 발작 후의 탈진 회복기이다.

백-밸브 마스크(bag valve mask resuscitators) 90% 이상의 농도의 산소를 공급하기 위한 방법으로

안면에 부착하는 마스크, 산소를 주입하는 백, 산소통으로 구성된다(=수동식 산소호흡기).

백신(vaccine) 질병에 대한 면역을 증가시키거나 생산하기 위해서 투여되는 죽은 미생물 또는 살아 있는 유기체의 표본

빠른맥(tachycardia) 심장의 박동수가 현저히 증가하는 경우(보통 100회 이상).

빠른호흡(tachypnea) 호흡수가 크게 증가함

뼈비빔소리(염발음, crepitus) 골절된 골격끼리 부딪치는 소리 혹은 촉감(=마찰음)

삠(염좌, sprain) 관절을 지지해 주는 인대의 일부가 늘어나거나 손상되어 관절이 부분적이고 일시적으로 탈구되는 것

벌에 쏘임(sting) 곤충의 침에 쏘이는 것

벤츄리 마스크(venturi mask) 얼굴 마스크에 연결된 전달튜브를 통해서 농축 산소를 공급하는 호흡보조기구로 저농도의 일정한 양을 유지할 수 있어서 COPD 환자에게 산소투여시 사용

변형(deformity) 신체 일부가 비정상적으로 찌그러지거나 신체가 비정상적으로 위치하는 것

보툴리누스(botulism) 식중독의 가장 심한 상태로서 세균 독이 포함된 음식물을 섭취 시에 발병한다.

복강(abdominal cavity) 가로막과 골반 사이에 위치하는 공간으로 복강 장기(간, 지라, 쓸개, 위, 샘창자, 작은창자, 큰창자 등)가 위치한다.

복막(peritoneum) 복강을 덮고 있는 장막

복막염(peritonitis) 복막의 염증

복부(abdomen) 흉강과 복강이라는 2개의 체강 중 아래쪽에 위치하고, 소화와 배설기관을 포함하고 골반의 상연과 횡격막 사이에 위치하는 신체부분

복부장기노출(abdominal eviscerations) 복강 내 장기가 외부로 돌출된 상태

복부 밀어내기(abdominal-thrust maneuver) 이물질에 의한 상부기도의 폐쇄를 치료하기 위하여 복부를 손으로 압박하여 이물질을 제거하는 방법(=하임리히법)

복잡한 구조(heavy rescue) 여러 가지 장비를 동원한 구조작업. 지극히 어렵고 나쁜 환경 속에서 환자를 구조하는 작업

복합골절(compound fracture) 표면의 피부가 손상을 입는 골절(=개방성골절)

봉합(suture) 봉합사로 열상부위를 꿰매는 행위

부교감신경계(parasympathetic nervous system) 혈관을 이완시키거나 심장박동을 느리게 하고, 괄약근을 완화시키는 작용 등을 하는 자율신경계

부목(splint) 골절이나 탈구 등의 손상부위를 고정시키는 데 이용되는 장비

부작용(side effect) 예측하고 기대했던 2차 반응이지만 종종 원하지 않은 상황을 몰고 올 때 이를 가리키는 말

부정맥(arrhythmia) 심장박동이 비정상적인 상태

부종(edema) 세포외액이 비정상적으로 다량 축적되는 것

분리형 들것(scoop stretcher) 좌우 양측으로 분리되는 들것으로 척추손상이 의심되는 환자의 이동에 사용된다.

분만(labor) 산도를 열고 태아를 외음부 쪽으로 밀어주기 위하여 자궁근육이 수축하는 것

분만 제 1기(first stage of labor) 진통이 시작될 때부터 자궁경부가 완전히 이완될 때까지의 단계

분만 제 2기(second stage of labor) 분만 과정 중 자궁경부가 완전 개방된 뒤부터 태아 분만 때까지의 단계

분만 제 3기(third stage of labar) 태아가 분만되고 부터 태반이 나올 때까지의 단계

불안(anxiety) 특정한 대상이 없는 막연한 두려움

불완전 유산(incomplete abortion) 유산 후에도 태아의 일부분이나 태반이 자궁 내에 잔류하는 상태

비강캐뉼라(nasal cannula) 코 안으로 삽입하는 관으로 비공에 맞는 두개의 작은 가지 모양의 관을 통해 산소가 공급된다.

비뇨기 계통(urinary system) 혈액의 노폐물을 여과하여 소변으로 배설하는 기능에 관여하는 장기

비뇨생식계(genitourinary system) 소변을 생성하고 배설하는 기관과 생식계를 포함하는 용어

비만(obesity) 정상적인 체중보다 10% 이상 체중이 증가한 현상

빈사호흡(agonal respirations) 불규칙한 호흡으로서 죽어가는 환자에게서 볼 수 있다.

ㅅ

사고통제 시스템(incident command system, ICS) 특정사고에 대한 미리 계획된 지휘 체계

사지(extremity) 팔과 다리

사후강직(rigor mortis) 사망시간이 경과한 후 시신이 강직 되는 현상

산(acid) 1개나 여러 개의 양전기적인 수소이온과 하나의 음전기적인 물질로 이루어진 화합물

산도(pH) 산도와 염기도를 나타내는 지표로 pH가 7은 중성, 7 이하는 산성, 7 이상은 알칼리성이다.

산도(birth canal) 태아가 자궁으로부터 외부로 나오는 통로

산소(oxygen) 공기의 21%를 차지하며, 신체의 각 장기의 대사에 필요한 성분

산소결핍증(anoxia) 산소가 부족한 현상

산소교환(oxygen exchange) 혈액에 산소를 공급하고 이산화탄소를 배출하는 작용

산증(acidosis) 체내에 산이 축적되거나 염기가 부족하여 산성을 유발하는 상태

산통(colic) 강한 연동운동으로 인한 통증의 경련

삼각건(sling) 팔 손상시 상체에 지지하거나 목에 묶는 형태의 삼각형 붕대나 그와 유사한 천

삽관(intubation) 환기를 돕기 위해서 기도 내로 튜브를 넣는 행위

삽입된 이물질(impaled foreign object) 칼이나 송곳과 같은 이물질이 신체를 관통하여 신체에 삽입된 채로 남아 있는 이물질

상기도(upper airway) 후두 상부의 공기통로. 코, 입, 목

상승손상(ascent injuries) 잠수 후 심부로부터 수면으로 상승할 때 압력의 차이에 의하여 유발하는 손상

상황평가(size up) 정보수립, 문제분석과 어떻게 대처할지를 의미하는 용어로 소방대원들이 사용한다.

색전증(embolism) 혈류에 의하여 어떤 장소로부터 운반된 혈전 또는 이물질에 의하여 혈관이 폐쇄되는 것

생리학(physiology) 생물의 기능과 활동 그리고 신체적, 화학적 요소가 포함되어져서 함께 다루는 생물학

생명의 별(star of life) 응급구조에 관련되는 요원이나 구급차에 부착되는 표식

생체징후(vital sign) 심박수, 호흡수, 혈압, 체온 등의 생명현상을 나타내는 지표

선천적 결함(congenital defect) 태어날 때부터 있는 육체적인 비정상이나 장애

선한 사마리안 법(good samaritan's laws) 응급상황에서 환자를 자발적으로 도운 사람이 선의의 응급 처치 중에 파생된 문제점에 대하여 법적으로 보호를 받도록 하는 법규

섬망(delirium) 사고, 기억, 감각 등의 인식 과정의 전반적 장애로 현실에 대한 판단력이나 지남력의 장애

성폭행(sexual abuse) 추행이나 강간을 칭하는 단어로 신체적 손상의 동반여부에 관계없이 사용된다.

세동(fibrillation) 단독의 근세포와 근섬유의 자발적인 활성화가 원인이 되어 일어나는 작은 국소성의 불수의적 근수축

셀릭법(sellick's maneuver) 기관내삽관을 시행하는 과정에서 성대를 쉽게 볼 수 있도록 윤상연골을 눌러 주는 기술

소뇌(cerebellum) 뇌의 중요한 3부분 중 하나로서, 운동기능과 평형을 조절한다.

소독(sterilize) 병원균이나 오염균을 제거하는 방법

소생(resuscitation) 생명 기능이나 의식을 회복하는 것

속빈장기(공동장기/공형장기, hollow organs) 위, 장, 자궁, 방광과 같이 물질이 구조물을 통과할 수 있는 관을 갖고 있는 장기

손가락뼈(phalanges) 손가락과 발가락을 구성하는 골격

손상기전(mechanism of injury) 손상이 발생한 당시의 상황, 과정

쇼크(shock) 조직으로의 관류에 장애를 받는 상태로 주로 대량 실혈, 심혈관계의 이상, 척추손상 등에 의하여 초래된다.

쇼크방지용바지(military anti-shock trousers, MAST) 하지와 복부에 압력을 가할 수 있도록 고안된 공기 주입용 바지. 혈압 상승, 하지 고정, 골반 고정에 이용한다.

수액투여 장치(administration set) 정맥내로 약물을 투여하는 치료에 사용되는 장치

수지 교차법(cross-finger technique) 환자의 입을 열기 위하여 엄지와 검지를 엇갈려서 치아를 여는 방법

수축(systole) 좌심실에서 혈액을 대동맥으로 분출하기 위하여 심장이 수축하는 것

수축기 혈압(systolic blood pressure) 심장의 좌심실이 수축 시에 발생하는 혈액의 압력

수포음(rales) 허파꽈리(alveoli)에 물이 있는 경우에 나타나는 소리로 청진 시 빈 캔에 모래가 떨어지는 것 같은 소리가 들림

수혈(transfusion) 혈액이나 혈액제재를 혈관으로 투여하는 행위

숙주(host) 감염원(infecting agent)이 침투한 유기체(organism) 또는 개체(individual)

스페인 지혈대(spanish windlass) 몸에 감는 붕대와 그 붕대 밑에 질러 넣어 꼬아서 지혈을 시키는 나무 막대기로 구성되는 지혈대

슴조임증(협심증, angina pectoris) 심근의 혈류장해 또는 산소 요구량의 증가로 인하여 심근의 기능 장애로 유발되는 증상. 불규칙적으로 나타나는 흉통, 답답함을 동반하는 통증

시반(dependent lividity) 사망시간이 경과한 시신에서 나타나는 현상으로 중력에 의해 혈액의 몸의 아래쪽으로 가라앉아 검푸른 반점이 나타나는 현상. 보통 사후 1530분에 나타남

시신경(optic nerve) 시각을 뇌에 전달하는 뇌신경

식도(esophagus) 후두로부터 위까지 이어지는 근육막성의 소화관

식도역류(esophageal reflux) 식도의 하부 괄약근의 기능장애가 있어서 위의 내용물이 식도로 역류되는 질병(=heart burn)

식도정맥류(esophageal varices) 간에 질병이 있는 환자의 식도 벽면 정맥이 팽배되는 질병

신진대사(metabolism) 생명을 위한 에너지가 음식물에서 추출되고 세포 내에서 소비되는 일련의 화학적 과정

실신(faint) 일시적인 의식소실로서 뇌로의 혈액공급이 부족할 때 나타난다.

실신(syncope) 정신의 혼미로 쓰러짐

실제적 동의(actual consent) 환자가 치료와 이송에 대해 구급대원에게 직접적으로 표현한 동의. 실제적 동의는 언어, 끄덕거림, 다른 동의의 표현들로도 가능

심근(cardiac muscle) 심장의 근육

심근경색증(myocardial infarction) 심근의 일부에 혈류장애가 발생되어 심근이 손상되는 질환

심근좌상(myocardial contusion) 심근의 직접적인 좌상(타박상)

심낭(pericardial sac) 심장을 둘러싸는 주머니 모양의 막

심박동기(pacemaker) 전류를 흘려서 심장의 박동을 유도하는 장비. 인위적인 전기자극을 부여하여 심장이 규칙적으로 박동하도록 유도하는 장치

심박출량(cardiac output) 매 분당 심장의 좌심실에서 방출되는 혈액량

심방(atrium) 심장을 구성하는 구조물로 심장의 위쪽에 위치하며, 아래쪽의 심실로 혈액을 보낸다.

심방잔떨림(심방세동, atrial fibrillation) 심방의 비정상적 운동으로, 불규칙적이고 빠른 심박을 일으킨다.

심실빠른맥(ventricular tachycardia) 심박동이 너무 빨라서 심실박동 사이에 심실을 적당히 채울 시간이 충분하지 못한 부정맥의 한 종류

심실잔떨림(심실세동, ventricular fibrillation) 심정지로 되는 가장 일반적인 부정맥으로 심실이 정기적으로 수축되지 않고 계속해서 빠르게 떠는 현상으로 정상적인 혈액 박출이 일어나지 않음

심실조기수축(ventricular premature contractions) 심실손상으로 오는 비정상적인 심장박동. 심실빈맥을 유발한다.

심장(heart) 정맥으로부터 혈액을 받고 동맥으로 혈액을 내보내는 근육기관

심장눌림증(심낭압전, cardiac tamponade) 심장과 심장을 싸고 있는 심낭사이에 혈액이나 체액 등이 축적되어 심장의 기능이 저하되는 병변. 효과적인 심박출량이 저하되어 심장성 쇼크를 유발한다.

심장성 쇼크(cardiogenic shock) 심장의 기능이 저하되어 유발되는 쇼크

심전도(electrocardiogram, ECG, EKG) 심장에 흐르는 전류를 측정하여 심장의 기능을 검사하는 장비

심정지(cardiac arrest) 심장의 박동이 멈춘 상태

심폐소생술(CPR, cardiopulmonary resuscitation) 심박동과 호흡이 없는 환자에게 인위적으로 혈액을 순환시키고 폐에 공기를 환기시키는 행위

심혈관계(cardiovascular system) 동맥, 정맥, 세동맥, 세정맥, 모세혈관을 포함한 혈관계통과 심장을 말한다. 즉, 순환기능을 유지하는 구조이다.

심확장(diastole) 심실의 확장 또는 그 기간

샘창자(duodenum) 작은창자의 처음 시작되는 부위로 위와 연결된다.

ㅇ

아담의 사과(adam's apple) 방패연골(갑상연골)에 의해서 형성된 후두의 윗부분에 위치한 견고한 융기부분(여성보다는 남성에게 현저하다)

아동 학대(child abuse) 어린아이에 대한 학대

아래팔(forearm) 팔꿈치에서 손목까지의 상지의 아래 부분

아래대정맥(inferior vena cava) 하지와 골반. 복부기관에서 심장으로 유입되는 혈액을 운반하는 큰

정맥

아래턱뼈(mandible) 하악골

아세톤(acetone) 지방이 체내에서 대사되어 생기는 부산물이다. 정상적인 소변에서는 미량 존재하지만, 당뇨병 환자에서는 많이 존재한다.

아편성 진통제(opium analgesics) 양귀비의 씨앗으로부터 만들어지는 진통제의 일종

아프가 점수(apgar score) 신생아의 건강상태를 평가하는 방법으로. 심박속도, 호흡, 근육강도, 반사성, 피부색을 관찰한다.

안면마스크(face mask) 환자에게 적절한 산소를 투여하기 위하여 입과 코를 덮는 장비

알레르기(allergy) 외부적인 물질에 면역반응을 나타내는 것

알레르기 항원(allergens) 알레르기 반응을 일으킬 수 있는 원인물질

알칼리(alkali) 음전기적 수산화 이온 혹은 그와 비슷한 이온과 양전기적인 물질로 이루어진 화합물(합성물)로서 피부 접촉시는 심한 화상이나 조직의 부식을 일으킬 수 있다.

알칼리성의(alkaline) 7.45 이상의 pH를 가지는 것

알칼리증(alkalosis) 산성의 부족이나 알칼리의 과다로 신체가 알칼리화 되어 나타나는 증상

알코올 중독(alcoholism) 알코올(술)에 대한 탐닉 현상으로, 개인의 건강과 사회적, 경제적 기능에 영향을 줄만큼 술에 중독된 상태

알코올성환각(alcoholic hallucinations) 알코올 중독자가 술을 마시지 않는 경우에 생기는 금단현상으로서, 환시(허상이 보임), 환촉(몸에 벌레가 기어가는 것 같은 느낌 등) 등이 나타난다.

암(cancer) 조직에서 악성 세포조직이 발달하는 상태

압박 드레싱(compression dressing) 조직의 내부에 액체가 고이지 않도록 하기 위하여, 신체부위에 압력을 가하면서 피복하는 창상 처치 요령

압박점(pressure point) 동맥의 근위부로서, 이 점을 누르면 출혈을 멈추게 할 수 있다.

압좌 손상(crushing injury) 비교적 긴 시간 동안 무거운 물체에 눌려서 내부의 혈관, 조직, 기관 등이 손상되는 것

억제제(depressants) 중추신경을 억제하고 마음이 편안해 지도록 해주는 약물

엉덩뼈(iliac Bone) 골반뼈를 형성하는 3개의 골격 중 가장 큰 골격

엉치뼈(sacrum) 골반체를 형성하는 골격으로 제 5요추와 연결되어 있다.

에피네프린(epinephrine) 교감신경 흥분에 의하여 부신수질로부터 분비되는 호르몬

역류(regurgitation) 정상적인 방향과는 반대의 흐름을 말하는 것으로 위에서 식도로 음식이 반추되는 식도역류, 심장의 심실에서 심방으로 혈액이 새는 판막역류 등이 있다.

연가양 흉부(flail chest) 늑골의 다발성 골절이 원인이 되어 호흡 시에 정상적인 흉벽운동과는 반대로 흉벽이 움직이는 상태

연동수축(peristalstic contraction) 장의 내용물을 배설하기 위한 근육의 활동

연동운동(peristalsis) 위, 소장관에의 수축과 이완에 의한 운동

연성부목(soft splint) 경성 부목보다 부드러운 물질로 만든 부목. 예)공기부목, 진공식부목

연질막(pia mater) 뇌와 척수를 싸고 있는 조직의 3개 뇌막 중에서 가장 안쪽에 위치하는 막

열경련(heart cramps) 더운 환경에서 심한 운동 후, 주로 다리에 유발되는 고통스러운 근육경련

열사병(heat exhaustion) 더운 환경에 노출되어 많은 양의 수분이 소실되어 발생하는 열손상

열상(laceration) 피부, 피하조직, 근육, 신경, 혈관 등에 칼로 베인 듯한 상처

열성 경련(febrile convulsion) 높은 고열 혹은 체온 상승으로 경련이 유발되는 것

열허탈(heat collapse) 열에 노출되어 많은 수분과 전해질을 손실할 때 일어나는 약한 쇼크상태로서 열손상을 지칭한다.

열화상(thermal burn) 열에 의하여 발생된 화상으로 화상의 유형중 가장 많다.

염기(base) 염의 비산성 부분으로 산과 결합하는 부위(=알칼리)

오염(contamination) 감염을 일으키는 미생물 또는 물질에 의해서 옮겨지는 것

오염제거(decontamination) 오염물질에 노출되었던 사람이나 장비로부터 오염된 물질을 제거하는 것

외상(trauma) 신체적 또는 정신적인 상처 또는 손상

외측의(lateral) 신체의 조직의 정중면(median) 또는 중간시상면(midsagittal)에서 떨어진 위치를 말한다.

외부출혈(external bleeding) 상처 밖으로 출혈이 되는 것을 외부에서 관찰할 수 있는 경우

우울(depression) 의기 상실한 기분, 정신운동 저하, 불면증, 체중감소를 수반하는 정신적 증후군

우회수술(bypass surgery) 관상동맥의 막힌 부분을 몸의 다른 혈관이나 인공혈관을 이용하여 우회하도록 하는 수술

운동신경(motor nerves) 근육이 움직이도록 자극을 전달하는 신경

운동에너지(kinetic energy) 운동을 일으키는 에너지

운행보고서(ambulance run report) 응급환자를 이송한 후에 응급구조사가 작성하는 보고서로서, 환자에 대한 의료정보, 응급처치 내용, 응급처치를 시행한 시각, 환자의 변화 등에 대한 내용을 기록한다.

울혈성 심장기능상실실(congestive heart failure, CHF) 심장의 기능이 저하되어, 숨이 가쁘고 부종이 생기며, 염분 및 수분의 이상저류를 특징으로 하는 질병

원격생체측정(biotelemetry) 심전도와 같은 계속해서 변동하는 생체징후 자료를 무선에 의해 멀리 떨어져 있는 곳에서 측정하는 시스템

원위부(distal) 사지의 끝에서 가까이 있는 구조물. 즉, 기준점에서 멀어지는 구조

월경주기(menstruation) 약 4주 간격으로 일어나는 질출혈. 자궁내막의 이탈에 의하여 발생한다.

위(stomach) 식도와 샘창자 사이의 소화관으로 음식을 일시적으로 저장하고 소화시킨다.

위궤양(stomach ulcers) 위점막이 손상되는 질병

위세척(gastric lavage) 내재된 독성물질을 제거하기 위해 위를 세척하는 것

위액(gastric juice) 위선에서 분비되는 산, 펩신, 점액으로 이루어져 있다.

위염(gastritis) 위의 염증이나 자극

위장관계통(gastro-intestinal system) 음식을 소화하고 영양분을 흡수하며. 흡수되고 남은 고체의 노폐물을 배출하는 장기

위턱뼈(maxilla) 얼굴 양 옆의 위턱을 이루는 골격

위팔뼈(humorous) 상지의 근위부를 지지하는 골격으로 근위부로는 어깨뼈과 연결되며, 원위부로는 자뼈와 노뼈에 연결된다.

위팔동맥(brachial artery) 견갑부(어깨)와 주관절부(팔꿈치) 사이의 내측에 위치하는 동맥

위팽만(gastric distention) 위가 부풀어 오르는 현상으로 인공 환기 동안 지나친 압력이 발생하여 일어날 수 있다.

위험물 식별번호(hazardous material identification number) 탱크, 차량, 기차(유해물을 운반하는) 뒤의 게시판에 표시하는 4개의 숫자

유기(abandonment) 환자치료의 책임이 동등 또는 높은 다른 전문 의료기관으로 이관될 때까지 환자에 대한 계속적인 치료가 이행되지 못한 것을 가리킴

유산(abortion) 20주 이전에 임신이 종료됨. 자연적으로 발생할 수도 있고 인위적으로 조작할 수도 있음.

위대정맥(superior vena cava) 상지. 머리, 목, 흉부에서 심장으로 유입되는 정맥

응급 분만가방(emergency delivery pack) 응급분만을 위해서 필요한 장비를 담은 가방

응급구조사(emergency medical technician, EMT) 현장이나 이송 중에 응급처치를 시행하는 요원

응급구조사 제세동교육(EMT defibrillation program) 응급구조사가 제세동을 시행할 수 있도록 훈련시키는 과정

응급의료체계(emergency medical services, EMS) 응급환자의 현장처치와 신속한 이송을 위하여 운영되는 체계

응급질환 표식(emergency medical identification card or tag) 기왕증이 있는 환자가 응급상황에 대비하여 자신의 질병을 표시한 기구 혹은 팔찌나 목걸이

응급처치 가방(jump kit) 가볍고 튼튼한 방수 가방으로서 응급처치에 사용되는 내용물이 담겨져 있다. 현장에서 주로 이용된다.

의료용 항공기(air ambulance) 환자를 이송하는데 사용되는 항공기

의복 견인법(clothes drag) 환자의 의복을 잡고 끌어당겨서 이동하는 방법

의식(consciousness) 감각기에 의해서 감지되는 자극에 대한 정신의 정상적인 반응

의식상태(state of consciousness) 환자의 의식을 구분하는 등급

의존(dependency) 정신적 효과를 얻기 위하여 또는 금단증상의 불쾌감을 피하기 위하여 계속적, 주기적으로 약물을 섭취하지 않으면 안 되는 상태

이란성 쌍생아(dizygotic twins) 2개의 정자와 1개의 난자가 수정되어 생긴 2명의 태아

이산화탄소(CO_2, carbon dioxide) 조직에서 포도당을 대사하면서 생성되는 노폐물

이산화탄소 중독(carbon dioxide narcosis) 혈중의 CO_2 농도가 높아져서 호흡중추가 마비되고 억압되는 상태

이산화탄소 욕구(carbon dioxide drive) 심방의 이산화탄소 분압에 의해서 유발되는 호흡에 대한 자극. 이산화탄소 분압에 의해서 호흡 깊이가 조절된다.

이슬맺힘(bloody show) 자궁목에 형성되는 분비물로서, 혈흔이 있는 점액으로 구성된다. 분만이 시작되면 관찰된다.

이완(dilate) 넓어지는 것

이완기 혈압(diastolic blood pressure) 심실의 확장 시에 측정되는 혈압

이자(pancreas) 지라와 샘창자 사이의 후복막에 위치하는 장기로 쓸개즙과 인슐린을 생성한다.

이페카 시럽(syrup of ipecac) 구토를 유발하는 약제

이차 평가(secondary survey) 환자의 머리끝부터 발끝까지 자세한 검사를 하는 과정

익사(drowning) 물에 빠진 후 호흡곤란으로 죽는 것

익수(near drowning) 물에 빠진 후에 생존하는 수중사고

인공순환(artificial circulation) 외부에서 가슴을 압박하여 강제적으로 혈액을 순환시키는 수단

인공호흡기(ventilator) 인위적으로 산소나 공기를 투여하기 위한 장비

인공환기(artificial ventilation) 기계적 장치를 이용하여 폐의 호흡작용을 인위적으로 조절하는 행위

인대(ligaments) 골격과 골격을 연결하는 섬유질의 띠

인슐린(insulin) 이자에서 생성되는 호르몬으로 혈당의 대사와 혈당수준의 유지에 필요

인슐린 쇼크(insulin shock) 혈중의 당농도가 감소하여 발한, 초조, 이중시야, 섬망, 경련, 기절 등이 나타나는 현상

인슐린의존성 당뇨병(insulin dependent diabetics) 매일 인슐린을 주사해야 하는 당뇨병 환자

인두(pharynx) 코와 입의 위에 있는 강

일란성 쌍생아(monozygotic twins) 한 개의 정자와 한 개의 난자가 수정된 후 분열되어 2명의 태아를 분만하는 것으로 반드시 동성이다.

일반적 감염방지 조치(universal precautions) 체액과 같이 감염병을 옮길 수 있는 가능성에 노출되

는 경우 감염을 방지할 수 있도록 하는 일반적 조치

일반 드레싱(universal dressing) 주로 많이 사용하는 치밀하고 두꺼우며 평범한 크기의 붕대드레싱

일사병(heat stroke) 열을 방출하는 방어기전에 이상이 발생하여 체온조절능력이 소실된 상태. 체온이 상승하고 신속하게 치료되지 않으면 사망한다.

일산화탄소(carbon monoxide) 탄수화물의 불완전 연소에 의해서 발생되는 무색, 무취의 유독성 기체 이 기체를 흡입하면 산소의 운반과 이용이 차단된다.

일차 평가(primary survey) 생명유지에 가장 치명적인 긴급한 문제를 우선적으로 검사하고 치료하는 과정

임상의(clinical) 환자 또는 질병의 경과와 관련되는 용어이며, 검사실 결과나 해부학적 변화와는 달리 병의 증상과 경과를 가리키는 말이다.

임상 징후(clinical sign) 의료진이나 응급구조사에 의하여 관찰되는 신체 소견

임신(pregnancy) 난자가 정자와 수정해서 성장하고 자궁 내에서 발달하는 기간

임신기간(gestation period) 태아가 발육하는 일반적인 기간

입인두기도기(oropharyngeal airway) 입으로 삽입되는 기도기로 기도유지를 위하여 사용된다.

입코-입 인공호흡법(mouthnose to mouth ventilation) 구조자의 입으로 소아의 입과 코 주위를 둘러싼 후에 인공호흡을 시행하는 것

입-입 인공호흡법(mouth to mouth ventilation) 환자의 입을 통해 구조자가 입으로 불어 넣는 인공호흡

입-창 인공호흡법(mouth to stoma ventilation) 후두가 제거되어 기관기문(Tracheal Stoma)을 가진 환자에게 행하는 인공호흡법

입-마스크 인공호흡법(mouth to mask ventilation) 마스크를 통해 입으로 실시하는 인공호흡

입-코 인공호흡법(mouth to nose ventilation) 환자의 코에 입으로 불어 넣어주는 인공호흡법

ㅈ

자간(eclampsia) 고혈압, 체액 충만, 체중증가, 발작 등의 증상이 나타나는 임신 중의 질병

자궁(uterus) 태아를 감싸고 영양공급을 하는 근육 조직으로, 분만이 아닌 상황에서는 월경을 유도한다. 자궁경을 통하여 질로 열린다.

자궁경부의 이완(dilation of the cervix) 분만시에 태아의 머리가 질을 통해 나올 수 있도록 자궁경부가 열리는 시기

자궁목(자궁경부, cervix) 자궁의 아래쪽에 위치하는 좁은 부분으로 질과 연결된다.

자극(stimulus) 깨우거나 혹은 환자가 활동성을 갖도록 외부적인 충격을 부여하는 행위

자극제(stimulants) 즐거움이나 안도감을 느끼게 하고, 정신을 흥분시키는 약물

자살(suicide) 스스로를 목숨을 끊는 것

자연공기가슴증(spontaneous pneumothorax) 구조적으로 약한 허파꽈리가 자연적으로 파열되어 흉곽 내에 공기가 차는 것

자연유산(spontaneous abortion) 원인을 알 수 없는 자연유산

자율신경계(autonomic nervous system) 소화작용이나 발한(땀)과 같이 의식적인 수의작용으로 조절할 수 없는 기능을 조절하는 신경계의 부분

자장식 산소 호흡기(self-contained breathing apparatus) 오염된 지역이나 공기가 없는 곳에서 공기를 공급하여 호흡을 가능케 하는 장치로 마스크. 조절기. 공기 주입기 등이 포함된 호흡기구

자폐증(자폐 스펙트럼 장애, autism spectrum disorder, ASD) 신경 발달 장애의 하나로, 사회적 의사소통과 상호작용의 어려움, 반복적이거나 제한된 행동, 관심사, 활동을 특징으로 한다. 개인마다 증상의 정도와 특징이 다양하게 나타나므로 "스펙트럼(spectrum)"이라는 용어가 사용된다.

잠복기(incubation period) 숙주가 감염원에 의하여 감염된 후부터 감염에 의한 증상이 나타날 때까지의 기간

잠함병, 저기압병(bends) 잠수부가 수면으로 급속히 떠오를 때에 유발되는 질환으로. 압력 차이에 의하여 혈액 속의 질소가 방울을 형성하여 혈관을 막게 된다(=감압병).

장(intestine) 위에서 항문까지 이어지는 소화관의 일부분으로 위와 대장 사이에 위치

장운동 마비(ileus) 위장관계통의 소화장기 운동이 소실되는 것

재가압(recompression) 정상 대기압 보다 높은 압력을 가하는 것으로, 잠수부가 빠르게 상승하여 갑자기 감압되어 발생하는 감압병을 치료하는 방법이다.

재가압실(recompression chamber) 재가압으로 치료할 수 있도록 되어있는 장치

저산소증(hypoxia) 신체조직으로 공급되는 산소의 부족상태

저체액성(hypovolemia) 순환혈액이나 신체의 체액이 소실되는 것

저체액성 쇼크(hypovolemic shock) 체액이나 혈액의 손실로 인하여 유발되는 혈압저하

저체온증(hypothermia) 장시간 저온에 노출되어 35℃ 이하로 체온이 떨어지는 상태

저혈당증(hypoglycemia) 혈액에 당이 너무 적게 포함되어 있는 상태로 인슐린 쇼크를 일으킨다.

저혈압(hypotension) 수축기 혈압이 90 mmHg 이하인 비정상적인 상태

적혈구(erythrocyte) 혈액을 구성하는 성분중의 하나로 산소를 운반한다.

전기쇼크(electric shock) 몸의 일부에 전류가 통하여 일어나는 쇼크

전기화상(electrical burns) 전류에 노출되어 야기되는 화상

전문 인명 구조술(advanced life support) 각종 의료장비와 약물을 이용하여 전문 의료인이 환자의 생명을 구하는 응급처치

전신 순환(systemic circulation) 심장의 좌심실에서 산소를 포함한 혈액이 방출되어 신체를 경유하여 다시 심장으로 돌아오는 경로

전신적 경련(generalized seizure) 뇌의 대부분이 관계되는 간질성 경련

전신적인(systemic) 계통과 관계되는 말로, 개별적인 부분과 구별되는 유기체 전체와 관계되는 용어이다.

전염(transmission) 접촉, 공기, 매개체, 매개동물을 통하여 질병이 전파되는 것

전위성 골절(displaced fracture) 골절에 의하여 골격이 비정상적으로 위치하는 것

전조(aura) 간질발작이 있기 전 환자자신이 발작이 임박했음을 느끼는 상태

전치태반(placenta previa) 자궁의 입구에 태반이 위치하여 심한 출혈을 일으키는 것

전해질(electrolyte) 용해할 때 또는 용액 중에서 이온으로 해리 되어 전기전도성으로 되는 물질

절단(amputation) 조직의 상실(주로 뼈 부분을 포함)을 초래하는 손상

점막(mucous membrane) 체외의 환경과 직접 혹은 간접으로 통하는 체강과 경로를 덮고 있는 내막

점액(mucus) 윤활작용을 하는 점막의 불투명하고 끈적끈적한 분비액

접종(inoculation) 면역을 형성하기 위하여 백신 바이러스 같은 병원균이나 독소를 건강한 사람에게 주사하는 것

정맥(veins) 혈액을 모세혈관이나 세정맥으로부터 우심방으로 옮기는 혈관

정맥내 수액요법(intravenous fluid therapy) 순환계의 순환을 유지하기 위해서 수액을 주입하는 것

정맥내 주입관(intravenous line) 정맥에 직접 수액을 넣어 줄 때 쓰이는 합성수지관

정맥압(venous pressure) 정맥의 압력

정맥염(phlebitis) 정맥의 염증

정맥 지혈대(venous tourniquet) 정맥 흐름을 차단하기 위하여 신체의 일부를 결찰하는 탄력성 있는 기구

정맥천자(venipuncture) 정맥내 투여를 위해서 정맥으로 주사침을 삽입하는 것

정상 심장리듬(normal sinus rhythm) 건강한 일반 심장의 박동시에 나타나는 규칙적이고 강한 심박동

정신병(psychosis) 정신이 정상적인 기능을 상실한 상태이며 분별능력과 진실을 판단하는 능력이 손상된 심각한 정신장애를 일컫는 용어이다.

정신의학(질환)의(psychiatric) 정신병에 대한 연구와 치료, 예방을 다루는 정신의학에 관련된 용어이다.

정신성 쇼크(psychogenic shock) 뇌에 일시적으로 혈류가 감소함으로써 생기는 쇼크. 실신을 유발다.

제세동(defibrillation) 부정맥에서 전류를 외부에서 인위적으로 부여하여 심장박동을 정상적으로 환원시키는 행위

제세동기(defibrillator) 제세동을 시행하는 장비

제세동 전류(counter shock) 세동을 제거하기 위해 제세동기에 의해 신체로 전달되는 전류

종양(neoplasm) 신체조직이 비정상적으로 증식하거나 새로이 증식하는 병적 성장

좌상(contusion) 둔상에 의해 조직이 눌리고 세포와 혈관이 손상되는 경우

주기관지(main bronchus) 좌측 폐와 우측 폐로 연결되는 2개의 기관지

주사(injection) 의학적 목적을 위해서 체내로 물질을 주입하는 것

주사기(syringe) 어떤 혈관이나 공간으로 약물을 투여하거나 체액이나 혈액을 추출하는데 이용되는 기구

주호소(chief complaint) '어디가 안 좋아요?', '어디가 아파요?' 라는 의료진의 질문에 환자가 처음 말하는 내용(증상), 혹은 환자가 가장 고통스러워하는 증상

주입(infusion) 혈관계에 혈액 생성물이나 혈액 대신 다른 액을 주입하는 것

중간 구조(medium rescue) 구조차량에 적재되는 전문화된 구조장비를 이용하는 구조작업

중간화상(moderate burns) 치명적 화상보다는 덜 심각한 화상. 신체표면적의 2−10%의 3도 화상, 50−25%의 2도 화상, 50−75%의 1도 화상을 말함

중급 응급구조사(EMT-intermediate) 기본 인명구조술을 포함하여 정맥주사, 제세동 등을 수행할 수 있는 응급구조사

중독(addiction) 어떤 수단으로도 약물을 계속 복용하고자 하는 비정상적 상태

중독된(intoxicated) 알코올이나 약물의 영향으로 육체적, 정신적 통제가 불가능한 상태

중립자세(neutral position) 환자의 경추가 굴절되지도, 신전되지도, 회전되지도, 측면으로 굽어지지도 않은 자세

중심 체온(core temperature) 신체 중심(몸통)의 체온

중증도 분류(triage) 대량환자 발생 시에 손상의 중증도별로 환자를 구분하여, 치료순위와 이송순위를 결정하는 방법

중증 화상(critical burns) 집중처치를 요하는 중증의 화상

중추신경계(central nervous system, CNS) 뇌와 척수로 구성된 몸의 중앙에 위치하고 중추적인 역할을 하는 신경계

중화(neutralize) 중성이 되다. 특히 수소이온(H^+)과 수산이온(OH^-)이 화학결합해서 물(H_2O)이 되어 각 이온에 무해하게 되는 것

증상(symptom) 환자가 호소하는 내용

지남력상실(disorientation) 주위 환경중 공간, 시간 및 사람을 인지하는 능력이 상실된 상태

지라(비장, spleen) 좌상복부에 위치하는 장기로 주요 기능은 혈세포의 정상적 생산과 파괴이다.

지혈대(tourniquet) 압박대와 같은 기구로 상지 또는 하지에 단단히 묶어서 혈류를 차단하는 데 이용되는 기구

진단(diagnosis) 질병을 식별하거나 증상과 증후로부터 병변이나 손상을 식별하는 것

진전섬망(delirium tremens, DTs) 알코올의 중단에 의한 심각한 반응으로 발한, 떨림, 동요, 환각 등의 증상이 나타난다.

진정제(tranquilizers) 의식에는 영향을 주지 않고 통증을 감소시키는 약물

진피(dermis) 모낭, 땀선(한선), 신경말단, 혈관말단 등이 위치하는 피부조직으로 표피와 피하조직 사이에 위치한다.

질병표식(medical alert tag) 환자의 의학적 문제들을 표시하는 팔찌, 목걸이 등

ㅊ

찰과상(abrasion) 신체의 일부가 거칠고 딱딱한 표면에 부딪치거나 긁혀서 피부가 손상된 상태. 즉. 피부의 표면만 손상된 것이다.

창백(pallor) 피부색이 회색이나 흰색으로 변하는 것

척수(spinal cord) 척추관 내에 위치하는 중추신경계로 뇌와 연결되어 있다.

척수신경(spinal nerves) 척수가 척추사이를 통과하여 척추 밖으로 나온 31쌍의 말초신경

척주(spinal column) 척추로 연결된 지지 구조물. 두개골의 하부에서부터 미골까지 연결된 33개의 척추로 구성되는 구조

척추(vertebrae) 척주를 구성하는 33개의 골격. 7개의 목뼈, 12개의 등뼈, 5개의 허리뼈, 5개의 엉치뼈, 4개의 꼬리뼈가 있다.

척추고정판(spine board) 척추손상 또는 척수손상이 의심되는 환자를 고정하기 위하여 이용되는 장

척추원반(intervertebral disc) 척추체와 척추체 사이에 있는 완충물

천명음(stridor) 상부기도의 폐쇄 또는 협착으로 흡기시 높은 음조의 소리가 들리는 것

천문(fontanel) 태아 또는 유아의 골화가 불완전한 머리뼈에 남아있는 막으로 성장과 함께 골화된다.

천식(asthma) 기관지의 작은 구조물(세기관지)이 수축하여 공기의 유입과 배출에 지장을 초래하는 질병. 기관지의 수축으로 인하여 숨이 가쁘고 천식음(wheezing)이 청진된다.

천식음(wheezes) 하부기도의 협착으로 인해 발생하는 휘파람 같은 소리

천자상(puncture wound) 칼, 파편 또는 다른 뾰족한 물체 또는 탄환으로 생긴 창상

천자상(penetrating injury) 이물질이 신체에 삽입되어 내부장기에 손상을 준 손상

청색증(cyanosis) 순환혈액에 산소공급이 부족하거나 혈액중의 환원 헤모글로빈 농도의 증가로 피부가 파랗게 변하는 것

청진(auscultation) 청진기를 사용하여 신체 내에서 발생되는 소리를 듣는 것

청진기(stethoscope) 심음과 호흡, 위장관의 소리를 탐지하고, 혈압측정에 사용되는 기구

체세포 신경계(somatic nervous system) 수의적인 기능조절을 담당하는 신경구조

체인스톡스 호흡(cheyne-stokes respiration) 빠르고 규칙적으로 점점 깊어지고 점점 얕아지는 호흡형태로 결국 무호흡으로 되는 주로 사망 직전에 나타나는 호흡형태

촉진(palpate) 손으로 만져서 진찰하다.

총상(gunshot wound) 총알의 고에너지에 의하여 발생하는 손상

출생(birth) 태어나는 과정. 모체로부터 태아가 출산되는 것

출혈(hemorrhage) 동맥이나 정맥의 손상으로 혈액이 누출되는 것

출혈성 쇼크(hemorrhagic shock) 혈액의 손실에 의하여 발생하는 혈압저하

최초반응자(first responder) 응급환자에게 처음으로 접근하는 사람

치매(dementia) 일단 정상 평균치의 지능까지 발육되었다가 어떤 이유 등으로 인하여 영구적으로 지능상태가 평균치 이하로 저하되는 상태

침윤(infiltration) 정맥내 수액요법을 시행하는 경우에 정맥의 내부가 아니라 주위 조직으로 수액이 들어가는 현상

ㅋ

카세터(catheter) 속이 빈, 원통형의 구조를 가진 관. 액체를 주입하거나 빼내기 위해 몸속으로 삽입할 수 있는 관

카세터 색전증(catheter embolus) 혈관 내로 카세터 끝이 삽입되어 혈관을 막는 것

카페인(caffeine) 커피나 콜라에서 발견되는 약한 신경 흥분제

칼슘(calcium) 모든 유기조직. 특히 골격에서 발견되는 물질

케톤(ketones) 지방이 대사되면서 생기는 산성의 생성물

케톤산증(ketoacidosis) 당뇨성 케튼산증을 볼 것

코출혈(epistaxis) 비강으로부터 출혈되는 것으로 일명 코피라고 한다.

크룹(croup, laryngo tracheal bronchitis, LTB) 기도의 대부분이 감염되고 주로 6개월에서 4세 까지의 어린이들에게 발생

코인두기도기(nasopharyngeal airway) 코를 통하여 인두까지 삽입되는 기도기

코카인(cocaine) 쾌감을 항진시키는 강한 흥분제

콜레스테롤(cholesterol) 동물의 지방성분으로 체내에서 동맥혈관에 벽에 침전되어 혈관 경화증을 유발한다

쿠스마울 호흡(kussmaul inspirations) 깊은 한숨으로 나타나며, 공기부족으로 인해서 깊게 숨 쉬는 호흡

ㅌ

탄수화물(carbohydrate) 체내에서 에너지원으로 사용되는 영양소로서 녹말, 당, 셀룰로오스가 그 예이다.

탈구(dislocation) 관절을 이루는 골격의 부분이 관절에서 이탈하는 것

탈수(dehydration) 수분의 손실

태반(placenta) 임신 기간중의 특별한 기관으로 자궁벽에 붙어서 태아에게 영양분을 제공하고 배설물을 배출하는 역할을 함. 분만 후 태반도 함께 외부로 배출됨.

태반조기박리(abruptio placenta) 태아가 만출되기 전에 태반이 자궁벽으로부터 박리되는 것

태변(meconium) 신생아의 최초의 변. 태변을 자궁 안에서 한 경우에는 양수가 밝은 노랑에서 진한 녹색으로 변하고 태아에게 치명적인 해를 줄 수 있다.

태아(fetus) 수태 후 7-8주부터 태어날 때까지의 아기

태위(presentation) 자궁의 입구에 위치하는 태아의 신체부위

태위상태(presentation part) 태아가 처음으로 외부로 노출되는 신체 부위. 대부분은 머리이다.

토혈(hematemesis) 위장관의 출혈에 의하여 혈액을 입으로 토하는 것

통나무 굴리기법(로그롤, log roll) 머리, 몸통, 골반을 동시에 움직여 척추가 한 단위로 움직일 수 있도록 하는 행위

통증의 P-Q-R-S-T (P-Q-R-S-T of pain) 유발요인(Provoke), 특성(Quality), 위치(Region), 강도(Severity), 시간(Time) 등 환자의 통증을 설명하는 내용

트렌델렌버그 자세(trendelenburg position) 쇼크 때 취하는 자세로 환자의 머리를 낮추고 발을 높인 체로 눕힌 자세

ㅍ

파상풍(tetanus) 병원균에 의하여 신경이 감염되어 근육수축, 개구불능과 발작 등이 휘는 등의 증상을 나타냄

파울러자세(fowler's position) 머리가 45도 이상으로 올려진 누운 자세로 호흡곤란환자에게 가장 바람직한 이송중의 자세

팔꿉관절(elbow joint) 위팔뼈의 노뼈와 자뼈로 이루는 관절로 팔꿈치라고도 한다.

패혈성 쇼크(septic shock) 패혈증 상태의 환자에서 발생되는 쇼크상태로서 세균의 독소에 의하여 발생

패혈증(sepsis) 혈액 내에 유해한 독성 물질이 퍼져 있는 경우

페니실린(penicillin) 진균으로부터 유출된 항생물질

펩신(pepsin) 위에서 나오는 소화효소. 단백질의 소화를 주관

폐렴(pneumonia) 급성 박테리아로 인해 폐가 감염된 것

폐모세혈관(pulmonary capillaries) 폐포에 위치하는 모세혈관. 산소, 이산화탄소의 교환

폐부종(pulmonary edema) 폐의 공기층이나 조직에 액체가 비정상적으로 축적된 것

폐색전증(pulmonary embolism) 폐의 혈관이 혈전이나 공기에 의하여 막히는 질환

폐쇄 드레싱(occlusive dressing) 공기로부터 상처를 차단시키는 드레싱 방법

폐쇄성 가슴손상(closed chest injury) 흉벽은 개방되지 않고 내부 장기만 손상된 경우 (≠개방성 흉부손상)

폐쇄성 골절(closed fracture) 외부와 연결되지 않는 골절 (≠개방성 골절)

폐쇄성 복부손상(closed abdominal injury) 복벽은 개방되지 않고, 복강내 장기만 손상된 경우 (≠개방성 복부손상)

폐쇄성 상처(closed wound) 피부표면에는 손상이 없이 피부의 심부 조직만 손상된 경우 (≠개방성 상처)

폐쇄 재난(closed disaster) 봉쇄된 또는 적은 지리적 장소에 국한된 재난

포켓 마스크(pocket mask) 무호흡 환자에 대한 인공호흡 보조기구로서 감염방지를 위한 일방향 밸브가 부착되어 있음

표피(epidermis) 몸을 보호하기 위해 신체를 덮고 있는 피부의 가장 표피층

피부(skin) 몸의 외부를 덮고 있고 진피, 외피, 피하조직으로 구성되어 있다. 몸의 가장 큰 기관이며 몸을 주위 환경과 구분시켜 줌

피부밑공기증(subcutaneous emphysema) 피부 밑에 공기가 축적되는 현상

ㅎ

하강 손상(descent injury) 잠수시 잠수부의 신체에 가해지는 수압의 증가로 인한 신체적 손상

하부기도(lower airway) 후두, 기관, 주기관지와 폐안쪽의 공기통로

하임리히법(heimlich maneuver) 상부 기도폐쇄의 응급처치의 한 종류로 검상돌기 아래의 복부와 제부의 윗부분, 즉 상복부를 45회로 계속적인 압박하여 흉강에 압력을 가함으로서 상기도의 이물질을 제거하는 요령

항생제(antibiotic) 미생물의 번식력을 억제하거나 죽이는 약물

항원(antigen) 항체(antibody)의 생성을 유도하는 외부물질

항체(antibody) 항원(antigen)의 침입에 의해 몸 안에서 생성되는 방어 물질

항히스타민제(antihistamine) 히스타민의 영향을 줄이고 알레르기 반응의 증상을 없애는 약물

해독제(antidote) 독을 해소할 수 있는 물질

해부학적 자세(anatomic position) 똑바로 서서 전방을 바라보고 양팔을 몸통에 붙이고, 손바닥은 전방으로 보이도록 편 자세

허리뼈(lumbar spine) 허리 부위에 위치하는 다섯 개의 분절된 척추(=Lumbar vertebrae)

허파꽈리(alveoli) 산소와 이산화탄소의 교환이 일어나는 폐의 작은 공기낭

허파순환(pulmonary circulation) 우심실로부터 폐로 혈액이 유입되고, 산소화된 혈액이 다시 좌심방으로 가는 순환

허파정맥(pulmonary veins) 폐로부터 소화된 혈액이 좌심방으로 유입되는 4개의 정맥

허파좌상(pulmonary contusion) 폐의 타박상

허혈(ischemia) 조직의 산소결핍 상태

혀-턱들어올리기법(tongue-jaw lift maneuver) 엄지와 나머지 손가락을 이용하여 혀와 하악골을 함께 잡아 당겨서 구강을 여는 방법

현훈(vertigo) 어지러움, 현기증

혈뇨(hematuria) 소변으로 혈액이 섞여 나오는 것

혈변(hematochezia) 대장이나 직장에서 출혈되어 혈액이 항문을 통하여 배설되는 것

혈소판(platelets) 혈액응고에 관여하는 혈액의 성분

혈압(blood pressure) 동맥벽에 대한 순환하는 혈액의 압력

혈압계(sphygmomanometer) 혈압을 측정하는 기구

혈액(blood) 혈장, 적혈구, 백혈구. 혈소판으로 이루어진 복합적이고 불투명한 빨간 액체

혈액가슴증(hemothorax) 가슴 공간에 혈액이 고이는 것

혈액량(blood volume) 순환하는 혈액의 양

혈장(plasma) 혈액 세포와 영양을 운반하고 배설 장기로 노폐물을 운반하는 혈액의 끈적끈적한 액체 성분

혈전(thrombus) 혈액의 응고인자가 결합하여 형성하는 덩어리

혈전증(thrombosis) 혈전에 의하여 혈관이 막히는 현상

혈종(hematoma) 손상된 조직의 심부에 혈액이 저류 되어 생성된 혈액덩어리

호르몬(hormones) 다른 위치하는 장기의 활성을 조절하는 화학물로서, 신체의 선에서 생성되는 물질

호흡계(respiratory system) 정상적인 호흡을 유지하기 위한 모든 조직

호흡곤란(dyspnea) 호흡이 어렵거나, 호흡할 때 통증이 있는 것

호흡보조기구(artificial airway) 폐에 공기와 산소를 공급하기 위하여 코나 입으로 삽입하는 장비

호흡장애(respiratory distress) 정상 호흡에 장애가 발생한 상태

호흡중추(respiratory center) 호흡을 지배하는 중추신경계의 부위로서 혈중 이산화탄소의 농도에 따라 호흡 조절

혼수(coma) 강력한 자극을 주어도 의식이 회복되지 않는 무의식상태

혼수(narcosis) 마취제에 의한 마취 또는 혼수

홍채(iris) 동공을 팽창시키고 수축시키는 근육으로서, 각막의 후방에 위치하여 눈으로 들어가는 빛의 양을 조절

화상(burn) 열이나 화학물질, 전기에 노출되어 피부가 손상되는 병변

화씨(fahrenheit, F) 32F는 어는 점, 212F는 물의 끓는점이라고 온도를 설정해 놓은 것

화학적 폐렴(chemical pneumonia) 유독성 물질의 흡입이나 폐로 위 내용물이 유입되어 발생하는 폐렴

화학 화상(chemical burn) 어떤 유독성 물질이 피부에 접촉하여 유발되는 화상

확산(diffusion) 고농도 쪽에서 저농도 쪽으로 농도평형을 위해 분자들이 수동적으로 옮겨지는 현상

확장, 팽만(distention) 신체 장기가 정상 크기보다 더욱 커진 상태나 팽창된 것

환각(hallucinations) 외부의 자극이 없는 데도 마치 외부에서 자극이 들어온 것처럼 자각하는 현상

환각제(hallucinogen) 중추신경계에 작용하여 마음을 움직이거나 변경하여 흥분과 인식에 대한 왜곡을 가져오는 약물

활성탄(activated charcoal) 탄소를 재료로 하여 만들어진 것으로, 흡착력이 강하며 분말로 되어 있으며, 약물의 흡수를 방지하는 약제로 사용

활액(synovical fluids) 관절의 연골에서 윤활유 역할을 하며, 영양분을 공급하는 액체

황달(jaundice) 간질환에 의하여 담즙이 피부나 결막에 침착되어 황색을 띠는 것

후두(larynx) 위쪽은 방패연골, 아래쪽은 반지연골로 이루어진 구조. 기관의 입구를 보호하고 소리를 내는 기관

후두덮개(epiglottis) 음식이나 액체가 기관으로 들어감을 막고 기관으로 공기가 들어가는 것을 조절하는 구조물

후두덮개염(epiglottitis) 주로 후두덮개(epiglottis)의 박테리아 감염에 의해 발생하고 3-6세 정도 어린이들에게 발생. 항생제 치료.

후두경(laryngoscope) 기도삽관시 등과 같이 인후부와 성대를 관찰하기 위해 입안에 넣어 사용하는 장비

후두경련(laryngospasm) 성대의 심한 강직현상

후천성 면역결핍증(acquired immune deficiency syndrome, AIDS) HIV바이러스에 의해서 신체의 면역 기능이 저하되는 질병으로 감염성이 강하고 전염은 혈액, 정액 혹은 감염자의 구강 분비물

에 전파됨

흡인(aspiration) 구강이나 위장 내의 이물질이 폐로 유입되는 것

흡입성 가슴상처(sucking chest wounds) 가슴 벽에 개방성 창상이 있어서 공기가 가슴 공간 내로 계속 유입되는 것

흡입 손상(inhalation injuries) 비정상적인 이물질을 흡입하여 발생하는 손상

히스테리(hysteria) 흥분, 자의식, 초조, 상상에 의하여 감정조절의 약화 등으로 특징지어지는 신경이상 증상

찾아보기

ㄹ

ㅁ

ㅂ

ㅅ

ㅇ

기타

참고문헌

- 119 구급대원 현장응급처치 표준지침. 소방청. (2024, 2022, 2019)
- 강병우 외 공저,『응급의료관련법령』, 청구문화사(2017)
- 국가생명윤리정책원(2018), 연명의료 결정 제도
- 김진우 외, 병원 전 외상소생술, 군자출판사(2016)
- 김상득,『생명의료 윤리학』, 철학과 현실사(2001)
- 김효식, 엄태환, 응급구조사 선서 및 윤리강령의 제안, 한국응급구조학회지 제 21 권 제 1 호, 7-15 (2017. 04)
- 대한응급의학회, 응급의학, 군자출판사(2011)
- 미국응급구조사과정 연수과제 제5집. 행정자치부, 2002, p.209
- 박희곤,『응급구조학개론』, 대학서림(1995)
- 서울대학교병원 의학역사문화원, 전쟁과 의학, 허원미디어(2013)
- 소방 2000 제8월호,「미국의 EMS역사와 구급대원 교육」과 인천광역시「소방발전 연구논문집」발췌
- 소방방재청「미국응급구조사과정연수과제」. 제6집7집 2006-2007
- 신동민 외 공저,『기본인명소생술』, 메디컬코리아(2009)
- 대한예방의학회,『예방의학과 공중보건학』, 계축문화사(2010)
- 연세대학교 원주의과대학 응급의학교실,『응급구조와 응급처치』, 군자출판사(2017)
- 왕준수 한림대학교 성심병원, 응급환자 이송과 병원전단계의 응급처치 방안
- 우일웅/ 소방상황실 구급차 분산배치 시스템의 미래/ 서울대학교병원 응급의료연구실 연구원/서울소방학교/Seoul Fire Academy Journal.
- 외국소방행정제도, 서울특별시 소방방재본부, 2003, p.53
- 외국의 소방행정제도. 서울특별시 소방방재본부. p.250
- 윤형완,『현장전문응급처치학』, 디아이텍(2011)
- 응급의료에관한법률 및 시행령, 시행규칙. 법제처. 2024
- 이근 외, 전문응급구조학(Ⅰ, Ⅱ, Ⅲ), 군자출판사(2012)
- 이중의 · 정제명『기본 외상 생명유지술』, 대학서림(2012)

- 이은옥,『응급처치의 원리와 실제』, 수문사(1990)
- 전국응급구조과교수협의회,『병원전응급처치학 총론』, 대학서림(2007)
- 전국응급구조과교수협의회,『일반응급처치학』, 대학서림(2009)
- 전국응급구조과교수협의회,『응급환자평가』, 한미의학(2006)
- 전국응급구조과교수협의회,『전문응급처치학 총론』, 대학서림(2015)
- 전국응급구조과교수협의회,『특수상황에서의 전문응급처치학』, 대학서림(2006)
- 전국응급구조과교수협의회 · 대한응급의학회,『전문응급처치학 1 · 2권』, 대학서림(2000)
- 전국응급구조과교수협의회 · 한림대학교 의과대학 응급의학교실,『기본외상소생술』, 군자출판사(2006)
- 정석용, 이규은,『자기개발과 직업』, 동문사(2013)
- 정영태, 정경아, 장상섭,『사람생리학』, 청구문화사(2009)
- 정요한, 홍성복, 엄태환,『소방정보와 응급통신』, 대학서림(2007)
- 정영태, 정경아, 장상섭,『사람생리학』, 청구문화사(2009)
- 정제명, 이중의 외 공저,『BTLS 기본외상생명유지술』, 대학서림(2007)
- 조수환,『건전한 삶을 위한 정신건강』, 동문사(2007)
- 조승혁 "응급의료이송체계강화방안연구 – 서울시구급대원직무실태중심으로", 서울시립대학교 도시과학대학원 석사학위논문, 2004
- 중앙응급의료센터,『응급의료체계』
- 최덕기, 한국의 응급의료 이송정책에 관한 실증적 연구, 단국대학교 정책대학원(박사학위논문), 2003,
- 한국응급구조학회 · 전국응급구조과 교수협의회,『현장응급처치학』, 정담미디어(2010)
- 한국해부생리학교수협의회,『생리학』, 정담미디어(2010)
- 한국 응급환자 중증도 분류기준. 법제처. 2024
- 한국형 응급환자 분류도구(KTAS) http://www.ktas.org/
- 한국형 응급환자 분류도구의 이해. 박준범외. 대한응급의학회(Volume 28, Number 6, December). 2017

- 행정자치부「미국응급구조사과정연수과제」. 제2집5집 1997–2005
- 황성오, 임경수,『심폐소생술과 전문심장구조술』, 군자출판사(2011)
- H. Selye, The stress of Life, N.Y. McGraw-Hill. 1976.
- Iserson, K.V., Ethics in Emergency Medicine. 2nd ed. Tucson, AZ, Galen Press, 1995.
- J. M. Ivancevich, et al, op. cit, 1980.
- Kim Ah-jung, Estimation of the Scale of Injury according to Severity, repository.ajou.ac.kr, 2013
- M. Eddleston 등, Identification of strategies to prevent death after pesticide self poisoning using a Haddon matrix, Injury Prevention 2006
- U.S Department of transtant, 1985, National Standard Curriculum, Emergence Medical Technician-paramedic, Washington D. C
- Using the Haddon matrix: introducing the third dimension Carol W Runyan, Correspondence to Dr Carol Runyan, UNC Injury Prevention Research Center, CB 7505 Chase Hall, University of North Carolina, Chapel Hill, NC 27599–7505, USA.
- William John Bishop, The Early History of Surgery, The Scientific Book Guild, London, 1961.
- http://www.cdc.go.kr(질병관리본부)
- http://www.e-gen.or.kr(중앙응급의료센터)
- http//www.korpa.or.kr(한국전파진흥원)
- https://www.koda1458.kr/info/trend.do#(한국장기조직기증원)
- http://kostat.go.kr(통계청), 2019년 사망원인통계 결과
- http://www.mois.go.kr/frt/a01/frtMain.do(행정안전부)
- http://www.moleg.go.kr(법제처)
- https://namu.wiki
- https://pmc.ncbi.nlm.nih.gov/articles/PMC6039364/
- https://terms.naver.com
- https://terms.naver.com, Tuskegee syphilis experiment